普通高等教育医学类系列教材

供基础、临床、预防、口腔、护理等医学类专业使用

神经生物学

（第二版）

熊　鹰　陈鹏慧　周　艺　主编

科学出版社

北　京

内容简介

　　神经生物学是当今生命科学的前沿学科,发展非常迅猛。本书的特点是一方面全面、系统地介绍了神经生物学的基本概念和基本原理,另一方面充分挖掘了神经生物学学科的特色和内涵,内容体现出神经生物学的前沿、桥梁和整合特征。例如,视觉和听觉信息处理的神经机制、神经免疫内分泌调节、神经信息处理与应用等章充分突出了神经生物学的特色。本书既保留了神经生物学的经典内容,同时又深入介绍了最新的研究进展。

　　本书可供临床医学、基础医学、预防医学、生物学及其他相关专业本科生、研究生使用,也可供相关专业教师、研究人员参考学习。

图书在版编目(CIP)数据

神经生物学/ 熊鹰,陈鹏慧,周艺主编.—2版.
—北京:科学出版社,2021.7
普通高等教育医学类系列教材
ISBN 978－7－03－068758－6

Ⅰ.①神… Ⅱ.①熊…②陈…③周… Ⅲ.①医学—
神经生理学—医学院校—教材 Ⅳ.① ①R338

中国版本图书馆 CIP 数据核字(2021)第 085674 号

责任编辑:闵 捷 责任校对:谭宏宇
责任印制:黄晓鸣 封面设计:殷 靓

科学出版社 出版
北京东黄城根北街 16 号
邮政编码:100717
http://www.sciencep.com

南京文脉图文设计制作有限公司排版
广东虎彩云印刷有限公司印刷
科学出版社发行 各地新华书店经销

*

2013 年 8 月第 一 版　　开本:889×1194 1/16
2021 年 7 月第 二 版　　印张:20
2025 年 1 月第十次印刷　　字数:640 000
定价:90.00 元
(如有印装质量问题,我社负责调换)

第二版前言

神经生物学作为21世纪生命科学最引人瞩目的前沿学科之一，近年来在世界范围内飞速发展。尤其是2013年美国"推进创新神经技术脑研究计划"宣布以后，全球各地兴起了新一轮脑科学热潮。各种脑科学计划、各种新的脑研究机构纷纷涌现，从事神经科学的研究人员队伍不断壮大。欧美发达国家综合性大学几乎都开设了神经生物学课程，对医学院校本科生、研究生加强神经生物学教学是当今世界生命科学发展的必然趋势。

自20世纪90年代以来，神经生物学这门学科在中国的发展也日新月异，首先是一部分有条件的医学院校开设了神经生物学课程，一些综合性大学也陆续开设了神经生物学的本科和研究生课程。陆军军医大学（原第三军医大学）是国内较早开展神经生物学教学的医学院校之一，其于1997年建立了神经生物学教研室，先后由蔡文琴教授（1997~2005年）、阮怀珍教授（2005~2010年）和熊鹰教授（2010年至今）担任教研室主任和学科带头人。教研室分别于1998年和2002年被国务院批准为博士、硕士学位授予权学科，2000年建立重庆市神经科学研究所，2009年被批准为神经生物学重庆市市级重点实验室。先后在临床医学、预防医学、医学检验技术、生物技术等各专业的本科生（四年制、五年制）和研究生（八年制）等不同层次的学员中进行神经生物学的必修课和选修课教学。2000年至今，教研室编写了《医学神经生物学基础》《医学神经生物学》《发育神经生物学》《神经生物学》等多种教材，这些教材在国内相关院校得到了应用和推广。其中，2013年在科学出版社支持下，我们作为主编单位出版了《神经生物学》，至今已有8年，随着近年神经生物学这门学科在全世界和中国的快速发展，以及我们自己在教学中经验的积累，非常有必要对《神经生物学》进行再版。

在上一版书中，为了解决国内医学院校神经生物学学科与其他学科重复、学科体系不明等问题，我们做了一些有益的思考和尝试，在编写中也充分体现出基本概念与前沿学科和桥梁学科的统一。经过这些年的教学，《神经生物学》受到教师和同学们的肯定。但是，我们也发现了一些问题和不足，尤其是在内容的选取、深度和广度、故事和逻辑等方面有待进一步提升。尽管编者都是领域资深专家，但是各个院校对神经生物学内容的把握有较大差异，因此可能导致全书风格不尽一致。鉴于我们持续进行了20多年的神经生物学教学，积累了一定的教学经验，前后出版了几本《神经生物学》教材，有一批在神经生物学专业中教学和科研能力突出的教授、副教授，因此，新教材主要根据我们自身的教学体系进行编写，这些教学体系和内容是我们多年神经生物学教学实战的经验总结，已经在实践中经过检验，被认为是行之有效、符合医学院校神经生物学教学的一套体系。

全书内容经过反复推敲分为三篇共 19 章，包括神经细胞活动的基本机制、神经功能的处理及机制、主要疾病的神经生物学基础三篇。绪论部分除概要介绍神经生物学的发展历史和展望之外，重点介绍当今神经生物学的经典和前沿研究技术。第一篇介绍中枢神经系统的细胞和组织学结构、神经递质、神经营养因子、神经干细胞和中枢神经系统的发育等核心内容。第二篇主要介绍视觉、听觉信息处理的神经机制，运动的中枢机制，学习记忆，神经信息处理与应用等核心内容。第二篇的很多内容是我们教研室多年教学改革关注最多的部分，非常能体现神经生物学这门学科的特色。例如，视觉、听觉信息处理的神经机制是其他学科基本不涉及的，国内很多教材也没有这部分内容，我们利用自己科研工作的优势，对其进行了充分整合，突显了神经生物学这门学科的内涵和特色。还有神经信息处理与应用这一章，因为是当前神经科学的前沿内容，在未来神经科学中具有重要应用价值，我们在课堂教学中专门安排了研讨课，采用了案例式的教学方法，对学生理解神经生物学有很大的帮助。此外，对神经免疫内分泌这些复杂的网络关系也进行了合理和适度的介绍。第三篇聚焦于神经系统几种主要疾病如阿尔茨海默病、帕金森病等的神经生物学机制，对临床相关内容只作简要介绍，同时结合科学研究探讨前沿进展。第三篇主要体现了神经生物学作为介于基础和临床之间桥梁课的特征。

为了保持神经生物学内容的完整性，全书基本囊括了各个方面的内容，在实际教学中，可以根据教学时数和学员的层次选取相应的内容进行教学。例如，我们学校八年制学员是 30 学时的教学时数，共安排 10 次课，分别是绪论、神经营养因子、中枢神经系统的发育、视觉信息处理的神经机制、听觉信息处理的神经机制、学习记忆、神经免疫内分泌调节、神经信息处理与应用、中枢神经的损伤与再生、阿尔茨海默病、帕金森病。我们认为这些内容既避免了与其他学科的重复，又充分体现出神经生物学的自身特点。不同院校可以根据自己学校相关学科的设置和教学时数安排不同的教学内容。

本书的编写得到陆军军医大学各级领导和机关工作人员的支持。感谢基础医学院教学科研处徐远旭处长在出版过程中积极协调和大力支持。此外，感谢孟召友博士参与第 13 章的编写工作，感谢王赵群和罗甜甜两位老师对部分章节进行了校对。限于时间紧迫，本书若存在不足之处，恳请各位同行及广大读者批评指正。

熊　鹰　陈鹏慧

2021 年 2 月

第一版前言

神经生物学是一门覆盖面广、发展迅猛的综合学科,从分子、细胞、神经回路以及整体水平上研究神经系统的结构、功能及相互关系,是生命科学最重要的前沿学科之一。在 20 世纪初,由西班牙解剖学家卡哈尔(Santiago Cajal)、英国生理学家谢灵顿(Charles Sherrington)以及俄国生理学家巴甫诺夫(Ivan Pavlov)等奠定基础,并确立了脑功能是由神经细胞及其神经回路所形成的基本指导思想。20 世纪 50 年代英国生理学家霍奇金(Alan Hodgkin)、赫胥黎(Andrew Huxley)以及澳大利亚生理学家埃克尔斯(John Eccles)发现神经细胞电活动的离子机制,极大地推动了神经生理学的研究。1976 年德国生物物理学家内尔(Erwin Neher)和萨克曼(Bert Sakmann)发明了膜片钳技术,将神经生物学的研究工作推进到分子和通道水平。鉴于神经生物学的快速发展,美国在 20 世纪 90 年代实施"脑的十年"(decade of the brain)研究计划。2013 年 4 月美国又宣布了一项可与基因测序计划媲美的"脑活动图谱计划"(Brain Activity Map Project,BAM),每年投资 3 亿美元,连续 10 年。其主要目的是通过发展新的技术同步测量和检测包含几百万个神经元的大脑神经回路中单个神经元的活动情况。这一计划的实施将极大地推动世界范围内神经生物学的更快发展。

由于神经生物学的快速发展,神经生物学的权威著作和教科书如 *Principle of Neuroscience* 和 *From Neuron to Brain* 等近年不断更新出版。西方几乎所有综合大学与医学院或研究所均设有神经生物学系和相关课程,对本科生加强神经生物学的教学已成为当今世界生命科学发展的必然趋势。近年来我国高校神经生物学的教学发展较快,绝大多数重点高等医学院校均已给研究生和长学制学生开设了神经生物学课程,给五年制及更短学制学生开设神经生物学必修课的学校也越来越多。如何将神经生物学基本原理和相关进展教授给医学本科生,从而使他们对这门重要的新兴学科形成完整系统的认识,是目前国内神经生物学教学的一项重要任务。

当前我国从事神经生物学相关研究的人员非常多,每年科技部和国家自然科学基金委在神经科学领域资助的项目也很多,不少大学和科研院所从国外招聘和引进了很多神经生物学领域的优秀人才,中国神经科学研究与世界高水平研究的差距也越来越小。但相比之下,神经生物学的教学情况与国外则有较大的差距。目前国内神经生物学教学尚无统一的课程体系、大纲、教学内容和教材，对于在本科生中究竟该讲授神经生物学的哪些内容众说纷纭，教材也是五花八门。各校讲授的内容侧重点各不相同，有的偏重神经解剖学，有的偏重神经生理学，有的偏重神经分子生物学，有的偏重神经药理学等。这样带来的结果对整个神经生物学这门学科的发展是不利的。我们在神经生物学教学工作中深感处于这样尴尬的境地：一方面，中国生命科学研究需要源源不断的神经生物学后备人才；但另一方面，神经生物学这门课程目前在我国生物医学人才培养体系中定位不清、重视不够、核心内容不明确。鉴于神经生物学相比解剖学、生理学等传统学科是一门新兴的前沿学科，在开始阶段需要优先考虑在研究规模和水平上紧追国际先进国家是可以理解的，但是现在其教学是到了应该引起我国高等院校、科研院所相关行政部门以及神经生物学领域的权威专家高度重视的时候了。否则的话，很多学校会对在本科生开设神经生物学课程持否定的态度，滞后的教学水平必然使神经生物学研究后继乏人，深受损害的将是整个国家的神经生物学事业，而这一领域在发达国家正在掀起新的研究高潮。

有鉴于此，我们利用这次教材编写的机会，对于目前国内神经生物学教材中存在的一些问题进行了充分的探索和改革，由此形成了这本神经生物学教材。对于如何编写好本教材，我们除了学习国内外高水平教材的先进经验并结合我们过去给本科生讲授神经生物学的经验之外，还进行了几个方面的思考，努力使这本神经生物学教材具有以下几个特点。

1. 体现前沿学科的特点：DNA 双螺旋发现者沃森认为 21 世纪是脑的世纪，神经生物学是 21 世纪生命科学最重要的支柱之一。全世界从事神经生物学研究的人员在生命科学研究人员中占了很大的比重。每天新的进展和发现源源不断地涌现。因此，我们的教材除突出基本概念、基本原理之外，不能停留在几十年前的传统知识体系，一定要对当前神经生物学的新发展有所体现和介绍，包括还原论（reductionism）和整合论（integration）等多层次、多途径的介绍，从而体现前沿学科的特点。

2. 体现神经生物学学科的特点：神经生物学既是一门前沿学科，又是一门综合性学科，涵盖了神经解剖、神经生理、神经药理、临床神经生物学等不同专业课程，可以说突破了传统学科的分工和界限，在编写中如何有机的把各个学科整合在一起，但又不是重复其他学科的内容是应重点关注的问题。在教材编写过程中，我们尤其注意与基础医学相关课程如神经解剖和神经生理等内容的衔接和重复问题，在这些学科已经讲述的基本问题，在这本教材将不再进行重点阐述，而是进行高度压缩或仅为了保持一定的连续性而简要介绍。

3. 体现基础与临床之间桥梁学科的特点：神经生物学是介于基础医学和临床医学之间的一门桥梁学科，与临床神经内科、神经外科、眼科、耳鼻喉科、麻醉科、精神科以及心理卫生等学科联系非常紧密，因此在本教材的编写中我们结合神经生物学的基本原理对重要疾病的神经机制进行了一定的阐述，以便为医学生将来从事临床及其相关工作奠定好基础。而且针对临床医学本科生的特点，内容结合临床，有利于激发同学们的学习积极性、主动性。

4. 突出基础知识、精选内容：神经生物学的发展非常迅猛，新知识、新进展层出不穷，由于本科生学时所限，不可能把所有的内容都编进教科书，因此，我们在本书编写中强调首先突出神经生物学的基本知识、基本概念、基本原理，在此基础上再介绍相关的重要研究进展。因为是教材，因此不能按照神经生物学专著的方式进行编写。对相关的新技术方法、实验步骤、重要进展、历史典故等以小字方式作为扩充内容，目的是提高学生的学习兴趣、加深对基础知识的理解、启发创造性思维。

本书共分为五篇20章，包括神经细胞活动的基本机制、中枢神经系统的发育和再生、感觉与运动、神经系统的高级功能以及主要神经疾病的神经生物学基础共五篇。内容涵盖非常广泛，除神经生物学传统的内容之外，我们新增加了神经信息学以及脑机接口等热点内容，扩展了脑高级功能例如情绪、动机、决策和生物节律等以往教材较少涉及的内容。第一篇简要介绍神经生物学的基本概念和基本知识，重点介绍神经细胞结构、神经递质、离子通道、电活动以及突触信号传递等。第二篇阐述中枢神经系统的发育和再生，涉及神经干细胞的基本知识和进展。第三篇系统介绍感觉和运动的神经机制，包括视觉、听觉和痛觉等重要感觉信息以及运动的神经调控机制。第四篇着重介绍神经系统的高级功能，包括学习记忆、情绪、动机和决策、生物节律以及神经信息处理、脑机接口等。第五篇结合临床疾病介绍几种主要神经系统疾病的神经生物学机制。

衷心感谢各位编委的辛勤努力和通力合作，衷心感谢所有参与本书编写工作的青年教师和研究生。第三军医大学神经生物学教研室邓其跃博士、泸州医学院组织胚胎学教研室韩艺老师参与了部分章节的撰写工作，第三军医大学神经生物学教研室博士研究生张光伟参与了部分图片绘制和修改工作。第三军医大学神经生物学教研室陈鹏慧副教授除担任编委之外，还负责本书多项行政事务和组织、编辑工作，付出了大量心血和时间。张吉强副教授也承担了部分章节的审稿工作，对他们的辛勤劳动表示衷心的感谢。

由于我们水平所限和经验不足，本书错误和疏漏之处在所难免，恳请专家、同行以及广大读者批评指正。

主　编

2013 年 7 月

目　录

第二篇 神经功能的处理及机制

第八章 视觉信息处理的神经机制 124

第九章 听觉信息处理的神经机制 143

绪　　论

神经生物学是当今生命科学最重要及发展最快的前沿学科之一，是一门覆盖面广，从分子、细胞、神经回路及整体水平上研究神经系统的结构、功能和相互关系的综合学科。自美国20世纪90年代实施"脑的十年"研究计划以来，神经科学的发展已引起全世界相关组织和科学家的极大重视，尤其是最近几年，美国、日本、欧洲的一些国家相继开展了脑科学的研究计划，宣告脑科学的研究已经进入一个前所未有的、激动人心的时代。中国脑计划尽管起步稍晚，但相关的布局、规划和细节已在逐步实施。可以说，包括中国在内的全世界各国的从事神经科学研究的科学家们正在全力投入揭开大脑奥秘和开发大脑功能这一伟大的科学工程中。

在本书开篇的绪论部分，将对神经生物学的概念和研究内容、发展历史和展望、经典和前沿研究技术等进行简要的介绍。

一、神经生物学的概念和研究内容

神经生物学（neurobiology）是从分子、细胞、神经回路及整体水平研究神经系统的结构、功能及相互关系等问题的综合性学科。如同免疫学脱胎于微生物学一样，神经生物学也是从传统的神经解剖学、神经生理学、神经药理学等学科分离出来的一门新兴学科。

提到神经生物学，还有几个绕不开的名词，如神经科学（neuroscience）、脑科学（brain science）等。神经科学涵盖的范围更大，一般来说包括基础神经科学和临床神经科学两部分，前者侧重神经基础理论和技术，后者以研究神经系统相关疾病的机制为主。基础神经科学大体上包括神经生物学和计算神经科学两个方面。神经系统分为中枢和外周两个部分，前者包括脑和脊髓，脑的功能是神经科学关注的重点，因此，神经科学也被称为脑科学。

在机体所有器官中，脑的功能是人类了解最少的，揭示脑的奥秘是我们面临的巨大挑战。神经生物学主要研究脑的基本结构、功能，因此是神经科学的核心分支，也是神经科学的研究重点。只有把神经系统的结构和功能弄清楚了，才能为临床上难治性的神经系统疾病的治疗及人工智能的发展提供坚实的基础。

神经生物学的研究内容大体上可分为以下几个方面。

（一）分子神经生物学

分子神经生物学（molecular neurobiology）是指在分子水平研究与神经细胞或神经活动有关的化学物质，着重研究神经系统内各种分子的结构、功能、种类、多样性和来源。

（二）细胞神经生物学

细胞神经生物学（cellular neurobiology）是在细胞或亚细胞水平上研究神经系统及其组成成分，如神经细胞骨架成分、线粒体的结构和功能、细胞水平的各种信号调控、细胞内信号途径、神经递质及各种细胞因子在神经系统的分布和作用机制、神经细胞凋亡的机制等。

（三）系统神经生物学

我们体内以功能为中心的各种系统如感觉系统、运动系统、内分泌系统、心血管系统等，以它们为研究对象，阐明相关的神经调控机制，属于系统神经生物学（system neurobiology）的范围。

（四）发育神经生物学

发育神经生物学（developmental neurobiology）主要研究神经细胞的发育过程，包括神经元的发生、诱导、迁移、分化，轴突和树突的发育，突触的发生和神经网络的形成及神经系统的发育、成熟和退变等。

（五）比较神经生物学

比较神经生物学（comparative neurobiology）是从种系发生上研究神经系统从低级到高级的进化进程及进化规律。通过研究低等动物的神经系统，帮助我们更深刻、更全面地了解高等动物和人类神经系统的功能和活动机制。某些低等动物如线虫、海兔等，其神经元数量很少、神经系统组成简单，是研究神经细胞迁移、突触形成、学习记忆等的良好实验动物。

（六）认知神经生物学

脑的认知功能包括学习记忆、知觉、注意、语言与思维、自我意识等，认知神经生物学（cognitive neurobiology）就是研究这些脑高级功能的神经机制。

上述这些分类只是从研究层面的角度来大致划分的，实际上各分类学科之间常有交叉和重叠。例如，神经系统发育的基因调控是包括发育神经生物学和分子神经生物学的多层次的研究，不能截然区分开。

二、神经生物学的发展历史和展望

上古时代，人们认为"心之官则思"，即以为心是思维器官。古希腊时期，被称为西方医学之父的希波克拉底（Hippocrates）相信脑是产生智慧的地方，但这种观点并未被普遍接受。罗马帝国时代名医盖伦（Claudius Galenus）拥护希波克拉底的观点，但其认为脑功能依靠脑室液体流动。16世纪文艺复兴时期的解剖学家 Andreas Vesalius 精确描述了人体神经系统的大体结构。到18世纪，人们对神经系统已经有了细致的描述，将其分为由脑和脊髓组成的中枢部和由遍及全身的神经组成的周围部，并且对脑沟和脑回有了深刻的认识。18世纪末，意大利医学家 Galvani 在青蛙腿肌肉上观察到生物电现象，发现了神经活动的电学性质。到了19世纪，继自然科学三大发现（细胞学说、能量守恒定律、生物进化论）之后，人们开始从神经解剖学、神经生理学、神经化学、神经药理学及实验心理学等不同侧面探讨脑的奥秘，迅速奠定了神经生物学的发展基础，开始了神经生物学发展的光辉历程，迄今，已有20多位神经科学家获得诺贝尔生理学或医学奖。

19世纪末，意大利解剖学家 Golgi 发明了选择性显示神经细胞的银染法，即 Golgi 镀银染色法，用当时的显微镜首次看到神经细胞的完整形态，其包括胞体和突起。西班牙的神经组织学家 Cajal 利用该方法对神经组织进行了大量的观察，于1891年确认神经系统是由独立的、边界清晰的细胞组成，这些细胞有不同类型并相互联系，但非胞质借突起相互连通形成一个大合体细胞，Cajal 的工作极大地推进了人们对大脑的认识，初步确定了神经系统结构的神经元学说。神经元理论的建立取代了过去不是建立在细胞基础上的网络理论，为研究神经传导奠定了解剖基础。两位科学家共同获得1906年诺贝尔生理学或医学奖。

英国生理学家 Sherrington 在1897年出版的教科书中首次把神经细胞之间的连接点命名为"突触"，这是继神经元学说之后，神经科学研究中又一个重要的里程碑，是研究神经传递的一个重要概念。1910年 Sherrington 提出，由于有突触存在，神经脉冲不是随机地在神经细胞间传入、传出，而是通过突触单向传导的。Sherrington 因对神经元功能的发现于1932年获得诺贝尔生理学或医学奖。Loewi、Dale 等相继确认了突触处进行化学传递的神经递质，即神经冲动的化学传递理论，并于1936年获得了诺贝尔生理学或医学奖。

1791年意大利解剖学家 Galvani 发现生物电现象。20世纪初，德国物理学家 Braun 发明了示波器和电子放大器。20世纪30年代英国生理学家 Young 以枪乌贼大神经纤维为研究材料，对神经电传导的电阻、电位及其刺激前后的变化进行了测量。20世纪40年代开始，英国生理学家 Hodgkin、Huxley 和 Katz 研究了 Na^+、K^+ 与神经传导的关系，提出了可兴奋膜理论的离子学说。他们发现，神经纤维膜在静息状态时为"钾膜"，K^+ 可以通透，趋于钾平衡电位；在活动时则为"钠膜"，对 Na^+ 有极大的通透性，趋于钠平衡电位。因此动作电位的产生，本质上是"钾膜"转变为"钠膜"，而且这种转变是可逆的。这些理论奠定了近代电生理学的基础。20世纪50年代开始，澳大利亚生理学家 Eccles 与上述英国生理学家一起通过微电极技术对中枢神经元和突触传递机制进行了深入研究。基于他们对神经元兴奋和抑制离子机制的发现，Hodgkin、Huxley 和 Eccles 3位科学家于1963年获得诺贝尔生理学或医学奖。

美国神经生理学家 Hubel 和 Wiesel 于 1958 年记录了猫视皮层单个神经元的电活动，他们给猫展示特定图案，观察到初级视皮层神经元对边缘的方向敏感，但对边缘的位置不敏感，发现了"方向选择性细胞"。并确定视皮层中有简单、复杂和超复杂 3 种类型的神经元。此项工作为视觉神经研究奠定了重要的基础，两人在 1981 年被授予诺贝尔生理学或医学奖，以表彰他们在视觉系统信息加工方面的重要贡献。

神经营养因子是一类由神经支配的组织和星形胶质细胞产生的且为神经元生长与存活所必需的蛋白质分子。人类发现的第一个神经营养因子——神经生长因子由意大利神经科学家 Montalcini 和美国生物化学家 Cohen 于 1956 年分离成功，两人于 1986 年共同获得了诺贝尔生理学或医学奖。神经营养因子通常以受体介导入胞的方式进入神经末梢，再经逆向轴浆运输抵达胞体，促进胞体合成蛋白质，从而发挥促进神经元生长、发育和功能完整性的作用。后续的神经营养因子的其他成员，如脑源性神经营养因子（BDNF）、神经营养素-3（neurotropin-3，NT-3）、神经营养素-4（neurotropin-4，NT-4）等是治疗神经损伤的潜在药物靶标。

1976 年，德国马普生物物理研究所的 Sakmann 和 Neher 首次在青蛙肌细胞上记录到由乙酰胆碱激活的单通道离子电流，从而产生了膜片钳技术。随后，内尔实验室对膜片钳技术继续改进，通过在电极内施加负压得到细胞膜与微电极之间高达 $10\sim100$ GΩ 的高阻封接，它大大降低了记录时的噪声水平，使小于 1 pA 的微小单通道电流得以记录。1983 年由 Sakmann 和 Neher 编写的《单通道记录》（*Single-Channel Recording*）一书问世，这是膜片钳技术发展的里程碑事件。迄今，膜片钳记录技术也是大多研究神经元功能的最常用和最重要的电生理技术。Neher 和 Sakmann 也于 1991 年获诺贝尔生理学或医学奖。

20 世纪 60 年代以后，神经科学研究中出现了大量的新技术和方法。例如，辣根过氧化物酶法、束路追踪、免疫组织化学、免疫电镜、放免测定、神经细胞培养等。70 年代，又出现了原位杂交法、DNA 重组技术、神经受体定位、膜片钳记录等，尤其是分子神经生物学的发展使神经系统的结构和功能的研究进入分子水平。

20 世纪 90 年代，神经生物学有了飞跃式的发展，许多传统的观念被更新。尤其是基因转移、基因敲除等技术的出现，使研究神经系统的发育、基因与行为、脑高级功能等领域进入分子时代，并且开始尝试神经系统疾病的基因治疗。1989 年 7 月，美国总统布什签署决议，宣布 20 世纪 90 年代为"脑的十年"。这大大推动了全世界神经科学的研究。当时，神经科学经过过往几十年的发展，已经出现蓬勃向上的苗头，美国神经科学学会会员从 1971 年的 250 人增至 1989 年的 12 000 多人，全球已有 15 人因对神经科学的杰出贡献而荣获诺贝尔奖。有人把当时的神经科学比作 20 世纪初期的物理学和 20 世纪 50 年代的分子生物学。美国"脑的十年"研究计划包括从神经遗传学、神经功能的恢复、行为神经学、神经免疫学等多方面研究各种神经系统的常见病和难治性疾病的机制和治疗。随后，西方各国也相继跟进建立各种神经科学研究机构。

进入 21 世纪，神经科学进入了引人瞩目的发展时期，全世界从事神经科学研究的科学家、研究机构大量增多，西方几乎所有著名大学与医学院所均设有神经生物学系，给本科生开设神经生物学课程，全美神经科学年会已成为美国最大的科学年会，每年与会代表超过 3 万人。神经科学被认为是 21 世纪生命科学研究中的两个最重要的支柱之一（另一个是分子生物学）。分子生物学的奠基人和诺贝尔生理学或医学奖获得者 Watson 认为，"20 世纪是基因的世纪，21 世纪是脑的世纪"，这表明在新的时代，神经生物学在生物医学中的重要地位和引领作用。进入 21 世纪初期，全世界各国展开了各种脑计划，美国 2013 年通过的"推进创新神经技术脑研究计划"可与人类基因组计划相媲美，计划每年投入 3 亿美金，共 10 年，目标是对大规模的神经元集成活动进行观察，并产生新技术，用于追踪人类大脑的功能连接活动，最终达到测量每一个神经元活动的水平。在神经回路水平推进对人类大脑近千亿神经细胞的理解，加深对感知、记忆、行为及意识的研究。欧盟的人脑工程于 2013 年入选了欧盟未来新兴技术人类大脑旗舰项目，获得了10 亿欧元的资金支持，旨在用巨型计算机模拟整个人类大脑。遗憾的是，欧盟于 2019 年宣布相关计划以失败告终。日本的"脑科学时代计划"规模较小，投入 $30\sim40$ 亿日元/年，核心任务是制造转基因猕猴，以猕猴模型研究阿尔茨海默病、精神分裂症等神经系统疾病和人类认知功能相关机制。

中国神经科学进入 21 世纪也得到了长足的发展，中国神经科学年会参会人数由 1995 年刚成立时的几百人发展到近年的近 4 000 人，国家在中国科学院成立了专门的神经科学研究所，按照发达国家的 PI 模式进行管理。各省（自治区、直辖市）成立了很多地方神经科学学会，很多大学成立了神经科学研究机构、脑研究院，尤其是引进了不少国外从事神经科学研究的年轻优秀人才，近年来很多中国本土的研究成果发布在国际顶尖的杂志上。中国正在逐步缩小与西方发达国家神经科学领域的差距。中国脑计划的战略方针拟按照"一体两翼"的模式推进，在加强神经科学基础研究的基础上，一方面推进人工智能的工作，另一方面加强神经系统疾病的研究。相信中国神经科学未来的发展具有巨大的潜力。

三、神经生物学的经典和前沿研究技术

美国 2013 年通过的"推进创新神经技术脑研究计划"的一个主要目的是通过新的实验技术和手段来推动对脑的认知和促进神经生物学的更快发展。与其他生物学和基础医学学科类似，神经生物学也是一门实验科学，其学科发展历程中的很多重要进展都是与各种实验技术方法的发明和创新有密切关系。例如，19 世纪意大利解剖学家 Golgi 建立的 Golgi 镀银染色法，20 世纪 50 年代英国神经生理学家 Hodgkin、Huxley 等通过电生理记录技术发现了神经细胞电活动的离子机制，70 年代德国生物物理学家 Neher 和 Sakmann 发明了膜片钳技术，将神经生物学的研究工作推进到分子和通道水平。这些实验技术的创新和发展使人们对神经系统尤其是脑的结构和功能有更加深入和细致的认识，对于我们进一步探索脑的奥秘、增强脑认知能力和治疗脑功能障碍疾病有重要意义。

神经生物学作为在神经解剖、神经生理、神经化学、神经药理等学科基础上发展起来的一门综合性实验科学，也是应用了这些学科的诸多实验技术和方法对神经系统进行多层次的研究和探索。因此，神经生物学的实验技术和手段就几乎涵盖了现代生物学和医学的各种方法，多层次和多学科的交叉研究是神经生物学的一个显著特点。从传统的神经解剖学、电生理、行为学、免疫组化等技术，到激光共聚焦扫描显微镜、多光子激光显微镜观察，以及无创检测的脑功能成像技术如脑功能磁共振成像、正电子发射体层成像等，神经生物学的研究越来越精细、越来越深入，人们对神经系统的理解也越来越深。美国斯坦福大学的 Karl Deisseroth 创立的透明脑 3D 成像技术，其可将细胞膜上的脂质分子完全洗脱，使得整个动物脑组织在结构及形态完全不变的情况下变得几乎完全透明，然后可在全脑水平进行多次反复的免疫荧光标记，从而极大地提高了免疫组化及免疫荧光的实验效率。脑活动的神经回路机制是近期神经科学发展最快的领域之一，嗜神经病毒示踪技术、光遗传学技术、化学遗传学技术等现代神经科学新的方法是解析各种行为活动神经回路机制的有力工具。

本部分将简要介绍对神经生物学的发展起重要作用的经典和前沿研究技术。

（一）形态学技术

1. 免疫组织化学技术　简称免疫组化，也称免疫细胞化学技术，是形态学研究领域最重要的方法之一，其原理是应用免疫学最基本的抗原抗体反应即抗原与抗体特异性结合的原理，通过化学反应使标记抗体的显色剂（酶、荧光素、金属离子、同位素等）显色来确定组织细胞内的抗原（多肽和蛋白质），并对其进行定位、定性及定量研究的方法。该方法的优点是特异性强、敏感性高及定位准确，可达到形态与功能相结合的研究目的。免疫组化显色后如用电子显微镜进行观察记录则称为免疫电镜技术。

冰冻切片（包括贴片和漂片）及石蜡切片都可用来进行免疫组化染色，二者的实验步骤基本相同，主要的区别是由于石蜡切片在处理过程中会造成抗原交联而可能影响染色结果，故通常需要进行抗原修复以增强显色，包括用抗原修复液热处理的热修复法及使用酶处理的酶修复法；而冰冻切片的免疫组化实验不需要进行抗原修复，但是其在形态结构的保存方面不如石蜡切片。

（1）酶标记免疫组化技术：采用免疫组化三步法技术。该技术是用酶免疫动物，制备高效价、特异性强的抗酶抗体，然后以第二抗体作为桥，将抗酶抗体和特异性的第一抗体（即连接在组织抗原上的抗体）连接起来，再将酶结合在抗酶抗体上，经过酶催化底物的显色反应后，显示出抗原所在的部位及含量。其包括传统的过氧化物酶-抗过氧化物酶法（PAP 法）、碱性磷酸酶-抗碱性磷酸酶法（APAAP 法）、卵白素-生物素复合物法（ABC 法）、链霉卵白素法（SP 法或称 LSAB 法）等。SP 法是最常用的免疫组化技术之一，其敏感性好、背景染色低。适当浓度的金属离子，如镍、铜等可显著增强免疫组化的染色效果。

免疫组化双重染色技术与单一标记的免疫组化技术的原理基本类似，但是用于在一张组织切片上进行两种或多种抗原的染色，通常用不同的荧光染料显示便于在荧光显微镜或激光共聚焦显微镜下观察实验结果，也可以用过氧化物酶交联的抗体以不同的显色底物显示不同的颜色，如用 DAB 显色系统显示棕黄色、AEC 显色系统显示红色、DAB-硫酸镍铵显色系统显示蓝黑色等。

（2）荧光标记免疫组化技术：即免疫荧光法，是最早建立的免疫组化技术，免疫荧光法的基本原理与酶标免疫组化技术的原理大致相同，都是利用抗原抗体特异性结合的特性，但标志物不是酶而是荧光物质，当与其相对应的抗原或抗体起反应时，在形成的复合物上就带有一定量的荧光物质，以此作为探针检查细胞或组织内的相应抗原，在荧光显微镜下就可以看见发出荧光的抗原抗体结合部位，从而可确定组织中某种抗原的定位，还可进行定量分析。传统的荧光染料主要有呈现黄绿色荧光的异硫氰酸荧光素、呈明亮橙红色荧光的四乙基罗丹明（khodamine B）以及呈橙红色荧光的四甲基异硫氰酸罗丹明（TRITC）。近年有不少新的荧光染料出现，如 Cy3、Cy5、Alexa Fluor 等。

2. 透明脑技术　大脑具有复杂的结构联系和组织细胞类型，对于细胞分布、连接模式、活动模式的研究等常常需要全脑成像。通常情况对标记的脑组织连续超薄切片，然后用计算机进行三维图像重建，可达到深度成像，但这个过程十分缓慢。此外，切割还可能影响组织表面及边缘的完整性，致使重建图谱效率并不高。更好的方法是使组织透明化，然后将其完整地成像。细胞和细胞器膜及包裹轴突的髓鞘主要由脂质组成，当光线穿过水溶液遇到脂质时，折射率的变化会使其发生弯曲和散射，因此光学显微镜和荧光显微镜均难以观察清楚有一定厚度的全脑组织。对大脑组织进行透明化使光线可以完全穿透，主要就在于清除这些脂质分子，但保留其余的蛋白等分子。通过脑组织透明化技术，可以克服光学显微镜穿透能力的局限，使成像更清晰、分辨率更高。透明化后的全脑组织可用双光子、光片显微镜进行深度成像。本章主要介绍几种主要的、易实现的脑组织透明技术方法。

CLARITY 3D 透明脑技术于 2013 年由斯坦福大学神经学家 Karl Deisseroth 实验室报道，其实验原理是利用水凝胶对小鼠大脑组织进行固定，然后使用清洁剂将细胞膜上的脂质分子溶解，并同时利用电泳的方法将脂质分子从细胞骨架上剥离开，从而实现全脑组织的透明化。进一步的 CLARITY 技术用清洁溶液经心脏体循环全身灌注，方法更简便，可以达到与利用电场清洗全脑脂质同样的效果。

此外，还有 CUBIC 脑组织透明技术、脑深部可视化技术（SeeDB）等脑透明技术等，具体可参考我们编写的配套实验教材《神经生物学实验技术与方法》。

（二）膜片钳技术

在 20 世纪 70 年代膜片钳技术发明之前，神经生物学研究采用的电生理技术主要是传统的细胞外记录、细胞内记录等方法。细胞外记录技术可用于记录单个或多个神经元群体的放电活动，可应用于脑组织切片、离体组织、活体动物。活体动物实验中，细胞外记录技术多为有创记录，但也因此可获得更高质量的记录信号和更好的反应时间及空间分辨率。通过对所记录数据的进一步分析，可得到特定记录区域数个至数百个神经元在同一时刻的放电活动。高质量的细胞外记录信号稳定，动物可处于麻醉、清醒甚至自由活动状态。记录时长可达数小时甚至数月，这使得该技术在长期监测动物神经元反应、药理干预下及病理过程中的神经元活动中有着不可替代的作用。

利用细胞内记录技术，人们可以研究单一神经元的功能活动、神经元膜电位的主动与被动特性及有关个别神经元在神经回路中的位置和作用等。在膜片钳技术问世以前，采用尖电极进行细胞内记录是获取这些信息的唯一手段。通过在体记录神经元在刺激条件下所产生的细胞内反应，可以细致地了解神经元膜的被动特性与主动反应。通过记录个别神经元在有关神经网络活动中的突触反应，可以准确地分析出有关神经元在回路中所起的功能作用。在细胞内记录的基础上向细胞内注入示踪剂或荧光染料，不但可以清楚地看到有关神经元的细微结构，而且可以将神经元的结构与功能联系起来。

膜片钳技术是在传统电生理技术上取得的重大突破。膜片钳技术共有 4 种基本记录模式，其他记录模式都是在此基础上逐渐发展演变而来的。这 4 种记录模式为细胞贴附记录（cell-attached recording）（也称为松散膜片钳）、内面向外记录、外面向外记录和全细胞记录。玻璃微电极尖端与细胞膜接触后，通过给电极轻微的负压吸引形成紧密封接，此为细胞贴附记录，其适用于验证各种信使对通道的调制作用。若在上述基础上将电极拉开，使电极下的一小片膜与细胞的其余部分分离，且这片膜的内侧朝向浴槽溶液，这便是膜内面向外记录。当贴附式高阻抗封接形成之后，向微吸管内做短暂的负压抽吸，使电极覆盖下的细胞膜破裂，造成电极内液与胞内液相通而相互扩散，但它们和细胞浴液绝缘，即形成全细胞记录。全细胞记录的是整个细胞而不是小片膜的离子电流。电极与细胞的封接有很高的电阻（>10 GΩ），这是形成全细胞记录的重要条件。全细胞记录可分别进行电压钳制和电流钳制。全细胞记录形成后，轻提电极，可将一小片膜从细胞上分离出来，并在电极尖端形成闭合的囊泡，此时细胞膜的外表面对应的是浴液，内表面对应的是电极内液，此为膜外面向外记录。除全细胞记录外，其他 3 种都是单通道记录模式。在神经科学实验中，全细胞记录和细胞贴附记录是最为常见的方式。此外，膜片钳技术可以根据实验的需要记录单个细胞、组织片和活体动物中神经元的单通道或全细胞的电活动。

（三）在体钙荧光记录和神经递质探针技术

电生理记录通常难以在记录过程中对细胞类型进行直接区分。近年来，随着荧光探针技术特别是基因编码钙敏感荧光蛋白（如 GCaMP）的发展，我们可以利用光成像方法在回路及细胞水平观察特定类型神经元的活动。Ca^{2+}是动作电位发放过程中突触终末释放神经递质的关键性离子，并且 Ca^{2+} 在静息状态胞内水平较低，因此可以通过记录 Ca^{2+} 浓度变化来反映神经元动作电位活动。常见的在体钙荧光信号记录方法包括双光子成像、光纤记录及微内窥镜成像等。双光子成像能对 1 000 μm 范围内任意深度的神经组织进行高质量的单细胞乃至树突棘水平的钙信号记录，但由于设备昂贵，其使用和推广受到一定限制。光纤记录和微内窥镜成像操作简便，设备成本较低，实验效果不错，目前在不同实验室得到较多的应用。

光纤记录是指将光纤植入表达 Ca^{2+} 指示剂的目标脑区附近，并利用光纤记录位点的钙荧光信号的方法。激发光沿光纤传输到动物脑内，神经元活动会引起钙敏感荧光探针的荧光信号强度发生改变。钙荧光信号经过高度敏感的光电转换器件转换为可以直接测量的电压信号。Ca^{2+} 指示剂是将细胞内 Ca^{2+} 浓度变化转换为荧光信号强度变化的一种荧光试剂。Ca^{2+} 指示剂根据发光原理分为化学染料与荧光蛋白（如 GCaMP）两大类。钙荧光蛋白与 Ca^{2+} 结合后其构型发生改变，能够被激发光激活产生荧光。对于神经活动高度同步的深部脑区研究，在体光纤记录是一个有优势的技术手段，可以实现对自由活动小鼠尤其是脑深部核团神经元群体活动 Ca^{2+} 信号的稳定和长时间的观察。

Miniscope 是一种可以固定在小鼠头部的微型荧光显微镜系统，可对清醒、自由活动的小鼠脑内 0.5 mm^2 以上区域内实现高速细胞成像，由斯坦福大学 Schnitzer 实验室研制。其克服了双光子成像时需要限制小鼠活动的缺点。Miniscope 系统在动物活动状态下，实现了对神经元、突触、回路及多脑区、多尺度、多层次动态信息处理的长时程观察。这样不仅可以直视大脑学习、记忆、决策、思维过程中神经元活动的动态变化，还为可视化研究神经系统一些重大疾病如自闭症、阿尔茨海默病等的神经机制提供有力工具。

目前，基于可控荧光蛋白建立的神经递质探针主要有两种类型，一种是基于荧光共振能量转移（fluorescence resonance energy transfer, FRET）技术的双荧光蛋白探针（简称 FRET 探针），另一种是基于循环置换绿色荧光蛋白（circularly permuted green fluorescent protein, cpGFP）的单荧光蛋白探针（简称 cpGFP 探针）。FRET 探针通过蛋白构象改变诱导两个荧光基团产生荧光共振现象，不仅可以检测神经递质是否释放，还可以实现神经递质在组织中的动态时空分布的可视化。构象敏感的 cpGFP 也是构建可视化神经递质探针的理想工具。探针蛋白与目标神经递质结合后，蛋白构象改变引发 cpGFP 荧光强度的变化。与 FRET 探针相比，cpGFP 探针的结构更加简单，单荧光记录模式适用范围更广，特别适合于组织切片及在体可视化检测神经递质释放的时空规律。

（四）嗜神经病毒示踪技术

传统神经示踪主要有辣根过氧化物酶示踪、荧光素示踪、化合物示踪、同位素示踪等方法。嗜神经病毒是一类可以感染神经细胞，且能沿神经回路传播增殖的病毒。近年来，嗜神经病毒示踪技术得到了迅猛发展。病毒通过突触传递，可以自行增殖，在神经元之间传播时信号不衰减，能够实现对特定区域、特定类型的神经元进行标记并对其进行顺行、逆行或者跨突触示踪。作为一种非常灵活且高效的回路示踪工具，嗜神经病毒示踪技术已经成为目前神经示踪技术的主流手段，被越来越多地研究应用。根据嗜神经病毒示踪的目的，嗜神经病毒示踪技术可以简单地分为顺行示踪技术、逆行示踪技术及跨突触示踪技术。顺行示踪技术可以跟踪注射位点神经元胞体至轴突的连接。逆行示踪技术可以跟踪注射位点神经元，以及投射到该区域的神经元轴突及胞体。跨突触示踪技术可以进一步分为跨单突触示踪和跨多突触示踪，分别能跟踪单级或者多级神经元连接。根据嗜神经病毒示踪技术所用病毒载体的不同，嗜神经病毒示踪技术可以分为腺相关病毒、慢病毒、疱疹病毒、狂犬病毒、伪狂犬病毒等的示踪技术。腺相关病毒由于具有毒性低、效果好、使用安全简便等突出优点，目前应用最为广泛。伪狂犬病毒具有能跨多突触示踪、信号强等优点，但一般要求在生物安全Ⅱ级以上的实验室操作。

（五）光遗传学技术和化学遗传学技术

光遗传学技术（optogenetics），即光控遗传修饰技术，是一种结合光学技术及遗传学技术，能在活体动物脑内，利用光刺激精准、特异性地调控神经元活动的研究方法。2010年，光遗传学被 Science 选为年度最佳实验方法，同年被 Science 认为是近10年来的重大技术突破之一。光遗传学技术可精准控制特定细胞在空间与时间上的活动，其时间精准程度相对于传统药物学调控技术可达到0.01秒级，空间上相对于传统电刺激等技术则能达到控制单一细胞的水平。光遗传技术的原理是什么呢？首先，通过遗传学手段利用转基因或注射病毒感染的方式，使实验动物特定神经元上大量表达对特定波长光敏感的某种离子通道蛋白（如 Na^+、Cl^- 或 H^+）；其次，施加特定波长的光刺激，诱发特定离子通道开放，引起细胞内外离子流动，使特定神经元去极化或超极化，从而影响神经元活动。通过选择只对特定神经蛋白如神经递质受体反应的光敏感化合物，或者用基因方法通过携带不同启动子将光敏感物质导入感兴趣的特定细胞亚群，能实现大脑内组织学结构上的特异性光调控。如果光敏感物质连接上报告基因（如荧光蛋白），那么就可以通过基因导入大脑执行特定功能区域中的某类神经细胞，我们甚至能够在大脑执行特定任务的同时，可视化地调控和记录细胞亚群的反应，然后让细胞将这种反应进行重现，从而明确这一类细胞对行为的功能性作用。

化学遗传学（chemogenetics）技术是用遗传方法对生物大分子进行改造，使其能识别原来无法识别的小分子，从而可通过小分子结合的方式调控细胞活动。其由于可控的、可逆的特性，已经在多个领域得到广泛的应用。其中，在神经科学领域，特定药物激活的受体（designer receptor exclusively activated by designer drug，DREADD）技术是应用最广泛的化学遗传技术。通过 AAV 载体在小鼠体内表达这类经过改造的 G 蛋白偶联受体，再通过注射相应的化学分子，即可达到改变小鼠特定细胞的功能。例如，叠氮平-N-氧化物（clozapine-N-oxide，CNO）这一特定药物激活的受体技术使用非常广泛。

神经生物学是一门综合性的实验科学，使用的技术方法非常多，如电镜技术、激光共聚焦扫描、行为学测量、脑功能磁共振成像和正电子发射断层成像等，限于篇幅，在此不一一介绍。

（熊　鹰）

第一篇

神经细胞活动的基本机制

第一章

中枢神经系统的细胞和组织学结构

主要知识点和专业英语词汇

主要知识点：神经元的分类；神经元的超微结构；神经元轴突的特点；轴浆运输；神经元树突与树突棘的特点与功能；化学性突触的结构特点；突触囊泡的分类和特点；神经胶质细胞的分类与主要功能；大脑皮层、小脑皮层和海马的组织学结构；海马的纤维联系；小脑小球。

专业英语词汇：neuron；neuroglia cell；neurite；dendrite；dendritic spine；axonal transport；synapse；presynaptic element；postsynaptic element；astrocyte；oligodendrocyte；microglia；telencephalon；hippocampus；dentate gyrus；cerebellum；climbing fiber；mossy fiber。

神经系统的基础是神经组织内各种类型的神经元和神经胶质细胞及其结构，这些细胞是具有突起的高度分化的细胞，结构、功能与组成形式十分复杂。

第一节　神经元的形态结构与分类

神经元（neuron）是神经系统结构和功能的基本单位，数量庞大，越是高等的动物神经元数量越多。人脑大约有 860 亿个神经元，其中大脑皮层大约有 163 亿个、海马和杏仁核总共约有 2.5 亿个、小脑约有 690 亿个。非洲大象全脑约有 2 570 亿个神经元，其中大脑皮层约 56 亿个、海马约仅 3 600 万个而小脑有 2 500 亿个，另外其他脑区约有 13.5 亿个神经元。神经元具有接收刺激和迅速传导神经冲动的能力，神经元之间及神经元与非神经元的靶细胞之间通过特殊结构即突触彼此连接，从而形成复杂的神经通路和网络，构成实现神经系统各种功能的结构基础。

一、神经元的形态结构与特性

神经元的形态多种多样，但都可分为胞体（soma）和突起（neurite）两部分。胞体位于脑和脊髓的灰质及神经节内，形态各异，有星形、锥体形、梨形和颗粒形（圆球形）等。神经元大小不一，小的直径仅为 5 μm，大的可达 100 μm 以上。胞体内含细胞核和细胞质，外有神经元膜。细胞质内含各种细胞器和内含物。突起分树突（dendrite）和轴突（axon）。树突多呈树状分支，可接收刺激并将冲动传向胞体。轴突呈细索状，末端常有分支。通常一个神经元有多个树突，但轴突只有一条。神经元根据形态有单级、双级和多级 3 种，神经元的胞体越大，其轴突越长（图 1-1，图 1-2）。

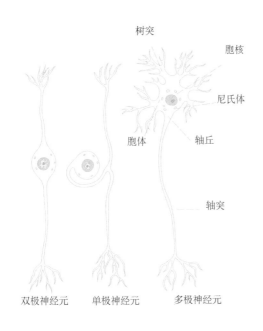

图 1-1　神经元模式图

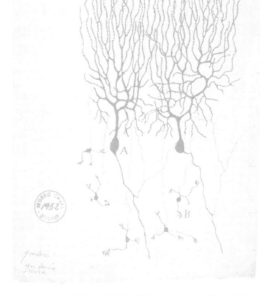

图 1-2　Cajal 手绘的小脑浦肯野细胞（A）和颗粒细胞（B），均为多极神经元（引自朱长庚，2009）

（一）神经元膜

神经元膜是可兴奋膜，是神经元的屏障结构，内有离子通道、载体和受体蛋白，在接收刺激、传播神经冲动和信息处理中起重要作用。神经元膜的厚度约为 5 μm，其化学组成为糖蛋白、脂类和糖等，糖蛋白的糖链可能与细胞识别和连接有关、糖脂的糖链可伸入细胞外基质协助细胞的识别活动。不同部位神经元的细胞膜的结构与电性质可能有差异。

神经元膜的脂质以磷脂为主，主要有磷酸二酰甘油（diacylglycerol，DAG）和鞘磷脂。蛋白质成分部分镶嵌于膜内，构成受体、通道、酶和离子泵等结构，另一部分分布在脂质双分子层内外的表面，如分布在其外表面的神经细胞黏附分子（neuronal cell adhesion molecule，N-CAM）和其内表面的肌动蛋白（actin）、锚定蛋白（anchoring protein）、血影蛋白（spectrin）及胞衬蛋白（fodrin）等。

神经元的细胞膜上有离子通道供离子进出。神经元在静止时，膜的内外维持一定的电位差，称静息电位。膜两侧内负外正的电位状态称为极化，膜电位数值向负值减少的方向变化（绝对值减少）称为去极化，向负值增大的方向称为超极化，膜电位从去极化恢复到极化状态称为复极化。神经元受刺激后 Na^+ 通道开放，Na^+ 大量进入细胞，膜电位可在原有的静息电位基础上快速去极化，并由原来的内负外正的状态变为内正外负，然后细胞复极化，恢复静息状态，这就是动作电位的产生过程。动作电位可沿神经纤维传播，是神经元兴奋和活动的标志。

（二）细胞核

多数神经元只有一个细胞核，但交感和感觉神经元细胞常具有双核。核的外形多为卵圆形，有的如小脑的浦肯野细胞核则常有凹陷。核的大小与细胞体积无固定比例，一般大神经元含细胞质较多，小神经元含细胞质较少，因而后者核质比相对较大。神经元变性可导致细胞核移向周边，严重时出现核固缩甚至崩解。

（三）细胞质与细胞器

一般所说的细胞质是指胞质，核周质则是特指细胞核周围的胞质。神经元的细胞质与其他细胞的细胞质一样富含各种细胞器，但又具有其自身的特点，树突和轴突内的细胞质组成则有所不同。

1. **线粒体**　是细胞能量代谢的主要场所，几乎分布于整个神经元，但同一神经元或不同神经元线粒体的形状和大小变化很大，其超微结构有两个典型特征：①线粒体嵴大都呈纵向排列；②由线粒体内膜围成的腔室的致密基质颗粒不常出现。此外，线粒体还是细胞内的钙库，对细胞内钙浓度的调节具有非常重要的作用。

2. 糙面内质网与核糖体　神经元内的糙面内质网非常发达，核糖体的含量也非常丰富，远远超过其他类型的细胞，是蛋白合成与转运的重要场所。内质网可储存 Ca^{2+}，也是细胞内的钙库。许多平行排列的糙面内质网及其间的游离核糖体共同组成神经元的特征性结构——尼氏体（Nissl body）（图1-3），尼氏体在光镜下呈嗜碱性小体或细粒。不同神经元的尼氏体形状和大小不一，如脊髓前角运动神经元的尼氏体较大、较多，呈现虎斑样（图1-4）；而小脑浦肯野细胞等的尼氏体多呈细粒状。尼氏体的数量和形态与神经元的功能状态密切相关，当神经元受损伤或代谢功能发生障碍时尼氏体出现形态变化甚至溶解，去除损伤因素后，其数量与形态有可能得以恢复，因此尼氏体的数量和形态可以反映神经元的功能状态。另外，尼氏体只存在于胞体和树突中，而在轴突和轴丘中并无分布。

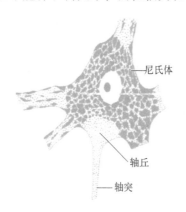

图1-3　尼氏体模式图

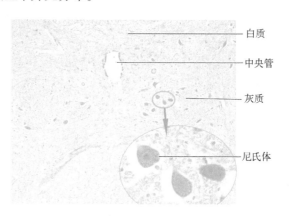

图1-4　脊髓前角运动神经元（显示尼氏体）

3. 脂褐素　指人的神经元在6岁左右开始出现黄棕色的色素。一般来说，其含量随年龄增长而增加，并可将细胞核和细胞器推移到细胞一侧，但有的神经元如视上核的神经元直至老年也不会出现脂褐素。脂褐素的生理意义尚不清楚，有人认为其是细胞器的终末产物，有人认为其是脂质残留，也有人认为其与年长动物神经元的活动减少有关。

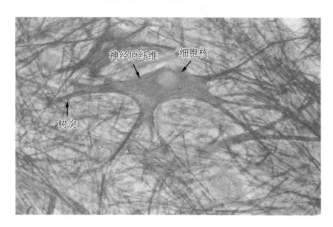

图1-5　Golgi 镀银染色显示神经原纤维

（四）细胞骨架

光镜下 Golgi 镀银染色切片中可见神经元胞质内有很多棕黑色的细长丝状结构，即神经原纤维（neurofibril）（图1-5），它们相互交错成网并伸入树突和轴突。电镜下神经原纤维由微管和神经丝构成，它们构成细胞骨架，参与物质运输。

微管是不分支的细管，直径20~30 nm，成分为微管蛋白（tubulin），每个微管蛋白解聚后可产生 α 和 β 两类微管蛋白。微管之间由微管相关蛋白（microtubule associated protein，MAP）相联系。MAP 有多种类型，不同的 MAP 在细胞内的分布不同，如胞体和树突的微管内高分子量的 MAP-2 的含量很高，是树突的标志物之一。轴突的微管内不含 MAP-2，但含低分子量的 MAP，即 Tau 蛋白，其过度磷酸化与阿尔茨海默病的病理特征即神经原纤维缠结密切相关。微管参与轴突的生长并与物质运输有关，神经元内的各种信号可以通过调节微管的聚合或解聚影响神经元的形态，进而调节神经元结构及突触可塑性。

神经丝即中间丝，较微管细，可分为直径10 nm 的神经细丝和直径5 nm 的神经微丝。神经微丝是神经元内最细的丝状结构，为较短的多聚体，其主要成分是肌动蛋白和肌球蛋白。单体形式的肌动蛋白为球状肌动蛋白（globular actin，G-actin），可在 Mg^{2+} 及高浓度的 K^+ 或 Na^+ 作用下聚合成纤维状的纤维型肌动蛋白（fibrous actin，F-actin）。神经微丝参与突起的生长、突触小泡的移动、树突棘的形成等。

（五）树突

每个神经元含有的树突数量不等，树突内的细胞质成分与核周体的成分基本相同。树突从胞体发出后反复分支，小分支表面的细小突起称为树突棘（dendritic spine）（图1-6），电镜下可见树突棘内含多个扁囊状结构，即为棘器（spine apparatus），与神经元接收信息有关。树突分支状况、树突棘的数量及分布因不同的神经元而异，如小脑浦肯野细胞的主树突的几级分支扁平、排列成扇形，伸向皮质表面。大脑锥体细胞向皮质表面伸出一条粗大的主顶树突，基部放射状伸出多条基树突，形成锥体细胞的特殊形态。树突棘与调整神经元的兴奋性有关，其数量随功能状态而改变。例如，大鼠卵巢切除以后海马依赖性的空间学习记忆能力下降，海马锥体神经元树突棘密度下降大约30%。雌激素替代治疗可改善空间学习记忆能力，海马锥体神经元树突棘的密度可恢复25%左右。

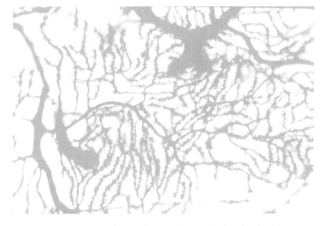

图1-6　Golgi镀银染色显示神经元的树突与树突棘

（六）轴突

轴突主要自胞体的轴丘部位发出，但也可从树突干的基部发出。轴突的长短不一，短者仅数微米，长者达1 m以上。胞体发出轴突的部位常呈圆锥形即轴丘，光镜下此区染色淡，无尼氏体。电镜下轴丘内可见少量的糙面内质网及核糖体，轴丘处几乎无蛋白合成，特化的细胞膜含有大量的电压门控离子通道，动作电位常始于此。轴突内的细胞器与树突中的有所不同，无核糖体、糙面内质网和高尔基复合体，主要成分为光面内质网、线粒体、微管和微丝。因轴突中无糙面内质网和核糖体，电镜下常以此辨别树突和轴突。

轴突内的细胞质称轴浆或轴质。轴突内的物质是流动的，称为轴质流（axoplasmic flow），轴突内结构以双向性形式运输，称为轴突运输（axonal transport）或轴浆运输，包括从胞体到末梢的顺行运输及从末梢到胞体的逆行运输。不同的物质其运输速度不尽相同，通常根据胞体向末梢运输速率不同可分为快速运输（fast transport，200～400 mm/d）、慢速运输（slow transport，0.2～20 mm/d）和中速运输（20～70 mm/d）3种类型或简化为快、慢两类。一般认为，慢速运输可能输送轴突的结构成分，而快速运输则是一种需能运输，可能将神经内分泌颗粒、递质或调质或突触的膜成分快速运输到所需部位。微管在轴浆运输中起了重要作用，微管与轴浆中的动力蛋白（dynein）或激蛋白（kinesin）相互作用，可推动小泡向一定方向移动。微丝亦与轴浆运输作用有关。

神经元发育或再生时，轴突末端膨大，称生长锥（图1-7）。它是一个运动活跃的扇形终末，在扫描显微镜下可见膨大的板足表面伸出许多细小的丝足。免疫组化技术可清楚地看到肌动蛋白主要分布在板足的外层和丝足内，突起的主轴内有微管。

（七）神经纤维

神经元的轴突和包围它的结构共同构成神经纤维（nerve fiber）。中枢神经纤维主要构成白质，周围神经纤维则构成神经。多数神经纤维的周围都包绕有髓鞘，称为有髓神经纤维。少数神经纤维的周围无髓鞘包绕，称为无髓神经纤维（在中枢称裸轴突）。周围神经的有髓神经纤维表面有施万细胞（Schwann cell，又称神经膜细胞）的胞质形成的神经膜包绕，而在中枢则是由星形胶质细胞的胞质将轴突与周围环境分开。每条神经纤维外面还有薄层结缔组织形成的膜包绕，称神经内膜（endoneurium）。神经纤维束外面的结缔组织膜较厚，称神经束膜（perineurium）。神经外膜（epineurium）则是指神经干周围的致密胶原纤维组成的膜。

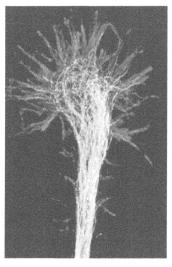

图1-7　免疫荧光显示生长锥

有髓神经纤维的髓鞘并不是连续的，而是被郎飞结（node of Ranvier）所中断，两个郎飞结之间的节段称结间体（或结间段）。同一条神经纤维其结间段的长度相同，越粗的神经纤维其结间体越长。中枢内的轴突在郎飞结处直接和周围的组织间隙相接触，周围神经纤维在该处则有施万细胞的胞质使轴突表面与周围的组织间隙隔开。神经冲动的传递是从一个结间段到另一个结间段的跳跃式传递。

根据不同的标准可将神经纤维分成不同的类型。根据髓鞘的有无可将其分为有髓神经纤维和无髓神经纤维。根据外直径的大小可将其分为 Ⅰ（又分为来自肌梭环旋末梢的 Ⅰa 和来自 Golgi 腱器官的 Ⅰb 两类）、Ⅱ（来自肌梭的花簇末梢）、Ⅲ（来自感受压、痛刺激的末梢）、Ⅳ（来自感受痛刺激的末梢）4 种类型，前 3 类为有髓纤维而第 4 类为无髓纤维。根据传导速度和动作电位特点则可将其分为 A（躯体传入与传出）、B（多为内脏传出）、C（无髓的传入纤维）3 种类型。

二、神经元的分类

根据神经元的形态和功能的不同，可以将神经元分为若干不同的类型。

根据突起的多少可将神经元分为多极神经元、双极神经元和假单极神经元。多极神经元有一个轴突和多个树突，是主要的神经元类型。双极神经元指具有两个突起的神经元，两个突起分别从胞体两端发出，一个是树突另一个是轴突。在视觉系统，视网膜的双极细胞是典型的双极神经元，连接感光细胞和神经节细胞，但是这些双极细胞仅能超极化或去极化而不能产生动作电位。在听觉系统中，螺旋神经节的神经元也是一种双极神经元，其周围突分布于螺旋器的毛细胞、中枢突在内耳边聚成蜗神经。与视网膜双极细胞不同的是，螺旋神经节的双极细胞能产生动作电位。假单极神经元常见于发育中的脑神经节和脊神经节，这种神经元只有一个突起但是离开胞体后会出现"T"形分支，1 支走向感受器，称外周突，另 1 支走向脑或脊髓，称为中央突。

根据轴突的长短，可将神经元分为长轴突的大神经元及短轴突的小神经元。其中，轴突较长的大神经元称 Golgi Ⅰ型神经元，又称投射神经元，最长的轴突达 1 m 以上，如大脑皮层的锥体细胞、小脑皮层的浦肯野细胞（图 1-2）和脊髓前角的运动神经元等。轴突较短的称 Golgi Ⅱ型神经元或称局部回路神经元，其胞体较小，轴突末端反复分支，轴突短的仅数微米，如大脑皮层和小脑皮层的颗粒细胞。

根据神经元的功能又可将神经元分为感觉神经元（或称传入神经元）、运动神经元（或称传出神经元）及中间神经元。动物进化程度越高，中间神经元越多。

根据释放的神经递质或神经调质类型可将神经元分为胆碱能神经元、胺能神经元、肽能神经元和氨基酸能神经元等类型。按照神经元引起突触后兴奋还是抑制可将神经元分为兴奋性神经元和抑制性神经元。

第二节 突 触

突触（synapse）是指神经元之间或神经元与某些非神经元的靶细胞之间传递信息的特殊结构。此概念由英国生理学家 Sir Charles Scott Sherrington 于 1897 年首先提出，衍生于希腊语，意为"互握"。各种神经活动包括高级神经活动大都需要突触参与。根据传递信息的不同，可将突触分为化学性突触（chemical synapse）、电突触（electronic synapse）和混合性突触（mixed synapse）。

另外，神经递质或调质的释放除了通过突触释放、传递以外，还有一种较为少见的非突触传递方式，即在非突触部位直接释放于细胞外间隙、依靠浓度扩散而作用于靶细胞的受体。例如，膨体或曲张体等结构内含有大量突触小泡，它们并不与突触后成分形成经典的突触联系。当神经冲动到达膨体时，递质从膨体内释放出来、以扩散方式到达靶细胞上的受体，使其发生相应的反应。

一、化学性突触

哺乳动物的突触绝大多数为化学性突触，即信息的传递由化学物质包括神经递质和神经调质介导。

（一）化学性突触的超微结构

在化学性突触中，释放递质的一侧称为突触前成分（presynaptic element），有受体的一侧称为突触后成分（postsynaptic element），两者之间有 20~40 nm 宽的间隙，称为突触间隙（synaptic cleft）。参与形成突触的突触前、后部的细胞膜，在局部特化增厚，分别称为突触前膜（presynaptic membrane）和突触后膜（postsynaptic membrane）。突触前末梢内含有大量储存神经递质或神经调质的突触囊泡（synaptic vesicle），突触后膜上则含有大量的受体和离子通道（图 1-8，图 1-9）。

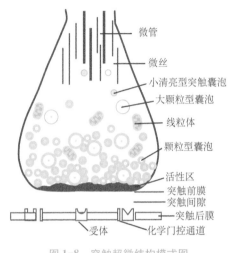

图 1-8　突触超微结构模式图

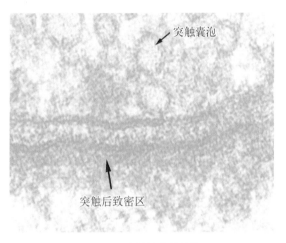

图 1-9　突触的电镜结构

1. 突触前成分　多数突触的突触前成分为轴突细支末端的终结或过路结。过路结为串球样，纤细的无髓纤维中间连有多个膨大部分，在行进途中膨大部分与多个突触后成分形成突触，其内部结构与终结相似。有的有髓细纤维的末端可终止为一个单独的粗大终结。但多数有髓纤维分成轴突细支前失去髓鞘，再由细支的末端形成终结。

（1）突触前膜：是 5~7 nm 厚的特化膜。胞质面附有由丝状或颗粒状物形成的轮廓模糊的雾样致密物质，这些物质呈锥形突向胞质，称为突触前致密突起（presynaptic dense projection）。其中，似有细丝相连形成的网格称为突触前网格（presynaptic grid），突触前网格是容纳突触囊泡且与突触前膜融合形成胞吐的部位。突触前膜的致密物质一般只是集中在某些局部，集聚在突触前膜的囊泡和其致密物质共同组成突触活性区（synaptic active zone）。

突触前致密物质主要由两种纤维丝形成。一种是肌动蛋白丝，另一种是胞衬蛋白，它们从突触前膜呈放射状进入细胞质。突触前的突触囊泡壁上附有多种细丝的突触蛋白，从囊泡壁发出连于肌动蛋白丝及囊泡之间（图 1-10）。这样，囊泡陷于相互连结的网内，不能直接与突触前膜相接触。当兴奋时，Ca^{2+} 进入突触前成分，突触蛋白被磷酸化，囊泡被解离下来，与前膜相接触融合形成胞吐。

（2）突触囊泡：一般认为，突触前部含有大小两种突触囊泡。小囊泡外有 4~5 nm 厚的单位膜，中间腔透明，这些囊泡称为小清亮型突触囊泡（small clear synaptic vesicles，SSV），其内含有经典神经递质。另一些囊泡内容物密度大，呈较大的颗粒，称为致密颗粒囊泡或致密核心囊泡。

小清亮型突触囊泡按其形态又可分为圆形（spherical，S 型）囊泡、扁平（flat spherical，F 型）囊泡、不规则形（irregular spherical，IS 型）囊泡。其中，S 型囊泡直径 20~40 nm，多含乙酰胆碱，有时也含氨基酸。F 型囊泡的直径 30~60 nm，多含 γ-氨基丁酸、甘氨酸等（图 1-11）。

致密核心囊泡包括颗粒型（granule，G 型）囊泡和大颗粒型（large granule，Lg 型）囊泡。G 型囊泡的直径为 40~100 nm，多含儿茶酚胺。而 Lg 型囊泡的直径为 100~160 nm，多含肽类神经分泌颗粒。

2. 突触后成分　突触后成分的胞质面有一层电子密度很高的致密物质附着，称为突触后膜致密区（postsynaptic membrane density，PSD）。PSD 呈盘状，中央有孔，主要是肌动蛋白、脑血影蛋白和钙调蛋白等，以大分子复合物的形式存在，起一种结构基质支架作用，其内有通道蛋白、受体蛋白、各种糖蛋白、

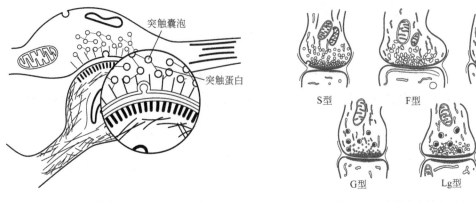

图 1-10　突触囊泡及突触蛋白示意图　　　　　　图 1-11　突触囊泡的各种类型

微管蛋白及微管结合蛋白等。此外，还有与第二信使有关的酶类，如各种蛋白激酶、腺苷酸环化酶等。PSD 厚度为 50~60 nm，不同种类的突触 PSD 厚薄不同。许多突触后膜的深面出现由微丝或微管形成的网状结构，称为突触下网（subsynaptic web），其近端嵌入突触后膜，游离端伸向胞质内，可能与受体的容纳有关。有的突触后膜含有微丝组成的致密小体，成行排列，称突触下致密小体（subsynaptic dense body），这些小体与突触后膜相连，其功能目前尚不清楚。突触后成分内还有突触下囊（subsynaptic sac）、多泡体（poly-vesicular body）、有壳囊泡（coated vesicle）等。

3. 突触间隙　其宽度在不同的突触类型中不完全相同，一般宽 20~40 nm，比细胞外间隙（15~20 nm）宽。这也是电镜下判断突触结构的条件之一。电镜下可以见到雾样或细丝样结构的物质。用碘化铋染色，在突触间隙内可以看到平行排列的两条致密层，经梯度成层离心分离的突触小体可在终末前轴突处断开，而突触前、后膜仍然附着在一起分离，这说明前、后膜之间有物质使其黏着在一起。这些物质的性质还不是很清楚，已知的有黏多糖、糖蛋白和唾液酸等。

（二）化学性突触的分类

1. 以神经元的接触部位为依据　化学性突触可分为轴-树突触、轴-体突触、轴-轴突触和轴-棘突触等类型（图 1-12）。

2. 以突触的超微结构特点即突触前、后膜的厚度是否一致为依据　化学性突触可分为非对称型突触（asymmetrical synapse）和对称型突触（symmetrical synapse），前者是指突触前、后膜的厚度不一致，又称 Gray Ⅰ型突触。后者是指突触前、后膜的厚度基本一致，又称 Gray Ⅱ型突触（图 1-12）。

3. 以突触的功能特性为根据　化学性突触可分为兴奋性突触（excitatory synapse）和抑制性突触（inhibitory synapse），前者传递兴奋性信息，后者传递抑制性信息。非对称突触（Gray Ⅰ型）一般是兴奋性的，而对称型突触（Gray Ⅱ型）一般是抑制性的。

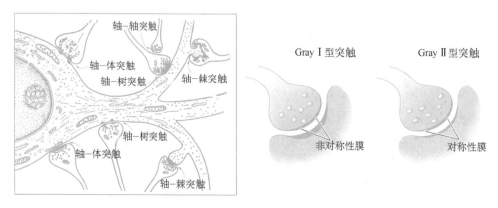

图 1-12　突触的各种类型

4. 几种特殊类型的化学性突触　这些突触对加强突触的兴奋性、抑制性或去抑制可能有一定的意义（图 1-13）。

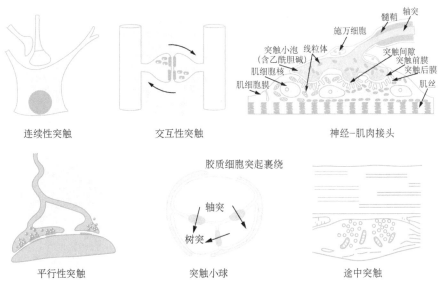

图 1-13　特殊类型的突触

（1）平行性突触（parallel synapse）：即两个或两个以上的突触前膜和突触后膜分别位于相邻的两个细胞上。这种突触传导方向一致，是平行的关系，因此在同一连接面上，突触的数目越多功能越明显。

（2）连续性突触（serial synapse）：是指在很短距离内有两个以上的突触连接起来组成串状。串状突触可以由不同类型的突触组成，即一个终末本身既是突触后成分但同时其在另一个区域却又成为突触前成分，如轴-轴-树突触、轴-树-树突触和树-轴-树突触等。

（3）交互性突触（reciprocal synapse）：是指同一个突触间隙两侧的突触膜上，互为突触前、后成分，它们呈两个相反传导方向，是局部微回路侧抑制的形态基础。

（4）嵴突触（crest synapse）：突触后成分是由神经元的树突形成嵴状突起，这种嵴状突起同时与几个相同或不同类型的突触前成分构成突触。嵴突触和交互性突触均属于复合的突触排列（complex synapse arrangement）。

（5）途中突触（synapse in passant）：轴突行进途中，轴膜与相邻的神经元胞体、树突或轴突接触，形成许多突触。这种突触多见于无髓神经纤维，但也可出现在有髓纤维的郎飞结处。

（6）突触小球（synaptic glomerulus）：是神经元突起间形成球状复杂的突触区，见于嗅球、脊髓、延髓后角胶状质，外侧膝状体、丘脑、下橄榄核等也可见到。它是以轴突终末为中心，周围绕以树突干、树突棘和其他轴突终末，外包胶质细胞突起，形成轴-树突触、轴-轴突触或树-树突触、树-轴突触等多种形式，具有复杂的兴奋和抑制的相互作用。

（7）自突触：一个神经元的轴突与自身的树突，或一个神经元的树突与自身的树突间形成的突触。其可作为一个反馈联系对局部兴奋起暂时抑制作用。

（8）神经-肌肉接头（neuro-muscular junction）：是神经末梢与骨骼肌之间形成的特殊类型的化学突触，也是骨骼肌运动的结构基础。

二、电突触

电突触数量较少，主要发生在同类神经元之间，具有促进神经元同步化活动的功能。这类突触没有突触前膜和后膜之分，传递速度快，几乎不存在潜伏期，其突触前的电信号可直接传递到突触后。电突触多见于无脊椎动物，脊椎动物中也有发现，哺乳动物中枢神经系统的电突触主要见于前庭神经外侧核、三叉神经中脑核、下橄榄核等少数几个部位。

电镜下电突触是缝隙连接（gap junction）样的桥状结构，即在两个神经元膜之间有约 3.5 nm 的缝隙。每一个桥状结构实际上是贯穿膜内外的大蛋白质分子，称为连接子（connexon）或连接蛋白，它是由此蛋白的 6 个亚单位形成六角形的通道。两侧神经膜上这种结构跨过细胞外间隙相互对接，这样就构成了一条能沟通两侧胞质成分的细胞间通道。它能通过小的带电离子、分子量小于 1 kDa 或分子直径小于 1.5 nm 的化学物质（图 1-14）。

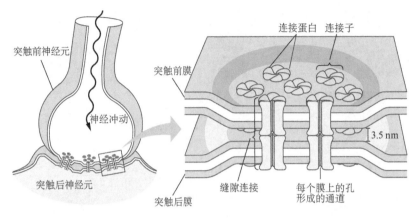

图 1-14　电突触

电突触的传导方向取决于两个神经元之间的关系而不依赖递质，故可双向传导。与化学性突触相比，电突触不需要介质，突触前、后膜之间为低电阻通路，一个神经元的峰电位可以直接传到另一个神经元。电突触的双向传导可以保证同步和实现反馈，因此传递更有效、更灵活。化学性突触借神经递质传递，有突触延搁，较慢，主要作用是调节突触后细胞的功能状态（兴奋或抑制）。

三、混合性突触

在鸡的睫状神经节、大鼠前庭外侧核及小脑苔藓纤维和颗粒细胞树突之间还可见到在同一突触结构内既有化学性传递又有电传递的混合性突触。这种混合性突触可能是通过电突触的迅速传导而为化学性突触的传导做一定的准备，并扩大或缩小化学性突触对突触后细胞的影响。

第三节　神经胶质细胞

神经胶质细胞（neuroglia cell）简称胶质细胞（glial cell），是神经组织内除神经元外的另一大类的细胞。一直以来，人们认为脑内胶质细胞的数量比神经元更多，与神经元之比为（10~50）∶1。例如，丘脑内胶质细胞与神经元之比高达 17∶1。但是，根据近年对于人脑细胞数量的测定结果，人脑非神经元细胞（包括胶质细胞和其他非神经元细胞如血管的各种细胞等）的数目为 840 亿，与神经元的 860 亿相比还要少 20 亿，这很可能是由于大脑皮层和小脑皮层等脑区内的胶质细胞数量相对较少，从而导致其总体数量低于神经元。胶质细胞与神经元一样具有突起，但其胞突不分轴突和树突，没有传导神经冲动的功能。

传统的观念认为，神经胶质细胞只是神经组织的间质，它的功能是对神经元起支持、保护、分隔、营养等作用，但近年来的研究发现，胶质细胞还具有许多其他的功能。神经元与少突胶质细胞前体细胞（oligodendrocyte progenitor cell，OPC，又称为神经元-胶质细胞抗原 2 细胞，neuron-glia antigen 2，NG2 细胞）之间的突触联系也具有可塑性，可产生长时程增强。因此，一些胶质细胞可能和神经元一样具有记忆功能，参与了脑的信息处理、储存与学习记忆等高级神经活动。

一、中枢神经系统内的胶质细胞

中枢神经系统内的胶质细胞主要分为星形胶质细胞（astrocyte）（分为纤维性星形胶质细胞和原浆性星形胶质细胞）、少突胶质细胞（oligodendrocyte）和小胶质细胞（microglia）3 种类型（图 1-15）。其中，

星形胶质细胞和少突胶质细胞又称为大胶质细胞
（macroglia），是中枢神经系统的主要胶质细胞。此外，
在中枢神经系统还可有室管膜细胞、脉络丛上皮细胞、
嗅鞘细胞和伸展细胞等胶质细胞。

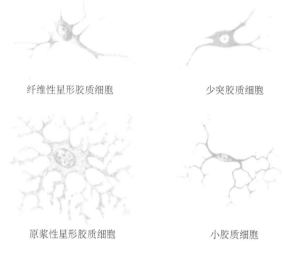

纤维性星形胶质细胞　　　　少突胶质细胞

原浆性星形胶质细胞　　　　小胶质细胞

图 1-15　中枢神经系统内的胶质细胞

（一）星形胶质细胞

1. 形态结构　星形胶质细胞是人体中分布最广、
体积最大的胶质细胞。由胞体伸出许多长的分支突起，
细胞核呈圆形或卵圆形，染色质细小分散，故核染色
较淡，核仁不明显。与神经元主要区别在于星形胶质
细胞的胞质中没有尼氏体，但具有一般细胞所具有的
细胞器，其中最突出的是含有许多微细、交错排列的
胶质原纤维，平行走向于胞突中。星形胶质细胞前体
细胞主要表达波形蛋白（vimentin），成熟的星形胶质
细胞内波形蛋白的表达显著下降而主要表达胶质纤维
酸性蛋白（glial fibrillary acidic protein，GFAP），因此
二者分别作为星形胶质细胞前体细胞和成熟细胞的标志物。

根据胶质原纤维的含量及胞突的形状，可将星形胶质细胞分为纤维性星形胶质细胞和原浆性星形胶质
细胞。此外，还有一些特殊类型的星形胶质细胞，如小脑皮层的 Bergmann 细胞、视网膜的 Müller 细胞
（又称放射状胶质细胞）、神经垂体中的垂体细胞（pituicyte）等。

在急性、慢性脑损伤情况下，星形胶质细胞活化，表现为细胞肿胀、肥大、突起增多和延长，GFAP
免疫组化染色表达增强，电镜下胞质内含大量的细丝、糖原、脂滴和许多致密小体，被称为反应性星形胶
质细胞。

2. 功能　星形胶质细胞膜上具有几乎所有已知的神经递质的受体，如肾上腺素受体、5-羟色胺
（5-hydroxytryptamine，5-HT）受体、乙酰胆碱受体和一些神经肽受体等，其中最普遍的是 β-肾上腺素受
体，尤其是 β_1 型受体，它的密度甚至比神经元的密度还要高。因此，星形胶质细胞能接收神经元的信号，
并通过自身功能、代谢和形态改变，影响神经元的功能和活动。星形胶质细胞除了具有经典的绝缘、保
护、支持、营养及参与构成血脑屏障的作用之外，新近的研究表明，星形胶质细胞能合成和分泌二十余种
细胞因子，如神经生长因子、碱性成纤维细胞生长因子、层粘连蛋白、纤维粘连蛋白及其他细胞外基质成
分。另外，它还能分泌雌激素、前列腺素及几种白细胞介素（interleukin，IL）如 IL-1、IL-3、IL-6 等。这
些分子对维持神经元的生存、发育、再生和分化均有重要作用。

（1）参与神经元的物质代谢：星形胶质细胞具有多种神经活性氨基酸的受体。神经活性氨基酸是指作
为神经递质或神经调质的氨基酸，如谷氨酸、天冬氨酸、牛磺酸等。受体与相应神经递质或调质结合并发
生反应，促使星形胶质细胞对该物质进行加工、灭活，再转运到神经元重新合成神经递质或调质。星形胶
质细胞还是中枢主要的糖原储存部位，正常情况下葡萄糖必须先通过血脑屏障进入星形胶质细胞，将其酵
解为乳酸后才能被神经元利用。

拓展阅读 1-1　　　　**谷氨酸介导的星形胶质细胞——神经元信号**

神经元与神经胶质细胞之间有广泛的相互作用。突触周围有星形胶质细胞突起形成的膜包绕，形成所谓的三联突触
（tripartite synapse），该结构对维持神经元的功能非常重要。动作电位可诱导谷氨酸从突触前膜释放出来，产生兴奋性突触
后电位，星形胶质细胞将谷氨酸从突触间隙摄取到细胞内从而终止该谷氨酸信号。谷氨酸在星形胶质细胞内被转化为谷氨
酰胺再释放到突触间隙，被神经元摄取，在神经元内再次合成谷氨酸从而进入下一个循环。另外，神经元配体缓激肽可导
致星形胶质细胞内 Ca^{2+} 浓度增加并释放谷氨酸，由此释放的谷氨酸也能导致 N-甲基-D-天（门）冬氨酸（NMDA）受体介
导的神经元内 Ca^{2+} 浓度的增加，从而引发突触前事件。

（2）调节神经元内外离子浓度：星形胶质细胞膜上具有丰富的缝隙连接和多种离子通道，从而对神经元细胞内外的离子浓度特别是胞外 K^+ 浓度具有重要的调节作用，因此对神经元内环境的稳定极为重要。星形胶质细胞有瞬时 A 型 K^+ 通道、延迟整流 K^+ 通道、内向整流 K^+ 通道和钙激活性 K^+ 通道等，有神经元外"钾库"之称。星形胶质细胞还有 Na^+ 通道、L 型和 T 型 Ca^{2+} 通道等从而调节神经元的 Na^+ 和 Ca^{2+} 浓度。

（3）参与神经元的正常发育、突触形成和神经再生：星形胶质细胞可以调节海马的神经发生，诱导神经干细胞分化为神经元并引导新生神经元使其迁移到目的地。星形胶质细胞还可促进神经元树突的形成与发育，拮抗小胶质细胞对神经元的毒性。星形胶质细胞具有对神经元微环境进行调控的能力，能合成和分泌神经营养因子和细胞因子，从而改变神经元周围的微环境，引导神经纤维迁移并促进轴突重建。例如，小脑皮层内的 Bergmann 细胞可引导颗粒细胞从外颗粒细胞层迁移到颗粒细胞层、视网膜内的 Müller 细胞可为发育中的神经元提供迁移支架。但是，中枢神经损伤后星形胶质细胞形成的瘢痕却是轴突再生不可逾越的障碍。

拓展阅读 1-2　星形胶质细胞通过酪氨酸蛋白激酶-B₂ 调节成体海马的神经发生

成体海马的神经发生涉及海马内与学习记忆有关的神经干细胞，有研究发现海马星形胶质细胞通过表达酪氨酸蛋白激酶-B₂（ephrin-B₂）调控神经发生。神经干细胞命运图谱的克隆分析揭示了 ephrin-B₂ 在引导神经干细胞向神经元分化中不为人知的作用，该作用由位于神经干细胞上的乙二醇苯醚 B₄（EphB₄）受体转导，以不依赖 Wnt 信号的方式激活 β-联蛋白（β-catenin）并上调前神经转录因子（proneural transcription factor）的表达。因此，ephrin-B₂ 阳性的星形胶质细胞通过近分泌（juxtacrine）的方式调节成体神经干细胞向神经元分化，这促进了我们对神经发生的认识并对再生医学提供了新的方向。

（4）参与神经免疫：有研究认为，星形胶质细胞是脑内特化的免疫细胞。在脑的免疫反应中，星形胶质细胞膜上具有主要组织相容性复合体（major histocompatibility complex，MHC）Ⅱ型蛋白分子，因此可作为脑内的抗原呈递细胞将摄入的抗原分解为小分子然后与膜上的 MHC Ⅱ型蛋白分子相结合，再转递给 T 淋巴细胞，使之具有识别抗原的能力，并产生免疫应答反应。星形胶质细胞参与免疫反应的另一个表现是能诱导小胶质细胞增殖、分化并增强其吞噬能力，产生多种趋化因子和细胞因子参与炎症反应并可吞噬外源性颗粒。

（5）参与神经系统疾病的发生与病程：星形胶质细胞与一些疾病的发生和发展也存在相关性。星形胶质细胞是抑制性神经递质 γ-氨基丁酸代谢的重要场所，反应性星形胶质细胞的离子调节能力减低，致使细胞外 K^+ 增高和神经元兴奋性增高、神经活动过度而导致癫痫的发生。星形胶质细胞与脑的学习记忆障碍及精神病之间亦存在一定的相关性，一些治疗精神病的抗焦虑或抗抑郁药物是通过作用于星形胶质细胞上相应受体，影响其代谢过程而发挥作用。脑内移植星形胶质细胞可明显改善大鼠因慢性酒精中毒所致的学习记忆功能障碍，而在阿尔茨海默病患者脑内与学习记忆有关的部位神经元死亡则被认为是由于神经元和星形胶质细胞之间的相互关系受到损害而引起。

拓展阅读 1-3　做出"放弃"这个决定的，竟然是星形胶质细胞

俗话说，坚持就是胜利，但有时候及时止损也十分重要。放弃常常是一个很痛苦的决定，而这样的决定是哪种细胞做出的呢？美国霍华德·休斯医学研究所的穆宇博士和 Misha Ahrens 等给斑马鱼带上 VR 设备，对其陷入"困境"后的挣扎进行了研究，结果发现控制斑马鱼放弃挣扎的关键，竟是以往认为主要起支撑和营养作用的星形胶质细胞！这些细胞能收集当前行为无效的证据，促使斑马鱼放弃挣扎，停止游动。

（二）少突胶质细胞

少突胶质细胞因在 Golgi 镀银染色的标本上突起较少而得名，事实上用特异的免疫细胞化学染色技术可见少突胶质细胞也有较多的突起和分支。少突胶质细胞主要具有两方面的功能，即参与髓鞘形成和神经再生。

1. 参与髓鞘形成 少突胶质细胞是中枢神经系统的髓鞘形成细胞，其每条突起均可包绕轴突形成髓鞘，因此一个少突胶质细胞的突起可以与多个神经元、多条轴突形成有髓神经纤维，而一条轴突上的髓鞘可来自一个或多个少突胶质细胞（图1-16）。人胚的中枢神经在第14周开始形成髓鞘，出生前3个月髓鞘形成加速，出生后仍有大量髓鞘继续形成。髓鞘的形成与运动功能的完善相关，即小儿要在行走时，控制随意运动的神经才能完成轴突髓鞘化，此后不再形成新的结间体，只是现存的结间体随着脊髓的发育和纤维的生长而增长。

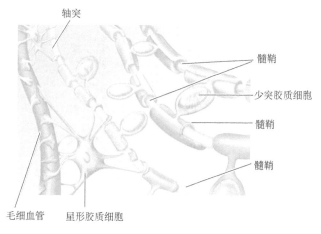

图1-16 少突胶质细胞与髓鞘

2. 参与神经再生 少突胶质细胞对神经再生具有双刃剑效应。一方面，少突胶质细胞能分泌神经营养因子促进神经元和胶质细胞的存活与功能发挥，这些因子包括BDNF、NT-3、胰岛素样生长因子等。另一方面，少突胶质细胞也能分泌多种抑制性蛋白阻止神经纤维的过度生长，因此具有抑制神经生长的作用。在离体的细胞培养中观察到神经元末端的生长锥一旦与少突胶质细胞接触，生长锥的运动立即停止甚至塌陷（collapse）。现已确定少突胶质细胞分泌的抑制神经再生的物质有勿动蛋白（Nogo）、髓鞘相关糖蛋白（myelin associated glycoprotein，MAG）和少突胶质细胞髓鞘糖蛋白（oligodendrocyte myelin glycoprotein，OMgp）等。上述抑制的生理意义或许在于对已生长的神经纤维起界限作用，以免后来生长的神经纤维长入，但在成年中枢神经损伤的病理条件下却成为阻碍轴突再生的重要因素。

拓展阅读 1-4 ## 少突胶质细胞参与维持记忆巩固

阿尔茨海默病患者有明显的空间记忆障碍，如记不清回家的路、也记不得自己在哪里。空间学习记忆是大脑最高级的功能之一，涉及大脑皮层、海马神经回路，相关回路的持久变化才能导致空间记忆巩固，而沿轴突的神经元信号转导速度在一定程度上影响神经回路的可塑性。加拿大多伦多大学Frankland教授研究团队通过小鼠水迷宫实验和恐惧记忆实验发现，成年小鼠特定脑区新生少突胶质细胞的增加在维持记忆巩固中发挥重要作用，这种作用是通过增强海马尖波波纹和皮层棘波耦合发挥的。

（三）小胶质细胞

小胶质细胞是胶质细胞中最小的细胞，核小，呈扁形或三角形，比少突胶质细胞核染色深。胞质很少，突起细长多棘，小胶质细胞在海马、嗅球、端脑、基底神经节和黑质等处密度最高。小胶质细胞的起源有两条途径：一是来源于血循环中的单核细胞，后者在进入中枢神经系统后转变为具有吞噬能力的小胶质细胞，因此也属于单核吞噬细胞系统。二是来源于发育中的外胚层，当中枢神经系统发育完成后，它们即转变为静止的小胶质细胞。在中枢神经损伤时，静止的小胶质细胞被激活，称小胶质细胞活化，主要表现为小胶质细胞在局部的增生和聚集、细胞形态改变、一些免疫性状的表达或增强、释放炎性介质与毒性物质等，这是中枢神经系统在许多病理生理条件下常见的反应。

根据功能状态的不同，小胶质细胞的形态主要分为3种类型：①阿米巴样小胶质细胞或吞噬性小胶质细胞（phagocytic microglia），主要见于发育早期特别是出生前后，也见于严重损伤情况下。②静止或分支的小胶质细胞（resting or ramified microglia），主要见于正常成年脑内。③活化或反应性的小胶质细胞（activated or reactive microglia），主要见于各种病理条件下（图1-17）。小鼠的小胶质细胞的特异性标志物有CD11b、F4/80和Iba I 等，大鼠可用OX-42等进行特异性标记，CD68用于特异性标记活化的小胶质细胞。

小胶质细胞是中枢神经的抗原呈递细胞，具有吞噬功能，参与中枢神经的免疫反应，对维持中枢神经

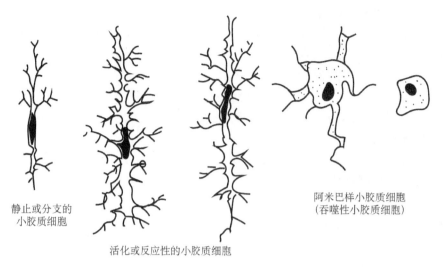

静止或分支的
小胶质细胞

活化或反应性的小胶质细胞

阿米巴样小胶质细胞
（吞噬性小胶质细胞）

图 1-17 小胶质细胞的形态

内环境的稳定至关重要。在出生后突触的发生过程中，小胶质细胞能主动吞噬多余的突触蛋白从而产生突触修剪（synaptic pruning）现象。活化的小胶质细胞还可分泌许多细胞因子如 IL-1、肿瘤坏死因子（tumor necrosis factor，TNF），可引起星形胶质细胞增殖。活化的小胶质细胞还可产生一些毒性物质如过氧化氢、一氧化氮和兴奋性氨基酸等，对神经退行性变如阿尔茨海默病和帕金森病等的发病与病程有重要作用。

拓展阅读 1-5　　　　**神经前体细胞调节小胶质细胞的活性与功能**

小胶质细胞富集于神经龛且增殖能力较其他部位的小胶质细胞强。最近有学者研究了神经前体细胞（NPC）对小胶质细胞的作用，他们首先检测了培养的 NPC、神经元、星形胶质细胞和小胶质细胞上清液中 48 种因子的分泌谱，发现 NPC 上清液中血管内皮生长因子和金属蛋白酶组织抑制物-1（TIMP-1）等的含量很高，进一步离体和在体实验均证实 NPC 上清液能调节小胶质细胞的主要生理功能如增殖、活化、趋化性、吞噬及细胞因子与趋化因子的分泌。研究者还发现，NPC 的上述功能受到血管内皮生长因子的介导。

（四）中枢神经系统的其他胶质细胞

在中枢神经系统，除了上述主要的胶质细胞类型以外，还存在其他类型的胶质细胞。

1. 嗅鞘细胞（olfactory ensheathing cell，OEC）　是介于星形胶质细胞与施万细胞之间的亚型，在嗅上皮和嗅球中含量很高，能表达低亲和力神经生长因子受体、层连素、细胞黏附分子 L1、神经纤维和中间丝等物质。电镜下可见其核为圆形、有凹陷，染色质为块状，胞质内充满散在的神经丝，中间丝成束分布。体外培养的嗅鞘细胞显示 Ran 2 和微管相关蛋白-α（MAP-α）免疫反应阴性，而这些抗原在星形胶质细胞则是阳性标志物。嗅鞘细胞对少突胶质细胞的标志物 RIP、半乳糖节苷酯、HNK-1、GTD-3 和 A2B5，均显示阴性反应。嗅鞘细胞和施万细胞在发生起源上不同，前者起源于嗅板（olfactory placode），而后者起源于神经嵴。

利用嗅鞘细胞移植于横断损伤的大鼠颈段脊髓发现，其比施万细胞有更强的促轴突再生能力，因而引起神经科学工作者的广泛兴趣。从目前的实验结果来看，嗅鞘细胞促轴突再生特别是到达中枢的能力明显强于施万细胞，但其促再生的确切机制还有待进一步的探讨。

2. 伸展细胞　有些部位的室管膜细胞的基底部变形成细长的突起伸到神经毡内，这种细胞被称为伸展细胞（tanycyte）或辐射状胶质细胞，伸展细胞是一类特化的室管膜细胞（图 1-18）。这些细胞的超微结构特征为胞质内有丰富的微管和游离核糖体，但无微丝束，细胞表面有许多微绒毛和小泡。

伸展细胞在胚胎期即室管膜细胞，但基底部有一个或多个的放射状突起。在神经系统发育的早期，伸展细胞的突起要穿过神经管壁的全层，止于外界膜，从而起到支撑的作用，并可提供神经元迁移的路线。

因此，伸展细胞可看作最原始型的胶质细胞。

在哺乳动物的视网膜和小脑，其分别以 Müller 细胞和 Bergmann 细胞的形式出现。出生后，大部分的伸展细胞变为室管膜细胞，仅在第三及第四脑室周缘的某些特定区域仍保持着原始的具有突起的形态，而且其突起多终止在毛细血管和神经元的表面，可能在血管、神经元和脑脊液之间起主动运输物质的作用。

二、周围神经系统的胶质细胞

周围神经系统的胶质细胞主要有施万细胞，以及位于神经节内的被囊细胞、包绕被囊感觉神经末梢终末的终末神经膜细胞、包裹运动神经末梢轴突终末的终末胶质细胞、位于感觉上皮内的各种支持细胞和神经丛内除神经元外的具有突起的小细胞（也称为间质细胞）等。

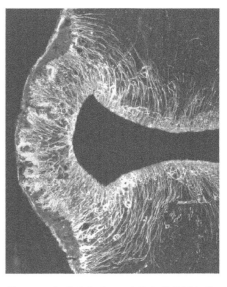

图 1-18　免疫荧光显示正中隆起的伸展细胞

施万细胞是周围神经系统最主要的胶质细胞。成熟的施万细胞为梭形，核为扁圆形，位于细胞中部、髓鞘的外部，胞质薄且不连续分布于髓鞘的内面与外面。

施万细胞的主要功能是形成周围神经系统有髓神经纤维的髓鞘（图 1-19），另外也具有分泌多种神经营养因子、生物活性物质和胞外基质的能力，还能合成多种细胞黏附分子，对神经元的生长、发育、成熟和突起延长有重要的作用。对神经元和胶质细胞的存活、凋亡及周围神经系统的损伤修复等也有重要的调节作用。

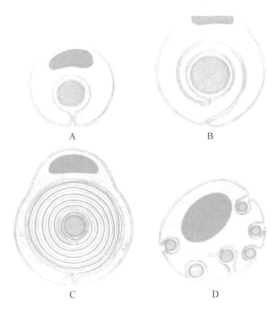

图 1-19　施万细胞与髓鞘

A~C. 髓鞘形成过程；D. 无髓神经纤维的伸展细胞

第四节　大脑皮层与海马的组织学结构

端脑（telencephalon）是脑的最高级部位，由胚胎时的前脑泡演化而来。在演化过程中，前脑泡两侧高度发育，形成端脑，即左、右大脑半球。大脑半球表面的灰质称为大脑皮层（也称大脑皮质），深面是白质，深埋在白质内的一些神经核团称为基底核。大脑半球内部的腔隙称为侧脑室。在颞叶紧紧围绕于中脑外侧面前后走行的回称为海马旁回。海马旁回上内侧为海马沟，其上方有呈锯齿状窄条，称为齿状回。在齿状回的外侧、侧脑室下角底壁上有一弓状的隆起，称为海马结构，其主要由海马和齿状回构成。

一、大脑皮层的组织学结构

人类的大脑皮层高度发达，其总面积约 2 200 cm²，其中的神经元都是多极神经元，按其细胞的形态主要分为锥体细胞、颗粒细胞和梭形细胞三大类。锥体细胞形似锥形，尖端发出一条较粗的主树突，伸向皮层表面，轴突自胞体底部发出，较短者不越出所在皮层范围，较长者离开皮层，进入白质，组成投射纤维或连合纤维，其是大脑皮层的主要投射（传出）神经元。颗粒细胞数目最多，主要包括星状细胞、水平细胞和篮状细胞等。它们的轴突短，终止于附近的锥体细胞或梭形细胞。颗粒细胞主要传递皮层内的信息，所以颗粒细胞是大脑皮层的局部（中间）神经元。梭形细胞数量较少，也属投射神经元，主要分布在皮层深层。

大脑皮层的神经元是以分层方式排列的，除大脑的个别区域外，一般可分为 6 层，从表面至深层的结构如下（图 1-20）。

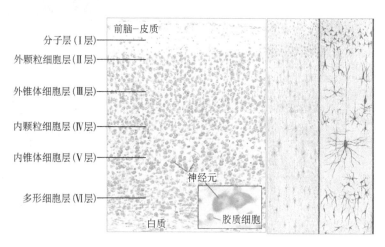

图 1-20　大脑皮层的组织学结构

1. 分子层　该层神经元小而少，主要是水平细胞和星状细胞，还有许多与皮层表面平行的神经纤维。
2. 外颗粒细胞层　主要由许多星状细胞和少量小型锥体细胞构成。
3. 外锥体细胞层　此层较厚，由许多锥体细胞和星状细胞组成。

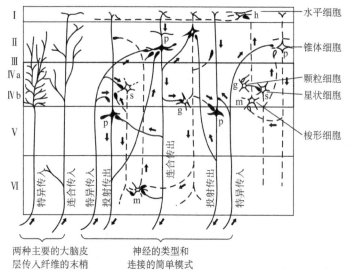

图 1-21　大脑皮层神经元的传入、传出连接
p，锥体细胞；m，梭形细胞；s，星状细胞；g，颗粒细胞；h，水平细胞

4. 内颗粒细胞层　主要由密集的星状细胞组成。
5. 内锥体细胞层　主要由中型和大型锥体细胞组成。
6. 多形细胞层　以梭形细胞为主，还有锥体细胞和颗粒细胞。

其中第 Ⅰ～Ⅳ 层主要接收传入信息，第 Ⅴ～Ⅵ 层主要传出信息。大脑皮层的传出纤维分投射纤维和连合纤维两种。第 Ⅴ 层的锥体细胞和第 Ⅵ 层大的梭形细胞的轴突组成投射纤维，下行至脑干及脊髓。第 Ⅲ、Ⅴ、Ⅵ 层的锥体细胞和梭形细胞的轴突组成连合纤维，分布于大脑皮层的同侧及对侧脑区。大脑皮层的第 Ⅱ、Ⅲ、Ⅳ 层细胞主要与各层细胞相互联系，对信息进行分析、整合和储存（图 1-21）。大脑皮层是高级神经活动的物质基础，机体各种功能的最高级中枢在大脑皮层上都有特定的功能区。

大脑皮层的结构虽以6层为基本形式，但各处并不完全相同甚至有很大差别。例如，在视皮层，第Ⅳ层又分Ⅳa、Ⅳb和Ⅳc 3个亚层。为了便于进行形态研究和功能分析，学者们根据细胞结构和神经纤维的配布对大脑皮层进行分区。各家分区的标准和数目很不一致，较常用的是Brodmann的52区，按此分区法，第Ⅰ运动区为4区，第Ⅰ感觉区为3、1、2区，第一视区为17区，听区为41、42区。

二、海马的组织学结构

（一）概述

海马结构（hippocampal formation）通常包括海马、齿状回、下托和内嗅皮层4个部分。但文献报告中的海马结构常常仅泛指海马和齿状回两个部分。海马和齿状回属古皮层，均为3层皮层组织；内嗅皮层属旧皮层，为6层皮层组织；下托则介于两者间，是3层与6层结构组织之间的移行区。海马和齿状回与下托和内嗅皮层之间有广泛的直接纤维联系，功能上也不可分开。

海马结构尤其是海马和齿状回，具有相对简单而高度有序化的层状结构，各种神经成分相对独立分布，内外纤维联系比较清楚，一直被视为研究大脑皮层结构、神经纤维联系、生理功能与活动机制的理想模型。此外，海马结构既在学习、记忆及情绪等方面发挥着重要的生理作用，又与多种神经性和精神性疾病的发生有着密切关系，也是研究脑缺血、癫痫和阿尔茨海默病等病理机制的常用模型。

（二）海马的分区

海马（hippocampus）又称Ammon角，在侧脑室下角内，为一镰状的弓形结构。在吻侧可见海马形成数个隆起，为海马趾。海马行向胼胝体方向的部分逐渐变窄。沿海马内侧缘有一白色扁平的纤维束，为海马伞，它向后续于穹窿。威尼斯解剖学家Julius Caesar Aranzi（1587年）最早描述海马的外形像"蚕"（silkworm），后来才改称"海马"（sea horse），拉丁语"hippocampus"则来自希腊语。德国解剖学家Duvernoy（1729年）首先描述了海马的结构，1742年de Garengeot使用了"Cornu Ammonis"一词，意为"金角"（Ammun在古埃及语言中是金子的意思）。

海马是脑的重要结构之一，属于边缘系统，在长时程记忆（long-term memory）和空间导航（spatial navigation）方面有重要的作用。很多细胞作为位置细胞（即当动物经过其环境的特定位置时首先产生动作电位的细胞）与具有罗盘样功能的头部方向细胞和内嗅皮层的网格细胞有广泛的联系和相互作用。

海马属异型皮层，有3个基本层次，即多形层（也称始层）、锥体细胞层及分子层，其中分子层包括辐射层和腔隙分子层。海马中最具有特征的是锥体细胞和篮状细胞。整个海马的层次和结构比较一致。Lorente de No将海马分为CA1～CA4（CA即Cornu Ammonis的缩写）4个区。其中，CA2区小而不易辨认，文献上已不多用。在早期文献中，CA4区有时指齿状回的多形细胞层，有时指伸入齿状回的锥体细胞区（相当于新近文献中的CA3区）。CA1区与下托连接，在向腹外方向延伸中演变为CA3区，转向腹内侧，插入齿状回，形状如大"C"字形。齿状回像一反写的小"c"，与大"C"连接，构成"S"形（图1-22）。需要指出的是，CA1区与CA3区在冠状切面上的位置关系，人类与大鼠相反。

1. CA区的组织学结构　海马的3个基本层次从外到内依次是分子层、锥体细胞层和多形细胞层。按照树突和轴突的排列，还可进一步细分如下。

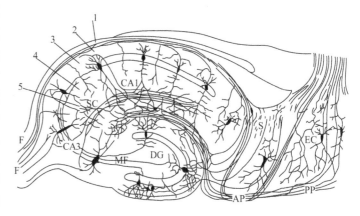

图1-22　海马的分区与细胞结构示意图

CA，海马；DG，齿状回；EC，内嗅皮层；F，海马伞；S，下托；AP，室床通路；PP，穿通纤维；MF，苔藓纤维；SC，Schaffer's侧支；1，室床；2，多形层（也称始层）；3，锥体细胞层；4，辐射层；5，腔隙分子层

（1）CA1区：①分子层，包括辐射层（stratum radiatum），含锥体细胞主顶树突近侧段和中段及腔隙分子层（stratum lacunosum-moleculare），含锥体细胞主顶树突远侧段。②锥体细胞层（stratum pyramidalis），含锥体细胞胞体。③多形细胞层，包括海马槽（或室床），含锥体细胞轴突及始层（或起层），主要为锥体细胞基树突。

（2）CA3区：①多形细胞层（即始层），含锥体细胞基树突。②锥体细胞层，含锥体细胞胞体。③分子层，又分为透明层（stratum lucidum），含锥体细胞主顶树突近侧段和苔藓纤维；辐射层（含锥体细胞主顶树突中段）和腔隙分子层（含锥体细胞主顶树突远侧段）。

2. 齿状回的组织学结构　齿状回（dentate gyrus, DG）位于海马及海马伞的内侧，为一长的狭窄的呈结节状隆起的结构，三面被海马包绕，内侧面游离，表面由于血管进入而被压成许多横沟呈齿状，故名齿状回。在横切面上，齿状回呈"V"字形或"U"字形，与呈"C"字形的海马相对应并相互嵌合。齿状回也分3层，分别是多形细胞层、颗粒细胞层和分子层（分为内分子层、外分子层）（图1-23）。

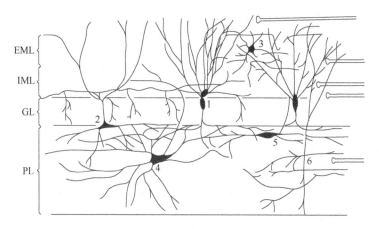

图 1-23　齿状回细胞的类型与纤维联系

1, 颗粒细胞；2, 锥体形篮状细胞；3, 分子层中的篮状细胞；4, 苔藓样细胞；5, 梭形篮状细胞；6, 多极篮状细胞；
EML, 外分子层；IML, 内分子层；GL, 颗粒细胞层；PL, 多形细胞层

分子层靠近海马裂，此层细胞成分很少，主要含颗粒细胞树突。颗粒细胞层位于分子层的深部，由密集的颗粒细胞构成，是齿状回主要的细胞层。齿状回的第3层即多形细胞层，是由分子层和颗粒细胞层在海马结构的横切面上形成一个"V"字形或"U"字形的结构，所围住的一个细胞区域也称门区，含颗粒细胞轴突和多种门区细胞。

3. 下托的组织学结构　下托（subiculum）是指位于海马与海马旁回之间的过渡区域，也相当于海马旁回上部。海马旁回为6层，而海马和齿状回为3层。下托为二者之间的移行区，也分为3层，即分子层、锥体细胞层及多形细胞层。

（三）海马神经元的分类与纤维联系

海马神经元分两大类，一类是主神经元（principal neuron），另一类是内在神经元（intrinsic neuron）。CA1区和CA3区的主神经元是锥体细胞，齿状回的主神经元是颗粒细胞。主神经元的共同形态学特点之一是轴突投射较远，通常从一个区投射到另一个区，所以也称投射神经元（projection neuron）。与投射神经元相反，内在神经元的轴突均投射在胞体邻近区域，所以这类神经元也称中间神经元（interneuron）或局部回路神经元（local circuit neuron）。

CA1区锥体细胞层由2~3层锥体细胞胞体紧密排列而成。锥体细胞长径20~30 μm，短径10~20 μm。顶部通常发出一个主顶树突（principal apical dendrite），反复分支，经辐射层投射到腔隙分子层。基部一般发出数个基树突（basal dendrite），在始层呈辐射状分布，并不断分支。轴突一般起自胞体基端或树突近端，经室床投射到下托，并有侧支分布在CA1区始层。主顶树突、基树突均被大小不等的棘所覆盖。CA3区锥体细胞胞体大小是CA1区锥体细胞胞体的1.5~2倍，排列较松散，有的有主顶树突，有的同时发出

数个主顶树突。主顶树突、基树突都富含棘，分别呈辐射状分布在分子层和多形细胞层。

CA3 区锥体细胞显著的形态学特征之一是主顶树突近端（即透明层）上有一种几何形态十分复杂的刺样膨大（thorny excrescences）。CA3 区锥体细胞轴突起自胞体基端或树突近端，经海马伞投射到对侧 CA1 区和 CA3 区，同时发出侧支投射到齿状回，CA3 区及 Schaffer 侧支投射到 CA1 区。Schaffer 侧支为有髓鞘纤维，此纤维上的串珠样终扣与 CA1 区锥体细胞树突上的棘形成突触。终止于 CA3 区的侧支上的终扣与 CA3 区锥体细胞上的棘形成突触。投射到齿状回的侧支终止在门区和分子层内 1/3。

颗粒细胞胞体呈卵圆形，密集分布在颗粒细胞层。颗粒细胞树突树呈"单极"，即数个树突起自胞体，辐射状分布在分子层，并有分支，表面被棘覆盖。颗粒细胞轴突称苔藓纤维，其在投射到 CA3 区始层过程中，平均发出 7 个侧支。这些侧支通常多次分支，分布在门区。苔藓纤维及其侧支的显著形态特征是大约每隔 140 μm 有一个直径达 5~6 μm 的突触膨体（synaptic expansion）。此膨体通常和门区苔藓样细胞和 CA3 端锥体细胞主顶树突近端上的刺样膨大形成突触联系。这是中枢神经系统最大的突触，用 Golgi 镀银染色或细胞内注入染料的方法显示，其突触前、后结构均容易在光镜下辨认。

中间神经元数量虽少，占海马神经元总数的 5%~8%，但在海马局部回路中的地位十分突出。与投射神经元相比较，中间神经元有 3 个特点。一是胞体随机分布在整个海马结构内，不形成解剖学上的层次或核团。二是树突光滑无棘或寡棘，所以也称光滑细胞（smooth cell）。三是轴突分支十分密集，终止在胞体邻近区域。按照其轴突树的分布或所形成的突触类型，海马中间神经元分为三大类，即篮状细胞、腔隙分子层中间神经元和支型吊灯样细胞。

齿状回多形细胞层与海马多形细胞层完全不同。后者除锥体细胞轴突和基树突外，只有散在的中间神经元分布；而前者除颗粒细胞轴突苔藓纤维外，还有形态分类多达 20 余种的细胞成分，相对集中地分布在整个门区。其中，半数以上的是苔藓样细胞。苔藓样细胞形态与 CA3 区锥体细胞有相似之处，即树突近端有刺样膨大。苔藓样细胞既不属于投射神经元，也不属于中间神经元。其轴突部分穿过颗粒细胞层，终止于分子层内 1/3，与颗粒细胞树突近端形成突触，即联合通路（association pathway）。部分苔藓样细胞轴突则汇入海马伞，投射到对侧齿状回分子层内 1/3 区，即连合通路（commissural pathway）。

海马结构的纤维联系有 3 类，即外来性的传入纤维、两侧海马之间的连合纤维和内部的联系纤维。海马结构的传出纤维多数通过海马伞进入穹窿，然后再投射至隔区、Broca 斜角带核、终纹床核、伏隔核、丘脑前核及乳头体核等处。

来自内嗅皮层（外侧内嗅皮层与内侧内嗅皮层）的传入信息通过穿通纤维（分外侧穿通纤维与内侧穿通纤维）与齿状回的颗粒细胞和 CA3 区的锥体细胞形成联系。CA3 区通过苔藓纤维也接受来自齿状回的输入。他们通过 Schaffer 侧支将轴突投射到 CA1 区，也通过连合纤维通路投射到对侧海马的 CA1 区。CA1 区也直接接受穿通纤维的传入并发送轴突到下托。这些神经元反过来又将海马的大部传出送回到内嗅皮层从而形成一个回路（图 1-24）。

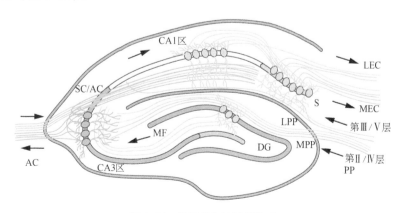

图 1-24　海马结构的纤维联系

LEC，外侧内嗅皮层；MEC，内侧内嗅皮层；PP，穿通纤维；LPP，外侧穿通纤维；MPP，内侧穿通纤维；DG，齿状回；MF，苔藓纤维；SC，Schafter 侧支；AC，连合纤维通路；S，下托

刺激海马可引起行为的变化，有的产生攻击行为而有的则抑制攻击行为。海马的病变可诱发癫痫，引起嗅、视、听、触和其他类型的幻觉。此外，海马与记忆有关，在阿尔茨海默病患者中，海马是最早的受累脑区，记忆障碍和定向困难是该症状初期的表现。缺氧、脑炎、癫痫、自闭症等都可能与海马受损有关或导致海马受损，海马广泛受损的人可能会产生健忘症，尤其是导致空间学习记忆障碍。

第五节　小脑皮层的结构

小脑（cerebellum）位于颅后窝，在延髓和脑桥的背侧，通过小脑上脚、中脚和下脚分别与中脑、脑桥和延髓相连。小脑通过与大脑、脑干和脊髓之间丰富的传入和传出联系，主要参与躯体平衡和肌肉张力的调节，以及随意运动的协调。此外，小脑与运动性的学习记忆和心血管活动也有一定的关系。

一、小脑的解剖学结构

根据进化中出现的早晚，可以将小脑的结构分为古小脑、旧小脑和新小脑3部分（图1-25）。

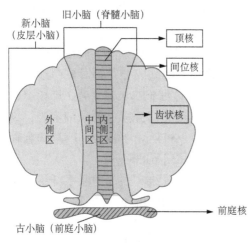

图 1-25　小脑的分部与功能分区

（一）古小脑

古小脑（archicerebellum）即绒球小结叶，由绒球、绒球脚和小脑蚓小结组成，又称前庭小脑。这部分结构在种系发生上最古老，是小脑最原始的部分，主要接受同侧前庭神经初级平衡觉纤维和前庭核发出的纤维，经小脑下脚进入小脑。其传出纤维由绒球小结叶直接发出，主要至同侧前庭核，再经前庭脊髓束和内侧纵束，控制躯干肌及眼外肌运动神经元，维持身体平衡，协调眼球运动。

（二）旧小脑

旧小脑（paleocerebellum）的结构由在种系发生上较晚的小脑蚓部（蚓小结除外）和半球中间带组成，又称脊髓小脑，主要从脊髓小脑束获取上、下肢骨骼肌牵张感受器冲动，以及反映下行运动通路神经元活动的反馈信号。其传出纤维经顶核和间位核（球状核和栓状核）离开小脑，控制运动中的躯干肌、肢带肌及肢体远端肌肉的张力和协调。

（三）新小脑

新小脑（neocerebellum）为小脑半球外侧部，因其在进化中出现最晚，且它的出现与大脑皮层的发展有关，主要接受大脑皮层经由脑桥核中继的信息，其传出纤维经齿状核离开小脑，从而控制上、下肢精确运动的计划和协调，故又称为皮层小脑。小脑的主要纤维联系和功能见表1-1。

表 1-1　小脑的主要纤维联系和功能

功能分区	主要传入来源	相关小脑核	主要传出去路	功能
前庭小脑	前庭感受器 前庭核	—	前庭核	维持平衡和眼球运动
脊髓小脑	脊髓小脑束	顶核、间位核	前庭核、网状结构红核丘脑	调节肌张力和协调运动
皮层小脑	大脑皮层→脑桥核	齿状核	丘脑→大脑皮层	调节随意运动

二、小脑皮层的组织学结构

小脑的表面被覆着一层灰质，称为小脑皮层（也称小脑皮质），其下方是小脑白质，由出入小脑的神经纤维和4对小脑深部核团组成。小脑皮层的结构较大脑皮层简单，分为3层，从表及里分别为分子层、浦肯野细胞层和颗粒细胞层（图1-26）。小脑虽然"小"，但是其神经元数量却占全脑的绝大部分，如人脑860亿个神经元中的690亿个在小脑、非洲大象全脑2 570亿个神经元中有2 500亿个在小脑。小脑皮层的神经元有星状细胞、篮状细胞、浦肯野细胞、高尔基细胞和颗粒细胞等5种，其中只有浦肯野细胞发出轴突离开小脑皮层，成为小脑皮层中唯一的传出神经元，其他4种均为中间神经元，它们的神经末梢都分布在小脑皮层之内。所有小脑叶片都有同样的组织学结构。

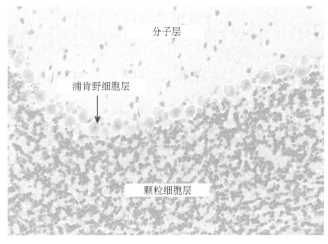

图1-26　小脑皮层的组织学结构

（一）分子层

在分子层，星状细胞和篮状细胞（亦称内星状细胞）的轴突走向均与小脑叶片的长轴相垂直。每个星状细胞都有抑制性的轴-树突触与数个浦肯野细胞的树突相接触，每个篮状细胞都有抑制性的轴-体突触通过它的篮状神经末梢与数个浦肯野细胞的胞体相接触。

（二）浦肯野细胞层

在浦肯野细胞层，浦肯野细胞的胞体排列整齐有序，其树突分支伸向分子层，沿与叶片相垂直的平面分布，而它的轴突则向下穿出小脑皮层，与小脑深部核团的神经元接触而形成抑制性突触。每个浦肯野细胞的轴突都有返行的侧支与其他的浦肯野细胞、高尔基细胞及篮状细胞构成抑制性突触。

（三）颗粒细胞层

在颗粒细胞层，每个颗粒细胞都有1个胞体和4~6支短的树突。颗粒细胞的轴突向上伸至分子层，在那里呈"T"形分成两支，以相反的方向沿着叶片的长轴走行，被称为平行纤维，其长度可达5~7 mm。平行纤维与浦肯野细胞、星状细胞、篮状细胞和高尔基细胞的树突形成兴奋性的轴-树突触。高尔基细胞位于颗粒细胞层的上部，它的树突分支伸向分子层，轴突终止于颗粒细胞层，与颗粒细胞的树突和苔藓纤维的末梢共同组成小脑小球，成为一种突触复合体。苔藓纤维的末梢与颗粒细胞的树突之间为兴奋性突触，高尔基细胞的轴突与颗粒细胞的树突之间为抑制性突触。

三、小脑的神经核团

在小脑左、右半球深部的髓质中，每侧各埋藏着4个由神经细胞群构成的神经核团，称小脑深核，由内侧向外侧分别为顶核（fastigial nucleus）、栓状核（emboliform nucleus）、球状核（globose nucleus）和齿状核（dentate nucleus），其中栓状核和球状核常合称为间位核或间置核（图1-25）。顶核接受蚓部皮层的纤维，球状核、栓状核接受中间部皮层的纤维，齿状核接受外侧部皮层的纤维。小脑皮层-小脑深核纤维具有精确的局部定位排列关系，小脑深核还通过各种投射到小脑皮层的纤维来接受侧支投射。

四、小脑的纤维联系

小脑与外部的联系通过3对由小脑传入和传出纤维组成的巨大神经纤维束进行，分别称为上、中、下小脑脚或小脑臂。小脑借这3对小脑脚与脑干相连，而且通过它们与其他的神经结构相联系，是小脑与外部联系的必经之路。在小脑脚中，传出纤维占1/4，而传入纤维约占3/4。由小脑皮层的传出神经元浦肯野细胞轴突构成的传出纤维，首先到达小脑的深部核团，在这些核团转换神经元后，再离开小脑。小脑苔藓纤维和攀缘纤维两个传入系统。

小脑上行到运动皮层及小脑下行到脊髓的纤维都是交叉的，故小脑对身体功能的影响总是具有同侧性。

（一）小脑皮层的传入纤维

1. 攀缘纤维（climbing fiber）　属兴奋性纤维，来自下橄榄核，经小脑下脚、颗粒细胞层到达浦肯野细胞、星状细胞和高尔基Ⅱ型细胞。

2. 苔藓纤维（mossy fiber）　属兴奋性纤维，来自脊髓、前庭核、大脑皮层、脑干网状结构、顶盖等部位，大部分经小脑下脚到达颗粒细胞层，与颗粒细胞产生突触联系，其末端为花瓣样终扣，与其他结构形成小脑小球。

3. 胺能纤维（aminergic fiber）　属抑制性纤维，主要是指来源于脑干中缝核的5-HT能纤维，到达小脑皮层后再返回到蓝斑。

（二）小脑皮层内的联系回路

小脑皮层内的5种细胞和2种纤维间有着复杂的联系，这种联系是小脑完成运动调控的分析和整合的结构基础，其基本单位是由苔藓纤维、颗粒细胞、高尔基Ⅱ型细胞等构成的小脑小球。苔藓纤维与颗粒细胞或高尔基Ⅱ型细胞形成兴奋性突触，而高尔基Ⅱ型细胞与颗粒细胞之间则形成抑制性突触。

本章小结

本章概要介绍了神经元和神经胶质细胞的形态结构与功能及大脑皮层，海马和小脑皮层的组织学结构。神经元的主要结构特点是胞质内含尼氏体，胞体有突起，分为树突和轴突，树突与轴突内的细胞器有所不同。树突上细小的分支为树突棘，其内有棘器，树突棘的密度受多种因素的调节，其与突触的可塑性密切相关。神经元之间及神经元与非神经元之间主要通过突触传递信息，突触可分为化学性突触、电突触和混合性突触，然而神经元也可能以非突触方式传递信息。

近年有研究结果表明，胶质细胞不再只是具有简单的绝缘、保护、支持和隔离作用，它们对神经元及神经干细胞也有着重要的调节作用，参与神经免疫、神经内分泌、学习记忆等多种功能活动并与神经退行性疾病的发病和进程密切相关。神经胶质细胞一方面可分泌多种神经营养因子参与损伤后的修复，另一方面也可分泌多种因子阻碍损伤后的神经再生。嗅鞘细胞和施万细胞对神经再生有较强的促进作用，其机制尚不清楚且还需要深入研究。

大脑皮层的组织学结构大部分为经典的6层结构，海马的组织学结构则较为复杂，小脑的组织学结构相对简单，为3层结构。但是，这些部位的细胞类型多，纤维联系复杂，功能多样。

（张吉强）

第二章

神经递质

主要知识点和专业英语词汇

主要知识点：经典神经递质的概念、确定标准和失活方式；神经调质的概念和特点；神经肽的概念和代谢过程；经典神经递质、神经调质和神经肽的异同；谷氨酸、γ-氨基丁酸、乙酰胆碱、多巴胺的生物合成和代谢方式；谷氨酸受体类型；胆碱能、多巴胺能、谷氨酸能和γ-氨基丁酸能神经元的胞体定位、纤维投射及在中枢神经系统的主要功能。

专业英语词汇：neurotransmitter；neuromodulator；neuropeptide；glutamic acid；acetylcholine。

神经递质（neurotransmitter）是实现神经系统中化学性信息传递的物质基础，在跨神经元突触传递中发挥重要作用。主要包括经典神经递质、神经调质、神经肽、神经激素类和神经蛋白几大类。随着神经生物学的发展，研究者陆续在神经系统中发现，大量的担当信使的神经活性物质均可以作为神经递质。它们广泛分布于神经系统，实现了神经元与神经元之间、神经元与其他靶细胞之间的信息传递。

第一节　神经递质概述

一、神经递质的概念和分类

（一）神经递质的概念

神经递质一般指在神经元中合成、储存于突触前囊泡内、在信息传递过程中由突触前膜释放到突触间隙，可作用于效应细胞上的受体从而引起功能效应，完成神经元之间或神经元与其效应器之间信息传递的一类化学物质。

（二）神经递质的分类

神经递质种类多，也有多种分类方式。按照生理功能可将其分为兴奋性神经递质和抑制性神经递质。按照分布部位可将其分为周围神经递质和中枢神经递质。按照化学性质可将其分为胆碱类、单胺类、氨基酸类、肽类、嘌呤类和脂类神经递质。按照分子大小可将其分为神经肽和小分子神经递质。氨基酸类（谷氨酸、门冬氨酸、γ-氨基丁酸、甘氨酸）、乙酰胆碱和单胺类（多巴胺、去甲肾上腺素、肾上腺素、5-HT、组胺）递质等均属于小分子神经递质。

目前，最常见的神经递质分类方式是按照化学性质分类，具体见表 2-1。其中，一般认为乙酰胆碱、多巴胺、去甲肾上腺素、5-HT、谷氨酸和γ-氨基丁酸等是经典神经递质。经典神经递质中的去甲肾上腺素、肾上腺素、多巴胺、5-HT 和组胺，以及它们的代谢产物统称为单胺，也称胺类神经递质。去甲肾上腺素、肾上腺素和多巴胺均含有 β-苯乙胺的基本结构，即在苯环的 3、4 碳位上都有羟基（儿茶酚）的结构，从药理学角度将其统称为儿茶酚胺（catecholamines）。

表 2-1 神经递质及分类（按化学性质分类）

类型	神经递质
胆碱类	乙酰胆碱
胺类	去甲肾上腺素、肾上腺素、多巴胺、5-HT、组胺等
氨基酸类	谷氨酸和门冬氨酸（兴奋性） γ-氨基丁酸和甘氨酸（抑制性）
嘌呤类	三磷酸腺苷、腺苷
气体类	一氧化氮、一氧化碳
肽类	神经肽

二、经典神经递质

（一）经典神经递质确定标准

作为经典神经递质，一般必须具备以下 6 个条件：①在神经元内合成，并储存在神经元轴突末端的突触囊泡内，因此神经元内具有合成该神经递质的前体物质和酶系统。②当神经元发生兴奋并进行信息传递时，神经递质从神经元轴突末端的囊泡内释放入突触间隙。③神经递质作用于突触后膜上的特异性受体，产生突触后电位或突触后化学效应而发挥生理作用。④突触间隙或突触后存在使神经递质失活的酶或其他失活方式（重新摄取回收），以实现突触传递的灵活性。⑤神经递质直接作用于突触后膜（如微电泳），模拟释放过程，可引起与刺激神经同样的效应。⑥神经递质拟似剂或受体阻断剂能加强或阻断该神经递质的突触传递效应。

神经系统中存在大量的化学物质，只有符合或基本符合以上条件的才被确认是经典神经递质。近年来有研究发现，一氧化氮具有许多神经递质的特征。某些神经元含有一氧化氮合酶（nitric oxide synthase, NOS），该酶能使 L-精氨酸生成一氧化氮，一氧化氮从一个神经元弥散到另一神经元中，而后通过提高鸟苷酸环化酶活力发挥生理作用。因此，一氧化氮参与神经元与神经元的信息传递。与经典神经递质的区别是：①它不储存于突触囊泡中；②其释放不依赖胞吐作用，而是通过弥散作用；③它不作用于靶细胞膜上的受体蛋白，而是作用于鸟苷酸环化酶。

此外，部分神经肽、一氧化碳、组胺和腺苷等不完全符合上述确定条件，但是其由于也能实现化学信息传递功能，可以作为脑内的神经递质。所以，上述确定标准一般也作为经典神经递质的判定条件。

（二）神经递质的代谢

神经递质的代谢一般分为合成、储存、释放和失活 4 个步骤。

1. 合成　小分子经典神经递质在突触前末梢由底物经酶催化合成。其合成需要的底物可通过细胞膜上的转运蛋白（或称转运体）摄入，合成需要的限速酶在胞体内生成，经轴浆运输到达神经末梢。所以，小分子神经递质的合成受限速酶和底物调节。

而大分子神经肽的合成方式完全不同，需要在胞体内合成大分子前体，然后在运输过程中经裂解酶裂解、糖基化修饰而成。

2. 储存　囊泡储存是神经递质的主要储存方式。神经递质合成后通过囊泡转运体储存在囊泡内，囊泡内可以有数千个神经递质分子。待释放的活动囊泡聚集在突触前膜活性区，为神经递质的胞裂外排做好准备。小分子经典神经递质如乙酰胆碱、氨基酸类递质储存在小清亮型突触囊泡内。神经肽一般储存在大的致密核心囊泡。单胺类神经递质储存的囊泡既可以是小的致密核心囊泡，也可以是不规则囊泡。

3. 释放

（1）依赖 Ca^{2+} 的囊泡释放：囊泡释放是神经递质释放的主要形式。囊泡的胞裂外排在所有神经递质都相似，但在释放的速度上有所差异。小分子神经递质的释放比神经肽快。储存小分子递质的小清亮型突触囊泡常常锚靠在突触前膜活性区（active zone），动作电位到达神经末梢时，活性带附近的电压门控 Ca^{2+} 道通开放，此过程大约需要 300 μs，由于细胞内外浓度差导致 Ca^{2+} 进入细胞内。用 Ca^{2+} 的荧光标记方法检测到 Ca^{2+} 进入细胞后可以在离 Ca^{2+} 通道口 50 nm 范围内，短时间（200 μs）造成局部高 Ca^{2+}，在 Ca^{2+} 通道口 10 nm 处 Ca^{2+} 升高到 100~200 μmol/L 时可触发囊泡的胞裂外排。而神经肽和某些单胺类递质储存的大的致密核心囊泡随机分散在突触前，并不集中在突触前活性带，依靠 Ca^{2+} 在胞质内的弥散及这类囊泡与 Ca^{2+} 的高亲和力，才被动员到突触前膜释放。所以，神经肽的释放比小分子递质慢。目前已经证实，3 种类型的电压激活 Ca^{2+} 通道（N 型、P 型和 Q 型）均与递质释放有关。例如，谷氨酸和 γ-氨基丁酸释放依靠 N 型 Ca^{2+} 通道，小脑浦肯野细胞释放 γ-氨基丁酸、哺乳类神经-肌肉接头释放乙酰胆碱依靠 P 型 Ca^{2+} 通道，而小脑颗粒细胞释放谷氨酸则依靠 Q 型 Ca^{2+} 通道。

（2）其他释放形式：除了依赖 Ca^{2+} 的囊泡释放外，还有不依赖 Ca^{2+} 的胞质释放，以及胞膜转运体逆向转运的释放。某些膜通透性物质如前列腺素、一氧化氮和一氧化碳可以透过脂膜以弥散方式被释放。另外，还有一些物质在动作电位未到达末梢的静息状态，以较低的速率少量地被漏出（leak out）而释放，但是这种释放往往对受体的作用较小。

（3）神经递质释放的突触前调制：神经递质的释放受自身受体或异源受体的调节。突触前自身受体无论是代谢型受体还是离子通道偶联型受体，激活后均可产生两种效应。①一种效应是 Ca^{2+} 通道关闭，或者 K^+ 通道开放使膜超极化，减少神经冲动到达末梢时电压依赖性 Ca^{2+} 通道的开放，减少突触前末梢 Ca^{2+} 内流，以致递质释放减少，这是一种负反馈调节机制，以限制递质释放的数量，避免突触后神经元过度兴奋和突触后受体的失敏。②另一种效应是使突触前膜去极化，电压门控 Ca^{2+} 通道开放，Ca^{2+} 内流增加，导致神经递质释放增加。例如，突触前膜 N 型乙酰胆碱受体（N-AChR）激活，通过正反馈作用使乙酰胆碱释放增加。儿茶酚胺和 5-HT 递质系统的自身受体激活还可以通过抑制递质合成酶的活性，减少儿茶酚胺和 5-HT 的合成。某些突触前受体能够被邻近神经末梢释放的神经递质激活，如谷氨酸能神经末梢的突触前膜分布有 γ-氨基丁酸受体，它通过邻近的 γ-氨基丁酸能神经元释放及弥散调节（旁分泌），抑制谷氨酸的释放，此类调节称异源性受体调节。

4. 失活　神经递质释放到突触间隙与突触后受体结合，从而发挥生物学功能。未与受体结合的神经递质应迅速移除，否则突触后神经元不能对随即而来的信号发生反应。另外，受体持续暴露在递质作用下，将很快失敏，使递质传递效率降低。神经递质一般有以下 4 种失活方式。

（1）酶解失活：分布在突触间隙的酶降解发挥作用以后的神经递质。例如，突触间隙的乙酰胆碱酯酶可将乙酰胆碱水解成胆碱和乙酸，使其失去活性。

（2）重摄取：有突触前膜的重摄取，也有少部分是突触后膜的重摄取。递质的重摄取依靠膜转运体。氨基酸类递质释放后可以被神经元和胶质细胞摄取，而单胺类递质仅被神经元重摄取。重摄取的递质进入胞质后又被囊泡转运体摄取重新储存在囊泡中。

（3）扩散：主要指发挥作用以后的神经递质弥散在突触间隙失去活性作用。也有的弥散进入血液循环，进而被血液中一部分酶所降解。

（4）神经胶质细胞的摄取：主要是突触间隙的星形胶质细胞表面的氨基酸转运体，可以摄取转运突触前释放的谷氨酸或 γ-氨基丁酸，并在星形胶质细胞内失活。

拓展阅读 2-1　　　　　　　　　　　**神经递质的释放**

突触终末去极化使电压依赖 Ca^{2+} 通道开放，Ca^{2+} 进入突触末梢，引起神经递质的释放。突触前去极化和神经递质的释放总是有大约 0.5 ms 的延迟。其中一个原因是 Ca^{2+} 通道的开放需要时间，另一个原因是 Ca^{2+} 引起递质释放也需要时间。

神经递质以多分子小泡（量子式）的形式分泌，对于一个动作电位，根据突触的类型不同，其在神经终末几乎同步释放 1~300 个量子。静息时，神经终末可自发地、低速率释放量子，引起自发突触后电位/自发突触后电流的产生。此外，神经终末还有神经递质持续的非量子式的渗漏。

三、神经肽

神经肽（neuropeptide）是体内传递神经信息的一大类多肽，按其功能不同分别起着递质（transmitter）、调质（modulator）或激素（hormone）的作用，主要分布于神经组织，也有的分布于其他非神经组织。

（一）神经肽的合成和代谢

1. 神经肽的生物合成及储存　神经肽是在特定的细胞内合成，首先由其基因转录成 mRNA，然后再翻译成无活性的大分子前体蛋白，合成的前体蛋白先后被转运到内质网、高尔基复合体和分泌颗粒或囊泡，装入囊泡后经轴浆运输转运到末梢，在转运的过程中经过酶解、修饰等翻译后加工形成有活性的神经肽（图 2-1）。

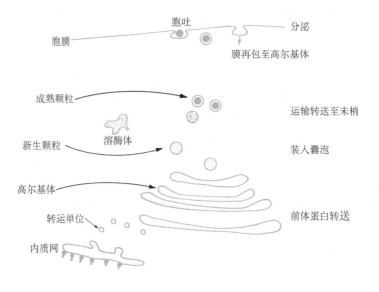

图 2-1　神经肽的合成过程

（1）神经肽基因：除含有神经肽的编码区外，其上游还有一段控制其转录的区域即启动子区。不同的神经肽可来源于同一基因，不同的组织中，由于加工不同，同一基因可产生不同的神经肽。

（2）神经肽前体合成：神经肽前体在核糖体上先合成一段 20~40 个氨基酸组成的信号肽序列，附着在核糖体上的新生肽链边延长边穿透糙面内质网膜，最后整个肽链都进入内质网池。信号肽引导多肽链进入内质网后，即被特异的蛋白水解酶切除，余下的部分为肽原。

（3）神经肽前体的翻译后加工：神经肽前体翻译后还需要在高尔基复合体或分泌颗粒（或囊泡）内进行酶切，参与该阶段的水解蛋白酶总称为内切酶。根据酶的特性可将其分为丝氨酸蛋白水解酶、巯基蛋白水解酶、金属蛋白水解酶等。

（4）神经肽的储存：神经肽与经典递质相似，合成后也储存于囊泡内，在神经组织中主要储存于大囊泡中。神经肽可单独储存于囊泡，也可与经典递质共存于同一囊泡内。

2. 神经肽的释放　中枢神经系统神经肽的释放与经典神经递质的释放相似，电刺激和高钾引起的去极化都可以诱导神经肽的释放，都依赖 Ca^{2+} 的存在。但是，高频率电刺激才能引起其所含的神经肽释放，而单个或低频率刺激只可释放所含的经典神经递质，另外高频率刺激引起的神经肽释放不及经典递质释放持久，因此经典神经递质和神经肽的释放机制不同。神经末梢内有大的致密核心囊泡和小囊泡两种，小囊泡只含经典递质，而大的致密核心囊泡含神经肽及经典递质，可经胞吐作用释放神经肽弥散至邻近细胞，即旁分泌。也可作用于自身细胞，即自分泌。

3. 神经肽的失活　神经肽的失活一般没有重摄取，主要是酶解失活。体内多种氨肽酶、羧肽酶和内肽酶均参与神经肽的失活。

（二）神经肽受体和细胞内信号转导

1. 神经肽受体　目前，大多数神经肽的受体已克隆成功，除心房钠尿肽外，其他神经肽的受体均属于 G 蛋白偶联受体。

2. 细胞内信号转导　现已证明，神经肽受体的细胞内第二信使包括环腺苷酸（cyclic adenylic acid，cAMP）、肌醇三磷酸（inositol triphosphate，IP3）、DAG、Ca^{2+} 和花生四烯酸及其代谢产物。细胞内 cAMP 的绝大多数生理功能是通过依赖 cAMP 蛋白激酶 A 使靶蛋白磷酸化，从而导致一系列的效应。IP3 和 DAG 是肌醇磷脂的代谢产物，由磷脂酶 C 作用而产生效应。

（三）神经肽的作用方式

与经典递质相比，神经肽对突触后膜的电位变化维持时间较长，它的作用属于慢的化学传递。目前认为，神经肽强而持久的作用特点有以下多种作用机制。

（1）共存的神经肽与经典递质共同释放后，分别作用于特异的受体，从而激活了一组神经信息传递过程，主要是激活了 G 蛋白偶联反应，从而调节受体对递质的敏感性，导致一系列与神经肽有关的较持久的生物效应。

（2）神经肽与细胞膜受体结合后，通过调节非门控离子通道的通透性，决定通道的开或关。

（3）神经肽与非突触的受体结合，通过启动第二信使来调节细胞核内 mRNA 的合成，靶细胞内递质、神经肽或有关蛋白质的合成。

（4）神经肽也可通过改变轴突末梢对离子的通透性，调节神经递质或神经肽的释放。或通过受体-受体相互调节方式，改变其他受体对其配体的亲和力，从而行使神经肽的生物效应。

（5）神经肽经酶解后，可形成大小不等的活性片段。这些片段中，有的通过正反馈效应，有的通过负反馈效应，有的则通过双向反馈调节方式产生综合效应。

（6）氨基甲酸酯化的神经肽可使一些小分子的神经肽片段，甚至单个氨基酸维持其在神经传递中的生物效应。

（四）神经肽的特点

1. 神经肽合成的特殊性　神经肽合成过程复杂，首先要按照 mRNA 提供的模板，在胞体内经核糖体翻译成无活性的大分子神经肽前体，前体在内质网切除了信号肽形成的神经肽原，然后神经肽原和相应的加工酶一起装入囊泡并运到神经末梢，在转运过程中经多种酶的切割、糖基化修饰等生成有生物活性的肽。神经肽前体的翻译后加工，除受酶的控制外，还受组织特异性和生理调控的影响。因此，同一前体生成的终产物有所不同。

2. 神经肽作用的复杂性　神经肽的作用复杂、作用方式多样，可以通过神经递质、神经调质和神经内分泌或旁分泌等方式起作用。

（1）神经递质传递方式：神经肽从神经末梢释放后，经突触间隙作用于突触后膜上的受体，使突触后神经元或靶细胞发生兴奋或抑制。因此，按照这种作用方式，凡是位于神经细胞内的神经肽，神经末梢去极化均能使其释放，从而引起突触后神经元电活动的变化。

（2）神经调质的作用方式：神经肽可作为神经调质对靶细胞发挥作用。即神经肽本身不直接使靶细胞产生动作电位，但可改变突触前终末神经递质释放或改变靶细胞对神经递质的敏感性。此时，作为神经调质的神经肽本身无信息传递功能，也不改变神经元的膜电位，只改变神经元对神经递质的反应。

（3）神经内分泌方式：这是最早发现的作用方式，如催产素、血管升压素及下丘脑释放激素、促肾上腺皮质激素释放激素、促性腺激素释放激素等，都是从神经末梢分泌的，其通过血液循环作用于远隔部位的靶细胞，起神经激素或内分泌激素的作用。

（4）其他作用方式：多种神经肽还具有神经营养作用，如促肾上腺皮质激素可促进神经突起的生长，血管活性肠肽和垂体腺苷酸环化酶激活肽具有保护神经元的作用。有些神经肽如降钙素基因相关肽具有肌肉营养作用。某些神经肽对免疫细胞可能具有细胞因子样的作用，如阿片肽、P 物质及促黄体素释放激素，它们对免疫细胞的分化、增殖和细胞因子的产生均有作用。

3. 神经肽功能的多样性　同一种神经肽可具有多种功能，对同一器官的效应可能不一样。例如，内源性阿片肽除有镇痛效应外，还对循环、呼吸、运动、内分泌、体温、免疫等功能起调节作用。同是内源性阿片肽家族的不同成员对心血管系统的效应也不一样。例如，亮啡肽可使血压升高、使心率微增。甲脑啡肽（M-ENK）可使心率下降，对血压升降的调控不恒定。β-内啡肽（β-EP）可短暂升压、长时间降压。

对同一神经肽，随剂量、作用部位及动物种属的不同，其功能也不同。例如，合理使用低剂量的促黄体素释放激素可促进生育，高剂量长期连续使用则可抑制生育。在中枢系统，小剂量胆囊收缩素有抗阿片肽作用，大剂量胆囊收缩素则有促进阿片肽释放的作用。

同一神经肽对不同细胞作用不同，并可产生多种效应，如血管紧张素作用于有关器官不同细胞上的血管紧张素受体，可增加动物的饮水行为，增加抗利尿激素的释放和醛固酮的分泌，增强去甲肾上腺素的效应和血管收缩。

（五）经典神经递质与神经肽的共存

1. 递质共存的概念　长期以来，人们一直认为一个神经元只能释放一种神经递质。随着神经肽被逐渐发现及免疫组化技术的发展，有研究发现同一神经元可含有两种以上的活性物质，通常是一种经典神经递质和一种神经肽/神经调质，也可见一种神经递质和两种以上神经肽/神经调质。把一个神经元能同时含有两种或两种以上的神经递质或神经调质，两个神经元之间存在多种化学传递的现象称为神经递质共存（neurotransmitter coexistence）。

2. 递质共存现象　瑞典学者 Hokfelt 于 1979 年首先发现在交感神经节内含去甲肾上腺素和生长抑素。之后，其他学者陆续发现在脑、脊髓和外周组织中都有神经肽与经典神经递质共存。例如，蓝斑中 25% 的去甲肾上腺素能神经元中含有神经肽 Y，中脑腹侧多巴胺能神经元中发现有胆囊收缩素共存，中缝大核神经元的 5-HT 与 P 物质共存。

外周神经中的神经肽大多与经典神经递质共存。例如，颈上神经节中约有一半的去甲肾上腺素能神经元中含有神经肽 Y，在唾液腺的副交感神经支配中有血管活性肠肽与乙酰胆碱共存，腹腔及肠系膜上交感神经节中的不同交感传出神经元中有生长抑素或神经肽 Y 与去甲肾上腺素共存。共存的神经肽和神经递质共同释放后，两者分别作用于突触后或突触前，起相互协同的作用，从而更有效地调节细胞或器官的动能。

3. 递质共存的作用　递质共存可使神经传递更加复杂。神经递质之间互相合作，从而完成一定的生理反应，或通过反馈调节神经递质的释放。递质共存具体有以下 5 种可能的作用：①两种神经递质均作用于突触后膜相同的或不同的受体。②一种神经递质激活一种突触后受体，另一种神经递质封闭另一种类型的受体。③一种神经递质作用于突触后细胞，另一种神经递质作用于突触前末梢的自身受体（autoreceptor），反馈调节神经递质的释放。④一种神经递质作用于突触后膜，另一种神经递质作用于其他神经末梢上的突触前受体，起突触前调节作用，表现为突触前抑制（抑制释放）或突触前增强（促进经典神经递质释放）。⑤一种神经递质作用于神经元，另一种神经递质作用于另一类细胞，这种情况可能存在于外分泌腺。

四、神经调质

神经调质（neuromodulator）与经典神经递质的类似点都是由突触前神经元合成的，可储存于突触前囊泡，随神经冲动或动作电位释放，作用于相应的受体。但神经调质有其他特征。

（1）可由神经元、神经胶质细胞或其他分泌细胞所释放，对神经递质起调制作用。本身不直接负责跨突触的信号传递，或不直接引起效应细胞的功能改变。

（2）调节神经递质在突触前神经末梢的释放及其基础活动水平，如直接影响突触前神经递质释放量，也可影响细胞内某些酶的作用而影响神经递质的合成、代谢等基础活动水平。

（3）调制突触后效应细胞对神经递质的反应性，如改变突触后膜电位，影响去极化的幅度或阈值，或影响受体的变构效应及受体的敏感性，还可以改变膜内外离子运转的速度等，从而抑制或易化突触传递，影响神经递质的作用效果，如使兴奋性递质改变为抑制性，或产生相反的转变。

（4）神经调质发挥作用可通过旁突触传递途径。旁突触传递是指神经元释放化学物质至邻近或远隔的靶细胞，可不经过突触结构发挥作用。

经典神经递质和神经调质的异同见表 2-2。

表 2-2　经典神经递质和神经调质的异同

	经典神经递质	神经调质
不同点	由神经元释放，直接负责跨突触的信号传递 直接作用于效应细胞受体，从而引起功能效应	可由非神经元释放，不直接负责跨突触的信号传递 调节神经递质在突触前神经末梢的释放及突触传递效率 调制突触后效应细胞对神经递质的反应性 可通过旁突触传递发挥作用
类似点	由突触前神经元合成，可储存于突触前囊泡，随神经冲动或动作电位释放，作用于相应受体	

目前，已明确的神经调质有前列腺素类和多数神经肽。此外，还有某些单胺类递质或神经激素可兼有神经调质的作用。一些由于方法问题尚不能确认为神经递质的调节物质，也常被暂定为神经调质。

分子生物学技术用于研究神经递质

随着分子生物学技术的广泛开展，其将用于在体修饰突触功能。突触前受体能够介导递质储存，突触后受体介导神经递质释放后的作用。此外，将神经递质从突触间隙清除的转运体，也可以用分子生物学技术研究。将反义寡核苷酸导入细胞内，使之与特异的 mRNA 结合，阻止其翻译成蛋白质或使该 mRNA 易于被酶降解，应用混杂的或者"错义的"寡核苷酸作为阴性对照，可以分别研究神经递质在突触前、突触后和突触间隙的广泛作用。

第二节　重要的神经递质

神经递质的种类多、作用广泛，在周围神经系统和中枢神经系统都发挥不同作用。本节主要介绍中枢神经系统研究比较多的、功能比较重要的几种神经递质。

一、谷氨酸

谷氨酸（glutamic acid）与 γ-氨基丁酸分别传递兴奋性和抑制性信息，是当前中枢神经回路的神经生物学研究中最重要的两种神经递质。二者兴奋-抑制平衡，对神经回路功能的稳定性和复杂性起关键作用，在神经信息的编码、分选、传递、执行及许多神经功能调节中发挥重要作用。

（一）谷氨酸能神经元的胞体分布和纤维投射

1. 谷氨酸能神经元的分布　谷氨酸是哺乳动物中枢神经系统最重要的兴奋性神经递质，在大脑皮层、海马、小脑、纹状体含量最高，脑干和丘脑下部次之，脊髓含量明显低于脑内。大脑皮层和海马的锥体细胞及小脑颗粒细胞均是谷氨酸能神经元。

2. 谷氨酸能神经元的纤维投射

（1）大脑皮层谷氨酸能神经元投射：主要包括新皮质-对侧纹状体投射；额叶皮层-伏隔核投射；额叶皮层-黑质的投射；皮层-丘脑投射，可至对侧丘脑内侧核、腹后侧核、网状核和同侧外膝核；视皮层-中脑上丘的投射；皮层-脑桥的投射等。

（2）与海马有关的谷氨酸能投射：海马的谷氨酸能传入纤维包括来自嗅皮层的神经纤维经过海马下脚，投射至海马分子层或齿状回颗粒细胞，即前穿质通路。来自内侧隔核、斜角带核的神经纤维直接投射至海马 CA1 区、CA2 区和 CA3 区的锥体细胞。海马的谷氨酸能传出纤维主要来自锥体细胞、少部分来自多形细胞层颗粒细胞的轴突，组成穹窿，投射于外侧隔核、伏隔核、斜角带核、终纹床核和下丘脑乳头体核。海马还有局部回路的谷氨酸能神经回路，由齿状回颗粒细胞的轴突经过多形细胞层进入海马皮层，与

CA3 区、CA2 区和 CA1 区锥体细胞形成突触联系，即苔状纤维和 Schaffer 侧支。另外，还有部分谷氨酸能纤维投射至同侧或对侧海马，形成海马回路。

(3) 其他谷氨酸能纤维：嗅球经外侧嗅束投射至前梨状皮层。下橄榄核谷氨酸能神经纤维投射至小脑浦肯野细胞，组成攀缘纤维。小脑颗粒细胞投射至浦肯野细胞的树突，形成平行纤维。

（二）谷氨酸的代谢

1. 合成和储存　谷氨酸是不能透过血脑屏障的非必需氨基酸。因此，它们不能通过血液供给脑，必须由脑内自身合成。谷氨酸合成的原料最主要来源于谷氨酰胺，在谷氨酰胺酶的作用下水解生成谷氨酸。此外，谷氨酸和天冬氨酸一样，可来自葡萄糖经三羧酸循环产生的 α-酮戊二酸和草酰乙酸，在转氨酶的作用下分别生成谷氨酸和天冬氨酸。此途径也是天冬氨酸最主要的合成途径。谷氨酸在神经末梢中储存于囊泡内，主要是小清亮型突触囊泡。

2. 释放　谷氨酸的释放符合经典神经递质释放特征，即依赖 Ca^{2+}。电刺激某些神经通路或去极化刺激脑薄片，都能导致囊泡内的谷氨酸以胞裂外排的形式释放。

3. 失活　谷氨酸的失活主要依靠星形胶质细胞的摄取降解。释放入突触间隙的谷氨酸和天冬氨酸在激活谷氨酸受体的同时，向周围弥散，被突触前神经末梢和毗邻的星形胶质细胞摄取，迅速终止其作用（灭活）。摄入星形胶质细胞的谷氨酸在谷氨酰胺合成酶的作用下转变成谷氨酰胺，后者在突触前末梢中经谷氨酰胺酶的作用脱氨基生成谷氨酸，形成神经元和胶质细胞之间的"谷氨酸-谷氨酰胺循环"。

谷氨酸的摄取有高和低亲和力两种系统，前者在降解谷氨酸神经递质中起主要作用，后者则是防止释放出来的谷氨酸弥散到其他神经元。高亲和力谷氨酸转运体属于依赖 Na^+/K^+ 的神经递质转运体，其活动以胞内外 Na^+ 和 K^+ 的浓度梯度为能源，不依赖胞外 Cl^-。摄取一个谷氨酸分子需要两个 Na^+。

（三）谷氨酸受体

谷氨酸受体（glutamic acid receptor, GluR）包括离子型谷氨酸受体（iGluR）和代谢型谷氨酸受体（mGluR）。视网膜双极细胞通过表达不同类型谷氨酸受体而形成不同的电反应。

1. iGluR　是配体门控的离子通道复合物，根据配体的特性可将其分为 NMDA 受体和非 NMDA 受体，后者又可分为 α-氨基-3-羟基-5-甲基-4-异唑（AMPA）受体和红藻氨酸（KA）受体。这 3 种受体由不同的受体基因家族编码，形成各自亚型。NMDA 受体兴奋可引起 Na^+ 和 Ca^{2+} 内流，K^+ 外流。非 NMDA 受体兴奋可引起 Na^+ 内流和 K^+ 外流。

2. mGluR　属于 G 蛋白偶联受体，目前已克隆出 8 种亚型，分别为 mGluR1～mGluR8。根据氨基酸序列同源性、激动剂药理学和所介导的信号转导途径，又将 mGluR 分为 mGluR Ⅰ、mGluR Ⅱ、mGluR Ⅲ 3 种类型。mGluR 各亚型的组成关系及其效应表述见图 2-2。

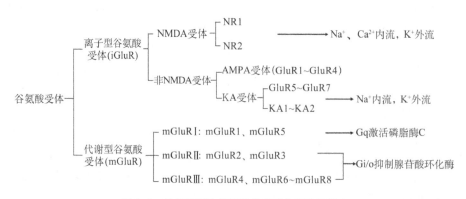

图 2-2　谷氨酸受体各亚型的组成关系及其效应

（四）谷氨酸对中枢神经元的作用

1. 中枢神经系统兴奋性突触传递　谷氨酸对中枢神经元具有兴奋作用，可引起神经元去极化，且作用快而短，并产生兴奋性突触后电位。谷氨酸还可作用于突触前的自身受体，以实现突触功能调节作用。天冬氨酸也可兴奋中枢神经系统的神经元。与谷氨酸相比，天冬氨酸去极化作用触发慢，恢复也慢，并伴随大而稳定的膜电导增加。

2. 神经毒性作用 中枢神经系统兴奋性氨基酸浓度异常增高的病理变化会产生兴奋毒性。主要在于兴奋性氨基酸使神经元持续去极化，干扰神经元的调节机制，导致离子、渗透压和电化学的改变。在神经系统许多退行性疾病（如亨廷顿病、帕金森病、肌萎缩型脊髓侧索硬化症、阿尔茨海默病等）的发病机制中，兴奋毒性可能是造成神经元死亡的"最后公路"。

3. 参与学习记忆 兴奋性氨基酸对长时程增强、长时程抑制具有诱导作用，从而影响学习记忆功能。如前文所述，前穿质通路、苔藓纤维和 Schaffer 侧支的谷氨酸能神经元的纤维投射是海马长时程增强实验最常用的部位，与 iGluR 功能有关。小脑的平行纤维是长时程抑制实验最常用部位。

二、γ-氨基丁酸

γ-氨基丁酸（γ-aminobutyric acid，GABA）是中枢神经系统最重要的抑制性神经递质，有广泛的中枢抑制作用。在脑组织分布广泛，但不同部位，浓度差别很大。

（一）中枢 γ-氨基丁酸能神经元的胞体定位和纤维投射

1. 胞体定位 γ-氨基丁酸能神经元主要分布在大脑皮层、小脑皮层、海马、纹状体、隔区、伏隔核、中脑网状结构、黑质、下丘脑乳头体和弓状核、脑干中缝核、孤束核、脊髓背角的 I～Ⅲ 层、中央管周围灰质和前角的背内侧部。

2. γ-氨基丁酸能神经纤维投射

（1）黑质-纹状体通路：尾状核和壳核内 γ-氨基丁酸能神经纤维通过苍白球而止于黑质网状部。

（2）纹状体-苍白球通路：纹状体的 γ-氨基丁酸能神经纤维分别投射至苍白球的内段和外段。

（3）小脑-前庭外侧核通路：小脑浦肯野细胞发出轴突至小脑中央核和前庭外侧核。

（4）黑质-丘脑通路：黑质网状部 γ-氨基丁酸能神经纤维分别投射至丘脑腹外侧核、腹内侧核群。

（5）下丘脑-新皮质通路：由下丘脑乳头体投射至新皮质。

（6）弓状核-正中隆起通路：弓状核的 γ-氨基丁酸能神经纤维，直接投射至正中隆起外带层。

（7）延髓-脊髓的通路：延髓腹内侧网状结构和中缝核 γ-氨基丁酸能投射神经元，直接投射到脊髓的中间外侧柱、腹角和背角。

（8）局部回路：在大脑皮层、小脑皮层、纹状体和丘脑等处，都有局部 γ-氨基丁酸能神经回路。

（二）γ-氨基丁酸的代谢

1. γ-氨基丁酸的生物合成 脑内 γ-氨基丁酸是由谷氨酸经谷氨酸脱羧酶作用脱羧而成，该反应以磷酸吡哆醛为辅酶。人脑内谷氨酸含量极高，约为 γ-氨基丁酸的 4 倍，因此前体的供应极为丰富。γ-氨基丁酸的合成酶谷氨酸脱羧酶分子量为 140 kDa。在大部分脑区，其含量与 γ-氨基丁酸平行，且免疫组化特异性及稳定性较高，故常把谷氨酸脱羧酶用作测定 γ-氨基丁酸的标记酶。

2. γ-氨基丁酸的储存和释放 脑内 γ-氨基丁酸在神经元内存在形式有游离的、疏松结合的与牢固结合的 3 种。目前认为，牢固结合的形式是主要的储存形式，疏松结合的形式可能代表与受体结合，而游离的则是两者之间的转运形式。在电镜下观察到 γ-氨基丁酸储存在扁平型的突触囊泡中。电刺激诱发的 γ-氨基丁酸释放依赖 Ca^{2+}，以胞裂外排方式释放到突触间隙，形成抑制性突触后电位/抑制性突触后电流；而 γ-氨基丁酸的自发释放则与 Ca^{2+} 无关，形成自发抑制性突触后电位/自发抑制性突触后电流。

3. γ-氨基丁酸的失活

（1）重摄取：在 γ-氨基丁酸失活中占重要地位。γ-氨基丁酸能神经末梢具有高亲和力、高效的重摄取功能，也是终止突触传递的重要机制。重摄取依赖 γ-氨基丁酸转运体，γ-氨基丁酸转运体是一种糖蛋白，具有 Na^+/Cl^- 依赖性转运体家族的结构特征。此外，神经胶质细胞也具有摄取功能。四氢烟酸和哌啶酸可抑制 γ-氨基丁酸的重摄取，因此能够增加突触间隙中 γ-氨基丁酸含量。

（2）降解失活：线粒体上的 γ-氨基丁酸转氨酶在维生素 B_6 的作用下将 γ-氨基丁酸的氨基去除，生成琥珀酸半醛。脱去的氨基主要被 α-酮戊二酸接受重新生成谷氨酸。琥珀酸半醛进一步经琥珀酸半醛脱氢酶氧化成琥珀酸，参加三羧酸循环，或经琥珀酸半醛还原酶还原成 γ-羟基丁酸。琥珀酸半醛脱氢酶的氧化作用活性极强，所以前者占优势。

（三）γ-氨基丁酸受体

γ-氨基丁酸受体分为 GABA$_A$、GABA$_B$ 和 GABA$_C$ 三种亚型。

1. GABA$_A$ 受体 其特异性拮抗剂是荷包牡丹碱（bicuculline）。GABA$_A$ 受体是一种配体门控离子通道受体，与 Cl$^-$ 通道偶联，受体激活时打开 Cl$^-$ 通道，Cl$^-$ 流动方向取决于细胞内外 Cl$^-$ 的浓度。在绝大部分成熟的神经元中，K$^+$/Cl$^-$ 同向转运蛋白 KCC2 可以将 Cl$^-$ 运出细胞，维持胞内低浓度的 Cl$^-$，因此 Cl$^-$ 平衡电位低于细胞膜电位。GABA$_A$ 受体被激活后，细胞外 Cl$^-$ 内流，引起突触后膜超极化，由此产生抑制性突触后电位。

但是，在中枢神经发育和出生早期，未成熟中枢神经系统神经元的细胞膜上表达 Na$^+$/K$^+$/2 Cl$^-$ 同向转运蛋白 NKCC1，而 KCC2 的表达则较弱，从而使细胞内聚集了高浓度的 Cl$^-$，GABA$_A$ 受体被激活后，细胞内 Cl$^-$ 外流，引起突触后膜去极化，引发兴奋性作用；成熟中枢神经系统神经元中，KCC2 表达增加，而 NKCC1 表达减少，GABA$_A$ 受体激活后，细胞内 Cl$^-$ 内流，产生抑制性突触后电位（图 2-3）。

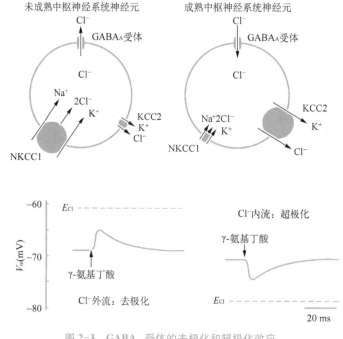

图 2-3 GABA$_A$ 受体的去极化和超极化效应

2. GABA$_B$ 受体 是一种 G 蛋白偶联受体，介导突触前或突触后抑制。GABA$_B$ 受体特异激动剂是巴氯芬（baclofen），选择性拮抗剂是氟氯芬（phaclofen）、沙氯芬（saclofen）和 2-羟基-沙氯芬（2-hydroxy-saclofen）。GABA$_B$ 受体通过 Gi/o 蛋白介导细胞内多种效应，包括调制腺苷酸环化酶活性、抑制电压依赖性 Ca^{2+} 通道开放，开放 K$^+$ 通道促进 K$^+$ 外流等。

3. GABA$_C$ 受体 也是配体门控 Cl$^-$ 通道受体，其拮抗剂为 3-氨基丙基磷酸（3-APA）。主要分布在视觉传导通路上。GABA$_C$ 受体的功能特征是：①对激动剂的敏感性高；②通道开放较慢而持久；③不易失敏。

（四）γ-氨基丁酸的主要功能

1. 抗焦虑作用 γ-氨基丁酸的抗焦虑作用与地西泮受体有关。GABA$_A$ 激动剂激活 GABA$_A$ 受体可产生抗焦虑作用。GABA$_A$ 受体被激活后，Cl$^-$ 通道打开，但又迅速恢复至关闭状态。巴比妥类药物作用于 Cl$^-$ 通道，可延长开启时间，地西泮类药物作用于地西泮受体，使 GABA$_A$ 打开 Cl$^-$ 通道的频率增加，但不延长每次 Cl$^-$ 通道启开的时间，因而巴比妥类药物和地西泮类药物均具有抗焦虑作用。相反，印防己毒素

（picrotoxin，PTX）可使 Cl^- 通道关闭，拮抗了 γ-氨基丁酸的效应从而产生致焦虑作用。

2. 抗惊厥作用　各类惊厥的发生几乎都与脑内 γ-氨基丁酸的减少有关。提高 γ-氨基丁酸能神经功能的药物可以防治惊厥。

3. 镇痛作用　脑室或鞘内注射 γ-氨基丁酸均能产生镇痛作用，且不被纳洛酮拮抗，这说明该镇痛作用不通过阿片受体，而是直接作用于 γ-氨基丁酸受体。

4. 调节内分泌活动　γ-氨基丁酸是影响下丘脑垂体功能的重要神经递质之一。脑室注射 γ-氨基丁酸后，其能促进催乳素和黄体生成素的分泌，并抑制促肾上腺皮质激素和促甲状腺激素的分泌。γ-氨基丁酸对下丘脑-神经垂体系统的抑制作用在于抑制催产素和加压素的释放。

5. 抑制摄食行为　γ-氨基丁酸可抑制动物的摄食，其可能是由于抑制了下丘脑摄食中枢。注射 γ-氨基丁酸转氨酶抑制剂氨氧乙酸可使下丘脑内 γ-氨基丁酸含量升高，因而动物的摄食量会显著减少，体重下降。

6. 参与突触的发育　在神经系统的发育早期，由于 NKCC1 的作用，未成熟中枢神经系统神经元 Cl^- 平衡电位高于膜电位，$GABA_A$ 受体被激活后，细胞内 Cl^- 外流，从而引发一种兴奋性作用。这种由 γ-氨基丁酸产生的兴奋性效应早于突触发育形成。此时，$GABA_A$ 受体介导的去极化可间接地激活电压门控 Ca^{2+} 通道，从而增加细胞内 Ca^{2+} 浓度，这对神经母细胞迁移、树突成熟、突触形成等具有营养性功能。

7. 参与认知与学习　海马的锥体神经元表达多种 $GABA_A$ 受体，其中 α_5-$GABA_A$ 受体位于树突的突触外部分。α_5-$GABA_A$ 受体缺陷的小鼠因抑制性突触后电位减弱而表现出学习与记忆能力的增强。

三、乙酰胆碱

乙酰胆碱（acetylcholine，ACh）是最早被发现的神经递质，在中枢神经系统和周围神经系统都有广泛的作用。

（一）胆碱能神经元的胞体定位及纤维投射

以乙酰胆碱为神经递质的神经元统称为胆碱能神经元。中枢神经系统胆碱能神经元广泛地分布于很多核团和脑区，神经纤维投射也非常丰富，既有胆碱能投射神经元发出的长投射神经通路，也有胆碱能局部回路神经元联系的核团内或脑区内的短投射神经通路。

1. 胆碱能投射神经元　这类神经元主要分布在基底前脑和脑干，向其他脑区发出投射纤维，分别有与运动相关的投射神经元、基底前脑胆碱能系统、脑干胆碱能系统和小脑的胆碱能系统等。其参与运动、学习记忆、觉醒和警觉等功能发挥的过程。

2. 胆碱能局部回路神经元　这类神经元在核团内组成局部回路，不发出投射纤维，属于中间神经元。胞体主要位于纹状体、伏隔核、嗅结节、杏仁核、海马、小脑、大脑皮层 Ⅱ～Ⅳ 层和脊髓背角。纹状体的胆碱能局部回路神经元参与黑质-纹状体多巴胺系统对运动的调节。

（二）乙酰胆碱的代谢

1. 乙酰胆碱的生物合成　乙酰胆碱主要在神经末梢内合成，少量在胞体内合成。合成乙酰胆碱必须具备胆碱乙酰化酶、胆碱和乙酰辅酶 A 3 种物质。

（1）胆碱乙酰化酶：是胆碱能神经元的特殊标志，它由胆碱能神经元的胞体合成，随轴浆顺向转运至末梢，与乙酰胆碱的分布几乎平行。

（2）胆碱：合成乙酰胆碱所需的胆碱。主要来源于：①在肝脏内合成，经血液循环通过血脑屏障转运入脑。②释放至突触间隙的乙酰胆碱经胆碱酯酶水解后形成的胆碱被重摄取，重用于合成新的乙酰胆碱，此过程所用胆碱占合成乙酰胆碱所需的胆碱总量的 50%～85%。

胆碱一般不直接透过细胞膜。脑内有两类转运胆碱的载体，一种是高亲和力载体，特异地分布于胆碱能神经末梢，需要 Na^+、ATP，以主动转运方式逆浓度差转运胆碱，作用快。另一种是低亲和力载体，分布于所有神经元和神经胶质细胞上，以"易化扩散"的方式顺浓度差转运胆碱。

（3）乙酰辅酶 A：存在于线粒体中，在乙酰胆碱合成中提供乙酰基。主要来源于：①葡萄糖氧化成丙酮酸，丙酮酸脱羧生成乙酰辅酶 A。②脂肪酸经 β-氧化生成乙酰辅酶 A。③由柠檬酸合成。乙酰辅酶 A 由载体转运参与乙酰胆碱的合成。

（4）乙酰胆碱合成的调控：乙酰胆碱的生物合成受多种因素的影响。①胆碱和乙酰辅酶 A 浓度增高或终产物乙酰胆碱浓度降低，可使胆碱乙酰化过程加快，反之，则合成减慢。②转运胆碱的高亲和力载体是摄取胆碱的重要分子机制，因此，它是合成乙酰胆碱的限速因子。③乙酰胆碱可降低末梢电化学梯度，减少胆碱的非饱和性摄取，从而减少乙酰胆碱的合成。④乙酰胆碱合成减少时，神经冲动到达神经末梢，导致 Ca^{2+} 内流，使线粒体提供的乙酰辅酶 A 增多，从而可增强乙酰胆碱的合成。

2. 乙酰胆碱的储存和释放

（1）乙酰胆碱的储存：乙酰胆碱合成后进入囊泡储存，尚有部分乙酰胆碱存在于胞质。囊泡因在神经末梢中的位置不同又可分为活动囊泡和储存囊泡。靠近突触前膜的活动囊泡，是神经递质释放与囊泡再充盈的活动区。乙酰胆碱能够在囊泡内储存，并依靠囊泡乙酰胆碱转运体。

（2）乙酰胆碱的释放：在静息状态下，乙酰胆碱囊泡可少量自发性释放。当产生动作电位时，乙酰胆碱的释放依赖于 Ca^{2+} 的参与，Ca^{2+} 内流产生兴奋释放偶联，使囊泡与突触前膜融合，然后胞裂而将囊泡内容物排出到突触间隙。突触前膜回收后形成的新囊泡又迅速从胞质中摄取新合成的乙酰胆碱以补充。因为一个突触囊泡内含的乙酰胆碱（约 5 000 个左右分子）称一个量子，所以又称为量子释放。

3. 乙酰胆碱的酶解失活　乙酰胆碱从神经末梢释放至突触间隙后，主要作用于效应器或突触后神经元的受体，产生效应。多余部分通过乙酰胆碱酯酶迅速水解成胆碱和乙酸。胆碱可被神经末梢再摄取，用于合成新的乙酰胆碱。此外，少量乙酰胆碱可从突触间隙扩散，进入血液。突触前膜对乙酰胆碱的重摄取数量极微，无实际意义。乙酰胆碱酯酶每一活性部位有两个结合位点，一个是阴离子位点，另一个是酶结合基团。由于配体与活性中心有不同的位点结合，酶的水解活性也不一样。

（三）乙酰胆碱受体

乙酰胆碱受体（acetylcholine receptor, AChR）分为 M 型乙酰胆碱受体（M-AChR）（后文简称 M 型受体）和 N 型乙酰胆碱受体（N-AChR）（后文简为 N 型受体）两类。M 型受体又分为 5 种亚型，M1~M5。N 型受体有 α-银环蛇毒素（α-BgTX）不敏感的 N 型受体和 α-银环蛇毒素敏感的 N 型受体。

1. M 型受体　是一种 G 蛋白偶联受体，分子量约为 50 kDa。在受体药理学上，各亚型的分子结构均已被克隆，分别命名为 M1、M2、M3、M4、M5（表 2-3）。其中，M1、M3、M5 具有相似的化学结构，该类受体兴奋后与 Gq/11 蛋白偶联，通过激活磷脂酰肌醇通路及鸟苷酸环化酶系统，引发受体兴奋时的促进效应。M2、M4 的化学结构相似，该类受体兴奋时，通过与 Gi/o 蛋白偶联，抑制腺苷酸环化酶系统和 Ca^{2+} 内流，通过 Gk 蛋白开放乙酰胆碱敏感的 K^+ 通道，这种 K^+ 通道可以被 Gk 蛋白的 β、γ 亚单位激活，促进 K^+ 外流，引起细胞膜的超极化和抑制乙酰胆碱的释放。

表 2-3　M 型受体各亚型的效应

效应途径	M1、M3、M5	M2、M4
G 蛋白	Gq/11 蛋白	Gi/o 蛋白、Gk 蛋白
效应酶	激活磷脂酶 C	抑制腺苷酸环化酶
第二信使	增加 IP3/DAG 和细胞内 Ca^{2+}	降低 cAMP
离子通道	关闭电压依赖 K^+ 通道	降低蛋白激酶、关闭 Ca^{2+} 通道 开放乙酰胆碱敏感的 K^+ 通道

2. N 型受体　是第一个在电鳐的电器官纯化并阐明一级结构的受体，每个受体由 5 个亚单位组成，包括 2 个 α 亚单位和 β、γ、δ 亚单位各 1 个，按顺时针以 α、γ、α、β、δ 的顺序围成五瓣梅花状，中间形成离子通道。

N 型受体激活后，一方面其本身的离子通道对 Ca^{2+} 有高通透性，另一方面其可激活邻近的电压依赖性 Ca^{2+} 通道，综合导致大量 Ca^{2+} 内流并影响 Ca^{2+} 介导的各种细胞活动。

（四）乙酰胆碱的生物学功能

1. 参与镇痛和针刺镇痛　中枢胆碱能系统参与镇痛。在小鼠腹腔注射拟胆碱药可产生镇痛作用，这种镇痛作用可被阿托品、东莨菪碱所拮抗，这提示药物是作用于胆碱受体而产生镇痛作用的。

中枢胆碱能系统在针刺镇痛中也起着重要作用。针刺镇痛时，中枢诸多脑区乙酰胆碱释放增加，活动加强，乙酰胆碱合成率和利用率均增高。针刺镇痛能激活中枢胆碱酯酶活性。若抑制胆碱酯酶使内源性乙酰胆碱积聚，则可加强针刺镇痛的作用。

2. 调节觉醒与睡眠 中枢胆碱能活动参与慢波和快波睡眠，在觉醒和睡眠中起着多方面的调节作用。乙酰胆碱可抑制中缝背核5-HT能系统触发的慢波睡眠，从而起到抑制慢波睡眠的作用。在快波睡眠时，皮层和纹状体释放乙酰胆碱增加，从而可促进快波睡眠。一般认为，网状结构上行激活系统和皮质胆碱能系统的激活对维持觉醒有重要作用。

3. 维持学习与记忆的正常进行 中枢胆碱能递质是维持哺乳动物学习记忆正常进行的必要条件。动物注射拟胆碱药能增进学习、记忆能力，而抗胆碱药则可减弱学习、记忆能力。富有胆碱能纤维的大脑皮层、隔区、海马损伤可引起学习、记忆功能缺陷，从而出现学习能力下降、顺行性遗忘症等。给药改善学习记忆后，这些脑区乙酰胆碱和胆碱乙酰化酶均增加，这说明大脑皮层和边缘系统胆碱能神经系统有调节学习记忆的功能。

4. 参与体温调节 中枢乙酰胆碱在调节体温中有重要作用。将乙酰胆碱注入小脑延髓池和下丘脑，可使鼠的体温降低，而对于猫、豚鼠、羊、猴等，乙酰胆碱则可引起其体温升高。此外，兴奋猫的M型受体可使猫的体温升高，而兴奋N型受体则可使其体温下降。

5. 调节摄食和饮水 大鼠边缘系统的许多部位与摄食和饮水有关，乙酰胆碱通过边缘系统促进大鼠的饮水和摄食活动。将乙酰胆碱拟似剂氨甲酰胆碱埋入这些部位，可引起大鼠饮水活动，继而产生摄食活动。这些脑区之间有神经纤维联系，称为胆碱能泻饮回路，在这一回路上的任一部位注射阿托品或东莨菪碱，均可阻断乙酰胆碱或氨甲酰胆碱埋入该区所引起的饮水活动。在隔区注射阿托品可抑制摄食活动。

6. 参与感觉和运动功能的执行 在感觉特异性投射系统中，第一级神经元投射到脊髓背根，刺激感觉神经，背根处无乙酰胆碱释放。第二级神经元、第三级神经元属胆碱能神经元，如刺激视神经可使大脑皮层相关区域乙酰胆碱释放增加。在感觉非特异性上行激活系统中有大量胆碱能神经纤维参与，注射乙酰胆碱于此系统可激活其功能。在运动功能方面，运动神经属胆碱能，自主神经中枢及自脑干和脊髓发出的自主神经也都是胆碱能神经元。尾状核、锥体外系有胆碱能神经元存在，故帕金森病时，除补充多巴胺外，还应使胆碱能与多巴胺能两者之间功能平衡。

7. 调节心血管活动 乙酰胆碱在中枢具有升高血压的作用。脑室内注射乙酰胆碱或氨甲酰胆碱可引起升压反应，注射密胆碱可引起降压反应。

儿茶酚胺

在胺类神经递质中，去甲肾上腺素、肾上腺素和多巴胺，均含有β-苯乙胺的基本结构，即在苯环的3、4碳位上都有羟基（儿茶酚）的结构，从药理学角度经常将其总称为儿茶酚胺（catecholamines）。曾经有学者认为，多巴胺是去甲肾上腺素合成过程的中间产物。瑞典学者Arvid Carlsson发现，多巴胺（一种治疗脑神经的药物）可以作为人脑的信号传送器，而且这种药物对于人类控制身体运动具有非常重要的作用。从而确定多巴胺为脑内信息的传递者即神经递质，这个发现使他分享了2000年诺贝尔生理学或医学奖。

四、多巴胺

多巴胺作为神经递质可调控中枢神经系统的多种生理功能，包括情绪、感觉及各种成瘾行为等。中脑黑质多巴胺能神经元的变性死亡而引起纹状体多巴胺含量显著性减少是帕金森病最主要的致病因素。多巴胺还涉及精神分裂症、注意力缺陷多动综合征和垂体肿瘤等中枢疾病。

（一）多巴胺能神经元的胞体定位及纤维投射

大脑内多巴胺能神经元主要位于黑质致密带、腹侧被盖区和弓状核，广泛投射到端脑、间脑、脑干和脊髓，主要有4条投射通路。①黑质-纹状体通路，从黑质致密部投射到纹状体尾状核和壳核。②中脑边缘系统的多巴胺能投射，从腹侧被盖区投射到伏隔核、前额叶皮层和扣带皮层等。③结节漏斗系统，丘脑弓状核和下丘脑室周区向漏斗和垂体前叶投射。④下丘脊髓束，中脑多巴胺能神经元向脑干和脊髓的下行投射系统。

（二）多巴胺的代谢

1. 多巴胺的生物合成　神经元内多巴胺的合成过程以酪氨酸为原料，酪氨酸内在酪氨酸羟化酶作用下生成多巴，再经过多巴脱羧酶的催化作用生成多巴胺。多巴胺在胞质生成后随即进入囊泡。其在囊泡内经多巴胺-β-羟化酶催化生成去甲肾上腺素。去甲肾上腺素在苯乙醇胺氮位甲基转移酶的作用下进一步甲基化生成肾上腺素。

（1）酪氨酸：主要来自食物，蛋白质经消化吸收分解为酪氨酸，随后进入血液。

（2）酪氨酸羟化酶：由 4 个分子量为 59 kDa 的亚基组合而成，是一种可溶性酶，主要作用是将酪氨酸间位羟化，形成 3，4-二羟苯丙氨酸，即多巴。酪氨酸羟化酶是合成多巴胺的限速酶，在神经元内含量较少，合成速度又在全过程中最慢，其活性对多巴胺合成的影响很大。胞质内游离的多巴胺或去甲肾上腺素增多可反馈抑制酪氨酸羟化酶的作用。随着动作电位或神经冲动的到来，此酶活性增强，从而使多巴胺或去甲肾上腺素合成加速。

（3）多巴脱羧酶：分布广泛，存在于胞质内，以磷酸吡哆醛为辅基，促使多巴脱羧生成多巴胺。此酶活性很高，含量多，特异性不高，专一性不强，凡是芳香族氨基酸如苯丙氨酸、色氨酸、酪氨酸、组氨酸等均能被此酶脱羧，因此多巴脱羧酶也称芳香族左旋氨基酸脱羧酶。

（4）多巴胺-β-羟化酶：是去甲肾上腺素能神经元的特异性标志物，存在于去甲肾上腺素能、肾上腺素能神经元的囊泡和肾上腺髓质的嗜铬细胞胞质内。多巴胺-β-羟化酶是含 Cu^{2+} 的蛋白质，需要以维生素 C 和富马酸作为辅酶，能与 Cu^{2+} 结合的药物（Cu^{2+} 螯合剂如二硫腙）可抑制此酶的活性。

（5）苯乙醇胺氮位甲基转移酶：是肾上腺素能神经元的标志物，存在于肾上腺素能神经元和肾上腺髓质的嗜铬细胞的胞质中，其可将 S-腺苷甲硫氨酸提供的甲基转移至去甲肾上腺素，从而生成肾上腺素。

多巴胺能神经元可利用血液中的酪氨酸进入胞质。尽管脑内酪氨酸的浓度很高，但仅有 1% 左右的酪氨酸用于合成多巴胺及后续产物。与多巴胺能神经元不同的是，去甲肾上腺素能神经元中合成的多巴胺被囊泡摄取，并进一步经多巴胺-β-羟化酶的作用合成去甲肾上腺素。而在多巴胺能神经元中，囊泡内无多巴胺-β-羟化酶，合成的多巴胺在囊泡摄取后即被储存。

2. 多巴胺的囊泡储存　储存多巴胺的囊泡主要为小的致密核心囊泡，集中于神经末梢，具有选择性储存能力，囊泡内不含多巴胺-β-羟化酶，不合成去甲肾上腺素。多巴胺囊泡的摄取依赖囊泡膜上的囊泡单胺转运体，对多巴胺的摄取为主动转运。另外，多巴胺囊泡的摄取依赖囊泡内外的 H^+ 电化学梯度，每摄取 1 分子多巴胺的同时可逆向转运 2 分子 H^+。

合成和储存去甲肾上腺素的囊泡主要为大的致密核心囊泡，在胞体形成，然后转运至轴突和末梢。其中，囊泡内多巴胺-β-羟化酶含量较多，而且囊泡内去甲肾上腺素与 ATP、嗜铬颗粒蛋白结合在一起，使去甲肾上腺素不易渗出。

3. 多巴胺的释放　当动作电位或神经冲动到达神经末梢时，突触前膜的通透性发生变化，Ca^{2+} 进入细胞，储有多巴胺的囊泡趋近突触前膜，随后囊泡膜与突触前膜融合，形成小孔，将囊泡内容物排到突触间隙。一般认为，多巴胺主要从神经元的树突释放，但是黑质和腹侧被盖区多巴胺能神经元轴突的囊泡含量比树突多。

储存去甲肾上腺素的囊泡排出物中有去甲肾上腺素、ATP、多巴胺-β-羟化酶和嗜铬颗粒蛋白。储存肾上腺素的囊泡在释放神经递质时不伴随多巴胺-β-羟化酶和嗜铬颗粒蛋白的外排。

多巴胺的释放存在短时性调节。多巴胺能神经元末梢上存在突触前的自身受体，多为 D2 型受体，它们被释放至突触间隙的多巴胺激活后，可负反馈抑制释放，此效应快速而短暂，是一种短时性调节。这些自身受体除对递质释放的短时性调节之外，还可以直接调控酪氨酸羟化酶的活性。

多巴胺的释放还存在长时性调节。神经冲动的刺激能够增加酪氨酸羟化酶活性和多巴胺合成，使得神经元多巴胺的浓度保持相对稳定。黑质多巴胺能神经元中酪氨酸羟化酶的活性远大于其在蓝斑去甲肾上腺素能神经元中的活性,因此黑质多巴胺含量更多地受酪氨酸羟化酶的调控。

某些离子浓度的变化也会影响多巴胺释放。细胞内高 K^+ 或低 Na^+ 能使多巴胺的释放增多。多巴胺的释放还受到其他递质的调制,纹状体 1/3 的脑啡肽能中间神经元的末梢终止于多巴胺能神经末梢,对多巴胺的释放起突触前抑制作用。

4. 多巴胺的失活 神经末梢释放的多巴胺作用于受体发挥作用后主要有 3 条清除途径:①重摄取,这是多巴胺最主要的失活方式,包括突触前膜摄取和突触后膜摄取。②在突触间隙内被降解代谢。③逸漏入血。这几条途径中,除进入突触前膜的一部分可被多巴胺囊泡摄取投入再循环外,其余大都在酶的作用下分解代谢,并最终经肾脏排出体外。多巴胺释放到突触间隙后,大部分被多巴胺转运体重摄取进入胞质,然后再次被囊泡摄取,或者被单胺氧化酶降解;突触间隙中未重摄取的多巴胺则被儿茶酚胺氧位甲基转位酶降解(图 2-4)。

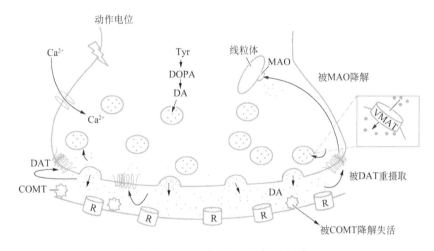

图 2-4 多巴胺的重摄取与酶降解途径

DAT,多巴胺转运体;MAO,单胺氧化酶;COMT,儿茶酚胺氧位甲基转位酶;Tyr,酪氨酸;DOPA,多巴;DA,多巴胺;R,受体;VMAT,囊泡膜儿茶酚胺转运体

(三)多巴胺受体

采用分子生物学技术已克隆出 D1~D5 这 5 种多巴胺受体亚型,分为 D1 受体和 D2 受体两大家族。D1 受体家族包括 D1 和 D5 受体,D2 受体家族包括 D2、D3、D4 受体。受体主要分布于纹状体、海马、伏隔核、杏仁核、嗅结节、束旁核、下丘脑、额叶皮层、中脑、延髓等部位。

多巴胺受体作用的主要靶酶是腺苷酸环化酶。①D1 受体与 Gs 蛋白偶联,激活腺苷酸环化酶,使蛋白激酶 A 增加;而 D1 受体激活后产生生理效应依靠蛋白激酶 A 使靶蛋白磷酸化,后者一旦被蛋白磷酸酶I去磷酸则失去生理效应。②D2 受体与 Gi/o 蛋白偶联,抑制腺苷酸环化酶,减少 cAMP 生成,同时可以打开 K^+ 通道使 K^+ 外流,引起细胞膜超极化,限制电压依赖的 Ca^{2+} 内流。D2 受体激活还可以直接抑制电压门控 Ca^{2+} 通道开放。同时,D2 受体还通过 Gi 蛋白介导抑制细胞膜上磷脂酶 C 对磷脂酰肌醇 4,5-双磷酸(phosphatidylinositol 4,5-bisphosphate,PIP2)的水解,减少 IP3 和 DAG 的生成,IP3 的减少使细胞内的 Ca^{2+} 浓度降低。

(四)多巴胺的功能

1. 调节躯体运动功能 多巴胺对躯体活动的调节作用比较显著,尤其黑质-纹状体多巴胺系统在躯体运动调节中具有重要地位。该系统调控中心部位是纹状体。该系统兴奋可引起好奇、探究、运动增多等反应。而该系统抑制,则会导致运动减少甚至生命活动受阻。

2. 调控精神活动 中脑边缘叶多巴胺系统(伏隔核、杏仁核、嗅结节、隔区等)主要调节情绪。中脑-大脑皮层多巴胺系统主要参与认识功能及对事物的识别能力,包括思想、感觉、理解和推理等。Ⅰ型精神分裂症患者(即正性症状,妄想、幻觉、情感障碍等)和Ⅱ型精神分裂症患者(即负性症状,以生命活力萎缩为特征),均被认为与上述的系统多巴胺功能失调密切相关。

3. 调节脑垂体内分泌功能 下丘脑-垂体的多巴胺能通路通过 D2 受体调节垂体内分泌功能。这种调节以促性腺激素和催乳素的调节为最显著。另外，多巴胺还可以由漏斗柄直接进入垂体的中叶和后叶，通过 D2 受体抑制促黑激素和内啡肽的释放，并调控后叶分泌催产素。

4. 对脑血管功能的调节　脑血管及脑膜血管均由多巴胺能神经元支配，释放多巴胺可使大脑内动脉收缩。

5. 在疼痛和镇痛中的作用　脑室注射多巴胺或激动剂对基础痛阈无明显影响，但对吗啡镇痛可产生一定的对抗作用。

五、其他重要神经递质

（一）嘌呤类神经递质

1953 年，英国科学家 Hohon 报道，刺激兔耳感觉神经可引起末梢释放 ATP，并提示 ATP 可能是一种神经递质。1972 年，Geoffrey Burnstock 提出的证据显示，肠道神经-肌肉接头处的非肾上腺素能非胆碱能（non-adrenergic non-cholinergic，NANC）的传递以 ATP 为递质，并提出嘌呤能神经的概念。随后，提出嘌呤能受体的概念，并依据药理学特性将其分为两类，一是 P1 嘌呤能受体（P1 purinoceptor），介导腺苷的作用，二是 P2 嘌呤能受体（P2 purinoceptor），介导核苷酸类如 ATP 和 ADP 的作用。从此，嘌呤类物质便作为细胞间的信号分子受到广泛的重视，大量的研究集中到这一领域，除确立嘌呤类化合物是细胞间信使外，还发现嘧啶类化合物也可在细胞间传递信息。嘌呤和嘧啶通过多种特异的受体而发挥广泛的生物学作用。

1. 腺苷和 ATP 的来源和失活　ATP 是细胞活动的主要能源，所有细胞都含有大量的 ATP 及其代谢产物腺苷，因而直到今天，人们对生物体利用 ATP 和腺苷作为细胞间的信使仍困惑不解。细胞外 ATP 有多种来源，储存于神经末梢或细胞分泌囊泡中的 ATP 可通过胞裂外排的方式到达细胞外，受损伤的细胞也可释放大量的 ATP。细胞内的腺苷不经分泌囊泡外排，而是通过细胞膜上的转运蛋白（核苷转运体）排到细胞间隙。细胞外的 ATP 在 $5'$-核苷酸酶的作用下可被迅速降解为 ADP、AMP 和腺苷，腺苷经细胞膜上核苷转运体重摄取，还可被细胞膜上的腺苷脱氨酶分解而失活。

ATP 是中枢神经系统递质的这一概念已经确立，这是由于：①中枢神经末梢兴奋时能释放 ATP。②脑内有丰富的 P2 受体，其中 P2X2 受体、P2X4 受体、P2X6 受体和 P2Y1 受体的密度较高，它们可存在于突触前末梢或突触后神经元细胞膜上，也可存在于胶质细胞上。③一些脑区如缰核、脊髓背角、海马、下丘脑和蓝斑都可记录到 P2 受体介导的突触反应。

2. 嘌呤受体

（1）P1 受体：也称腺苷受体（adenosine receptors），有 A1、A2A、A2B 和 A3 等 4 种亚型，均为 G 蛋白偶联受体，在中枢神经系统和外周组织有广泛的分布。

A1 受体与 Gi/o 蛋白偶联可抑制腺苷酸环化酶而降低细胞内 cAMP 的水平，从而抑制细胞活动。激活 A1 受体可抑制神经递质释放，从而引起神经元超极化，使神经元兴奋性降低、外周神经传导性降低等，相反，抑制 A1 受体可兴奋神经元。因此，A1 受体具有镇静、抗惊厥、抗焦虑等作用。

A2A 受体与 Gs 蛋白偶联可激活腺苷酸环化酶/cAMP/蛋白激酶 C 信号转导通路，对细胞有兴奋作用，在中枢和周围神经系统能促进神经递质的释放。脑内终纹、听神经核和嗅结节中 A2A 受体密度最高。脑内 A2A 受体与多巴胺系统的 D2 受体有抑制性相互作用。

A2B 受体可通过多种信号通路作用，包括激活腺苷酸环化酶和磷脂酶 C/IP3 通路等。一般情况下，A2B 受体在细胞表达量较少，因此需要相对较高浓度的腺苷来激活。但是，A2B 受体在肥大细胞相对高表达，因而被认为可在炎症和过敏反应中发挥作用。

（2）P2 受体：根据药理学和分子克隆研究的结果，P2 受体又分为两大类，分别是 P2X 和 P2Y 受体，每类又包含多个亚型。

P2X 受体是核苷酸门控的阳离子通道，可通透 Na^+、K^+ 和 Ca^{2+}。已知的 P2X 受体有 7 个亚单位，分别为 P2X1~P2X7。功能性 P2X 受体是由 3 个同样的亚单位构成的同聚体，或者是由两种不同亚单位构成的异聚体，异聚体 P2X 受体有 P2X2/3、P2X4/6、P2X1/5 和 P2X2/6 受体。

各种 P2X 亚型对激动剂的反应形式及在组织中的分布有各自的特点，因而具有不同的生理功能。例如，P2X1 受体主要分布在血管和内脏平滑肌细胞，介导自主神经与平滑肌接头处的非肾上腺素能非胆碱能信息传递。P2X3 和 P2X2/3 受体主要存在于感觉神经末梢，与内脏器官的机械性和伤害性感受的信息转导有关。P2X7 受体主要存在于巨噬细胞、肥大细胞和淋巴细胞，需要相对较高浓度的 ATP 来激活，属于病理性激活的受体，与炎症和免疫反应有关。

P2Y 受体是 G 蛋白偶联的受体，药理学和分子克隆研究确认的 P2Y 受体亚型有 8 种，分别是 P2Y1、P2Y2、P2Y4、P2Y6 和 P2Y11~P2Y14 受体。其中，P2Y1、P2Y12 和 P2Y13 受体是腺嘌呤核苷酸（ATP 和 ADP）的受体，不能被嘧啶类核苷酸（UTP、UDP）激活。其余的 P2Y 受体亚型不仅对嘌呤（ATP、ADP）敏感，还可被 UTP、UDP 激活。配体与 P2Y 受体结合后通过激活磷脂酶 C 或抑制腺苷酸环化酶而引起各种细胞效应。P2Y 受体在体内分布广泛，在中枢神经系统 P2Y1 的密度较高。

3. 嘌呤与神经系统功能

（1）腺苷：在神经系统中，腺苷不被储存在突触囊泡，其释放依赖于核苷转运体，因此腺苷不是传统意义上的经典神经递质，可以归于神经调质类型。许多脑区都表达 A1 和 A2A 受体，这些受体存在于突触前或突触后，腺苷与突触前受体结合可抑制或者促进其他递质释放，与突触后受体结合引起神经元超极化或去极化。以上机制对神经系统的功能如睡眠与觉醒、焦虑、学习、记忆、呼吸调节和痛觉等都有重要的影响。在脑组织，通常细胞外间隙中有足够的腺苷激活 A1 受体，对神经活动有一种紧张性的抑制作用，因而腺苷参与睡眠-觉醒的调节，对睡眠有促进作用。在这方面，前脑基底部和视交叉上核中的 A1 受体尤其重要。

腺苷还可能与焦虑有关。有研究发现，A1 受体激动剂对动物有抗焦虑作用，而 A1 受体阻断剂及咖啡因等可拮抗 A1 受体，具有致焦虑作用。A1 受体基因敲除的小鼠，与焦虑有关的行为明显增加。同时，严重焦虑的患者往往对咖啡因特别敏感。这些观察为焦虑的药物治疗提供了线索。

腺苷还通过激活 A1 受体影响突触的可塑性，对长时程增强和长时程抑制效应有抑制作用。而咖啡因可以阻断海马和大脑皮层的 A1 受体，对记忆有积极的影响。在很多脑区，A1 受体与 A2A 受体并存，激活 A2A 受体通常可产生与 A1 受体相反的兴奋性效应。有人提出，腺苷对中枢神经系统活动有精密调节（fine-tuning）作用，从而保持神经活动的和谐（harmony），一旦这种和谐受到干扰机体就会产生疾病。一些研究提示，腺苷及其受体机制异常可能与阿尔茨海默病、帕金森病、精神分裂症、药物成瘾和癫痫等有关。

（2）ATP

1）ATP 对中枢神经系统功能的影响：在中枢神经系统，不仅神经末梢兴奋时能释放 ATP，神经胶质细胞和突触后神经也能释放 ATP。细胞外 ATP 可发挥多方面的作用。一方面，ATP 作为神经递质，机体可通过突触前受体而影响神经递质的释放，或通过突触后受体机制引起突触反应。另一方面，ATP 是神经元与星形胶质细胞、小胶质细胞的联系中重要介质。神经元释放的 ATP 可刺激星形胶质细胞释放谷氨酸、γ-氨基丁酸等，这些递质反过来作用于神经元相应的受体。在海马，神经元或星形胶质细胞释放的 ATP 可作用于中间神经元，在海马神经元回路中增强突触抑制作用。星形胶质细胞释放的 ATP，在细胞外以腺苷的形式聚集，对突触传递有紧张性抑制作用，从而影响突触的可塑性。但 ATP 在系统水平的功能意义仍有待探讨。

2）ATP 在周围神经系统的作用：在外周组织，自主神经的传递中除肾上腺素能和胆碱能外，还存在非肾上腺素能非胆碱能传递。参与这种传递的化学物质很多，ATP 是其中最主要的一种。在自主神经末梢与内脏或血管平滑肌接头处，ATP 作为一种共同递质与另一种递质（如去甲肾上腺素、乙酰胆碱和一氧化氮等）一起以胞裂外排的方式释放出来。ATP 直接兴奋神经-肌肉接头的突触后膜上的 P2X1 受体，从而引起平滑肌快速去极化和收缩反应，而去甲肾上腺素等其他递质的作用是引起相对缓慢而持久的反应。ATP 的另一作用与其被核苷酸酶降解有关，ATP 的降解产物腺苷激活神经-肌肉接头的突触前膜上的 A1 或 A2A 受体，可分别抑制或易化递质的释放，P2X 和 P2Y 受体也参与这种突触前调节机制。

此外，ATP 可能是躯体和内脏伤害性感受的一种重要介质。外周组织在机械或化学性刺激下可释放 ATP，后者激活痛觉神经末梢上的 P2X3、P2X2/3 或 P2Y 受体从而提高机体兴奋性。初级传入神经的中枢端也有突触前 P2 受体，对痛觉信号向脊髓背角的传递有易化作用。在炎症等情况下，外周组织释放 ATP 增加和初级传入神经纤维的 P2X3、P2X2/3 或 P2Y 受体表达增加，可能是外周组织感觉过敏的分子机制之一。

因此，嘌呤类化合物尤其是腺苷和 ATP 是中枢和周围神经系统的重要信使，是一种神经递质（或神经调质）。腺苷和 ATP 分别激活不同的受体而产生不同的效应，细胞外无处不在的核苷酸酶又能迅速使 ATP 降解产生腺苷，因此可认为，腺苷和 ATP 是两个密切关联的信号系统，而细胞外核苷酸酶对于这两个信号系统间的平衡有关键作用。

（二）一氧化氮

一氧化氮是一种结构简单的无机气体，为污染空气常见的有毒气体之一，具有一个不配对电子，化学性质活泼，半衰期极短。一氧化氮作为生物信使的研究，最早在外周组织发现乙酰胆碱、缓激肽和 ATP 等的舒血管作用由内皮细胞源性血管舒张因子（endothelium derived relaxing factor, EDRF）介导。并证明，EDRF 表现生物活性的方式就是一氧化氮，其通过一氧化氮发挥舒血管作用。后来在神经系统也发现，一氧化氮能调节神经递质的释放，是中枢神经系统的一种介质。一氧化氮是体内发现的第一个气体性细胞内及细胞间信使分子，参与神经系统、免疫系统、心血管系统、消化系统及生殖系统等众多生理病理过程。

1. 一氧化氮的合成与失活　一氧化氮的合成前体是 L-精氨酸，经 NOS 催化，以还原型烟酰胺腺嘌呤二核苷酸磷酸（NADPH）作为电子供体，氧化生成一氧化氮和 L-瓜氨酸。D-精氨酸不能生成一氧化氮。能催化一氧化氮生物合成的酶称 NOS，不称其为合成酶是因为该反应无须利用 ATP。目前，已纯化和克隆了 NOS I、NOS II 和 NOS III 等 3 种同工酶，分别由不同的基因编码，各种 NOS 的氨基酸序列有 50%~60% 的同源性。

NOS I 最早称神经元型 NOS（nNOS），后来发现，nNOS 在非神经组织和其他各种组织也有分布。NOS II 又称诱导型 NOS（iNOS），在细胞因子、细菌、脂多糖、紫外线、创伤或某些药物的诱导下，啮齿类动物的巨噬细胞表达 iNOS。免疫组化研究表明，神经胶质细胞、血管内皮细胞、心肌细胞、血管平滑肌细胞和神经元等也表达 iNOS。NOS III 最初从内皮细胞中发现和纯化，又称内皮型 NOS（eNOS），eNOS 除存在于动、静脉内皮细胞外，也存在于其他细胞类型，如大鼠海马锥体细胞。关于 NOS 的命名，nNOS 和 eNOS 是 Ca^{2+}-钙调蛋白依赖性的酶，生理情况下可在许多哺乳动物细胞中表达，以与膜结合的形式存在，是细胞结构的一部分，又常合称为结构型或原生型 NOS（cNOS）。有时将 NOS 的细胞来源和表达方式结合起来命名，如 ecNOS 表示结构型内皮型 NOS，ncNOS 表示结构型神经元型 NOS。

一氧化氮是一种化学性质极不稳定的脂溶性小分子化合物，能迅速在组织中扩散和进入血液。在氧及超氧阴离子存在的情况下，组织中的一氧化氮可转变为亚硝酸盐或硝酸盐而失活，故一氧化氮的半衰期只有 3~5 s，而超氧化物歧化酶或酸性 pH 条件可增加一氧化氮的化学稳定性。血管内一氧化氮与血红蛋白的原血红素结合可形成硝酸盐和高铁血红蛋白。一氧化氮在血浆中还可以被氧化，形成亚硝酸盐，后者与血红蛋白反应可形成硝酸盐。一氧化氮可与血红蛋白中的铁形成二亚硝酰基复合物，以这种形式被储存在红细胞中随血液运输到体内各处释放。因此，在生物体内血红蛋白既是一氧化氮的主要清除剂，又是一氧化氮的储存和运输工具。

2. NOS 在中枢神经系统中的分布　NOS 在中枢神经系统中分布广泛。nNOS 主要分布在大脑皮层的无棘突神经元、海马 CA1 区中间神经元及齿状回颗粒细胞、纹状体、丘脑下部、视上核和室旁核、中脑上下丘的表层和小脑颗粒细胞、水平纤维及篮状细胞等。此外，嗅球的颗粒细胞层、脊髓也有 nNOS 存在。

eNOS 主要存在于脑血管内皮细胞中，海马锥体细胞中也含有 eNOS。iNOS 主要由巨噬细胞、小胶质细胞、星形胶质细胞、血管内皮细胞和血管平滑肌细胞等经诱导产生。中枢神经系统中 NOS 的分布与 NMDA 受体的分布相似，这提示这两个系统的功能存在密切关系。

3. 一氧化氮的作用方式　一氧化氮是一个小分子的生物活性物质，具有疏水性，可自由穿过细胞膜，作用于细胞的靶分子，不需要受体的介导。一氧化氮的胞内信号转导途径较复杂，除环鸟苷酸（cyclic guanosine monophosphate, cGMP）途径外，其还可能通过多种非 cGMP 依赖性途径发挥作用。

（1）一氧化氮-环鸟苷酸（NO-cGMP）信号转导途径：一氧化氮可激活可溶性鸟苷酸环化酶（sGC）。sGC 是一种异质二聚体，二聚体的两个亚单位需要同时表达才能被一氧化氮激活并有催化活性。sGC 的全酶中含有血红素，一氧化氮与血红素卟啉环中的 Fe^{2+} 结合，将卟啉环中的 Fe^{2+} "拉出"平面，致整个酶构型改变，使酶变为激活状态。在 sGC 催化下，鸟苷三磷酸（guanosine triphosphate，GTP）生成 cGMP。细胞内高水平的 cGMP 是一氧化氮发挥松弛血管平滑肌、抑制血小板聚集和参与神经传递等多种生物效应的分子基础。有时，可用 cGMP 浓度来反映组织内一氧化氮的水平。cGMP 之后的信号转导途径主要如下。

1）激活 cGMP 依赖性蛋白激酶：在平滑肌细胞，cGMP 可激活 cGMP 依赖性蛋白激酶（cGMP dependent protein kinase，CG-PK 或 PKG），从而致平滑肌松弛。cGMP 在中枢神经系统中的作用途径与此类似。例如，黑质和纹状体中存在可被 cGMP 依赖性蛋白酶磷酸化的 DARPP-32 蛋白。DARP-32 蛋白是多巴胺受体的细胞内信使分子，磷酸化的 DARPP-32 可抑制蛋白磷酸酶 I，从而使受体的靶分子不被蛋白磷酸酶 I 脱磷酸，以维持磷酸化的活化状态。

2）调控离子通道：cGMP 调控的离子通道在视网膜光感受器（感光细胞）研究较多。暗环境中，视杆细胞 cGMP 调控的 Na^+ 和 Ca^{2+} 通道开放产生内向电流。光照条件下，磷酸二酯酶被激活，水解 cGMP，Na^+ 通道开放减少，从而导致细胞膜超极化的电位变化，光信息得以传递。在视网膜双极细胞上也存在 cGMP 依赖的离子通道，与去极化型双极细胞功能有关。在培养的血管平滑肌上，一氧化氮的供体硝普钠可降低去极化而致胞内 Ca^{2+} 浓度升高，一氧化氮清除剂血红蛋白可逆转对 Ca^{2+} 电流的抑制，而 8-溴-cGMP（可透过细胞膜的 cGMP 类似物）可模拟硝普钠的作用，这提示一氧化氮可通过 cGMP 抑制电压依赖性 Ca^{2+} 通道电流。一氧化氮还可以不依赖 cGMP 途径而直接激活血管平滑肌细胞上的钙依赖 K^+ 通道或其他类型电压门控性 K^+ 通道，从而引起细胞膜超极化，使细胞兴奋性降低。

3）ADP 核糖环化酶的激活：cGMP 可激活 ADP 核糖环化酶，催化 NAD^+ 生成一种核苷酸-环 ADP-核糖（cyclic ADP-ribdse，cADPR），后者使细胞钙库释放 Ca^{2+}，这种 cADPR 敏感的钙库不同于 IP3 或咖啡因敏感的钙库。一氧化氮可直接调节 ADP 核糖环化酶的活性。有研究在海胆卵中证实，cADPR 可作为 Ca^{2+} 动员的胞内信使，介导一氧化氮的效应。此外，一氧化氮也可直接作用于 ADP 核糖转移酶，使 G 蛋白或其他酶蛋白发生 ADP 核糖基化，即蛋白质构型改变，从而影响其功能。

4）调节磷酸二酯酶（phosphodiesterase，PDE）活性：PDE 有 5 种亚型，通常认为与 cGMP 相关的 PDE 有 3 类。第一类是被 cGMP 抑制的 PDE，这类 PDE 可选择性水解 cAMP；第二类是被 cGMP 激活的 PDE，这类 PDE 能水解 cAMP 和 cGMP；第三类是可与 cGMP 特异性结合的 PDE。脑中较普遍的是第二类 PDE，其尤其在大脑皮层、海马、基底神经节中含量较高，小脑中含量较低。在海马锥体细胞，cGMP 可激活这类 PDE，降低 cAMP 水平，从而抑制 Ca^{2+} 内流。

（2）一氧化氮的非 cGMP 信号转导途径：除激活可溶性鸟苷酸环化酶外，一氧化氮还可激活环氧化酶，引起前列腺素的合成。一氧化氮还可激活肝细胞内的蛋白激酶 C，激活铁调节蛋白，从而影响铁代谢。一氧化氮也可刺激某些神经元早期反应基因（如 c-fos）的表达，以及抑制核因子（NF-κB）的激活，从而减少多种促炎症介质如 IL-6 和 IL-8 的表达等。

综上所述，一氧化氮与经典神经递质在代谢和作用方式上有许多不同，详见表 2-4。

表 2-4 一氧化氮与经典神经递质的异同

	一氧化氮	经典神经递质
合成	酶促合成	酶促合成
储存	无囊泡	囊泡储存
释放	弥散	Ca^{2+} 依赖的囊泡释放
失活	半衰期短，自行失活	扩散、酶解、重摄取或者胶质细胞摄取
受体	无受体，直接作用于靶酶	依靠受体作用于离子通道或第二信使
作用范围	不局限于突触部位	主要是突触部位
作用方式	双向传递	单向传递

4. 神经系统一氧化氮的作用

（1）参与自主神经系统和肠神经系统信息传递，松弛平滑肌：在自主神经系统和肠神经系统，非肾上腺素能非胆碱能神经传递中有一氧化氮的释放，非肾上腺素能非胆碱能神经的兴奋效应可被 NOS 抑制剂阻断，故又把这种依赖于一氧化氮的神经传递称为氮能或一氧化氮能神经传递。氮能神经兴奋可引起多种平滑肌（如胃肠道、血管、呼吸道、泌尿道平滑肌）松弛。大鼠、猫、猪的胃底神经元中有 NOS 和血管活性肠肽的共存，所以非肾上腺素能非胆碱能神经传递可能由一氧化氮和血管活性肠肽共同介导。

（2）在突触可塑性和学习记忆中的作用：一氧化氮在中枢突触传递中起逆向信使作用，对突触的可塑性有重要影响。突触前膜释放的谷氨酸通过 NMDA 受体可激活突触后神经元的 nNOS，引起一氧化氮合成与释放；一氧化氮又扩散到突触前末梢，通过 cGMP 机制促进谷氨酸的释放。在海马，这种逆向增强机制可以维持持续的突触活动，促进长时程增强的形成。NOS 抑制剂、血红蛋白或肌红蛋白（清除组织液中的一氧化氮）等都能显著抑制甚至阻断长时程增强的形成，nNOS 基因和 eNOS 基因双敲除的小鼠的长时程增强明显受损。

一氧化氮也参与突触的长时程抑制。一氧化氮在长时程增强和长时程抑制中的作用促使人们去研究它在学习和记忆中的作用。NOS 抑制剂能抑制动物的学习能力，而一氧化氮供体能促进动物的学习过程。长期记忆的"获得"（acquisition）过程需要 NOS 和一氧化氮的参与，但其在记忆的"保留"（retention）过程中并不重要。一氧化氮参与长时程记忆的过程与基因调节及新蛋白质的合成有关。

（3）参与痛觉、视觉及嗅觉等信号的传导：一氧化氮对痛觉的调制与其量及作用部位有关。在外周，少量一氧化氮引起痛敏作用，一氧化氮过多则通过 cGMP 途径抑制外周伤害性感受器的兴奋，从而产生镇痛作用。在脊髓，一氧化氮可通过 cGMP 途径和（或）Ca^{2+} 的协同效应导致痛敏。在脊髓以上水平，一氧化氮致痛机制未明。

在视觉信号转导中，视网膜光感受器细胞、双极细胞上有 cGMP 操纵的离子通道，视网膜神经节细胞的阳离子通道也可被一氧化氮供体和 cGMP 激活。

嗅球的许多细胞含 NOS 和可溶性鸟苷酸环化酶，一氧化氮参与一种场电位的振荡，这与嗅觉识别的敏感性有密切关系。

（4）通过 sGC-cGMP 途径舒张脑血管，从而影响脑微循环血流。

舒张血管的一氧化氮有以下来源：①正常情况下，脑血管内皮细胞内一氧化氮的持续性释放使脑血管平滑肌维持一定的舒张状态。②脑动脉也有非肾上腺素能非胆碱能神经支配，其末梢也可释放一氧化氮。③脑内广泛分布的 nNOS 阳性神经元，若位于脑血管附近，则其释放的一氧化氮可弥散作用于血管。④星形胶质细胞可表达少量 cNOS，或对细胞因子等反应而表达 iNOS，也可能参与邻近脑血管张力的调节。

此外，一氧化氮还参与阿片耐受和成瘾的中枢机制，参与丘脑下部的内分泌、摄食和体温调节功能。在脑干水平，其还参与对外周心血管系统功能的调节。

（三）阿片肽

1. 阿片肽的分类　阿片肽可分为三大类，即内啡肽、脑啡肽及强啡肽。它们都有共同的 N 端氨基酸序列，酪氨酸-甘氨酸-甘氨酸-苯丙氨酸（Tyr-Gly-Gly-Phe），这是阿片肽家族的标志。目前，已鉴定出 5 种阿片样肽，即 β-内啡肽、甲啡肽（甲硫氨酸脑啡肽）、亮啡肽（亮氨酸脑啡肽）、强啡肽（DynA，DynB）和新内啡肽（α-neoEP，β-neoEP）。

2. 阿片肽的分布　阿片肽在体内分布广泛，在中枢神经系统内，β-内啡肽能神经元的胞体见于下丘脑基底部和延髓孤束核。脑啡肽在脑内分布最广泛，可见于纹状体、杏仁核、下丘脑、中脑导水管周围灰质、低位脑干等。强啡肽在脑内的分布与脑啡肽有相当程度的重叠，以下丘脑含量最高，主要分布于视上核和室旁核等神经分泌大细胞。

3. 阿片受体　有 μ、δ、κ、σ 和 ε 5 种，均属于 G 蛋白偶联受体，其中 μ、δ 和 κ 受体在中枢神经系统最常见，又分成 $μ_1$、$μ_2$、$δ_1$、$δ_2$、$κ_1$、$κ_2$ 和 $κ_3$ 受体亚型。阿片受体具有高亲和力、一定的饱和性、立体特异性、亲和力与药效的相关性及分布的局域性等特性。内源性阿片肽对各型阿片受体的亲和程度不同。其中，β-内啡肽对 μ 受体和 δ 受体均有较强的选择性。甲啡肽和亮啡肽主要作用于 δ 受体。强啡肽对 κ 受体的选择性较强，对 μ 受体的选择性次之。新内啡肽对 κ 受体的选择性较强，对 δ 受体的选择性次之。

脑内 μ 受体的分布与痛觉及感觉运动整合作用的通路相平行，广泛分布于前脑、中脑及脑干。分布密度最高的区域为新皮质、海马、尾状核、伏隔核、杏仁核、丘脑、上丘与下丘、蓝斑、孤束核、三叉神经核、脊髓背角；其次为中央灰质、中缝核；而下丘脑、视前区及苍白球的受体密度则相对较低。

δ 受体的功能尚不清楚，可能参与运动整合作用、嗅觉与识别功能。它在脑内的分布相对集中，其密度最高的区域为与嗅觉有关的脑区、新皮质、尾状核、伏隔核、杏仁核。

κ 受体的分布特性可能与水平衡调节、摄食活动、痛觉及神经内分泌功能有关。其广泛分布于中枢神经系统中，以尾状核、伏隔核、杏仁核、黑质、下丘脑、神经垂体、正中隆起、孤束核的密度最高；在中缝核、中央灰质、三叉神经核及脊髓背角胶状质中为中等密度。

4. 阿片肽的作用　　作用极为广泛，特别是对痛的调节作用尤为突出，此外还包括对神经、精神、呼吸、循环、消化、泌尿、生殖、内分泌、感觉、运动、免疫等功能的调节。阿片肽的功能如此广泛，是由其作用方式及其受体的特异分布决定的。

阿片肽的最主要作用就是缓解疼痛。阿片肽强大的镇痛作用是通过激活痛觉下行调节系统、抑制上行性痛信息传递系统而实现的，阿片受体分别在痛觉及痛信息传递两个过程中行使作用。此外，阿片肽能神经元可通过边缘系统，调节疼痛引起的痛情绪反应。

各类阿片肽都具有镇痛作用，但彼此又有所不同。脑啡肽和 β-内啡肽在脑内和脊髓中均有镇痛作用，其中脑内 β-内啡肽的含量远大于脊髓内 β-内啡肽的含量；强啡肽在脊髓中发挥镇痛作用，而在脑内反而对抗吗啡镇痛。内源性阿片肽也是针刺镇痛的重要物质基础。

阿片肽参与运动功能的调节，但因受体不同，可产生不同的效应。例如，μ 和 δ 受体激动时运动活动加强，而 κ 受体激动时运动活动则减弱。μ 受体部分在纹状体内合成，转运到中脑后，通过 γ-氨基丁酸中间神经元作用，间接促进多巴胺释放，从而加强运动功能；而 κ 受体则在黑质-纹状体内合成，随后被转运到纹状体，直接抑制纹状体内多巴胺的释放，从而起到抑制运动功能的作用。

阿片肽可调节内分泌的释放。例如，其可促进催乳素、生长激素、阿黑皮素及皮质激素的释放，抑制黄体激素、促甲状腺激素、催产素和加压素的释放。

内源性阿片肽可参与某些应激过程，这些应激因素引起的行为变化可以被阿片受体的激动剂或拮抗剂所影响。此外，某些应激因素可以导致组织和血液中阿片肽浓度的变化。

阿片肽可降低脑干细胞（孤束核、疑核、迷走神经背核和臂旁内侧核）对 CO_2 的敏感性，从而产生抑制呼吸的作用。另外，延髓腹外侧浅表层的"化学敏感区"对阿片肽的作用十分敏感。在正常情况下，内源性阿片肽对心血管功能并无明显调节作用，但在应激状态下它们大量释放，从而导致心率减慢，血压进一步下降，呼吸严重受抑制，成为休克恶性循环中的一个环节。

在许多种属，阿片肽均参与摄食与饮水的调节。一般认为，阿片激动剂可刺激饮食，阿片拮抗剂则抑制饮食。

众所周知，阿片肽可引起欣快感。脑室注射 β-内啡肽可引起欣快感，剂量稍大则可致木僵，这与精神分裂症的木僵有类似之处；反之，纳洛酮或纳曲酮均可使精神分裂症的幻听、幻觉症状减轻甚至消失。

抑郁症可能与阿片系统的功能降低有关，甲啡肽、亮啡肽、吗啡及脑啡肽酶抑制剂均表现出治疗作用。一般认为，情感和情绪的异常部分可能是由阿片系统的失衡所致。健康人血浆 β-内啡肽含量高代表情绪稳定，因此正常情感和情绪的维持可能也与内源性阿片肽有关。

阿片系统在经典的条件反射中的作用越来越受到重视，尤其是在条件性位置偏爱（conditioned place preference，CPP）和条件性位置厌恶（conditioned place aversion，CPA）中。在大鼠腹侧被盖区及导水管周围灰质中注射吗啡可导致 CPP，而纳洛酮注入同一脑区可导致 CPA。

（四）脑肠肽

1. P 物质（substance P）　　是发现最早的一种由 11 个氨基酸残基组成的神经肽，与神经激肽 A（neurokinin A，NKA）、神经激肽 B（neurokinin B，NKB）共同组成哺乳动物的速激肽（tachykinin）家族，广泛分布于中枢、周围神经系统，在各种组织中呈现出纷繁多样的生理效应。

（1）中枢 P 物质能神经元的胞体定位：P 物质神经元在中枢神经系统分布很广泛，脑内 P 物质最高浓度见于皮层下区，如黑质、下丘脑、苍白球、尾状核及中央灰质，延髓中含量中等，脊髓背侧比腹侧浓度高。

（2）P 物质受体：属 G 蛋白偶联受体。大鼠和人的 P 物质受体都是由 407 个氨基酸残基组成，具有高度同源性，仅有 22 个氨基酸残基不同。速激肽家族的受体分为 NK_1、NK_2 和 NK_3，都能与 P 物质相结合。3 种受体中，NK_1 受体对 P 物质最敏感，结合力最强，因而 NK_1 受体特称 P 物质受体。P 物质与其受体结合后，通过 Gq/磷脂酶 C/IP3/Ca^{2+} 介导促使 Cl^- 通道开放。对于不同的神经元，P 物质对离子通道的作用不同。例如，在背根神经节细胞中，P 物质作用于受体产生的内向电流，不依赖于 Ca^{2+} 通道，而非选择性地开放离子通道，使 Mg^{2+}、Na^+ 流入，Mg^{2+} 增加，阻断 K^+ 电导，K^+ 和 Cl^- 的流出也可能参与 P 物质的去极化作用。

（3）P 物质的作用

1）对中枢神经系统的作用：P 物质可调节神经元的活动，兴奋大锥体细胞；增强垂体激素分泌；P 物质可刺激多巴胺、去甲肾上腺素和 5-HT 在脑内的合成和释放。向脑室或延髓中注入 P 物质，P 物质可引起明显的呼吸增强。P 物质还可引起脊髓运动神经元去极化，兴奋那些对伤害性刺激反应的背角神经元。

2）对周围神经系统的作用：P 物质可不通过胆碱能受体或 α、β 肾上腺素能受体，直接作用于瞳孔括约肌，引起瞳孔缩小。P 物质可直接作用于交感节后神经元，引起兴奋性突触后电位。

3）对痛觉的调节：目前，P 物质被认为是第一级伤害性传入纤维末梢释放的兴奋性神经递质，但在中枢神经系统的较高级部位，P 物质却具有明显的镇痛作用。P 物质与吗啡有交叉耐受性，对吗啡耐受的小鼠，给予 P 物质也不产生镇痛作用。

4）对心血管系统及胃肠道系统的作用：P 物质可使周围血管舒张，引起血压下降。P 物质能短时间增加心排血量。P 物质对胃肠道大部分平滑肌具有很强的刺激作用，可引起小肠各段收缩。P 物质也可引起猫胃和幽门括约肌强烈收缩。P 物质还可激活胃肠道胆碱能神经元，并增强乙酰胆碱效应。

5）对免疫的调节作用：P 物质能影响免疫细胞的功能，可促进单核巨噬细胞吞噬、趋化和游走活性。P 物质可以协同方式影响中性粒细胞的功能。P 物质可刺激肥大细胞释放组胺。P 物质可促进脑内星形胶质细胞合成和释放前列腺素、IL-1 及 IL-6。

2. 胆囊收缩素　是指由十二指肠和空肠 I 细胞分泌的 33 个氨基酸组成的多肽激素，因能使胆囊收缩得名。现已在中枢和周围神经系统神经元中发现了胆囊收缩素，故又称为脑肠肽。它是中枢神经系统中含量最高的神经肽之一。

中枢神经系统中，大脑皮层和下丘脑富含胆囊收缩素，其次为垂体、海马、中脑、小脑、脑干和脊髓背角。肠道胆囊收缩素分泌细胞主要在近端小肠，肠道中的胆囊收缩素约 98% 存在于黏膜层。黏膜中胆囊收缩素的浓度以十二指肠最高，空肠的浓度虽低，但总含量大于十二指肠。

胆囊收缩素通过与靶细胞上特异性受体结合而发挥生理功能。在胰腺、胆囊和脑组织中发现了胆囊收缩素受体。在胰腺和胆囊，胆囊收缩素的结合力比非硫化的胆囊收缩素或促胃液素高约 1 000 倍，该型受体被称为胆囊收缩素-A 受体；在脑组织，胆囊收缩素和促胃液素具有相同的结合力，此受体称为胆囊收缩素-B 受体。

胆囊收缩素的主要作用有收缩胆囊、刺激胰腺分泌、调节胃酸分泌、调节胰岛素的分泌、调节消化道运动、调节摄食和拮抗镇痛等。

3. 血管活性肠肽（vasoactive intestinal peptide，VIP）　是由 28 个氨基酸残基组成的多肽，具有很强的血管扩张作用。它与促胰液素、胰高血糖素、抑胃肽、促肾上腺皮质激素释放素及垂体腺苷酸环化酶激活肽等在结构上相似，组成促胰液素-胰高血糖素-血管活性肠肽家族。

中枢神经系统内血管活性肠肽的含量较为丰富，并呈区域性分布。大脑皮层、下丘脑、杏仁核、海马、纹状体、中脑导水管周围灰质等区域存有大量的血管活性肠肽能神经元胞体。其在中枢神经系统起神经递质或调质作用。周围神经系统中，交感神经节、迷走神经、以运动神经为主的坐骨神经，以及支配外分泌腺、血管、非血管平滑肌的神经均存在血管活性肠肽。

血管活性肠肽受体已可被克隆，含有 362 个氨基酸残基，属于 G 蛋白偶联受体。配体与受体结合后，激活腺苷酸环化酶，通过 cAMP 发挥生物学效应。血管活性肠肽受体分布于脑、胃肠、心血管、肝、肾、肺和脾等部位。

血管活性肠肽位于突触囊泡中，细胞膜去极化后可释放血管活性肠肽，其可兴奋大脑皮层和脊髓神经细胞。将血管活性肠肽注入脑室可引起动物颤抖、体温升高。血管活性肠肽可激活大脑皮层的糖原分解酶，使糖原分解为葡萄糖。

血管活性肠肽对消化、心血管、呼吸系统的作用：血管活性肠肽可使食管下括约肌舒张，抑制食物、组胺和五肽促胃液素等引起的胃酸和胃蛋白酶的分泌，能增强胰腺对促胰液素和胆囊收缩素的反应，刺激胰腺水和碳酸氢盐的分泌，能抑制胆囊的静止张力和由胆囊收缩素引起的胆囊收缩，能抑制肠道吸收及刺激肠道水和离子的分泌。血管活性肠肽药理学剂量可引起全身动脉和小动脉强烈舒张，可增强心肌收缩力，增加心排血量。血管活性肠肽能神经纤维存在于气管和支气管的平滑肌层，血管活性肠肽可松弛支气管平滑肌，使支气管扩张和肺舒张，增加通气。

本章小结

在中枢神经系统内，能够实现神经元之间信息传递的一大类物质均可称为广义的神经递质。本章分为神经递质概述与重要的神经递质两节。神经递质概述比较了经典神经递质、神经调质之间的异同。其中，经典神经递质分为胆碱类的乙酰胆碱、胺类和氨基酸类等，有 6 个确定标准。而气体类、嘌呤类和神经肽也属于广义的神经递质，其合成、储存与失活与经典神经递质不同，在神经元跨突触的化学信号传递过程中也发挥重要作用。重要的神经递质中重点介绍了中枢神经系统回路研究中最重要的神经递质，有谷氨酸、γ-氨基丁酸、乙酰胆碱和多巴胺等。学习本章应掌握其生物合成、储存、失活和胞体定位及纤维投射等。

（陈鹏慧　阮怀珍）

第三章

神经营养因子

主要知识点和专业英语词汇

主要知识点：神经营养因子的概念；神经营养因子的分类；神经营养因子的主要作用方式；神经营养素的结构特点；神经营养素的生物学功能；神经营养素受体分类及结构特点；神经营养素受体信号转导途径；胶质细胞源性神经营养因子受体特点；睫状神经营养因子受体特点。

专业英语词汇：NTF；neurotrophin；NGF；BDNF；GDNF；CNTF；high affinity receptor；low affinity receptor。

神经营养因子（neurotrophic factor，NTF）是一类能够诱导神经元发育、分化和成熟的多肽或蛋白质，在神经元受损伤或病变中可保护神经元存活并促进其再生，在调控神经元数量、突起分支、突触形成和神经细胞表型的成熟等方面发挥重要作用。某类神经营养因子的缺乏、不足或失常，都可导致神经系统退行性疾病的发生或神经再生障碍。利用神经营养因子及其基因治疗神经系统疾病也是神经科学研究的热点之一。

第一节　神经营养因子概述

一、靶源性学说与神经生长因子的发现

发育神经生物学研究发现，在脊椎动物神经系统正常发育过程中，神经细胞首先过度繁殖，胚胎发育到一定时期出现大批细胞死亡、神经元数量减少的现象，称为神经细胞的自然死亡（naturally occurring cell death），也称凋亡或程序性细胞死亡。

靶源性学说认为，发育过程中分化的神经元轴突朝向靶组织生长，神经元所支配的靶细胞可产生和分泌一种数量有限的但是必需的营养性物质或营养因子，这种营养性物质或营养因子可在神经末梢被摄取。其作用于发育中的神经元，只有能得到相应营养因子的神经元才能存活下来。程序性死亡的神经元是那些未能与靶组织建立功能性联系的细胞，因不能获得适量神经营养而死亡。这将确保了神经元总量与其支配的靶区域大小相匹配。该学说也称神经营养因子假说（图3-1）。

后来，经过鸡胚枝芽切除和移植实验、交感神经免疫切除术、小鼠肉瘤移植实验和蛇毒粗提液神经元培养等，提纯和发现了第一个神经营养因子，并将其命名为神经生长因子，从而也证明了神经营养因子假说（图3-1）。神经生长因子的发现是研究生长因子和其他神经营养因子的里程碑，Rita Levi-Montalcini 和 Stanley Cohen 也因此于1986年共同获得诺贝尔生理学或医学奖。

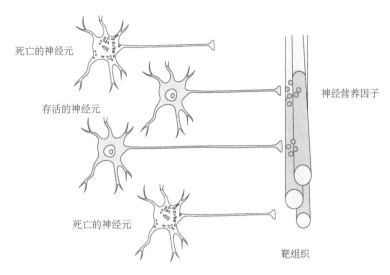

死亡的神经元

存活的神经元

神经营养因子

死亡的神经元

靶组织

图 3-1　神经营养因子假说

神经元轴突向靶组织生长，与靶组织建立功能连接的神经元因获得神经营养因子而存活（深色），而未建立连接的神经元死亡（浅色）

二、神经营养因子的概念和分类

（一）神经营养因子的概念

神经营养因子（NTF）是靶细胞产生的能促进神经元存活、生长、分化及功能维持一类多肽或蛋白质，是神经细胞发育、分化、繁殖和表型成熟的调控因子，能够诱导神经元的产生和存活，也是保护神经元损伤和促进其再生的必需因子，在调控神经元数量、突起分支、突触形成和适应性反应等方面均发挥重要作用。

神经营养因子可影响成年神经元胞内信号转导，还能改变基因表达，参与记忆巩固，防止各种损害引起神经元死亡。神经营养因子的失常、缺乏或不足都可导致神经系统发育期异常、成年期损伤后再生失败和老年期退行性病变。

（二）神经营养因子的分类

神经营养因子由许多家族组成，最初根据发现及作用而命名。例如，由神经胶质细胞产生的因子，被命名为胶质细胞源性神经营养因子（glial cell line derived neurotrophic factor，GDNF）。由成纤维细胞分泌的因子被命名为成纤维细胞生长因子（fibroblast growth factor，FGF）等。能够维持眼睛中睫状神经节神经元生长作用的因子被命名为睫状神经营养因子（ciliary neurotrophic factor，CNTF）。后来有研究发现，GDNF也可以由神经元产生，FGF可以由神经胶质细胞产生，CNTF也可以对其他神经元有作用，因此这种按来源和作用的命名方式有局限性。

随着对神经营养因子结构和功能研究的深入，目前主要根据结构同源性、受体信号转导途径和生物学作用进行分类。表3-1列出了主要神经营养因子的分类、成员和受体，包括神经营养素、GDNF、造血因子及其他神经营养因子（如FGF等）。

表 3-1　主要神经营养因子的分类、成员和受体

神经营养因子分类、成员	受体
神经营养素	
神经生长因子（NGF）	TrkA, p75NTR
脑源性神经营养因子（BDNF）	TrkB, p75NTR
海马衍生神经营养因子（NT-3）	TrkC, p75NTR
胶质细胞源性神经营养因子（GDNF）	
胶质细胞源性神经营养因子（GDNF）	GFRα-1

续表

神经营养因子分类、成员	受体
Neurturin	GFRα-2
Persephin	GFRα-3
Artemin	GFRα-4
造血因子	
睫状神经营养因子（CNTF）	CNTFRα-LIFRβ-gp130
白细胞介素-6（IL-6）	LIFRα
白血病抑制因子（LIF）	LIFRβ-gp130
其他神经营养因子	
成纤维细胞生长因子（FGF）	
FGF-1	FGFR-1/flg、FGFR-2/bek、
FGF-2	FGFR-3/cek、FGFRd4 和 HSPG
胰岛素样生长因子（IGF）	IGF-1R，IGF-2R
表皮生长因子（EGF）	EGFR

注：Trk 指原肌球蛋白受体激酶，神经营养素高亲和力受体分 TrkA、TrkB、TrkC 3 种；p75NTR 指神经营养素低亲和力受体；CNTFR 指 CNTF 受体；LIFR 指白血病抑制因子受体；FGFR 指 FGF 受体；EGFR 指表皮生长因子受体；HSPG 指硫酸乙酰肝素蛋白多糖，为成纤维生长因子的低亲和力受体。

三、神经营养因子的主要作用方式

神经营养因子从研究之初就表现出临床应用的可能性，某类神经营养因子缺乏、不足或功能失常可导致神经系统某些疾病的发生、神经系统的退行性病变或神经再生障碍。动物实验也表明，神经营养因子对神经退行性疾病和神经损伤有效果。随着研究发展，进一步探讨把这些蛋白质用于临床治疗的可能策略。

神经营养因子都是一些蛋白质，具有抗原性，因此要考虑它们可能产生的免疫反应及作为药物的安全性。此外，这些蛋白质类的神经营养因子可能难以通过血脑屏障，故不能直接通过全身给药治疗中枢神经系统相关疾病，因而关于神经营养因子的给药方式、给药途径和如何提高其利用效率显得尤为重要。

（一）脑内作用

1. 用机械微泵装置将神经营养因子注入脑内　利用计算机程控的机械微泵装置可准确控制给药量和速度，辅助套管装置能够准确方便达到定时给药、延时给药的要求。常用于脑室给药时控制输出药物总容量，脑室内给神经营养因子时一般未见有抗体产生。外周给药时要考虑可能发生的免疫反应，应用人重组神经营养因子可减少这种反应。脑实质内的微泵给药方式目前尚多用于动物实验。

2. 脂质体包裹给药　将神经营养因子的活性蛋白因子包裹后制备脂质体，或制作微囊化后植入脑内，可作为体内一种有效的释放系统治疗中枢神经系统疾病。

3. 细胞移植　在细胞移植时，辅助神经营养因子注入，可以提高移植细胞的存活率，增强治疗作用。例如，以胚胎黑质神经元或自体肾上腺髓质嗜铬细胞为供体治疗帕金森病，注入脑源性神经营养因子（brain-derived neurotrophic factor，BDNF）可提高移植细胞的存活率。细胞移植可以是经基因工程修饰的神经干细胞，其具有可持续分泌神经营养因子的活性。细胞移植也可以将遗传修饰后的细胞微囊化，移入脑内，形成细胞存活和持续分泌的微环境。

4. 基因导入　直接通过电穿孔、腺相关病毒或慢病毒等方式将神经营养因子基因导入中枢神经系统的靶细胞内以增加神经营养因子的表达水平。

（二）局部作用

1. 损伤局部注射　在套接于神经损伤断端的硅胶管中注射外源性神经营养因子，使其在轴突损伤处被摄取，经逆行轴浆运输至胞体而发挥作用。此途径用量小，神经营养因子进入血液量也少，但神经营养因子在局部可形成高浓度环境，有利于神经元的存活，是目前最常用的给药方式。

2. 蛛网膜下腔注射　此种给药方式的神经营养因子易被神经元摄取而发挥保护作用，不足之处在于神经营养因子难以到达神经损伤处，且给药方法相对困难。

（三）全身作用

神经营养因子可通过静脉、腹腔、肌肉及皮下注射给药。经此途径给药，血浆神经营养因子浓度降低较快，且神经营养因子经血脑屏障的通透性有限，真正到达中枢神经系统神经元附近的量较小。全身用药者需要增加用药量，副作用明显，还可能产生相应抗体。考虑到中枢神经损伤常伴有血脑屏障的破坏，神经营养因子可以到达神经损伤部位，随着损伤恢复和血脑屏障重建，全身用药作用有限。

（四）基因转染的作用方式

神经营养因子转基因治疗是将有功能的目的基因导入损伤区域靶细胞（体内转基因治疗），或者待移植的其他类型细胞（体外转基因治疗），使之达到治疗目的。

1. 体内转基因治疗　将神经营养因子目的基因通过逆转录病毒、腺相关病毒、慢病毒等载体，直接导入神经损伤区域，使受损伤的神经元或其他靶细胞表达导入基因产物，促进神经元存活及功能恢复。

2. 体外转基因移植　将体外培养的靶细胞通过病毒、质粒或者物理方法导入神经营养因子目的基因，再将表达目的基因的靶细胞移植到神经损伤处，移植细胞因表达基因产物可促进存活及表型转化，从而达到治疗目的。常用的靶细胞有施万细胞、成纤维细胞、定向神经干细胞及成肌细胞等。

3. 基因重组　利用基因工程手段重组多种神经营养因子，增加功能、扩大应用范围。例如，将神经生长因子、BDNF、NT-3 的活性结构域重组，形成强有力的、多特异性的合成神经营养因子，其神经营养作用和使用效率略胜于 3 种因子联用，有望用于外周神经病和神经损伤。

4. 存在的问题　转基因治疗目前还存在一些有待解决的问题。一方面，是目的基因的有效性和安全性问题。外源基因在体内长期有效表达是否能够接受机体生理信号调控，构建、合成和移植的神经营养因子基因很难像天然基因一样有效工作。移植细胞持续、过度表达神经营养因子可能会妨碍神经元轴突正常寻靶。另一方面，是载体与靶细胞的稳定表达和存活问题。无论是病毒还是非病毒载体，都存在转基因的安全性及稳定表达问题。中枢神经损伤后的局部微环境并不适合神经再生，靶细胞不能长期存活和持续表达，这也是转基因细胞移植失败的主要原因。

目前，应用四环素反应启动子调节可逆、可控表达的载体系统配合损伤局部微环境的重建，将会提高基因治疗的可靠性、有效性与安全性。

（五）以小分子活性肽的方式发挥作用

寻找调控神经营养因子及其受体的表达或启动信号转导的小分子物质，或者与其作用位点相似的活性肽片段，小分子物质及活性肽片段可以辅助能穿越血脑屏障的载体构建肽类药物。小分子活性肽因为分子量小，可以克服免疫反应和血脑屏障等问题，其作用效率高于天然蛋白。目前，已经成功构建出有低分子量的亲脂化合物，其能直接激活酪氨酸磷酸化的信号途径，在局部脑损伤中可起到与神经营养因子类似的有益作用，为治疗脑损伤提供了有效途径。

应该看到，利用神经营养因子及其基因治疗中枢神经损伤和神经退行性疾病已成为神经科学研究的热点。神经营养因子在体内不是起单纯的神经营养作用，可能具有多功能性。多种神经营养因子联合作用也存在相互影响，细胞内信号转导和作用方式更加复杂。因此，神经营养因子在体内的作用机制还需要深入研究。临床利用转基因治疗也存在基因转移效率有待提高、移植细胞的长期生存、有效表达和生物安全性等有待解决的问题。

随着对于神经营养因子与神经系统疾病研究的深入，寻找治疗方案的可行性和安全性、基因治疗的载体选择和持久性，以及神经营养因子的表达和纯化、新的受体或信号通路的发现，不仅对基础研究具有重要意义，也将促进新的治疗方法诞生。

第二节　神经营养素

神经生长因子是最早发现的具有神经营养作用的因子，随后发现的 BDNF 与之有高度同源的蛋白结构。以此克隆陆续发现多个与神经生长因子结构高度同源的蛋白，统称为神经营养素（neurotrophin，NT）。神经营养素可调控神经元的存活和分化，促进神经系统的形成和完善，在中枢神经系统发育中起重要作用。

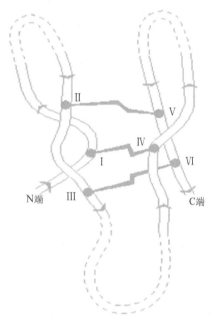

图 3-2　神经营养素的共有三维结构（引自 Judith M-R，1999）
Ⅰ～Ⅵ为 6 个高度保守的半胱氨酸残基

具有相似的亲和力。

一、神经营养素的共同特点

神经营养素分子在哺乳动物不同种属之间的相似性为 90%～100%。神经营养素蛋白合成来源于有 250 个氨基酸残基的前体蛋白，由两个约由 120 个氨基酸残基组成的亚基靠非共价连接结合组成。

神经营养素的三维结构中均包含 3 对反向平行的 β 片层结构，构成了分子中的一个疏水性核心，内含有 6 个高度保守的半胱氨酸残基，由 3 个二硫键连接。神经营养素成员的功能性结构域主要位于这 6 个高度保守的半胱氨酸残基周围（图 3-2）。

不同的神经元对神经营养素成员有选择性，神经营养素作用于不同神经元所表现的功能既有重叠性又有差异性。例如，BDNF 和 NT-3 主要作用于运动神经元。帕金森病的多巴胺能神经元对 BDNF、神经营养素-4/5（NT-4/5）最敏感，改善效果最为显著。神经生长因子对隔区、海马等胆碱能神经元作用更显著。

神经营养素受体有不同亚型，其成员作为配体与受体的亲和力也不同。目前已知的神经营养素受体包括高亲和力的 Trk 受体和低亲和力的 p75 受体。前者包括 TrkA、TrkB 和 TrkC，对神经营养素有选择性。而低亲和力的 p75 受体对神经营养素的选择性一致，

二、神经营养素成员

（一）神经生长因子

1. 来源和分布　研究者最早从成年雄性小鼠颌下腺组织匀浆中提取纯化得到具有生物活性的神经生长因子，测定其氨基酸序列。在体外培养条件下，许多细胞都能产生神经生长因子，如肿瘤细胞、骨骼肌细胞、成神经细胞瘤细胞、3T3 成纤维细胞等。

神经生长因子广泛分布于神经系统和非神经系统的组织中，神经生长因子在靶组织的分布和浓度与交感神经支配密度有关。免疫组化技术和免疫酶标技术证明，神经生长因子亚细胞位于神经元的胞质、胞体和突起内。内源性神经生长因子及其 mRNA 同时高水平存在于大脑皮层、嗅球、海马、杏仁体、纹状体、丘脑、下丘脑、脑干和脊髓等部。在海马，神经生长因子免疫阳性物质主要密集位于门区，并且延伸至 CA3 区、CA2 区和 CA1 区，脊髓的前角运动神经元内有神经生长因子及其 mRNA 的表达，隔核、Meynert 基底核等胆碱能神经元胞体所在区有较高水平的神经生长因子，大部分胆碱能神经元为神经生长因子阳性神经元。神经生长因子还广泛分布于非神经系统的器官和组织，如小鼠颌下腺，豚鼠、家兔和公牛的前列腺，牛精液，人的胎盘组织和蛇毒液等。

对神经生长因子起反应的神经元主要有交感神经元、某些感觉神经元和中枢胆碱能神经元。神经生长因子由这些神经元的靶组织产生，被神经元轴突末梢摄取，逆行转运至胞体，从而维持神经元的存活及功

能，故神经生长因子是典型的靶源性神经营养因子。

2. 蛋白质结构　从蛋白结构分析，神经生长因子是由 α、β 和 γ 3 个亚基组成的五聚体蛋白复合物，按照 α：β：γ 为 2：1：2 的比例和 1～2 个锌离子组成，分子量为 130～140 kDa（图 3-3）。

其中 β 亚单位是神经生长因子的生物功能活性亚单位，是由双链（每链 118 个氨基酸）组成的二聚体-β 亚基（β-NGF），分子量为 26 kDa，它的两个单体沿长轴靠拢成镜面对称。γ 亚单位是一类肽酶，在神经生长因子前体分子的剪切过程中发挥作用，从而释放有活性的 β 亚单位。α 亚单位的功能尚不清楚。人与小鼠神经生长因子蛋白约 90% 的氨基酸序列相同。

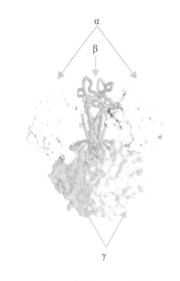

图 3-3　神经生长因子蛋白质结构模式图
神经生长因子是由 3 个亚基组成的五聚体蛋白复合物。其中，β 亚单位具有生物活性，γ 亚单位具有肽酶活性

（二）脑源性神经营养因子（BDNF）

1. 来源和分布　BDNF 旧称 NT-2，最初是从猪脑中分离鉴定的一种碱性蛋白，是脑中含量最多的神经营养因子。

BDNF 广泛分布于中枢神经系统，如海马、杏仁核、丘脑、大脑皮层、隔区、小脑等。基板源性感觉神经元、神经嵴感觉神经元、睫状节神经元、脊髓运动神经元、面神经运动神经元、三叉神经本体感觉神经元、视网膜神经节细胞、基底前脑胆碱能神经元、黑质多巴胺能神经元等中也有 BDNF 存在。BDNF 在成年脊髓中仍具相当的表达水平，主要分布在脊髓灰质，特别是腹角运动神经元、轴索和胶质细胞。

对 BDNF 有反应的神经元一般都位于或投射于中枢神经系统，哺乳动物脑内的 BDNF mRNA 水平要比神经生长因子的平均高 20～30 倍，在海马内可达 50 倍。

2. 蛋白结构　BDNF 全基因编码的蛋白前体分子由 252 个氨基酸残基组成，是一种含分泌信号肽的大分子前体。成熟蛋白由 119 个氨基酸组成，分子量为 12.3 kDa，是一种分泌型的细胞外因子。其主要由 β 折叠和无规则卷曲二级结构组成，含有 3 个二硫键，为一种碱性蛋白。

50%～60% 的 BDNF 氨基酸序列与神经生长因子相同。为克服免疫排斥反应，一般应用的重组人 BDNF 的氨基酸序列与猪、大鼠的完全一致，这表明 BDNF 成熟蛋白在不同种属间具有高度保守性。

BDNF 的基本功能是促进神经元的存活和突起的生长。对周围和中枢神经系统中的神经元具有广谱作用，对感觉神经元、海马神经元、小脑神经元、视网膜神经节细胞、运动神经元、基底前脑胆碱能神经元和中脑黑质多巴胺能神经元等都有营养作用。

（三）其他神经营养素

随着对神经生长因子与 BDNF 同源性结构的发现，特别是它们均包括 6 个半胱氨酸残基及 3 个二硫键的高度保守区域。以同源序列作为引物进行扩增，陆续发现了 NT-3、NT-4/5、NT-6 和 NT-7，它们均属神经营养素。但是它们的组织分布、受体结构、效应神经元类型、在发育过程中起作用的时期等则不尽相同。例如，大鼠脑发育中神经生长因子、BDNF 和 NT-3 分不同时间表达，NT-3 mRNA 的峰值见于出生后很短的一段时间，BDNF mRNA 的峰值约在生后 2 周，神经生长因子 mRNA 的峰值在生后 3 周。

1. NT-3　又称海马衍生神经营养因子，在中枢神经系统以海马和小脑含量最高。全基因编码的人 NT-3 前体蛋白含有 257 个氨基酸残基，成熟蛋白由 119 个氨基酸残基组成，分子量为 13.6 kDa。NT-3 成熟蛋白的氨基酸序列 57% 的与神经生长因子相同，58% 的与 BDNF 相同。NT-3 mRNA 水平在胚胎中枢神经系统含量较高，而在成年中枢神经系统的含量则明显减少，但其在骨骼肌、肝和肠等外周组织却有高水平的表达。

2. NT-4/5　以神经生长因子、BDNF 和 NT-3 的同源序列作为引物进行扩增，从一种爪蟾克隆到 NT-4，同期用类似方法从哺乳动物及人基因组扩增，克隆得到 NT-5。后来发现，尽管二者来源不同，分布和生理功能可能不一致，但是其具有相同的氨基酸序列和结构，现一般合称为 NT-4/5。人类 NT-4/5 前体由 210 个氨基酸残基组成，成熟蛋白由 130 个氨基酸组成，分子量为 14 kDa。NT-4/5 在中枢和外周神经系统中分布很广，在运动神经元、基底前脑胆碱能神经元与海马、下丘、延髓等处均有表达。

3. NT-6　是从一种硬骨鱼基因组文库中克隆得到的神经营养素成员，由 143 个氨基酸组成，分子量为 15.9 kDa。与神经营养素其他成员不同，NT-6 不是由合成细胞直接释放的可溶性蛋白质，而是非溶解性蛋白质，需要肝素的作用才能将它从细胞表面及细胞外基质中释放出来。NT-6 的作用与神经生长因子有些相似，但作用较弱。

4. NT-7　是从斑马鱼（zebra fish）中发现的神经营养素成员，因此也被称为 zNT-7。其氨基酸序列更加接近鱼类的神经生长因子和 NT-6，分别有 65% 和 63% 的氨基酸序列一致。与其他神经营养素不同的是，在 NT-7 成熟蛋白中央的 β-转折区有一个由 15 个氨基酸残基组成的插入序列。NT-7 可引起 TrkA 的酪氨酸磷酸化，但不能识别 TrkB 或 TrkC，这表明与神经生长因子有相似的受体选择特异性。

三、神经营养素受体及信号转导

神经营养素受体有两种，一类是高亲和力受体（high affinity receptor），一类是低亲和力受体（low affinity receptor）。两类受体均为膜表面蛋白，包括胞外部、跨膜部和胞内部 3 部分。其中，高亲和力受体对神经营养素不同成员有选择性。

（一）高亲和力受体

1. 结构特点　神经营养素（即神经营养因子）高亲和力受体为原肌球蛋白受体激酶（tropomyosin receptor kinase），因此称为 Trk 受体。由原肌球蛋白和酪氨酸激酶融合产生，是一次跨膜蛋白，含 427 个氨基酸，分子量为 120~160 kDa。

Trk 受体包括胞外区、跨膜区和胞内区。其中，胞外区按照功能主要有 3 部分，半胱氨酸簇（cysteine）、亮氨酸亮集结构（leucine rich region，LRR）和免疫球蛋白（IgG），图 3-4。其中，半胱氨酸簇位于亮氨酸富集结构旁侧，区别 Trk 受体与其他酪氨酸激酶家族成员。亮氨酸富集结构是配体的结合区，也决定 Trk 受体与配体结合的特异性。胞内区包括近膜区、酪氨酸激酶区、羟基尾区，不同 Trk 亚型具有高度相似的酪氨酸激酶结构域。

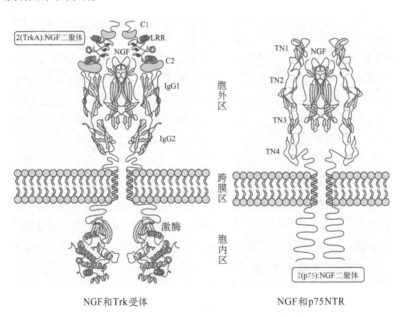

图 3-4　神经营养因子的高亲和力受体（Trk 受体）与配体 NGF 的结合，以及低亲和力受体（p75NTR）与配体 NGF 的结合
C1 和 C2，半胱氨酸簇 1 和半胱氨酸簇 2；LRR，亮氨酸富集结构；IgG1 和 IgG2，免疫球蛋白 1 和免疫球蛋白 2；
NGF，神经生长因子；TN，半胱氨酸富集结构

Trk 受体有 TrkA、TrkB、TrkC 3 种，三者有 66%~68% 的氨基酸序列相同。TrkA 分布于大脑皮层、基底前脑、纹状体、睫状神经节、感觉、交感神经元等，可特异地表达在一些含神经肽（如 P 物质和降钙素基因相关肽等）的神经元及与痛觉传递相关的中枢部位。TrkB 随出生后发育持续增加，TrkB 及 TrkC 在中枢神经系统中的分布更加广泛。

TrkA 的特异性配体是神经生长因子,NT-7 也可作用于 TrkA。TrkB 的特异性配体是 BDNF 和 NT-4/5。TrkC 有多个异构体,特异性配体是 NT-3。从神经营养素对受体的激活角度看,NT-3 可以作用于 TrkA 和 TrkB,NT-4/5 可以作用于 TrkC。

2. Trk 受体的作用　Trk 受体是神经营养素的高亲和力受体,是介导神经营养素生物学作用的主要途径,包括促进神经元生长、存活、分化、轴突生长、突触可塑性和神经递质表达等。参与的信号转导机制与其他酪氨酸激酶受体的机制相似。

神经营养素结合到 Trk 受体可引发受体二聚化,从而吸引多种适配分子,为胞内信号蛋白提供了识别或对接的位点,适配分子结合到位于 Trk 受体近膜区的酪氨酸残基上,形成信使分子复合物(图 3-5)。激活受体酪氨酸激酶可导致细胞内酪氨酸残基磷酸化并传递到信号途径下游,最终活化 Ras、丝/苏氨酸激酶,导致细胞存活或分化。

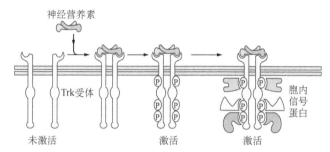

图 3-5　Trk 受体结合神经营养素后激活过程示意图

3. Trk 受体的信号转导　神经营养素激活 Trk 受体后,最主要的信号途径有 3 个,通过磷脂酰肌醇-3-激酶/丝氨酸-苏氨酸激酶途径、丝裂原活化蛋白激酶胞外激酶/丝裂原活化蛋白激酶途径可刺激神经元存活和突起生长,以及磷脂酶 C-γ 途径(可调节神经元的可塑性)(图 3-5)。

(1)磷脂酰肌醇-3-激酶/丝氨酸-苏氨酸激酶(PI3K/Akt)途径:在大脑、交感、感觉、皮层和运动神经元中,磷脂酰肌醇-3-激酶(PI3K)是最主要的促神经元存活蛋白,在神经营养素调节神经元促存活中,80% 的作用由 PI3K 介导。Akt 又称蛋白激酶 B(PKB 或者 Rac),在细胞存活和凋亡中起重要作用,其靶点是细胞内调节存活的蛋白质,通过使凋亡蛋白磷酸化而抑制凋亡。Akt 在神经元中主要作用是调控细胞的存活,而缺乏 Akt 可引起突起过度生长和促分化等其他反应。因此,PI3K/Akt 途径主要调控神经元存活。

(2)丝裂原活化蛋白激酶胞外激酶/丝裂原活化蛋白激酶(MEK/MAPK)途径:在神经元中有多种作用,包括突触可塑性、长时程增强和促存活。其中 MEK(MAPK 胞外激酶)是一种细胞外的调节激酶,对 TrkB 诱导的存活作用更为明显。MEK/MAPK 诱导存活的方式是,通过刺激抗凋亡蛋白包括 Bcl-2 和转录因子 cAMP 应答元件结合蛋白质的激活或表达来完成。

(3)磷脂酶 C-γ(phospholipase C-γ,PLC-γ)途径:磷脂酶 C 有 3 个家族,即 PLC-β、PLC-γ 和 PLC-δ,有类似的催化活性。其中,Trk 受体的 C 末端磷酸化的酪氨酸可吸引 PLC-γ,从而催化对底物 PIP2 的剪切,使其分解为 DAG 和 IP3。DAG 可引起蛋白激酶 C 活化,IP3 引起 Ca^{2+} 从胞内钙库中释放,通过 Ca^{2+} 的第二信使途径,使其与细胞内钙调蛋白结合,从而激活蛋白激酶,促进蛋白质酶磷酸化,产生可塑性变化。

(二)低亲和力受体

1. 结构和分布　神经营养素(即神经营养因子)的低亲和力受体为 p75 受体(p75NTR),p75NTR 是糖基化的跨膜蛋白,由 426~427 个氨基酸残基组成,分子量为 49 kDa,糖基化后的分子量为 75 kDa,故称为 p75NTR。低亲和力受体结构包括胞外区、跨膜区和胞内区 3 部分。胞外区含有 4 个重复的半胱氨酸富集结构(TN1~TN4),为与配基结合的部位(图 3-4)。胞内区较小,已确认了 3 个与死亡受体类似的结构域。p75NTR 对神经营养素的选择性一致,但是亲和力都低于 Trk 受体与配体的亲和力。一般情况下,p75NTR 以相同的亲和力与 TrkA 受体、TrkB 受体、TrkC 受体相结合,形成受体复合体,激活信号转导发挥生物学作用。

p75NTR 在神经系统的分布范围比 Trk 受体广泛。基底前脑的大多数胆碱能神经元的胞体区和轴突投射区均有高水平表达,其分布与胆碱能神经元的中枢定位有很强的相关性。在人的基底前脑,p75NTR 的免疫阳性细胞分布于隔区、斜角带核、前连合、新纹状体、内囊和苍白球等部位,但仅存在于发育的某一阶段。而在脊髓后角浅层的 I、II 板层等部位,p75NTR 有永久性分布。一般来说,发育早期 p75NTR 在许多神经元都有短暂性高表达,这可能与发育过程中神经元选择性死亡有关。在神经元受损伤或其他原因发生凋亡时,p75NTR 表达量显著增高。

2. 主要作用 p75NTR 单独作用时，主要介导细胞死亡。其主要通过其胞内的死亡结构域来影响细胞功能，促进发育过程中的神经元凋亡。此外，p75NTR 还能调节鞘磷脂的代谢，这些作用不依赖 Trk。因此，当细胞不表达 Trk 受体而只表达 p75NTR 时，神经营养素与 p75NTR 的结合可导致细胞的死亡。神经损伤后，p75NTR 表达上调，介导细胞凋亡。

（三）Trk 受体与 p75NTR 共表达的意义

多数情况下，神经元同时表达 p75NTR 与 Trk 受体，且前者数量通常较 Trk 受体多。例如，新生交感神经元 p75NTR 的数量是 TrkA 受体数量的 10 倍以上。在共表达时，不同神经营养素（NGF、BDNF、NF-415、NF-3）以特异的亲和力与不同的 Trk 受体结合，但是都能与 p75NTR 结合，p75NTR 以相同的亲和力与 TrkA 受体、TrkB 受体、TrkC 受体，形成受体复合体，激活信号转导发挥生物学作用（图 3-6）。主要有以下 3 方面的作用意义。

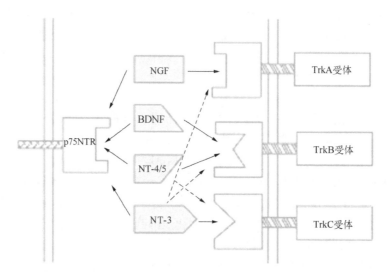

图 3-6 不同神经营养素（NGF、BDNF、NF415、NT-3）以特异的亲和力与不同的 Trk 受体结合，但是都能与 p75NTR 结合
虚线箭头提示有非特异结合

1. 提高 Trk 受体的信号转导速度 在共表达 p75NTR 时，Trk 受体与神经营养素的结合速度更高，以及介导的细胞内信号转导速度更快。例如，在 PC12 细胞，有 p75NTR 时神经生长因子与 TrkA 受体的结合速度较只表达 TrkA 受体的快 25 倍，其细胞内信号转导速度也增快。

2. 提高 Trk 受体对配体的亲和力 使 Trk 受体可激活更低浓度的神经营养素的信号转导。同时，表达 p75NTR 和 TrkA 受体的神经元比只表达 TrkA 受体的神经元能够对更低浓度的神经生长因子产生反应。p75NTR 也能影响 TrkB 受体与 BDNF 及 NT-4 的结合效率（图 3-6）。

3. 增加 Trk 受体与配体的特异性，抑制非特异结合 p75NTR 与 Trk 受体共表达能够提高 Trk 受体对同源神经营养素的分辨力，增加配体结合的特异性，抑制非特异结合。例如，当成纤维细胞只表达 TrkA 受体时，神经生长因子、NT-4/5 及 NT-3 均能激活 TrkA 受体的磷酸化，从而导致细胞增生，而当细胞同时表达 TrkA 受体与 p75NTR，相同浓度的 NT-4/5 及 NT-3 则无法激活 TrkA 受体。同样，NT-3 可以激活 TrkA 受体、TrkB 受体和 TrkC 受体，但是如果它们与 p75NTR 共表达，NT-3 仅特异性作用于 TrkC 受体/p75NTR。

总之，p75NTR 的信号传递是多种多样的，它的激活会导致细胞凋亡或者说它的存活取决于细胞的类型及所处的生理和功能状态，也就是说其可以介导正向和反向信号。一般情况下，p75NTR 与 Trk 受体可协同促进细胞存活，发挥正向作用。而 p75NTR 单独发挥作用可抑制 Trk 受体介导的神经元生长，从而起负向信号作用。

四、神经营养素的生物学作用

神经营养素是一类靶源性神经营养因子，与受体结合后启动各种生物学反应包括促进神经元的发育与分化、支持成熟神经元的存活和发生适应性反应、对神经元的调节作用、促进损伤神经的修复及对神经退行性疾病的改善作用等。

（一）促进神经元的发育与分化

神经营养素在神经系统发育中起重要作用，可维持中枢和周围神经系统未成熟神经元的生存并促使其繁殖、分化，增强神经突起的生长，改变神经元的电生理性质等。

神经管发生时期便发现有 NT-3 和 TrkC mRNA 的表达，NT-3 可促进新迁移神经嵴细胞的有丝分裂，增加早期背根节神经元的数量，支持背根节神经元分布至肌肉的周围突纤维存活。在脊髓各节段间投射神经元的存活需要 NT-3，如果用 NT-3 抗体处理鸡胚，那么背根节神经元的轴突就不能在脊髓内形成长的节间投射。

在胚胎发育期，神经营养素可影响神经元的存活、促进其向特定功能神经元的分化。对已分化的神经元，神经营养素能维持其特异的功能。神经生长因子对交感神经节有明显生物活性，可促进起源于神经嵴的感受伤害性刺激的感觉神经元存活。向新生小鼠体内注射神经生长因子抗体，可使其颈上节和交感链严重萎缩，从而导致超过 90% 的交感神经元丧失。将神经生长因子注入胚胎小鼠或新生小鼠体内，则会使这些小鼠的感觉和交感神经节比正常的增大数倍，单个神经元变大，内质网、神经微丝和神经微管等细胞器也增多。BDNF 和 NT-3 能支持神经上皮基板源性神经元和本体感觉神经元的存活，对结状节神经元生长有诱导作用，能挽救大部分背根节神经元和结状节神经元的程序性死亡。BDNF 能使神经嵴细胞向感觉神经元谱系分化。发育期间，前庭神经元的存活需要 BDNF，而大多耳蜗神经元的存活需要 NT-3。

（二）支持成熟神经元存活和发生适应性反应

神经营养素可以支持成熟神经元的存活和发生适应性反应，对感觉神经元、运动神经元、交感神经元基底前脑胆碱能神经元和中脑多巴胺能神经元都有不同作用，包括释放特异性神经肽、神经递质和介导神经元的可塑性等。

1. 对感觉神经元的作用　成熟的感觉神经元能结合并逆向运输神经生长因子、BDNF、NT-3 和 NT-4/5。神经生长因子、BDNF 和 NT-3 可促进背根神经节感觉神经元的轴突生长。BDNF 可增加视网膜节细胞轴突的分支数目和其终末分支的复杂性。BDNF 和 NT-3 对前庭和听觉系统初级感觉神经元的存活起支持作用。*BDNF* 基因和 *NT-3* 基因敲除动物的前庭和螺旋神经节神经元全部丧失，其中前庭神经元大多依赖 BDNF，而大多数螺旋神经节神经元依赖 NT-3。

2. 对运动神经元的作用　神经营养素对运动神经元有营养作用。在骨骼肌中能检测出 BDNF 和 NT-3 的 mRNA，脊髓前角运动神经元能表达一种与 BDNF 信号传递有关的受体。局部应用 NT-3、NT-4/5 和 BDNF 能减少因坐骨神经和面神经切断所致的大量运动神经元死亡。

3. 对交感神经元的作用　神经营养素能维持交感神经元存活。成熟交感神经元仍需要神经生长因子来维持其存活。NT-3 也可以诱导 TrkA mRNA 的表达，在依赖神经生长因子之前交感神经元需要 NT-3 支持其存活。

4. 对基底前脑胆碱能神经元的作用

神经营养素可支持基底前脑胆碱能神经元存活和生长，成熟脑内神经生长因子的效应神经元是隔区、斜束核和基底核的胆碱能神经元及纹状体中的胆碱能中间神经元，其轴突可投射到海马和皮质，从而构成胆碱能通路。对切断穿窿海马伞的老年大鼠，侧脑室注射神经生长因子能保护其内侧隔核和斜角带垂直支的阳性神经元及改善动物的行为。老年记忆减退大鼠的内侧隔核、斜角带神经生长因子阳性神经元数减少，这可能是引起老年性记忆减退的机制之一。BDNF 也有支持基底前脑胆碱能神经元存活和生长的作用，主要在于胞体的早期发育和突起生长，这与神经生长因子的作用有差异。

5. 对中脑多巴胺能神经元的作用　体外研究表明，BDNF 可影响体外培养的多巴胺能神经元存活和分化。在体内移植胚胎中脑细胞治疗帕金森病模型鼠的实验中，BDNF 能提高移植的多巴胺能神经元功能，是最有希望的特异营养因子。NT-3 对中脑多巴胺能神经元也有保护作用。

（三）对神经元的调节作用

神经营养素可调节神经元表型、神经元连接及突触可塑性。

1. 调节神经元表型　在发育时期，神经营养素对神经元表型分化及已分化完成的神经元表型都有调节作用。例如，向鸡胚注入分泌 NT-3 的细胞时，感受伤害性刺激的神经元对皮肤毛发的刺激感受阈下降。

神经生长因子能提高神经元神经肽、降钙素基因相关肽和 P 物质等的水平，调节某些感觉神经元的动作电位或神经元形态，用神经生长因子处理神经元可使神经元轴突的数目增加。

2. 调节神经元连接及突触可塑性　在发育时期，视网膜节细胞的 BDNF mRNA 水平升高，从而调节其与顶盖的接触和连接，这种顶盖受视网膜传入活动调节的现象亦见于成年动物。神经营养素也可影响突触功能，在脊髓神经元与肌细胞联合培养时加入 BDNF 或 NT-3，数分钟内便可在肌细胞内记录到自发的和冲动引起的突触活动。BDNF 或 NT-3 能迅速增加培养的海马神经元细胞内钙离子水平，增加自发的和诱发的兴奋性突触反应，从而通过神经递质的释放增强突触功能。*BDNF* 基因敲除的小鼠表现出海马的长时程增强受损，用外源性 BDNF 可重建长时程增强。

（四）促进损伤神经的修复

神经营养素不仅支持原代培养的感觉神经元的存活，亦促使其突起的生长，包括调节损伤后溃变轴突的出芽和轴突导向等。

脊髓损伤后移植分泌神经生长因子的工程细胞可显著诱导感觉神经元突起生长，从而促进移植物在宿主脊髓内的成活和整合，以及促进神经断端的轴突再生。神经生长因子也能影响传入神经元在其靶区内的侧支出芽，对神经纤维的生长方向起引导与趋化作用。损伤脊髓局部 BDNF，免疫反应阳性星形胶质细胞、小胶质细胞和巨噬细胞显著增加，这些细胞可能参与了脊髓损伤后的修复。

周围神经损伤后，施万细胞产生大量的神经生长因子、BDNF、NT-4/5，从而促进损伤神经元的存活和再生。在轴突 Waller 变性前，神经生长因子与低亲和力受体 p75NTR 结合增多，从而可促进施万细胞增殖和迁移。

（五）对神经退行性疾病的改善作用

1. 阿尔茨海默病　阿尔茨海默病患者的记忆障碍是由脑内某些区域的胆碱能神经元及其突触发生病理改变所致。神经营养素可增强神经元的存活和分化，在突触可塑性方面起重要作用。基底前脑绝大部分胆碱能神经元为神经生长因子敏感神经元。阿尔茨海默病的突出特征是基底前脑胆碱能神经元退行性病变。动物实验切断老年鼠海马伞可导致隔区胆碱能神经元萎缩，若向侧脑室及时注入神经生长因子可维护神经元的存活，阻止损伤后基底前脑胆碱能神经元丢失。BDNF 和 NT-4/5 可促进体外培养的隔区胆碱能神经元存活。足量的神经生长因子还能使受损和未受损胆碱能神经元体积增大，有改善记忆的作用。

2. 帕金森病　特征性病理改变是中脑黑质-纹状体多巴胺能神经元进行性变性坏死，从而引起脑内多巴胺含量明显减少。体外研究表明，BDNF 支持胚胎中脑多巴胺能细胞存活并向多巴胺能表型分化。BDNF、NT-3 和 NT-4/5 不仅可促进多巴胺能神经元的存活和分化、增强存活神经元功能，还能显著降低 1-甲-4-苯基-1，2，3，6-四氢吡啶（MPTP）或 6-羟基多巴对神经元的毒性。向正常成年大鼠的尾状核或黑质内注入 BDNF，能使新纹状体多巴胺代谢增高，亦能使大鼠因用苯异丙胺后出现的旋转行为恢复正常。由于发现应用神经营养素能减少多巴胺能神经元的丢失，并可减慢或逆转多巴胺神经元的持续变性，增强未受损神经元的功能，许多研究将神经营养素用于帕金森病治疗。

3. 运动神经元病　表现为下和（或）上运动神经元不同程度的变性和丧失，主要有肌萎缩侧索硬化症、进行性脊髓肌萎缩和原发性侧索硬化等。由于运动神经元分布有 TrkB 受体和 TrkC 受体，且能表达 BDNF 和 NT-3，临床上将神经营养素用于治疗肌萎缩侧索硬化症的研究。其中，BDNF 能减少运动神经元的变性，并提高神经元的功能。在临床试验中，采用皮下注射 BDNF，当 BDNF 被注射到神经-肌肉接头或血管内时，可经轴突逆向运输到脊髓运动神经元，这种运输功能在神经损伤后显著增强。

第三节　其他神经营养因子

一、胶质细胞源性神经营养因子

胶质细胞源性神经营养因子（GDNF）最早从大鼠神经胶质细胞系 B49 的细胞培养液中纯化并命

名。在多种神经细胞和神经相关细胞的培养中发现了 GDNF 的表达，并发现其有靶源性神经营养因子的作用。

（一）结构与分布

人 GDNF 前体蛋白由 211 个氨基酸残基（其中信号肽 19 个氨基酸）构成，加工处理后可形成有 134 个氨基酸的分泌型成熟蛋白，是一个糖基化的、由二硫键连结的同源二聚体蛋白质，分子量为 32～34 kDa，为碱性蛋白质。后来，在卵巢中还发现一种与 GDNF 结构和功能相似的神经营养因子 Neurturin。随后，研究者对 GDNF 和 Neurturin 的高度同源区设计引物并克隆，发现了 GDNF 家族的两个新成员 Persephin 和 Artemin，见表 3-1。

已经证实，GDNF、Neurturin、Persephin 和 Artemin 是一类结构相似、功能相关的分泌型蛋白质，都具有 7 个保守的半胱氨酸残基及高度相似的空间结构，氨基酸顺序也具有较高的同源性，在生理功能、受体、信号转导途径等方面都具有相似性。

GDNF 在中枢神经系统的不同脑区均有表达，主要来源有 I 型星形胶质细胞、黑质-纹状体系统和基底前脑的神经元等。在基底神经节、嗅结节、与运动有关的神经结构如小脑浦肯野细胞和三叉神经运动核、与某些感觉有关的结构如丘脑、三叉神经感觉核、脊髓后角和背根节及蓝斑核等区均有相当的 GDNF mRNA 表达。

体外培养显示，施万细胞与星形胶质细胞均能合成和分泌 GDNF。许多外周器官如肾、心、肺等，以及松果体、唾液腺、性腺、骨骼肌、皮肤、触须、视网膜等在发育形成中，GDNF 表达的量较多，而成年期其表达则较少。

（二）GDNF 受体

GDNF 是通过复合受体作用而发挥信号转导从而产生效应的。复合受体由两部分组成，一部分是由固定于胞膜外层的糖基磷脂酰肌醇（GPI）键锚定在细胞表面的连接蛋白，称为 GDNF 受体 α（GFR α），另一部分为酪氨酸激酶 Ret 蛋白。Ret 蛋白为 GDNF 的功能性受体，是 *c-ret* 原癌基因的编码产物，为受体酪氨酸激酶超家族的一员。GFR α 能特异性地结合 GDNF，促使 Ret 蛋白磷酸化，磷酸化的 Ret 蛋白可激活其下游的 MAPK、PI3K 等，导致一系列胞内途径的激活，从而发挥 GDNF 神经营养因子的生理功能。因此，GDNF 受体复合体有两种成分：GFR α 与配体结合，Ret 蛋白作为信号转导成分。

其中，GFR α 有 4 种，即 GFR α-1、GFR α-2、GFR α-3、GFR α-4，它们对 GDNF 的亲和力不同。GFR α-1 是 GDNF 的高亲和力受体，Neurturin 与 GFR α-2 结合，Artemin 与 GFR α-3 结合，Persephin 的受体主要是 GFR α-4。

GFR α 是 GPI 连接的胞外蛋白，缺乏跨膜和胞内结构域，无法单独完成信号转导，尚需要跨膜蛋白 Ret 蛋白的协同作用。作用方式在于 GDNF 的二聚体结合到两个 GFR α 分子上形成复合物，通过 Ret 蛋白的二聚体化，激活 Ret 蛋白，从而引起自身磷酸化，具体见图 3-7。Ret 蛋白可激活几条经典的酪氨酸激酶信号途径，包括 Ras-MAPK、PI3K、JNK 和磷脂酶 C-γ（PLC-γ）等，其中 Ras-MAPK 信号途径促神经元存活和突起生长，PI3K 信号途径能促进多巴胺能神经元生长和分化。

一般认为只有 GFR α 和 Ret 蛋白同时存在时，GDNF 才能发挥信号转导作用。但是，最近有实验表明，GDNF 也能直接与 Ret 蛋白作用，或者 GDNF 通过

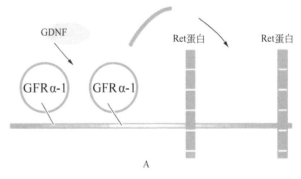

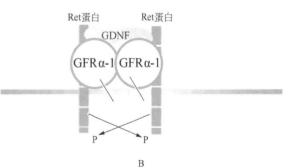

图 3-7 GDNF 受体信号转导示意图

A. GDNF 二聚体结合到两个 GFR α 分子上，该复合物结合到 Ret 蛋白上；B. Ret 蛋白随后发生二聚化，Ret 蛋白二聚化引起酪氨酸残基的自磷酸化

GFR α-1 激活细胞内其他信号转导途径。

（三）GDNF 的生物学作用

GDNF 的作用方式主要是靶源性的，另外还有旁分泌和自分泌的作用方式，发挥更为广谱的神经营养作用。

1. 促进多巴胺能神经元的存活　体内、外实验均证明，GDNF 对多巴胺能神经元有高度的亲和力，是一个高度特异性神经营养因子。其包括促进胚胎中脑多巴胺能神经元存活与分化，使神经元胞体增大、轴突延长。向黑质或纹状体内注射 GDNF，能降低 MPTP 或 6-OHDA 对多巴胺能神经元的损伤，阻止神经元的退变，诱导残存的多巴胺能神经元长出新的突起，动物的运动行为亦因其有明显改善。由此可见，GDNF 有可能应用于人类帕金森病的治疗。

2. 支持胆碱能运动神经元的存活　GDNF 是目前最强的胆碱能运动神经元营养因子，支持运动神经元存活的作用比 BDNF 的作用强几十至几百倍。GDNF 和 GFR α-1 缺陷的大鼠，胚胎呈现出脊髓和颅内运动神经元的显著丢失及濒死细胞增加，而 *ret* 基因敲除的大鼠的所有运动神经元均发生显著丢失。相反，GDNF 肌肉特异性过表达或子宫内给予 GDNF 治疗能促进运动神经元的存活，由此可知，GDNF 是运动神经元赖以生存的营养因子。GDNF 对出生后运动神经元的主要作用是促进轴突末端的分支及突触构建。

3. 对交感、副交感和感觉神经元的营养作用　GDNF 能促进多种外周神经元包括交感神经元、副交感神经元及感觉神经元的存活。GDNF 不仅对发育中的神经元有营养作用，还能促进培养的交感和副交感神经元及本体感觉、内脏感觉和皮肤感觉神经元的存活。GDNF、GFR α-1 或 *ret* 基因缺陷的大鼠可出现副交感神经节、螺旋神经节缺失，来源于迷走神经和骶髓副交感的肠道神经元及神经胶质细胞亦显著丢失，子代出生时完全缺乏肠源性的神经供应，这表明 GDNF 及其受体对副交感神经节的发育及副交感神经元前体的迁移和增殖是至关重要的。

GDNF 对其他神经元也有促存活作用。它可促进蓝斑的去甲肾上腺素能神经元的存活，使蓝斑神经元免遭 6-羟基多巴胺（6-OHDA）的损伤，从而促进去甲肾上腺素能神经元表型形成；也能阻止损伤后基底前脑胆碱能神经元的死亡和萎缩；对小脑浦肯野细胞的存活及分化也具有重要作用。

二、睫状神经营养因子

睫状神经营养因子（CNTF）最初从鸡胚眼中分离出来，是一种体外能促进鸡胚睫状神经元存活的蛋白质。

（一）结构与分布

CNTF 是由 200 个氨基酸组成的微酸性单体蛋白质，分子量为 22~24 kDa，分子内无二硫键、无分泌信号、无 N-糖基化位点和信号肽，属于细胞内蛋白质，而非分泌型蛋白质。CNTF 分子结构与造血细胞因子如 IL-6、白血病抑制因子（leukemia inhibitory factor，LIF）等有相似的 4 个螺旋结构，CNTF 被认为是造血因子家族成员之一。

CNTF 在脉络膜、虹膜和睫状肌中含量丰富。CNTF 由 I 型星形胶质细胞、神经细胞、成纤维细胞和骨骼肌合成，广泛存在于中枢和外周神经系统。中枢神经系统 CNTF 阳性细胞主要分布在大脑皮层、嗅球、视神经、脑干、下丘脑、纹状体、小脑皮层和脊髓等。神经胶质细胞的 CNTF 阳性免疫反应定位于胞体，而突起基本不表达。CNTF 在神经元主要位于细胞核，而细胞质呈阴性反应，但也有报道在神经元细胞核和细胞质的 CNTF 均呈阴性。在周围神经系统，高水平的 CNTF 定位在髓鞘、施万细胞和睫状神经节，主要分布于胞体和突起，而细胞核无阳性反应。

（二）CNTF 受体

CNTF 受体（CNTF receptor，CNTFR）是一个复合物，为由 372 个氨基酸残基组成的糖蛋白，分子量为 52 kDa，包括 CNTFR α、白血病抑制因子受体 β（LIFR β）和糖蛋白 gp130 三部分。CNTFR α 是受体结合部位，它决定了受体与配体结合的特异性，LIFR β 和 gp130 是信号转导部分。与 GFR α 类似，CNTFR α 缺少胞质部分，缺乏内源性激酶的结构域，通过一个 GPI 键锚定在细胞膜上，但可被细胞膜上的磷脂酶裂解。因此，CNTFR α 可以以结合或可溶性两种形式存在。

CNTFR α 是 CNTF 的特异结合蛋白，整个中枢神经系统都有分布，但各部的含量不同，小脑含量最高，其后依次为后脑、中脑、丘脑、下丘脑、纹状体、海马、皮层和嗅球等，上、下运动神经元和脑脊液中也存在可溶性 CNTFR α。外周神经系统中交感神经节、副交感神经节和外周感觉神经节中也存在 CNTFR。外周组织中以骨骼肌 CNTFR 水平最高，其次为皮肤、肺、肠、肾、肝、脾及胸腺等。CNTFR α 的分布表明该组分与神经系统和运动系统的功能有密切联系。

CNTF 结合其受体时，首先结合于可溶性低亲和力 CNTFR α，形成复合物，再与 gp130 及 LIFR β 结合，组成异源二聚体，形成高亲和力受体，继而激活 JAK/STAT 通路，将 CNTF 信号向细胞内传递。

（三）CNTF 的生物学效应

CNTF 的功能是多方面的，能够促进背根节感觉神经元、睫状神经节神经元、脊髓运动神经元、交感节前和节后神经元、海马神经元等的存活，其生物学效应与神经生长因子有些重叠。此外，CNTF 与造血细胞因子功能有关联，对非神经元细胞亦有作用，既是神经元的存活和分化因子，也是一种多效能的神经营养物质。

1. 对运动神经元的营养作用　CNTF 最突出的功能是促进中枢和周围运动神经元的存活，维持运动神经元功能，防止受损神经元退变。当外周神经损伤后，施万细胞大量表达 CNTF，保护受损伤运动神经元的存活，在损伤处给予外源性 CNTF 可减少运动神经元的死亡数量。CNTF 是最早进行肌萎缩性侧索硬化症大规模临床试验的神经营养因子之一。由 *CNTF* 基因突变引起遗传性运动神经疾病的小鼠，植入可产生 CNTF 的细胞后，面神经核神经元的存活数增加，膈神经轴突数增多，运动功能得到改善，小鼠存活时间也显著延长。

2. 诱导神经元和胶质细胞分化　在体研究发现，CNTF 可影响胚胎运动神经元的生存、发育和分化。其不仅可促进交感神经细胞的增殖并促进其分化，还是交感神经元的胆碱能分化因子，可将肾上腺能神经元转变为胆碱能神经元。CNTF 和 LIF 可诱导神经胶质前体细胞分化为星形胶质细胞，对少突胶质细胞有促存活及促成熟作用，并保护其免受损伤。CNTF 还可以通过诱导附近神经元或神经胶质细胞释放其他神经保护因子发挥作用。

3. CNTF 与神经再生　CNTF 在神经系统损伤反应和恢复中起重要作用。在进行性运动神经元突变的实验动物模型中，CNTF 能防止运动神经元溃变。中枢神经损伤后，CNTF 表达水平有显著的变化，其在伤口边缘急剧增加，且使表达局限于胶质瘢痕中的反应性星形胶质细胞增多。因此，损伤增生的星形胶质细胞是 CNTF 的一个重要靶部位，这些细胞对 CNTF 的反应可能是损伤后恢复过程的一部分。

神经损伤时，不但损伤部位有大量的 CNTF 聚集，而且锚定型 CNTFR α 可从细胞膜释放，以可溶形式与 CNTF 形成受体复合物，并逆行输送到受损部位发挥作用。

4. 影响非神经组织　CNTF 属于细胞因子，对非神经组织也有调节作用。CNTF 在周围神经、CNTFR 在骨骼肌均表达丰富，CNTF 是一种神经源性肌营养因子。将 CNTF 作用于肌原细胞，能加速肌管分化形成，增加再生肌纤维的数量，促进骨骼肌再生。

CNTF 是目前发现的唯一同时具有神经营养作用和肌肉营养作用的因子，正是因为 CNTF 可促进神经元的存活，特别是保护运动神经元、抑制运动神经元轴突变性坏死、阻止或减少肌肉萎缩、促进轴突生长，使得人们用各种方法制备提取 CNTF，并将其逐步用于人肌萎缩侧索硬化症、帕金森病的治疗。

三、成纤维细胞生长因子

（一）种类和分布

研究人员最早在牛脑和垂体的抽提物中发现了一种能明显促进成纤维细胞分裂增殖的活性物质，将其命名为 FGF。后来，研究人员又从髓鞘碱性蛋白（myelin basic protein，MBP）的分解产物中分离出一种与之高度同源的物质，其也能促进成纤维细胞和血管内皮细胞分裂增殖，由于它含有较多的酸性氨基酸碱基，等电点呈酸性（pH5.6），故命名为酸性 FGF 或称为 FGF-1。而先发现的 FGF 因对酸和热敏感，等电点呈碱性（pH9.6），故称为碱性 FGF 或 FGF-2，两者都属于 FGF，有55%的氨基酸序列相同，均对肝素有强的亲和力。

FGF-1 定位于基底前脑、黑质、感觉系统、运动系统及皮质下核团的神经元，主要局限于感觉和运动神经元内，其内 FGF-1 表达水平较高，黑质神经元、基底前脑胆碱能神经元和皮质神经元 FGF-1 含量较低。

FGF-2 主要分布于垂体、脑和神经组织及视网膜、肾上腺、胎盘等，尤以垂体含量最高。脑内的 FGF-2 主要分布于星形胶质细胞，位于细胞质和细胞核内。海马 CA2 区的锥体神经元、纹状体的多巴胺能神经元亦存在 FGF-2。作为细胞分裂原，FGF-2 可作用于中胚层和神经外胚层起源的细胞，如骨骼肌细胞、成纤维细胞、骨细胞等，相应的其受体也广泛分布于这些细胞。

FGF 已经发现23个成员，其中哺乳动物有9个，中心区域均含有同源性为30%~70%的约120个氨基酸序列。一些 FGF 缺少信号肽序列而不能从细胞分泌出来，这提示这些因子可能在损伤后才能释放，而不是以靶源性方式释放来影响发育期神经元的存活和表型。另外一些 FGF 含有经典的分泌信号，可通过经典的旁分泌模式来调节发育期细胞的存活和生长。庞大的 FGF 家族成员作为细胞间的多功能信号分子，主要影响胶质细胞、血管内皮细胞等非神经元细胞，调节着生物体的多种生理功能。

（二）FGF 受体

FGF 受体（FGFR）有两类，一类是高亲和力受体，分子量为125~165 kDa，属跨膜酪氨酸蛋白激酶受体，有酪氨酸激酶活性，包括 FGFR-1/flg、FGFR-2/bek、FGFR-3/cek 和 FGFR-4。中枢神经系统主要表达前3种类型，其中神经元及胚胎时期的神经上皮主要表达 FGFR-1/flg，神经胶质细胞主要表达 FGFR-2/bek 和 FGFR-3/cek。FGFR-4 是低亲和力受体，即肝素样受体，是位于细胞表面的一种硫酸乙酰肝素蛋白多糖（heparin sulfate proteoglycan, HSPG）。HSPG 是一条单链多肽，分子量为110~150 kDa，由细胞外区、跨膜区、胞质内近膜区和酪氨酸激酶区组成。低亲和力受体的作用是使 FGF 在细胞表面聚集，从而使其更易于接近高亲和力受体，保护和增强 FGF 的作用。

FGF 与低亲和力的 HSPG 结合是它与高亲和力的 FGFR 结合发生受体二聚作用的先决条件，使配体与受体的结合更容易、更牢固。从细胞表面除去 HSPG，也就消除了 FGF 通过跨膜的 FGFR 传递信号的能力。

当 FGF 与细胞表面的硫酸乙酰肝素侧链结合，FGF 被激活，构型发生改变适合于与高亲和力受体 FGFR 结合，从而诱导受体二聚作用及刺激受体酪氨酸蛋白激酶活化，后者使底物如磷脂酶 C-γ 等磷酸化，然后通过蛋白激酶 C 激活和 Ca^{2+} 内流而发挥生物学作用。

（三）FGF 在神经系统中的作用

FGF 引起靶细胞的反应主要有几种类型，包括直接激活生长或存活相关基因表达、对神经元电生理的调节、毒素分子作用的阻断等。FGF-1 和 FGF-2 均可作为少突胶质细胞、室管膜细胞和星形胶质细胞的促有丝分裂剂或促分化因子。

其中，FGF-1 能减少海马局部缺血后的神经元损伤，维持视网膜神经节细胞的生存。FGF-2 在脑组织分布广泛，对神经元具有营养、保护、促进再生和分化等作用。FGF-2 能改变星形胶质细胞分化进程和细胞膜结构，调节 GFAP 的表达，促进星形胶质细胞的增殖并形成纤维状外形，刺激少突胶质细胞的增殖，并增加其髓磷脂相关蛋白和类脂的含量。

FGF-2 促神经再生作用可与神经营养素、CNTF、胰岛素样生长因子等的神经营养因子相互协同，调节其他生长因子、神经递质受体和离子通道，介导神经保护和再生作用。此外，FGF-2 还可通过促血管生成作用来影响中枢神经和周围神经系统发育。

FGF 作为建立和扩增哺乳动物多潜能的神经干细胞和祖细胞的强效分子，与其他生长因子如表皮生长因子结合使用能使多潜能细胞分化为成胶质细胞或神经元，在细胞代替治疗中具有重要意义。

四、胰岛素样生长因子

（一）种类和分布

胰岛素样生长因子（insulin-like growth factor，IGF）最初是从人血浆中分离出来的单链分子，其结构与胰岛素原相似，主要在肝脏合成后释放入血。神经系统的相关研究大多集中于 IGF-1 和 IGF-2，两者均有 3 个二硫键。IGF-1 为 70 个氨基酸组成的碱性蛋白（等电点 8.2），分子量约为 7.6 kDa；IGF-2 由 67 个氨基酸组成，分子量约 7.4 kDa，等电点 6.7，微酸性。两者约有 70% 的序列相同。

发育期间，IGF-1 在神经系统广泛分布于交感神经元、感觉神经元、大脑皮层和海马的非锥体细胞、小脑浦肯野细胞和中间神经元等。在新生的和成熟的大脑中，IGF-1 表达于海马、杏仁核、视交叉上核、小脑和感觉中间神经元。IGF-2 高表达于脑、脑脊液和脉络丛。

（二）IGF 受体

IGF 有两种受体，即 IGF-1 受体和 IGF-2 受体。IGF-1 受体属酪氨酸激酶受体，是由两个 α 亚基和两个 β 亚基组成的异源四聚体糖蛋白。α 亚基含有配体结合区，位于细胞表面，β 亚基由胞外区、跨膜区和胞内区组成。胞内区较大，含有一个酪氨酸激酶结构域，以及酪氨酸和丝氨酸磷酸化作用部位。IGF 与 α 亚基结合可引起 β 亚基发生构象变化，从而激活酪氨酸激酶使受体磷酸化。IGF-1 受体与 IGF-1 和 IGF-2 的亲和力近似，是其与胰岛素亲和力的 1 000 倍左右。

IGF-2 受体没有酪氨酸激酶活性，它是一条单链跨膜糖蛋白，通过激活甘氨酸进行信号转导。IGF-2 受体有一个大的胞外区和一个小的胞内区，胞外区由 15 个片段构成，第 11 片段为 IGF-2 结合区。IGF-2 受体可以与 IGF-1 和 IGF-2 结合，但对胰岛素基本无亲和力。

（三）IGF 在神经系统中的作用

1. 促进神经系统发育和维持神经元存活　IGF 和胰岛素原均属多功能的细胞因子，它们与其受体在中枢神经系统发育中广泛分布，按不同时空调节表达，可作用于神经系统，调节细胞存活、生长、分化、突触功能和神经递质的释放，还可影响 Ca^{2+} 通道的活性，在个体生长和发育中发挥重要作用。IGF 可能是中枢神经系统发育时期重要的自分泌和旁分泌信号分子。IGF-1 曾被认为是胶质祖细胞和少突胶质细胞的存活因子，能诱导体外培养的少突胶质细胞的发育。

2. 对受损神经元的保护作用　神经挤压伤后给予 IGF-1 至损伤后的外周神经或背根节，能增加损伤后感觉刺激的敏感性，而且这种作用可被 IGF-1 抗体阻断。另外，IGF-1 能减少自身免疫性脑脊髓炎模型小鼠的脱髓鞘位点的数目和程度，并改善它们的功能。以 IGF-1 对运动神经元的作用为基础，对肌萎缩侧索硬化症患者进行 IGF 临床试验，结果表明 IGF-1 对患者生命的延长和症状的缓解有一定的作用。IGF-2 可促进感觉和交感神经元的存活和轴突延伸。

除上述几种生长因子外，还有许多生长因子和细胞因子，如表皮生长因子、白细胞介素、血小板源性生长因子（platelet-derived growth factor，PDGF）、肿瘤坏死因子-α（tumor necrosis factor-α，TNF-α）、干扰素-γ（interferon-γ，IFN-γ）等，它们在神经系统中均有较广泛的分布，并且可发挥神经营养因子作用。这些因子既能由神经系统自身产生，又可从多个方面影响神经元功能，参与神经系统疾病的发生发展过程，其作用具有明显的复杂性和多样性。

细胞培养和动物实验均已证实，外源性神经营养因子能防止、抑制或改善多种类型的损伤而导致的神经元死亡。因此，神经营养因子及其基因治疗神经系统损伤和疾病已成为生命科学的研究热点之一。开展神经营养因子基础和临床研究，有望推动神经损伤和神经系统疾病的治疗进程。

本章小结

神经营养因子启动的多种生物学反应可维持中枢和周围神经系统未成熟神经元的生存并促使其增殖、分化，增强神经突起的生长、改变神经元的电生理性质等。神经营养因子也能支持成熟神经元的存活和发生适应性反应，包括释放特异性神经肽及神经递质和介导神经元的可塑性等。本章主要学习神经营养因子的概念和主要作用方式，神经营养素家族的结构特点及生物学功能，神经营养素家族的受体分类及结构特点。应该区分神经营养因子、神经营养素和神经生长因子的概念范围。在熟悉神经营养素各个成员机构特点和受体的基础上，注重神经营养素家族受体信号转导途径与神经营养素生物学功能之间的联系。

神经营养因子从研究初期就显示了其临床应用的可能性，相关动物实验表明神经营养因子对某些神经损伤和疾病有更好的疗效。但由于神经营养因子均为蛋白质，不易通过血脑屏障，故目前临床试验应该考虑其作用方式和作用策略。神经营养因子的基础和临床研究，对于脊髓或外周神经系统疾病的治疗有促进作用。

（陈鹏慧）

第四章

离子通道和神经电信号的产生与传递

主要知识点和专业英语词汇 ====

主要知识点：神经电信号产生的离子基础；离子通道的分类；动作电位和局部电位的产生机制；电压门控离子通道的分类及 Na⁺ 通道的结构特点；几种离子通道在神经电信号产生和传递中的作用；化学性突触传递的过程及其机制；酸敏感离子通道的作用；电突触传递的特点；非突触传递；膜片钳技术的基础知识。

专业英语词汇：sodium channel；potassium channel；calcium channel；action potential；EPSP；IPSP；inactivation。

神经元的主要功能是接受、整合和传递信息。神经元的信息载体有多种形式，其中电活动是最重要的一种。而神经电信号是指神经元在静息电位基础上所发生的膜电位变化。鉴于静息电位和动作电位等内容在生理学课程有详细的介绍，本章在简要回顾静息电位和动作电位的基础上，着重叙述离子通道的相关知识及神经电信号产生的离子机制和传递过程。

第一节　神经电信号产生的离子基础

人体器官、组织和细胞在安静或活动时都具有电变化，这种现象称为生物电现象。细胞水平的生物电现象主要有两种表现形式，即安静状态下的静息电位和受刺激时产生的动作电位。神经元活动主要表现为生物电信号的产生、变化和传播。

一、离子的不均匀分布与静息电位

膜电位（membrane potential）是指细胞膜内外的电位差，静息电位（resting potential，RP）是指在静息状态下细胞膜内外两侧的电位差，它是一切生物电产生和变化的基础。静息电位的数值随动物种类和细胞类型而异，绝大多数表现为内负外正，数值为 -10～-100 mV。神经细胞静息电位一般在 -65 mV 左右，心室肌细胞为 -90 mV，一些藻类生物静息电位可达到正几十毫伏。而同一神经细胞的不同部位如胞体、轴突和树突的静息电位值也可能不一样。细胞膜两侧内负外正的状态称为极化，膜电位数值向负值减少的方向变化（绝对值减少），称为去极化（depolarization）；膜电位数值向负值增大的方向变化，称为超极化（hyperpolarization）；膜电位从去极化状态恢复到极化状态，称为复极化（repolarization）。

静息电位的形成有 3 个基本条件。一是细胞膜内外离子分布不均匀。细胞内液中含大量的 K⁺（为细胞外液的 10～20 倍），由于膜内外存在很大的离子浓度差，在此浓度梯度作用下，离子将向低浓度侧扩散。二是细胞膜在安静时主要对 K^+ 有通透性。浓度梯度导致 K^+ 外移，而电场梯度阻止 K^+ 外移。当两种力量相当时无 K^+ 的净移动，即进出细胞膜的 K^+ 达到平衡，膜电位即稳定在某一相对恒定的水平，因此，静息电位即 K^+ 的平衡电位。三是钠钾泵（Na-K-ATP 酶）的作用。钠钾泵逆浓度进行离子的主动转运，钠钾泵每分解一个 ATP，可使 3 个 Na^+ 排出膜外和 2 个 K^+ 进入膜内，从而维持胞内高 K^+，胞外高 Na^+ 状态。

细胞外液和细胞内液中主要离子的浓度和电位具体见表 4-1。

表 4-1　细胞外液和细胞内液中主要离子的浓度和电位

组　织	离子浓度	细胞外液（mmol/L）	细胞内液（mmol/L）	平衡电位（mV）	静息电位（mV）
枪乌贼大神经	Na^+	440	50	+55	-60
	K^+	20	400	-75	
	Cl^-	560	52	-60	
	有机负离子	—	385	—	
哺乳动物骨骼肌	Na^+	145	12	+67	-90
	K^+	4	155	-98	
	Cl^-	120	4	-90	
	有机负离子	—	155	—	

二、离子通道与神经电信号

细胞膜上有很多跨膜蛋白，这些跨膜蛋白的中央有供某些离子穿过的孔道，这些孔道被称作离子通道（ion channel），又称为通道蛋白（channel protein）。离子通道是细胞膜上控制离子进出的功能蛋白，具有对离子的选择性、开关的可控性等多种特性。静息电位是由于膜内外 K^+ 的移动才得以建立，因此膜电位受离子通道的影响是无疑问的。离子的特异性使不同的离子通过不同的通道实现跨膜流动，如 Na^+、K^+ 通过不同的离子通道实现跨膜流动，从而产生动作电位。离子通道可以被各种不同的刺激调节，从而使神经信号的传送具有很大的灵活性。离子通道与神经电信号的产生和传播、神经递质的释放及信号转导、内环境稳态等各种基本生命活动有关。随着膜片钳及分子生物学技术的快速发展，人们对离子通道的了解越来越深入。到目前为止，已克隆了上百种离子通道，而且发现同一种离子通道家族又有许多亚型。种类繁多的离子通道表明神经系统信号传递机制可能极为复杂。对离子通道的电生理和药理学特性、分子结构、细胞定位及生理功能的确定将有助于我们了解这些复杂信号及其功能作用的基础。

（一）离子通道的基本特性

1. 选择性　每种离子在细胞膜上有相对独立的通道，离子通道的选择性与不同通道的特性有关，有些通道只能通过单一的离子，如电压门控 Na^+ 和 K^+ 通道。河鲀毒素（tetrodotoxin，TTX）可以特异性地阻断 Na^+ 电流，四乙胺（TEA）可特异地阻断 K^+ 电流。有些通道可以通过一类离子，如非选择性阳离子通道，其选择性较差。允许阴离子通过的阴离子通道的选择性也较差，Cl^- 为其主要阴离子，因此也称为 Cl^- 通道。离子通道的选择性与孔道大小、离子形成氢键的能力等因素有关。

2. 门控性　离子通道并非在任何时候都处于可让离子通过的状态，其具有门控机制。通过构型的改变来控制通道的开和关，"门"本身受细胞内外的条件调控。所以，每个离子通道蛋白都有"开"和"关"两种构型，一般情况下都是关闭状态，只有接收到特异的信息时才会打开。离子通道的开放和关闭伴随着电荷移动所产生的微弱电流称为门控电流（gating current）。20 世纪 70 年代，科学家采用电压钳制技术首次记录到枪乌贼轴突的电压门控 Na^+ 通道的门控电流。

3. 孔道性　离子通道是水相孔道（或孔洞），而不是载体，通道蛋白与载体蛋白性质不一样。因此，离子通道介导的离子跨膜运动，与载体介导的物质跨膜转运明显不同。载体蛋白转运物质时需要与其结合并发生构型变化，而通道蛋白则不需要。离子跨膜流动通过孔洞而不是载体的证据有以下 3 点。

（1）开放时电导不同：通道具有很高的电导，单个通道开放时电导高达 10~30 pS，而载体的电导则低得多。

（2）允许离子流动的最大速度不同：离子通过孔洞跨膜流动比通过载体要快很多，像汽车通过隧道过河比通过摆渡过河要快许多一样。离子与载体结合转运的最大速率大约为每秒 10^5 个离子，而离子通过孔洞转运的速率一般为每秒 $10^7 \sim 10^8$ 个离子。

（3）选择性质不同：离子通道具有相对的选择性，而载体则具有严格的选择性。如果通道是孔洞，如钠离子通道，它主要通过 Na^+，但别的一些离子也能通过，只是通过的量少一些而已。载体则只能结合转运特定的分子或离子。

4. 化学本质是蛋白质 离子通道本质上是镶嵌在细胞膜脂质双分子层中以 α 螺旋为主体的整合蛋白。采用蛋白酶可改变离子通道的性质，发育早期如果采用蛋白抑制剂可阻止 Na^+ 通道等通道的形成。一些离子通道可由简单的肽类（如短杆菌肽）形成。

（二）离子通道的分类

一般根据通道门控的方式不同将离子通道分为电压门控通道、配体门控通道和机械门控通道 3 类。

1. 电压门控通道（voltage-gated channel） 这类离子通道受膜电位调控，通过跨膜电位的改变来控制离子通道的开放与关闭，其闸门由电压变化控制。其主要包括 Na^+、K^+、Ca^{2+} 和 Cl^- 等离子通道，每一种通道包含许多亚单位。这类离子通道的分子结构中存在着对跨膜电位改变敏感的基团或亚单位，膜电位的改变可诱发整个通道构象的改变，从而引起功能状态的改变。

2. 配体门控通道（1igand-gated channel） 也称化学门控通道（chemically-gated channel）。这类通道与神经递质、调质、激素及其他化学物质结合，从而被激活或阻断，可分为直接门控通道和间接门控通道两类。

（1）直接门控通道：本质上是离子通道型受体或离子通道与受体偶联。以神经递质受体为主，如 *N*-ACh 受体、$GABA_A$ 受体等。递质与相应受体结合后，会引起通道蛋白发生构象变化，导致离子通道（"门"）开放，从而引起离子跨膜移动，达到信号传递目的。

（2）间接门控通道：包括两种。

1）G 蛋白偶联受体通道系统：与 G 蛋白偶联的受体结构相似，均有 7 个跨膜功能区，当细胞外信号与这类受体结合后，受体通过 G 蛋白的信号转导作用，调节效应器酶的活性，从而引起生物学效应。

2）第二信使偶联受体通道系统：受体通过激活与 G 蛋白偶联的膜酶，催化生成胞内第二信使，再作用于膜上的离子通道，调控通道活动。这种调节的时程较长，而且可以调控多个离子通道。

3. 机械门控通道（mechanical-gated channel） 受机械牵拉后激活。生物体内有不少细胞能感受机械性刺激并引起功能状态的改变，如内耳毛细胞和触觉神经末梢。内耳毛细胞的听毛在受到剪切力作用时发生弯曲，导致感受器电位产生，这是一种由外来机械性信号引起的通道功能的变化，从而导致跨膜电位的改变。

（三）离子通道活动的记录——膜片钳技术

1. 膜片钳技术发展历程 离子通道活动的意义在于以细胞内外的电化学梯度作为驱动力，引发带电离子的跨膜移动，通过跨膜的离子电流产生电信号，从而成为神经元对各种信号感知、分析、传播的基础。电压钳记录是通过控制细胞跨膜电位来研究离子通道的理想技术，但是它并不能测定单一通道电流。因为电压钳制的细胞膜面积较大，包含大量随机开放和关闭的通道，背景噪声也大，容易将单一通道的电流掩盖。而且对体积小的细胞进行电压钳制在技术上有较大困难。为克服这些困难和不足，德国马普生物物理研究所的 Neher 和 Sakmann 于 20 世纪 70 年代首次在青蛙肌细胞上记录到由乙酰胆碱激活的单通道离子电流，发明了膜片钳技术。随后 Neher 的博士后 Fred Sigworth 给记录电极施加 $5 \sim 50$ cmH$_2$O 的负压吸引，得到 $10 \sim 100$ GΩ 的高阻封接（Giga-seal），大大降低了记录时的噪声，实现了单根电极既钳制膜片电位又记录单通道电流的突破。在此基础上进行改进，产生了膜片游离和全细胞记录技术，膜片钳技术具有 1 pA 的电流灵敏度、1 μm 的空间分辨率和 10 μs 的时间分辨率。1983 年由 Sakmann 和 Neher 编写的《单通道记录》（*Single-Channel Recording*）一书问世，它是膜片钳技术发展的里程碑。膜片钳技术与基因克隆技术一起，给生命科学研究带来了巨大的动力。Sakmann 和 Neher 也因其杰出的工作和突出贡献，荣获 1991 年诺贝尔生理学或医学奖。从那以后，新的膜片钳技术还在不断涌现，如脑片膜片钳技术、整体动物膜片钳技术、全自动膜片钳记录技术等。作为生命科学领域的学生或研究者，对膜片钳技术的基本知识和原理有初步的了解是非常有必要的。

2. 膜片钳技术基本原理和实验过程　膜片钳技术是用玻璃微电极将面积为几平方微米，只含 1 个或几个离子通道的细胞膜通过负压吸引封接起来，由于电极尖端与细胞膜的高阻抗封接，尖端下膜片与膜的其他部分在电学上已完全隔离，此小片膜内通道开放所产生的电流进入玻璃电极，测量此电流强度，就可代表单一离子通道电流。运用膜片钳技术记录到的最小电流可达到 pA 级（10^{-12} A）。膜上电压依赖性通道一般有开放和关闭两种电导状态。多数离子通道大部分时间处于关闭状态，只在受到刺激时才出现开放增加。膜片钳实验除需要一般的电生理仪器外，膜片钳放大器是最重要的设备。

膜片钳记录的基本过程包括以下几个步骤：①溶液配制，根据所研究通道的不同，配制相应的细胞溶液和电极充灌液。②标本准备，根据实验需要分别选择单细胞、组织片或活体动物。③观察记录，拉制的电极阻抗在 5 MΩ 左右，电极充灌安装后在显微镜下将电极贴近细胞，以微操纵器驱动电极接近细胞，稍施负压吸引，便可形成亿欧姆封接即可进行通道电流的记录。

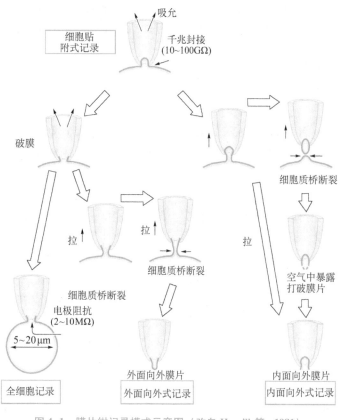

图 4-1　膜片钳记录模式示意图（改自 Hamill 等，1981）

3. 膜片钳记录模式

（1）膜片钳基本记录模式：根据膜片与电极之间的关系，可将膜片钳分为 4 种基本记录模式（图 4-1）。①玻璃微电极尖端与细胞膜接触后，通过给电极轻微的负压吸引来形成紧密封接，此为细胞贴附式（cell-attached）记录，适用于验证各种信使对通道的调制作用。②若在上述基础上将电极拉开，使电极下的一小片膜与细胞的其余部分分离，且这片膜的内侧朝向浴槽溶液，这便是膜内面向外式（inside-out）记录。③当贴附式高阻抗封接形成之后，向微吸管内做短暂的负压抽吸，使电极覆盖下的细胞膜破裂，造成电极内液与胞内液相通而相互扩散，但它们和细胞浴液绝缘，即形成全细胞记录（whole cell recording）。全细胞记录的是整个细胞而不是小片膜的离子电流，电极与细胞的封接有很高的电阻（大于 10 GΩ）是形成全细胞记录的重要条件。全细胞记录可分别进行电压钳制和电流钳制。④全细胞记录形成后，轻提电极，可将一小片膜从细胞上分离出来，并在电极尖端形成闭合的囊泡，此时细胞膜的外表面对应的是浴液，内表

面对应的是电极内液，此为膜外面向外式（outside-out）记录。除全细胞记录模式之外，其他 3 种都是单通道记录模式。

（2）新发展的记录方式：除传统的单通道记录方式及全细胞记录方式外，近年来又陆续发展了膜穿孔记录方式、巨膜片记录方式、松散封接记录方式等，这表明膜片钳技术具有旺盛的生命力，并越来越在生命科学领域得到广泛和深入的应用。

4. 膜片钳技术的应用　膜片钳技术首次直接证实了离子通道的存在。单通道记录还可以深入解释药物作用的分子机制。膜片钳技术空间分辨力高，在中枢神经系统研究中可区分胞体、轴突和树突离子电流，在外周神经系统研究中可以深入了解受体分布、了解第二信使作用、研究感受器作用机制等。目前，这一技术已被广泛应用到包括神经科学在内的生命科学的许多研究领域，并得到了进一步的发展，新的技术改进不断涌现。例如，微电极内灌注技术可以更换电极内液和从电极内施加药物。双膜片钳记录法可同时记录两个细胞的离子电流情况并观察其相互关系。膜电容测定法可以研究细胞的胞吞和胞吐机制。而且

研究的标本已经从急性分离和培养的细胞发展到组织片和整体动物，甚至包括细菌和植物细胞等，研究对象也不局限于离子通道，还包括离子泵、交换体及全细胞电流等。其中，在体膜片钳技术由于能够在正常生理情况下实时记录整体动物神经元对外界刺激反应的电活动，在近年颇受系统神经生物学家的关注。在体膜片钳与双光子显微镜技术相结合为我们了解复杂大脑功能提供了非常有力的工具。

拓展阅读 4-1　　　　　　　　　　　　**全自动膜片钳技术**

　　离子通道是药物作用的重要靶点，膜片钳技术被认为是研究离子通道的"金标准"。而全自动膜片钳技术（automated patch clamp technique）的出现标志着膜片钳技术已经发展到了一个崭新阶段。它通量高，一次能记录几个甚至几十个细胞，而且从找细胞、封接、破膜等整个实验操作实现了自动化，免除了这些操作的复杂与困难。不同的全自动膜片钳技术所采用的原理也不完全相同，大体包括 Flip-Tip 翻转技术、SealChip 技术、Population 技术等。全自动膜片钳技术采用的标本必须是悬浮细胞，仪器的主要工作模式为全细胞记录模式。在高通量药物筛选、药理和毒理学研究中有广泛的应用。

（四）几种重要离子通道的结构和功能

　　本节主要阐述几种重要的电压门控通道。前已述及，电压门控通道是指由跨膜电位控制其开放和关闭的离子通道，包括电压门控 Na^+ 通道、K^+ 通道、Ca^{2+} 通道、Cl^- 通道及超极化激活的阳离子通道等。其中，电压门控 Na^+ 通道、K^+ 通道、Ca^{2+} 通道具有相似的结构，属于同一基因家族。

　　1. 电压门控 Na^+ 通道

　　（1）分子结构：电压门控 Na^+ 通道（voltage-gated sodium channel），一般称为 Na^+ 通道（sodium channel），是最先被测出氨基酸全序列的电压门控通道，也是第一个从分子水平得到确认的离子通道。随后发现，从哺乳动物脑和心肌组织获得的 Na^+ 通道分子，都是由一个大的 α 亚基和两个小的亚基 $β_1$ 和 $β_2$ 组成的，α 和 $β_1$ 亚基横跨细胞膜，与 α 亚基以二硫键相连的 $β_2$ 亚基则暴露于膜的外表面。在 Na^+ 通道分子中，α 亚基是形成水相孔道的结构单位，是 Na^+ 通道的主要功能单位，可单独发挥生理作用，β 亚基可发挥辅助和调节作用。

　　从电鳗的电器官克隆和纯化的 Na^+ 通道蛋白由 1 820 个氨基酸组成，它有 4 个跨膜区（Ⅰ、Ⅱ、Ⅲ、Ⅳ），每个跨膜区有 6 个跨膜段（S1~S6）（图 4-2）。4 个跨膜区围绕一个中心形成离子通道的中央水性通路。5~6 跨膜段凹进膜内的多肽形成了 Na^+ 通道的细胞外孔，决定通道对 Na^+ 的选择性，含有河鲀毒素的结合位点。第 4 跨膜区（Ⅳ）中的第 6 跨膜段（S6）上位于膜内侧的部分含有局麻药的结合位点。例如，局麻药利多卡因的神经阻滞作用即与抑制神经元 Na^+ 通道有关。Na^+ 通道的 $β_1$ 和 $β_2$ 亚基具有双重的功能，可以对通道门控起调节作用和调节细胞与细胞之间的相互作用，见图 4-2。在爪蟾卵母细胞单一表达脑或骨骼肌 Na^+ 通道的 α 亚基可以产生 Na^+ 电流，但是其激活与失活要比正常的慢。当 $β_1$ 和 $β_2$ 亚基与 α 亚基共表达时，可以使之恢复到正常水平。

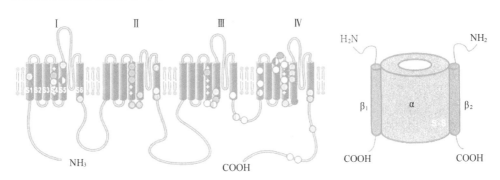

图 4-2　电压门控 Na^+ 通道的结构（改自 Simkin D & Front Pharmacol，2011）

　　（2）特性：采用膜片钳技术可以将神经元膜电位从静息电位钳制到不同水平，然后记录所产生的 Na^+ 电流，以观察 Na^+ 电流的电压依赖性和随时间变化的动力学过程，用以反映 Na^+ 通道的特性。

1）通道有 3 种状态：在细胞膜处于静息状态下，Na$^+$ 通道处于关闭状态，当膜去极化时，Na$^+$ 通道激活（开放），但其开放时间仅维持几毫秒。实际上，在整个动作电位时程中，Na$^+$ 通道经历了静息关闭、开放、失活关闭 3 种状态。处于静息关闭状态的通道在合适的刺激下即可进入开放状态，即激活（activation）。通道在开放后随着时间的迁移逐渐进入失活关闭状态，即失活（inactivation）。失活关闭状态的通道不能直接进入开放状态而处于一种不应期，也即失活状态下的 Na$^+$ 通道即使受到适当刺激也不能开放。

2）离子选择性：Na$^+$ 通道除允许 Na$^+$ 通过之外，也可以通透其他无机和有机离子，其能通过的最大有机离子是氨基胍（0.37 nm×0.59 nm×0.76 nm），对离子的通透程度与离子大小及离子形成氢键的能力和微环境中的 pH 等因素有关。

3）药理学特性：特异性阻断剂有河鲀毒素（TTX）和石房蛤毒素（saxitoxin, STX），STX 可以阻断对 TTX 不敏感的 Na$^+$ 通道。Na$^+$ 电流的特异性激活剂有青蛙毒（batrachotoxin, BTX）和木藜（grayanotoxin, GTX）等。BTX 和 GTX 对 Na$^+$ 通道的作用是阻止 Na$^+$ 通道失活，将其稳定在开放状态。TTX 和 STX 对 Na$^+$ 通道的阻断作用是通过阻碍通道蛋白的构象变化、影响孔道的开闭，进而阻断 Na$^+$ 电流来实现的。TTX、STX 已成为鉴定、分离和研究 Na$^+$ 通道的重要工具药。

（3）主要功能：Na$^+$ 通道的主要功能是形成动作电位的上升相，因此阻断 Na$^+$ 通道，动作电位将不能形成，从而导致细胞的兴奋性和传导发生障碍。Na$^+$ 通道有多种亚型，提示 Na$^+$ 通道的功能可能具有多样性。

2. 电压门控 K$^+$ 通道（voltage-gated potassium channel）　简称 K$^+$ 通道（potassium channel）。它是生物体内分布最广、种类最多、最为复杂的一类离子通道，既包括单纯的电压门控通道，也包括需要配体存在才能激活的化学门控通道及钙激活的 K$^+$ 通道等。

（1）分子结构：对 K$^+$ 通道分子结构的了解首先来源于对 Shaker 果蝇的研究。由果蝇 *Shaker* 基因编码的大小为 7×10^4 的蛋白质构成 K$^+$ 通道，其结构与 Na$^+$ 通道、Ca^{2+} 通道中 4 个亚单位中的一个域相似，但氨基酸序列分析表明，Shaker 蛋白与 Na$^+$ 通道蛋白或 Ca^{2+} 通道蛋白几乎没有同源性。由于果蝇 *Shaker* 基因有 5 种不同的产物，还有果蝇的 *Shab*、*Shaw*、*Shal* 3 种基因的产物也与 Shaker 蛋白相似，它们均能编码 K$^+$ 通道，从而产生 K$^+$ 通道的多样性。

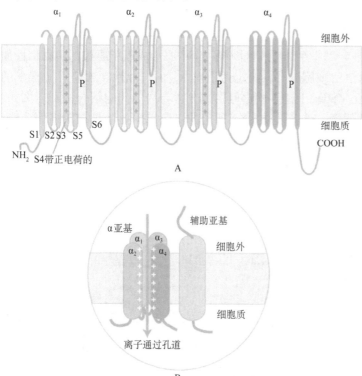

K$^+$ 通道通常由 4 个 α 亚基组成（α$_1$～α$_4$），但每个 α 亚基有 6 个跨膜段（S1～S6），因此 K$^+$ 通道的一个 α 亚基相当于 Na$^+$ 通道和 Ca^{2+} 通道的一个跨膜区，不同之处在于它们没有连在一起，但它们也是围绕一个中心构成离子通道的水性通道，见图 4-3。另外，K$^+$ 通道也有辅助性亚基，即 β 亚基。β 亚基位于胞内，附在 α 亚基上。尽管组成 K$^+$ 通道的 α 亚基均为 4 个，但 α 亚基所含的跨膜段数在不同的 K$^+$ 通道存在明显的差异，这要比 Na$^+$ 通道和 Ca^{2+} 通道复杂。

（2）分类及功能

1）延迟整流 K$^+$ 通道（delayed rectifier K$^+$ channel, I$_K$）：是典型的电压门控 K$^+$ 通道，膜去极化时经过一定的延迟才激活，失活也缓慢，时间从数百毫秒至数十秒均可见。所谓整流是因为该通道去极化时的外向电流明显大于超极化的内向电流，呈现整流特性，因此又称为外向整流 K$^+$ 通道。其与动作电位的复极化有关。阻断剂有四乙胺等。

图 4-3　电压门控 K$^+$ 通道的结构（改自 Bate & Gardiner, 1999）

A. α 亚基包含 4 个同源亚基（α$_1$～α$_4$）；B. 典型电压门控 K$^+$ 通道 α 亚基和辅助亚基的组装

2）快瞬时 K$^+$ 通道（fast transient K$^+$ channel，I$_A$）：最初由 Conner 和 Stevens 在海兔神经元记录到而命名。它的激活和失活都很迅速，由于活化后约 1 ms 灭活，闸门就启动，故称为快瞬时 K$^+$ 通道。阻断剂有 4-氨基吡啶等。最近有一项临床试验证实，4-氨基吡啶可以显著改善多发性硬化症患者的运动能力。

3）钙激活 K$^+$ 通道（Ca^{2+} activated K$^+$ channel）：受电压和 Ca^{2+} 的双重门控。其由极化激活，但还受到胞内 Ca^{2+} 浓度的调控。其功能是调控冲动的发放频率。它又分为 BKCa、SKCa 和 IKCa 3 类，每一类还可分成不同的亚类。

4）内向整流 K$^+$ 通道（inwardly rectifying K$^+$ channel，Kir 通道）：整流方向与延迟整流 K$^+$ 通道相反，去极化时失活，内向电导远大于外向电导，故称为 Kir 通道。Kir 通道对 K$^+$ 内流的通透程度大于 K$^+$ 外流的通透程度，也即 K$^+$ 流入细胞内的效率远比流出细胞外的效率高。Kir 通道为四跨膜结构单孔道，只相当于电压门控 K$^+$ 通道的后半部，它没有闸门和电压感受器结构。目前，有研究发现 Kir 家族有 Kir1~Kir7 七种类型。Kir 通道对于神经细胞在兴奋过后恢复静息电位非常重要。在动作电位形成时，Na$^+$ 内流，如果 K$^+$ 通道此时开放，K$^+$ 就会外流出神经细胞，细胞内集聚的正电荷就会被消减。Kir 通道此时被细胞内的一些阳离子如多胺（包括精胺、精脒、腐胺等）所封闭，保证细胞内的正常生理过程能够进行。这些多胺先在细胞内封闭 Kir 通道，当动作电位完成后，Kir 通道会再开放，让 K$^+$ 进入细胞恢复静息电位。正常细胞内多胺浓度为 10~1 000 μmol/L，足够引起 Kir 通道的内向整流，在生理电压范围内多胺浓度的改变可引起内向整流的改变。

3. 电压门控 Ca^{2+} 通道（voltage-gated calcium channel）　细胞内 Ca^{2+} 浓度的稳定是维持机体正常生理功能的重要保证。细胞内 Ca^{2+} 浓度过高会引起细胞结构和功能的损伤，从而导致许多疾病发生，所以维持胞内 Ca^{2+} 浓度平衡对机体至关重要，而胞内 Ca^{2+} 浓度平衡的维持是依靠细胞膜内外的 Ca^{2+} 和内质网钙库的调控。Ca^{2+} 通道（calcium channel）是细胞膜内外 Ca^{2+} 进出的主要通道，了解它的特性和亚单位是非常重要的。尽管细胞膜上 Ca^{2+} 通道种类很多，但以电压门控 Ca^{2+} 通道最为重要。它广泛分布于神经系统、心脏、肌肉等组织，在生命活动中有重要的作用。

（1）分子结构：经典的电压门控 Ca^{2+} 通道是由 α1、α2/δ、β 和 γ 亚基中的 3 个以上亚基构成的复合体。其中，α1 亚基是构成 Ca^{2+} 通道的主要亚单位，包含 I、II、III 及 IV 等 4 个跨膜区。每一个区域含 6 个跨膜段（S1~S6），这 6 个跨膜片段由胞质内连接（linker）组合起来。这 4 个跨膜区形成一个四聚体结构，中间是 Ca^{2+} 的通道，见图 4-4。α1 亚基包含离子选择通道、电压感受器、门控装置及通道调节药物的结合位点，其分子量为 170~240 kDa。与 Na$^+$ 通道相同，Ca^{2+} 通道的孔道仅由最大的 α1 亚基构成，α2/δ、β 亚基影响电导和动力学，γ 亚基与通道的敏感性有关。

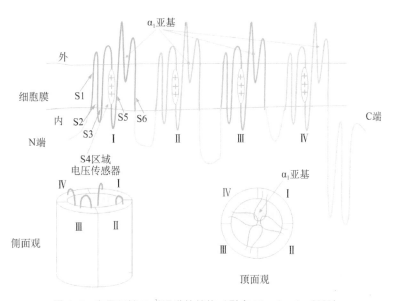

图 4-4　电压门控 Ca^{2+} 通道的结构（引自 Tim Jacob，2000）

（2）通道特性

1）开放和关闭：Ca^{2+} 通道在静息时是关闭的，在较强的去极化状态时才呈现可逆开放。

2）动力学特性：Ca^{2+} 通道与 Na^+ 通道的动力学有相似之处，都是随去极化而出现活化与失活过程，呈现 S 形的激活与指数式的失活过程。但是，Ca^{2+} 通道激活与失活的时间常数比 Na^+ 通道慢 10~20 倍，因此，Ca^{2+} 电流介导的动作电位比 Na^+ 电流介导的动作电位要慢很多。

3）离子特异性：Ca^{2+} 通道可通透 Ca^{2+}、Ba^{2+}、Sr^{2+}，Ca^{2+} 通道的阻断剂包括无机离子 Cd^{2+}、Co^{2+}、Mn^{2+}、Ni^{2+}、La^{2+} 和有机阻断剂维拉帕米等。某些二氢吡啶类如 Bay-K8 644 可促使某些 Ca^{2+} 通道开放。

4）功能特性：神经轴突上的 Na^+ 通道和 Ca^{2+} 通道各有不同的功能。所有快速反应的细胞都有 Na^+ 通道，其反应迅速，对刺激产生短的锋电位。而具有 Ca^{2+} 通道的细胞反应缓慢，锋电位持续时程较长。钙冲动在传导系统中的传播速度很慢。

（3）Ca^{2+} 通道分类：Ca^{2+} 通道的种类很多，分类方法多样，大体上可分为电压门控 Ca^{2+} 通道、受体活化 Ca^{2+} 通道、第二信使活化 Ca^{2+} 通道、机械活化 Ca^{2+} 通道、漏流 Ca^{2+} 通道等类型。电压门控 Ca^{2+} 通道的功能最为重要，它又分为以下几种类型。

1）L 型（long lasting）Ca^{2+} 通道：普遍存在于各种可兴奋组织，有很高的阈值，需要很强的去极化作用才能激活，但不失活。持续时程长，电导较大，可被二氢吡啶和 ω 毒素阻断。

2）T 型（transient）Ca^{2+} 通道：显著特点是电导很小，阈值很低，低电压可激活，持续时间短，很快便失活。这种低阈值的 Ca^{2+} 锋电位对树突中电信号整合有重要意义。

3）N 型（non-L or non-T）Ca^{2+} 通道：也是高阈值通道，需要很强的去极化作用（约 -30 mV）才能激活，失活较慢，可被 ω 毒素阻断。它能调节突触前递质的释放。

4）P 型（purkinje）Ca^{2+} 通道：主要分布于中枢神经系统，特别是小脑浦肯野细胞含量最高，属于高阈值激活、缓慢失活的 Ca^{2+} 通道。

4. Cl^- 通道   是一类能够选择性转运 Cl^- 及其他阴离子的通道，它是生物体内一类非常重要的阴离子通道，参与多种细胞调节过程。

（1）类型

1）电压门控 Cl^- 通道（voltage-gated chloride ion channel, CIC）：有很多类型。CIC_0 分布于脑与骨骼肌，超极化时开放慢通道，去极化时激活快通道，可起稳定膜电位的作用。CIC_1 分布于骨骼肌细胞，去极化激活，产生内向整流电流，对动作电位的复极化及膜电位的稳定起重要作用。CIC_1 的突变能导致肌强直。CIC_2 广泛存在于各类细胞，去极化作用激活，产生内向整流电流，失活非常缓慢，参与细胞容积的调节和细胞内氯离子浓度的调节，对神经细胞内氯离子浓度的调控起重要作用。

2）GABA 受体 Cl^- 通道：属于配体门控 Cl^- 通道。GABA 受体分为 $GABA_A$、$GABA_B$ 和 $GABA_C$ 3 种。其中，$GABA_A$ 和 $GABA_C$ 属于 Cl^- 通道受体，当 GABA 与受体上位点结合后，受体被激活，Cl^- 通道开放，Cl^- 内流，从而使神经细胞产生抑制性突触后电位，引起突触后抑制。

（2）功能：在神经系统中主要与兴奋性和抑制性电活动的平衡有密切关系。

1）稳定膜电位：对可兴奋细胞，CIC 可抑制其动作电位的产生和稳定膜电位。对非兴奋性细胞，Cl^- 通道可维持其负膜电位，为膜外 Ca^{2+} 进入胞内提供一定的驱动力。

2）参与突触传递：如 $GABA_A$ 受体被激活后，Cl^- 通道开放，Cl^- 内流，使神经细胞产生抑制性突触后电位，传递抑制性的神经信号至突触。

3）调节细胞渗透性，使细胞维持正常的体积：高渗时，水分大量渗出而使细胞皱缩，依靠细胞转运系统使 Na^+、Cl^- 和水进入细胞内调节细胞体积。低渗时，水分进入胞内而导致细胞肿胀，依靠转运系统可使 Na^+、Cl^- 和水大量排出使细胞维持正常。

5. 酸敏感离子通道（acid-sensing ion channels, ASIC）   是一种能被 H^+ 激活产生阳离子电流的通道蛋白，是 H^+ 门控的阳离子通道，是一类广泛存在于细胞膜上的通透阳离子的配体门控通道，对 Ca^{2+} 或 Na^+ 具有通透性。

（1）ASIC 的分子结构：ASIC 的亚基由 500~1 000 个氨基酸组成，包含 2 个疏水跨膜区，以及一个富含半胱氨酸的胞外环和胞内的羧基端和氨基端。目前，已经克隆了7种类型的亚基，分别是ASIC1a、ASIC1b、ASIC1b2、ASIC2a、ASIC2b、ASIC3和ASIC4（图4-5）。

（2）ASIC的分布：ASIC主要分布于哺乳动物神经系统中，目前发现的ASIC亚基中，只有ASIC1a对Ca^{2+}具有一定通透性，其分布于背根神经节、下丘脑、中脑、杏仁体、海马和新皮质。ASIC1b在感觉神经元中表达，ASIC2a分布在耳蜗和视网膜与感觉换能相关的结构中。ASIC1在各种大小的神经细胞中都有表达，而ASIC2和ASIC3主要分布于大的神经细胞中。ASIC作为一种通道蛋白，主要分布于胞体和轴突周围的细胞膜上，而不在细胞内或是细胞器上。

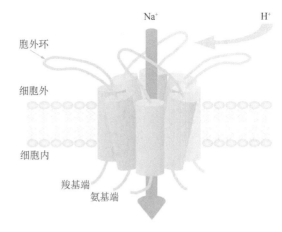

图4-5　ASIC的分子结构（引自Voilley & Lazdunski, 2012）

（3）ASIC的功能：除蜘蛛毒素PcTXl能特异性地阻断ASIC1a亚基外，ASIC其他亚基尚无特异性阻断剂。有实验证实，*ASIC1a*基因敲除的小鼠长时程增强的诱导严重受损，空间记忆有明显障碍，恐惧反应降低，这一功能可能与ASIC1a对Ca^{2+}有较高的通透性有关，提示ASIC参与了突触可塑性和高级神经功能的调节。随后的研究发现，敲除小鼠视锥细胞的*ASIC2*基因导致光的传导增强，对光诱导的视网膜变性变得更敏感，表明ASIC2可抑制视网膜的光传导过程，使视网膜免受强光诱导的变性损伤。最近的研究还发现，ASIC在慢性疼痛、脑缺血、肿瘤等疾病中可能有重要作用。

拓展阅读4-2　　　　　　　　　**细胞膜通道的研究获2003年诺贝尔化学奖**

美国科学家Peter Agre和Roderick MacKinnon因在细胞膜通道方面做出的开创性贡献获2003年诺贝尔化学奖。当时54岁的Agre得奖是由于发现了科学家一直在寻找的细胞膜上的水通道，而当时47岁的Mackinnon的贡献则主要在细胞膜离子通道的结构和机制研究方面，他1998年绘制了世界上第一张K^+通道蛋白质的三维结构图，由于这个发现，人们可以"看见"离子是怎样进出由不同信号控制的通道的。他们的成果都比较新，这么快获奖在诺贝尔奖历史上也很罕见。

第二节　神经电信号的产生和传递

一、神经电信号的产生

（一）神经电信号和动作电位的概念

神经电信号是指神经元在静息电位基础上所发生的膜电位变化。神经元受刺激后膜电位可在原有的静息电位基础上发生快速的倒转和复原，并可沿神经纤维传播，这种膜电位的变化称为动作电位（action potential，AP）。静息电位是膜电位的一种稳定状态，而动作电位是膜电位的一种快速变化过程。动作电位的产生是神经元兴奋和活动的标志。

（二）神经元动作电位的特点

神经元动作电位与其他可兴奋细胞的动作电位一样，是一个连续的膜电位快速变化过程。前文已述及极化、去极化和超极化等相关概念。事实上，去极化不仅仅是把原来的极化状态加以取消，而且还暂时建立起一种相反的极化状态，即膜外为负，膜内为正，这一过程称为超射。动作电位的幅度为静息电位绝对值与超射值相加。例如，静息电位为-70 mV，超射为30 mV，动作电位的幅度就为100 mV。动作电位在图形上表现为一次短促而尖锐的脉冲，因而人们常把这种构成动作电位主要部分的脉冲样变化称为

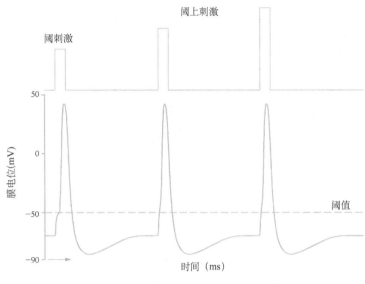

图 4-6　动作电位的"全或无"现象

锋电位（spike），表现出"全或无"（all-or-nothing）的现象（图 4-6）。

神经元动作电位发放模式大体上可分为两类，一类为动作电位在连续发放过程中呈簇状发放，称为串发放（bursting firing）模式。另一类无簇状发放，均为单个的连续发放，称为非串发放（non-bursting firing）模式。它又可分为快发放（fasting firing）模式和常规发放（regular firing）模式两类，前者是指动作电位在发放过程中始终保持稳定的频率，后者是指在开始时发放频率很高，随后逐渐下降。动作电位发放模式是神经元信息编码和整合的重要方式，具有重要意义，但是目前对不同发放模式生理功能的了解还很有限。

（三）动作电位的产生机制

动作电位的产生主要依赖有效的输入刺激，只有当刺激达到一定强度，才能使膜电位达到阈电位而产生动作电位。在生物体内，神经元的外来刺激主要来自能够产生突触电位的神经递质，递质产生的突触电位可以在神经元局部叠加，若达到阈电位则可引发动作电位。在实验条件下，可以通过给神经元施加内向电流刺激，触发神经元产生动作电位。

1. **动作电位产生的条件**　具体来说，动作电位的产生取决于以下 3 个条件。

（1）神经元静息电位是其产生的基础：静息电位的存在，使电场产生了驱动力。尽管静息状态下驱动 Na^+ 内流的作用力远大于驱动 K^+ 外流的作用力，但膜对 K^+ 的通透性远大于对 Na^+ 的通透性，所以此时 K^+ 外流与 Na^+ 内流仍处于平衡状态。

（2）细胞外 Na^+ 浓度远大于细胞内 Na^+ 浓度：浓度差的作用也驱动 Na^+ 内流。

（3）刺激引起 Na^+ 通道的大量开放：当刺激达到一定程度使膜电位达到阈电位水平时，即可导致电压门控 Na^+ 通道大量开放，引起 Na^+ 大量内流。

这 3 个条件中，静息电位和胞内外 Na^+ 浓度差这两个条件都是可兴奋细胞本身具有的，在神经元中都处于稳定状态，因此，可调控的条件就是大量 Na^+ 通道的开放，这需要刺激的诱导和局部电位的作用。

2. **刺激和局部电位的作用**　当去极化刺激很弱时，Na^+ 通道并未被激活，仅在膜的局部产生电紧张电位。刺激逐渐增大可引起部分 Na^+ 通道激活和内向离子电流，使膜进一步去极化，但膜的去极化可增加 K^+ 外向驱动力，且外向 K^+ 电流大于内向 Na^+ 电流，又使膜电位复极到静息电位水平，这样形成的膜电位波动称为局部电位（local potential）。局部电位具有以下特征：①反应幅度与刺激强度相关，不具有动作电位"全或无"特性。②以电紧张扩布的方式传播，不能像动作电位一样沿细胞膜无衰减传播。③无不应期，具有空间总和和时间总和现象。

当刺激强度进一步增强，使膜去极化达到某一临界电位时，Na^+ 的内向电流超过 K^+ 的外向电流，从而使膜发生更强的去极化，进而使更多的 Na^+ 通道开放和形成更强的 Na^+ 内流，如此便形成 Na^+ 通道激活对膜去极化的正反馈，从而形成陡峭的动作电位升支。能引起这一正反馈过程的临界电位称为阈电位（threshold potential）。Na^+ 通道开放后，随着时间的推移及膜电位的快速去极化，Na^+ 通道很快失活，进入失活状态，通道关闭，而且在这一状态时通道对去极化不再反应。只有当膜电位恢复到静息水平，Na^+ 通道才可能解除失活，回到原来的静止状态，重新对新的刺激产生反应。所以，Na^+ 通道有静止（关闭）、开放（激活）和失活（关闭）3 种状态。在 Na^+ 通道失活的同时，电压门控 K^+ 通道开放，这一类 K^+ 通道不同于维持细胞静息电位的 K^+ 通道。这时膜内的高 K^+ 浓度的作用下出现 K^+ 外流，使膜内电位变负，最后恢复到静息时的 K^+ 平衡电位的状态，形成动作电位的下降支（图4-7）。

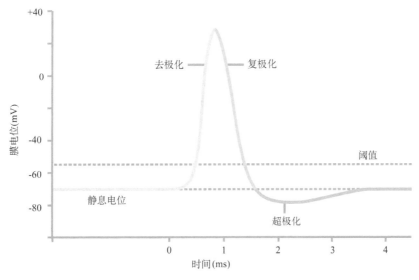

图4-7 神经元动作电位及其产生机制

二、神经电信号的传递

（一）动作电位在同一细胞上的传播

动作电位沿神经纤维传导的特点是具有不衰减性。由于不应期的存在，动作电位不能融合，先后两次的动作电位之间总有一定的间隔，兴奋的发生和传导必定是脉冲式的，所以一个动作电位通常称为一神经冲动（impulse）。神经冲动在同一细胞上以局部电流（local current）方式从已兴奋段传向未兴奋段。当神经纤维的一段细胞膜发生兴奋时，该段由于 Na^+ 的内流，发生去极化。而邻近的未兴奋细胞仍为内负外正状态，这样兴奋部位和未兴奋部位之间发生局部电流流动，当此作用达到阈值时，便使未兴奋区兴奋。有髓纤维传导神经冲动与无髓纤维有差别，这主要由于有髓纤维的轴突外包有不能导电的髓鞘，只有在郎飞结处无髓鞘，轴突膜可以和细胞外液直接接触，允许离子做跨膜移动。因此，有髓鞘神经纤维的兴奋传导是"局部电流"由一个郎飞结跳跃到邻近的下一个郎飞结，这种传导称为跳跃式传导（saltatory conduction）。这也解释了有髓神经纤维的传导速度何以比无髓纤维要快得多。

（二）跨细胞的传递——突触传递

神经元产生的电信号的传递，一种是在同一神经元上传递，另一种是在神经元之间或神经元与效应器之间传递。后者又分为突触传递和非突触传递两类，其中突触传递包括化学突触传递和电突触传递两种。非突触传递是指细胞间不存在紧密的解剖学结构，没有明确的细胞间的对应关系之间的传递。

1. 化学突触传递（chemical synaptic transmission） 即通常所说的经典突触传递，突触前神经元首先通过释放神经递质，将神经电信号转变为化学信号，神经递质作用于突触后膜，将化学信号再转换为电信号，因此又称为电-化学-电传递。

化学突触传递的基本过程是，当突触前神经元产生神经电信号动作电位需要传递时，首先传到突触前膜，突触前膜去极化，激活电压门控 Ca^{2+} 通道，胞外 Ca^{2+} 进入前膜。末梢 Ca^{2+} 浓度升高，诱发含有递质的囊泡与突触前膜融合，神经递质通过胞吐作用被释放到突触间隙，而后扩散到突触后膜，与突触后膜特异性受体或化学门控离子通道结合，使后膜对一些离子的通透性发生改变（图4-8）。所产生的跨膜离子流可改变突触后膜的膜电位，称为突触后电位（postsynaptic potential）。在化学突触传递过程中，神经递质的释放是关键性因素，近年有研究表明，递质的释放是通过突触囊泡的循环机制完成的，具有 Ca^{2+} 依赖性，而且递质的释放是量子式释放，即以囊泡为单位通过胞吐作用完全释放。

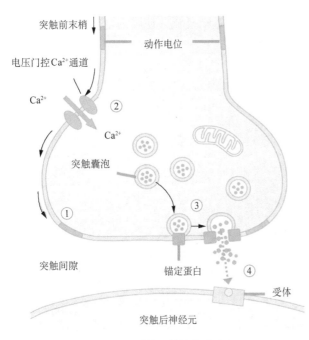

图 4-8 化学性突触的传递过程
①动作电位使突触前膜去极化；②突触前膜去极化使电压门控 Ca²⁺通道开放，Ca²⁺内流进入突触前膜；③Ca²⁺使突触囊泡移动，与前膜融合后释放囊泡内的递质；④神经递质经过突触间隙到达突触后膜与后膜上的受体结合，启动突触后神经元的反应

（1）突触后电位

1）快突触后电位：是由具有不同离子选择性的化学门控离子通道开放引起的，电位产生迅速，持续时间短，可导致神经元迅速被兴奋或抑制。其包括兴奋性突触后电位和抑制性突触后电位。

兴奋性突触后电位（excitatory postsynaptic potential，EPSP）是指兴奋性突触的活动，在突触后神经元所产生的去极化性质的膜电位变化。兴奋性突触后电位产生的机制如下，神经轴突的兴奋冲动→突触前膜去极化→电压门控 Ca²⁺通道开放，Ca²⁺内流→Ca²⁺进入末梢使突触囊泡移动，与前膜结合后释放囊泡内的化学递质→递质经过突触间隙扩散并作用于突触后膜受体→突触后膜对阳离子的通透性升高，产生局部兴奋，出现兴奋性突触后电位→当去极化超过阈值时，兴奋性突触后电位即变为动作电位→神经兴奋传递至整个突触后神经元。采用电压钳和膜片钳技术可记录到神经元的兴奋性突触后电流（excitatory postsynaptic current，EPSC）。

抑制性突触后电位（inhibitory postsynaptic potential，IPSP）是由于突触后膜对阴离子如 Cl⁻的通透性增加，导致突触后膜出现超极化。这样，后来的

传入将不易引起神经元兴奋，因而把这个发生在突触后膜的超极化电位称为抑制性突触后电位，所引起的突触活动称为突触后抑制（postsynaptic inhibition）。但不是所有神经元的抑制性突触后电位都是由 Cl⁻内流引起的，有些神经元的抑制性突触后电位是由 K⁺电导增加引起的。还有些神经元具有两种受体分别控制 Cl⁻和 K⁺通道，如海马锥体细胞有 GABA_A 和 GABA_C 受体，前者被激活时可开放对 Cl⁻有通透性的通道产生快抑制性突触后电位，后者被激活时可开放对 K⁺有通透性的通道产生慢抑制性突触后电位。

突触后抑制可分为传入侧支抑制（afferent collateral inhibition）和回返性抑制（recurrent inhibition）。传入侧支抑制是指感觉传入进入中枢后，在直接兴奋某一神经元的同时发出侧支兴奋另一抑制性中间神经元，进而抑制另一神经元。回返性抑制是指某一中枢神经元兴奋时，其传出脉冲沿轴突外传的同时又经轴突侧支去兴奋抑制中间神经元，后者反过来抑制原先发生兴奋的神经元及同一中枢的其他神经元。

2）慢突触后电位：在外周和中枢神经系统都可以见到发生缓慢、时程较长，一般以秒或分钟来计算的慢突触后电位，它们的产生通常都由代谢型受体介导，由胞内信使参与。它们不一定直接引起神经元的兴奋或抑制，但能影响神经元的兴奋性和重复放电频率。例如，在自主神经节和大脑皮层神经元中可记录到慢兴奋性突触后电位和慢抑制性突触后电位，潜伏期为 100~500 ms，并可持续几秒钟。慢兴奋性突触后电位可能是由细胞膜对 K⁺通透性降低所引起，慢抑制性突触后电位则相反。在交感神经节神经元中还发现一种超慢的兴奋性突触后电位，潜伏期为 1~5 s，持续时间可达 10~30 min。超慢兴奋性突触后电位的产生可能是由神经肽介导的。

3）突触后电位特点：突触后电位是一种局部电位，不是"全或无"的，而是随着阈下刺激的增大而增大，不能在细胞膜上做远距离的传播，可以叠加及发生空间和时间性总和。

（2）突触传递特点

1）单向传递：神经信号只能由前膜传向后膜。

2）突触延搁：突触传递以递质为媒介，神经冲动由前膜传至后膜需要经递质释放、扩散及作用于受体而引起局部电位变化等一系列过程，要耗费一定的时间。一般为 0.5~9 ms，这段时间称突触延搁。

3）易疲劳性：递质的产生赶不上消耗，如兴奋性突触储存的递质只能供给大约 1 000 次正常的突触传递之用。

4）整合作用：在突触传递过程中，在时间上，一次刺激可以引起突触后电位，也可以是几次阈下刺激累积后才引起一次突触后电位。在空间上，突触传递虽然距离较近，但由于一个神经元与多个神经元形成突触，因此一个神经冲动可以引起多个神经元的冲动，即放大作用。此外，突触传递易受到内环境变化和药物作用的影响，使传递易受阻滞。

2. 电突触传递和非突触传递

（1）电突触传递：缝隙连接是电突触的结构基础，电突触无前膜后膜之分，无突触小泡。传递为双向、传递速度非常快、几乎没有突触延搁。与化学突触传递相比，电突触传递具有信号传递可靠、不易受各种因素的影响、传递速度快、易于形成同步化放电等优点。

（2）非突触传递：这一现象首先在交感神经肾上腺素能神经元观察到。该神经元轴突末梢有很多分支并存在大量曲张体，曲张体含较多的囊泡。兴奋达到曲张体时，递质会被释放并弥散到达效应细胞而引起反应。非突触传递的特点：①无突触前膜与后膜特化结构。②无一对一支配关系，一个曲张体能支配多个效应细胞。③曲张体与效应细胞之间的距离至少在 20 nm 以上甚至更远。④递质传递所需的时间长，可大于 1 s。

本章小结

本章以神经电信号的产生和传递为主要线索，重点讲述不同类型离子通道的结构、功能及在电信号产生中的作用。本章对经典的几类离子通道进行叙述的同时，增加了对 ASIC 等新发现离子通道的介绍，还着重介绍了研究离子通道的重要技术——膜片钳技术的原理和相关知识。同时，为保持对电信号相关知识完整性的理解，本章也对于生物电的一些基本知识如静息电位、动作电位等进行了回顾和总结。神经电信号的传递又分为同一细胞和细胞之间的传递两种，便于大家清晰地了解不同的传递过程。

（熊　鹰）

第五章

神经元化学信号转导

主要知识点和专业英语词汇

主要知识点：神经元细胞膜上受体的类型与功能特性；酶偶联受体的种类；跨膜的神经元信号转导的主要方式；突触前信号在突触后转变成化学信号或电信号的原因；胞质内第二信使的种类与生理功能；小 G 蛋白的功能；细胞核内受体的转录调节作用。

专业英语词汇：ion-channel coupled receptor；metabolic receptor；G-protein coupled receptor；enzyme coupled receptor；non-genomic effect；genomic effect；first messenger；second messenger；ligand，tyrosine kinase；phosphatase；PKA；PKC；CaMK。

神经元之间或神经元与非神经元之间的信号转导主要通过突触传递实现。神经递质或神经调质作为化学性突触传递的第一信使，与靶细胞膜上、胞质或细胞核内的特异受体结合，进而引发相应的生理效应。受体（receptor）是能与内源性配体（ligand）或药物结合并产生效应的细胞蛋白质。受体负责识别和接受神经递质、神经调质、激素及药物和毒素等细胞外第一信使物质，对第一信使的信号进行必不可少的初步加工转换并传递入细胞，因此受体是细胞信息传递的中转站。

神经元受体介导的化学信号转导一般分为 3 个环节，即膜受体介导的跨膜信号转导、胞质受体介导的信号转导与胞核受体介导的信号转导。

第一节　细胞膜受体与信号转导

细胞外界的信息分子特异地与细胞膜表面的受体结合，刺激细胞产生胞内调节信号，并将其传递到细胞特定的反应系统而产生生理应答，这一过程称为细胞跨膜信息传递，也称膜受体介导的跨膜信号转导。

神经元细胞膜上的受体可以分为离子通道偶联受体（ion-channel coupled receptor）和代谢型受体（metabolic receptor）两种类型，后者又包括 G 蛋白偶联受体（G-protein coupled receptor）和酶偶联受体（enzyme coupled receptor）。突触前释放的神经递质可以与突触后膜上的代谢型受体结合，通过第二信使、第三信使引发相应的生物学反应。此外，神经元的胞内还有各种类固醇激素的受体，这些受体大多位于细胞核，因此被称为核受体（nuclear receptor），近年有研究发现，这些核受体也可能位于细胞质甚至细胞膜上。离子通道偶联受体通过与配体结合引发离子内流或外流进而产生电信号的转导，代谢型受体连同核受体在与相应配体结合后通过胞质内的第二信使引发快速的非基因型效应（non-genomic effect），或通过调节靶基因的转录产生慢速的基因型效应（genomic effect），两者最终都表现为神经元化学信号的转导。

G 蛋白偶联受体与诺贝尔化学奖

2012 年诺贝尔化学奖颁给了美国科学家 Robert Joseph Lefkowitz 和 Brian Kent Kobilka 以表彰他们在 G 蛋白偶联受体研究方面的杰出贡献。Lefkowitz 从 20 世纪 60 年代末开始做相关研究，十余年之后第一次克隆到了编码促肾上腺皮质激素的基因并很快发现其结构与之前发现的光受体视紫质有些类似。这两种感受完全不同类型的刺激受体会不会是有联系的？他们灵光一闪的念头使得 G 蛋白偶联受体家族被建立起来。尔后，G 蛋白偶联受体家族将他们推上了诺贝尔化学奖的宝座。

一、G 蛋白偶联受体与跨膜信号转导

G 蛋白偶联受体属于代谢型受体，这类受体与位于细胞内的三聚体 G 蛋白偶联，含有 7 个跨膜区，是迄今发现的最大的受体超家族，其成员有 1 000 多个。不同的配体（包括细胞外的物理因素如机械力、声波等，以及化学因素如生长因子、激素等）与相应的受体结合后通过激活所偶联的 G 蛋白，启动不同的信号转导通路并导致各种生物效应（图 5-1）。

（一）G 蛋白的基本生物学特性

1. G 蛋白的组成特性　　G 蛋白的全称是鸟苷酸调节蛋白（guanine nucleoside regulatory protein），以 α、β、γ 亚基三聚体的形式存在于细胞膜的内侧。β 亚基和 γ 亚基在多数 G 蛋白中都非常类似，通常结合在一起作为一个功能单位 $G_{\beta\gamma}$ 共同发挥作用。α 亚基（G_α）是 G 蛋白的功能亚单位，已发现有 20 余种，分子量为 36 ~ 52 kDa，具有多个活化位点，其中包括可与受体结合并受其活化调节的部位、与 βγ 亚基相结合的部位、GDP 或 GTP 结合部位及与下游效应分子相互作用的部位等。α 亚基结合 GDP 时是无活性状态，而与 GTP 结合时则为有活性状态，GTP 的水解又可使其返回无活性状态。

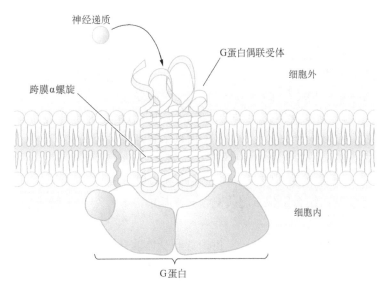

图 5-1　G 蛋白偶联受体结构模式图（引自 Bear 等，2007）

2. G 蛋白介导的信号转导过程　　G 蛋白介导的信号转导是通过 G 蛋白循环实现的。当环境中的物理信号或化学信号刺激特异性受体时，受体活化 G 蛋白使之发生构象改变。α 亚基与 GDP 的亲和力下降，结合的 GDP 被 GTP 取代。α 亚基结合了 GTP 后即与 βγ 亚基解离，成为活化状态的 α 亚基。活化了的 α 亚基此时可以作用于下游的各种效应分子。这种活化状态将一直持续到 GTP 被 α 亚基自身具有的 GTP 酶水解为 GDP。一旦发生 GTP 的水解，α 亚基又会再次与 βγ 亚基形成复合体，回到无活性状态，重新接受新的刺激信号。

3. G 蛋白的分类　　G 蛋白的 α 亚基具有 GTP 酶活性，根据 α 亚基的功能特性可将 G 蛋白分成若干类型，如起刺激作用的 Gs 和起抑制作用的 Gi、Go、Gq 等，其活性可被霍乱毒素或百日咳毒素修饰。与其他组织器官相比，脑内含有大量的 Gs。在中枢神经系统，G 蛋白可以直接作用于离子通道，也可以通过与其偶联的细胞膜受体产生第二信使再影响离子通道。在神经元，受 G 蛋白直接调节的离子通道包括 K^+ 通道、Ca^{2+} 通道等。在牛脑中的 K^+ 通道不能被 G 蛋白的 α 亚单位激活却能被 βγ 亚单位激活。

4. 小 G 蛋白家族　　在细胞内还存在另一类 G 蛋白，这类 G 蛋白具有鸟核苷酸的结合位点和 GTP 酶活性，其功能也受鸟核苷酸调节，但与跨膜信息传递似乎不直接相关。它们在结构上不同于前述的 G 蛋白，分子量较小，为 20 ~ 30 kDa，不是以 α、β、γ 三聚体方式存在而是以单体分子形式存在，因此被称为小 G 蛋白（small G proteins）。例如，Ras 表达产物为一种小 G 蛋白。小 G 蛋白同 Ras 蛋白具有较高

的同源性，同属于 Ras 超家族。哺乳动物 G 蛋白中属 Ras 超家族的约有 50 多个成员，根据它们序列的同源性相近程度又可以分为 Ras、Rho 和 Rab 3 个主要的亚家族。近年来有研究发现，小 G 蛋白的表达产物有着广泛的调节功能。例如，Ras 蛋白主要参与细胞增殖和信号转导，Rho 蛋白对细胞骨架网络的构成发挥调节作用，Rab 蛋白则参与调控细胞内膜交通（membrane traffic）。此外，Rho 和 Rab 亚家族可能分别参与淋巴细胞极化和抗原的提呈。某些信号蛋白通过 SH-3 功能区将酪氨酸激酶途径同一些由小 G 蛋白所控制的途径连接起来，如 Rho 调节胞质中微丝上肌动蛋白的聚合或解离从而影响细胞形态等。

（二）G 蛋白偶联受体的结构特征

G 蛋白偶联受体是一大类具有信号转导功能的蛋白质的总称，经由 G 蛋白转导信息的受体至少有 300 多种，其中已经克隆的有 20 余种，形成迄今所知最大的受体家族。大多数神经递质的受体均为 G 蛋白偶联受体，如自主神经节节后纤维支配的效应器细胞膜上的受体。肾上腺素受体（α_2、β_1、β_2）、多巴胺受体（D_2）、5-HT 受体（5-HT$_1$、5-HT$_2$）、P 物质受体、多种神经肽类受体、组胺受体、腺苷受体、代谢性谷氨酸受体等均为 G 蛋白偶联受体。另外，类固醇激素如雌激素的膜性受体 G 蛋白偶联雌激素受体（G-protein coupled estrogen receptor, GPER；因其分子量为 30 kDa 所以也被称为 GPR30）也是一种 G 蛋白偶联受体。

G 蛋白偶联受体具有许多共同的特征。

1）这些受体的氨基酸排列顺序非常近似，它们均有 7 个疏水区，由 1 个单肽链形成的 7 个螺旋反复穿透细胞膜膜形成。每一跨膜区由 20~25 个疏水性极强的氨基酸组成，将受体嵌入膜内，再由亲水性氨基酸序列将它们联结起来。因此也称为 7 跨膜受体。

2）这些受体与配体特异结合的部位不是在细胞外表面而是陷入细胞膜内。它们的氨基端（N 端）较短，面向细胞外，上面有 3 个糖基结合部位，羧基端（C 端）较长，伸入细胞内，有丰富的丝氨酸和苏氨酸残基，是进行磷酸化的部位。

3）这些受体的 N 端和 C 端的氨基酸组成在各种受体差异很大，与其识别配体和转导信息各异有关，其 G 蛋白结合区位于胞质侧，α 亚基决定了 G 蛋白的特异性（图 5-1）。

（三）G 蛋白偶联受体的效应物

细胞外的信号通过 G 蛋白偶联受体的介导而传递到细胞内（图 5-2）。通常将细胞外的信号称为第一信使（first messenger），其包括各种神经递质、神经调质、激素、细胞因子和生长因子。细胞表面受体接受细胞外信号后转换而来的细胞内信号称为第二信使（second messenger），其为第一信使作用于靶细胞后在胞质内产生的信息分子，将获得的信息增强、分化、整合并传递给效应器才能发挥特定的生理功能或药理效应。

G 蛋白是受体与效应器之间的转导蛋白。与 G 蛋白偶联的受体的效应器包括离子通道及胞质内的腺苷酸环化酶、磷脂酶 C、磷脂酶酪氨酸激酶、鸟苷酸环化酶和酪氨酸磷酸酶。这些效应器可调节细胞内的第二信使和离子的浓度与细胞内分布，进而影响细胞的代谢和各种生理活动。

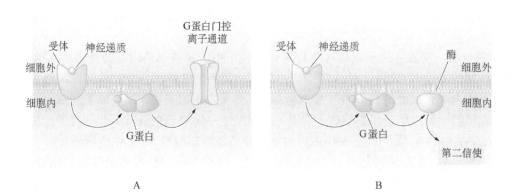

图 5-2 G 蛋白偶联受体的作用模式图（引自 Bear 等，2007）
A. 离子通道效应；B. 第二信使效应

拓展阅读 5-2　　　　　　　　　**G 蛋白对离子通道的调节**

　　近年有研究发现，G 蛋白可以直接或间接调节细胞膜上的离子通道。G 蛋白通过在膜内侧的移动，直接与离子通道相互作用以调节其开放或关闭，该过程不需要胞质内第二信使或蛋白激酶的参加。脑内的几种 K^+ 通道都受到 G 蛋白的直接调节，如在培养的海马神经元中可观察到 G 蛋白可直接激活 K^+ 通道。G 蛋白的 α 或 $\beta\gamma$ 亚单位都可参与对 K^+ 通道、Ca^{2+} 通道的激活。G 蛋白对离子通道的间接调节乃是借助于胞质内的第二信使或蛋白激酶实现的。

（四）第二信使与细胞内信号转导

　　第二信使学说是 Earl Wilbur Sutherland Jr 于 1965 年首先提出的，其认为人体内各种含氮激素（包括蛋白质、多肽和氨基酸衍生物等）都是通过细胞内的 cAMP 而发挥作用的，并首次把 cAMP 称为第二信使，把激素等称为第一信使。

　　细胞内的第二信使包括 cAMP、cGMP、DAG、IP3、一氧化氮、一氧化碳及 Ca^{2+} 等，其中以 cAMP 和 Ca^{2+} 最常见。它们多为小分子，且不位于能量代谢途径的中心。可以迅速地改变其在细胞中的浓度或分布。第二信使作为变构效应剂可作用于相应的靶分子，而已知的靶分子主要为各种蛋白激酶。

　　虽然第二信使种类很少，但却能传递多种细胞外信息，调节大量不同的生理生化过程，在细胞信号转导中起重要作用，它们能够激活级联系统中酶的活性及非酶蛋白的活性。第二信使在细胞内的浓度受第一信使调节，它们可以瞬间升高也能快速降低，并由此调节细胞内代谢系统的酶活性，控制细胞的生命活动，包括葡萄糖的摄取和利用、脂肪的储存和移动、细胞产物的分泌。第二信使也控制着细胞的增殖、分化和生存，参与基因转录的调节。

　　大多数神经递质、神经调质和激素均通过 G 蛋白偶联受体的第二信使系统发挥对神经系统的调节作用。在调节神经元兴奋性方面起主要作用的信号通路包括以下 4 条。

　　1. 腺苷酸环化酶途径　通过激活 G 蛋白的不同亚型（Gs 或 Gi），增加或抑制腺苷酸环化酶的活性，调节细胞内 cAMP 浓度。cAMP 可激活蛋白激酶 A，引起多种靶蛋白磷酸化，从而调节细胞的各种功能。蛋白激酶 A 可以催化大批底物蛋白的磷酸化，如离子通道、受体、骨架蛋白与核转录因子等。细胞内蛋白激酶 A 浓度与活性的改变是该通路的主要特征，是激素调节物质代谢的主要途径。

　　当细胞内 cAMP 浓度较低时，蛋白激酶 A 主要分布于胞质内，而高浓度的 cAMP 则诱导蛋白激酶 A 的催化亚基转位到细胞核，诱导 cAMP 应答元件结合蛋白质特定位点的丝氨酸残基磷酸化从而调节靶基因的转录。

　　2. 鸟苷酸环化酶途径　在该途径中，鸟苷酸环化酶催化 GTP 生成 cGMP，二者构成神经系统中另一重要的第二信使系统，参与视网膜光电转换、代谢型谷氨酸受体作用、调节小脑浦肯野细胞的活动等功能。

　　神经组织细胞内 cGMP 的浓度较低。神经递质可以通过激活来自与膜受体偶联的鸟苷酸环化酶或被一氧化氮活化的胞质内可溶性鸟苷酸环化酶两种方式来调节细胞内 cGMP 的浓度，后者是升高胞内 cGMP 浓度的主要方式。催化生成一氧化氮的酶即 NOS 受 Ca^{2+} 的调节，因此凡能升高细胞内 Ca^{2+} 浓度的神经递质均可通过一氧化氮来增加细胞内 cGMP 的浓度。这也是神经系统内一氧化氮发挥作用的主要方式。

　　3. 磷脂酶 C 途径　乙酰胆碱等神经递质或激素可激活细胞膜上的磷脂酶 C，催化细胞膜上的 PIP2 水解并生成溶于胞质的 IP3 和保留在细胞膜上的 DAG 两种第二信使分子（图 5-3）。IP3 可促进细胞内钙库（主要是内质网）储存的 Ca^{2+} 的释放，Ca^{2+} 与钙调蛋白结合，激活钙调蛋白依赖性蛋白激酶或磷脂酶，从而产生多种生物学效应。DAG 与 Ca^{2+} 协同活化蛋白激酶 C，催化各种底物蛋白包括离子通道蛋白的丝氨酸、苏氨酸残基磷酸化，从而产生多种生物效应。

　　4. 细胞内钙信号途径　Ca^{2+} 是细胞内最重要的第二信使之一。神经元和神经胶质细胞的活动大都与 Ca^{2+} 有关，细胞外 Ca^{2+} 内流是突触囊泡向突触前移动并释放的起始因素。通常胞质内游离 Ca^{2+} 的浓度较胞外低，肌浆网、内质网和线粒体通常是细胞内 Ca^{2+} 的储存库即所说的"钙库"。Ca^{2+} 进入细胞内后主要与钙调蛋白（calmodulin，CaM）结合形成复合物、调节多种酶的活性，进而改变突触蛋白活性、调节细胞骨架蛋白聚合/解聚或激活相应的基因表达，最终发挥对神经系统结构与功能特别是突触可塑性的调节作用（图 5-3）。

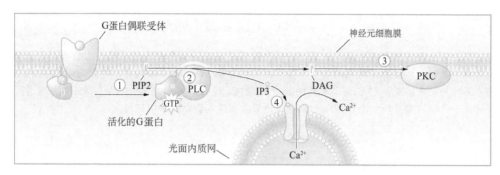

图 5-3　PIP2 水解后产生的各种第二信使分子（引自 Bear 等，2007）
①G 蛋白活化刺激磷脂酶 C。②磷脂酶 C 将 PIP2 裂解为 DAG 和 IP3。
③DAG 刺激下游的蛋白激酶 C。④IP3 刺激细胞内钙库 Ca^{2+} 的释放，进而影响下游各分子

　　总体来说，神经系统中的 G 蛋白偶联受体参与了多种神经活动。例如，视紫红质是一大类可以感光的 G 蛋白偶联受体。它们可以将光信号转化成细胞内的化学信号，由视蛋白和辅因子视黄醛共价连接所构成的视紫红质在光源的刺激下，分子内的视黄醛发生异构化，从"11-顺式"变成"全反式"，这个变化进一步引起视蛋白的构象变化从而激活与之偶联的 G 蛋白，引发下游的信号传递过程，最终产生视觉。鼻腔内的嗅上皮和犁鼻器上分布着很多与 G 蛋白偶联的嗅觉受体，可以感知气味分子。在行为和情绪的调节方面，很多掌控行为和情绪的神经递质对应的受体是 G 蛋白偶联受体，包括 5-HT、多巴胺、γ-氨基丁酸和谷氨酸等。在神经免疫调节方面，很多趋化因子也是通过 G 蛋白偶联受体发挥作用的。在脊椎动物自主神经系统的调节中，交感神经和副交感神经的活动都受到 G 蛋白偶联受体信号通路的调节，它们控制着很多自律的生理功能，包括血压、心跳、消化等。神经系统与 G 蛋白偶联的主要神经递质受体及其效应体系见表 5-1。

表 5-1　神经系统与 G 蛋白偶联的主要神经递质受体及其效应体系

主要神经递质受体类型	效应体系
肾上腺素能受体（adrenergic receptor）	
α1 受体：又可分为 A、B、D 3 种亚亚型	通过 Gq/11 蛋白激活磷脂酶 C，生成 IP3 和 DAG
α2 受体：又可分为 A、B、C 3 种亚亚型	通过 Gi/o 蛋白与腺苷酸环化酶偶联，抑制该酶的活性
β1 受体	通过 Gs 蛋白与腺苷酸环化酶偶联，使之激活
β2 受体	通过 Gs 蛋白与腺苷酸环化酶偶联，使之激活
β3 受体	通过 Gs 蛋白与腺苷酸环化酶偶联，使之激活
多巴胺能受体（dopaminergic receptor）	
D_1 受体	通过 Gs 蛋白与腺苷酸环化酶偶联，使之激活
D_2 受体	通过 Gi/o 蛋白与腺苷酸环化酶偶联，抑制该酶的活性
D_3 受体	通过 Gi/o 蛋白与腺苷酸环化酶偶联，抑制该酶的活性
D_4 受体	通过 Gi/o 蛋白与腺苷酸环化酶偶联，抑制该酶的活性
D_5 受体	通过 Gs 蛋白与腺苷酸环化酶偶联，使之激活
5-HT 能受体（serotonergic receptor）	
$5-HT_{1A}$ 受体	通过 Gi/o 蛋白与腺苷酸环化酶偶联，抑制该酶的活性
$5-HT_{1B}$ 受体	通过 Gi/o 蛋白与腺苷酸环化酶偶联，抑制该酶的活性
$5-HT_{1D}$ 受体	通过 Gi/o 蛋白与腺苷酸环化酶偶联，抑制该酶的活性
$5-HT_{1E}$ 受体	通过 Gi/o 蛋白与腺苷酸环化酶偶联，抑制该酶的活性
$5-HT_{1F}$ 受体	通过 Gi/o 蛋白与腺苷酸环化酶偶联，抑制该酶的活性
$5-HT_{2A}$ 受体	通过 Gq/11 蛋白激活磷脂酶 C，生成 IP3 和 DAG
$5-HT_{2B}$ 受体	通过 Gq/11 蛋白激活磷脂酶 C，生成 IP3 和 DAG
$5-HT_{2C}$ 受体	通过 Gq/11 蛋白激活磷脂酶 C，生成 IP3 和 DAG
$5-HT_3$ 受体	阳离子通道
$5-HT_4$ 受体	通过 Gs 蛋白与腺苷酸环化酶偶联，使之激活
乙酰胆碱能受体（cholinergic receptor）	
毒碱型（muscarinic）	

续表

主要神经递质受体类型	效应体系
M₁受体	通过 Gq/11 蛋白激活磷脂酶 C，生成 IP3 和 DAG
M₂受体	通过 Gi/o 蛋白与腺苷酸环化酶偶联，抑制该酶的活性
M₃受体	通过 Gq/11 蛋白激活磷脂酶 C，生成 IP3 和 DAG
M₄受体	通过 Gi/o 蛋白与腺苷酸环化酶偶联，抑制该酶的活性
M₅受体	通过 Gq/11 蛋白激活磷脂酶 C，生成 IP3 和 DAG
烟碱型受体（nicotinic receptor）	
神经节	通过 Na^+、K^+、Ca^{2+} 离子通道
中枢神经元	通过 Na^+、K^+、Ca^{2+} 离子通道
阿片受体（opiate receptor）	
μ 受体	通过 Gi/o 蛋白与腺苷酸环化酶偶联，抑制该酶的活性
δ 受体	通过 Gi/o 蛋白与腺苷酸环化酶偶联，抑制该酶的活性
κ 受体	通过 Gi/o 蛋白与腺苷酸环化酶偶联，抑制该酶的活性
γ-氨基丁酸受体（GABA nergic receptor）	
GABA_A 受体竞争性位点	通过 Cl^- 通道
GABA_A 受体调节性位点	通过调节 GABA_A 门控的 Cl^- 通道
GABA_B 受体	通过 Gi/o 蛋白与腺苷酸环化酶偶联，抑制该酶的活性
兴奋性氨基酸（谷氨酸与天冬氨酸）受体	
N-methyl-D-aspartate（NMDA）受体竞争位点	通过 $Na^+/K^+/Ca^{2+}$ 离子通道
N-methyl-D-aspartate（NMDA）受体调节位点	此位点被占领时受体才能被激活
AMPA 受体	通过 Na^+/K^+ 离子通道
Kainic 受体	通过 Na^+/K^+ 离子通道
甘氨酸受体（glycine receptor）	通过 Cl^- 通道
组氨酸受体（histaminergic receptor）	
H₁受体	通过 Gq/11 蛋白激活磷脂酶 C，生成 IP3 和 DG
H₂受体	通过 Gs 蛋白与腺苷酸环化酶偶联，使之激活

拓展阅读 5-3　　　　　　　　　　　**无处不在的 G 蛋白偶联受体**

　　人类拥有大约 1 000 个 G 蛋白偶联受体，但秀丽隐杆线虫（1 149 个以上）和小鼠（1 318 个以上）的 G 蛋白偶联受体数量比人类更多，这些受体与我们的日常生活息息相关。如果没有 G 蛋白偶联受体，人类根本无法生存：缺乏视紫质，我们将看不见光线；缺乏嗅觉受体，我们将闻不到气味；缺乏 β-肾上腺素受体，我们将无法调节血糖；缺乏毒蕈碱受体，乙酰胆碱将无法将心跳速度限定在合理范围内；缺乏 5-TH 受体，我们甚至无法感受幸福。在所有现代药物中，有 40% 以上是以 G 蛋白偶联受体作为靶点的，其中著名的药物包括奥氮平、氯雷他定、雷尼替丁、替加色罗等。

二、酶偶联受体与跨膜信号转导

　　酶偶联受体（enzyme-coupled receptors）是指本身具有激酶、磷酸酶（phosphatase）或环化酶活性的跨膜受体蛋白，不需要 G 蛋白的参与就可以介导某些肽类激素和细胞因子的信号转导，产生相对缓慢的生物学效应。

（一）酪氨酸激酶受体

　　这是一类本身具有酪氨酸激酶（tyrosine kinase）活性的跨膜受体蛋白，由 4 部分组成：①与配体或激动剂结合的胞外结构域，由此接受外来的信息。②中段只有 1 个跨膜区段的结构域，其氨基酸在脂质双层中成螺旋状态。③位于细胞内的是酪氨酸激酶的催化部位，是本类受体的特征性结构，它催化各种底物蛋白磷酸化从而将细胞外的信息传导到细胞内。④最靠近羧基末端的肽链尾部含有一个或几个调节部位，这些部位能发生自身磷酸化，而且不同受体之间这部分结构的差异也很明显。

　　酪氨酸激酶受体也是一个大家族。这一家族包括许多多肽类激素和神经营养因子受体，如神经生长因子受体、表皮生长因子受体、血小板来源的生长因子受体、FGFR 等。一些激素与细胞膜外的受体识别位点结合后，可直接激活胞内酪氨酸激酶，使受体聚合并自身磷酸化，然后再使效应器蛋白的酪氨酸残基被磷酸化，从而改变效应器的活性。

酪氨酸激酶受体下游信号转导通过多种丝氨酸/苏氨酸蛋白激酶的级联激活，如激活 MAPK、蛋白激酶 C、PI3K 等，从而引发相应的生物学效应。效应器包括许多与细胞生长、分化有关的因子和其他信号介导体系的组成因子。这种受体的自身修饰作用可使配体的变构激活作用增强或持续的时间延长。

（二）结合酪氨酸蛋白激酶的受体

这类受体包括催乳素、干扰素和某些细胞因子的受体，配体主要是激素和细胞因子。它们本身不具有酶活性，但是其活化后可激活酪氨酸激酶，使下游的靶蛋白磷酸化进而参与基因调控。

（三）丝氨酸/苏氨酸激酶受体

这类受体的配体主要是转化生长因子 β（transforming growth factor-β，TGF-β）家族成员，它们是单次跨膜的蛋白受体，其胞内区域具有丝氨酸/苏氨酸激酶活性，可直接通过蛋白质中的丝氨酸或苏氨酸磷酸化，实现信号转导作用。

（四）鸟苷酸环化酶受体

鸟苷酸环化酶受体分为膜受体型和胞质型，其配体各不相同。主要特点是鸟苷酸环化酶的激活不需要 G 蛋白的参与就能使 GTP 活化并生成 cGMP。

三、蛋白质的磷酸化与去磷酸化

蛋白质的功能与其空间构象有关，蛋白质的磷酸化与去磷酸化则通过改变空间构象而影响其功能，是化学性信号转导的共同途径，磷酸化与去磷酸化分别由蛋白激酶与磷酸酶完成。

（一）蛋白激酶

蛋白激酶（protein kinase）是能催化蛋白质磷酸化的酶类的总称，蛋白质磷酸化是各种第二信使发挥调节效应的最后公共通路，根据活化的方式不同可将其分为环核苷酸依赖性激酶、Ca^{2+} 依赖性蛋白激酶、酪蛋白激酶、酪氨酸蛋白激酶及丝裂原激活的蛋白激酶等类型。环核苷酸依赖性激酶和 Ca^{2+} 依赖性蛋白激酶因为其蛋白质的磷酸化通常发生在底物的丝氨酸或苏氨酸，所以又称丝氨酸/苏氨酸（蛋白）激酶。近年也有研究发现，有双重特异性的蛋白激酶磷酸化可发生于丝氨酸/苏氨酸/酪氨酸残基上。

环核苷酸依赖性激酶可使蛋白质中的丝氨酸或苏氨酸磷酸化，包括依赖 cAMP 的蛋白激酶［即蛋白激酶 A（protein kinase A，PKA）］和蛋白激酶 G（PKG），它们分别由 cAMP 和 cGMP 激活，进而使底物蛋白磷酸化。神经组织中蛋白激酶 A 的底物很多，如突触囊泡素 Ⅰ（synapsin Ⅰ）、多巴胺和 cAMP 调节蛋白 DARPP-32、N 型乙酰胆碱受体、β-肾上腺素受体等。Ca^{2+} 依赖性蛋白激酶包括蛋白激酶 C（protein kinase C，PKC）和钙调蛋白激酶（calmodulin kinase，CaMK）等，二者均受 Ca^{2+} 浓度的调节。蛋白激酶 C 最初从小脑中分离出来，其同工酶有 10 余种，脑内特有的为蛋白激酶 Cγ（PKC γ）。CaMK 参加了兴奋性谷氨酸对神经系统某些功能的调节作用。酪蛋白激酶在脑内有 Ⅰ、Ⅱ 两种类型，可使酸性蛋白特别是酪蛋白磷酸化，所以称酪蛋白激酶。酪氨酸蛋白激酶则可使蛋白质中的酪氨酸残基磷酸化，参与调节神经元的突触可塑性等功能。丝裂原激活的蛋白激酶（mitogen-activated protein kinase，MAPK）也是丝氨酸/苏氨酸蛋白激酶，是介导细胞产生重要生理功能的关键激酶之一，受丝氨酸/苏氨酸激酶的活化，但也受酪氨酸激酶的活化，因此在多条不同信号通路中可以作为共同的信号转导成分。

拓展阅读 5-4   **ERK/MAPK 途径**

MAPK 家族是与细胞生长、分化、凋亡等密切相关的信号转导途径中的关键物质，可由多种方式激活。表皮生长因子、血小板源性生长因子等生长因子与其受体结合并使酪氨酸蛋白激酶激活后，细胞内含 SH2 区的生长因子受体连接蛋白 Grb2 与受体结合，将胞质中具有鸟苷酸交换因子活性的 Sos 吸引至细胞膜，Sos 促进无活性 Ras 所结合的 GDP 被 GTP 所置换，从而导致 Ras 活化。激活的 Ras 活化 Raf（又称 MAPKKK），进而激活 MEK（又称 MAPKK），最终使细胞外信号调节激酶（ERK）被激活。激活的 ERK 可促进胞质靶蛋白磷酸化或调节其他蛋白激酶的活性，如激活磷脂酶 A2、激活调节蛋白质翻译的激酶等。更重要的是激活的 ERK 进入核内可促进多种转录因子磷酸化，从而增强转录活性。

（二）蛋白磷酸酶

蛋白磷酸酶的底物特异性不强，主要功能为催化已经磷酸化的蛋白的磷脂键断裂，使其回到去磷酸化的无活性状态，从而终止第二信使的作用。按去磷酸化的氨基酸残基类型也可将其分为丝氨酸/苏氨酸磷酸酶和酪氨酸磷酸酶两大类，前者又分为 1 型和 2 型，2 型又分 A、B、C 3 种亚型。除了 2B 型以外的蛋白磷酸酶的底物范围都很广泛。上述磷酸酶均见于神经组织且大都与颗粒成分相结合，表明它们与突触活动密切相关并受到生理和病理活动的调节，各种第二信使对磷酸酶的活性发挥了重要作用。

第二节　细胞质内受体与信号转导

神经元和胶质细胞的胞质内也存在大量的受体，其配体主要为类固醇激素，包括肾上腺皮质激素、性激素和维生素 D_3 三大类。这些配体多为脂溶性小分子，到达靶细胞后可自由进入细胞内，与胞内相应受体结合，形成激素-受体复合物。这些复合物的作用方式主要有以下 3 种。

1. 配体-受体复合物主要通过转位到细胞核内发挥调节作用，通过调节特定基因的活化诱导特异性蛋白质的合成而发挥生理效应　这类受体大都具有相似的功能结构域。其中，DNA 结合结构域是这类受体的标志性结构。在结合配体前，类固醇激素受体与热休克蛋白 Hsp90 结合为无活性的复合物存在于胞质内。配体与受体结合后，Hsp90 解离，受体转化为活化态并易位进入胞核，随后活化的受体以二聚体形式与靶基因的特定 DNA 序列结合，产生转录活性，使靶基因的表达增加。

2. 胞质内受体也可能在与配体结合后通过第二信使而发挥直接、快速的生理调节作用　近年发现的雌激素膜性受体 GPER（即 GPR30）是一种 G 蛋白偶联受体，在神经元内除了位于细胞膜上也见于糙面内质网、高尔基复合体等胞质内膜性成分，在海马锥体神经元的表达随生后发育而增加，而且可能参与了雌激素对突触发生与可塑性及空间学习记忆等的调节。GPER 与雌激素结合后导致细胞内 Ca^{2+} 浓度的改变与PIP3 的合成，进而快速调节有关的生理或病理过程。

3. 既可通过胞质内第二信使发挥作用，也可转位到细胞核内发挥作用　如雄激素受体、雌激素 α 受体和 β 受体，它们虽然主要位于胞核，但是也可位于胞质。其作用方式除了与配体结合并转位到细胞核发挥慢速的基因型调节作用以外，也可在胞质内直接通过第二信使系统产生快速的非基因型生理效应。

第三节　细胞核内受体与信号转导

神经系统的细胞核内有多种受体，它们本质上都是受配体调控的转录因子，在核内启动信号转导并影响基因转录，统称核受体（nuclear receptor）。核受体按结构和功能可分为类固醇激素受体家族和甲状腺素受体家族。配体经自由扩散或转运到细胞核，与相应的核受体结合形成配体-受体复合物，然后捕获各种辅助活化因子（coactivator，或称共激活子）或辅助抑制因子（corepressor，或称共抑制子）形成新的复合物，进一步捕获 cAMP 应答元件结合蛋白质等转录调控因子和 RNA 聚合酶Ⅱ等，从而调节靶基因的转录，发挥慢速的基因型调节效应。

细胞核内的转录因子可分为 3 类。第一类是预先存在于核内的蛋白质，被蛋白激酶磷酸化后直接发生转录激活作用，如 cAMP 应答元件结合蛋白质等。第二类是配体激活（ligand-activated）的转录因子，如类固醇激素的核受体。第三类是受刺激后能迅速表达然后被磷酸化并进入核内激活转录的蛋白质，这一类主要是原癌基因中的即早期基因（immediate early gene，IEG），如 *Fos*、*Jun* 等，被称为第三信使。

第三信使负责细胞核内外信号转导，既是可特异性结合靶基因并调节其转录的蛋白，常常也是 DNA

结合蛋白，涉及生长因子、转化因子及其受体和癌基因产物等，主要有 c-fos、Fos B、Fra-1、Fra-2、c-jun、Jun-B、Jun-D、c-myc、Egr-1、Egr-2/ Krox20 等，都属于即早期基因家族。它们的特点是：①刺激后反应时间很快，可在数分钟迅速表达。②转录是短暂的，不依赖新蛋白的合成。③表达产物的半衰期较短，如 c-fos mRNA 的半衰期为 10~15 min，其蛋白产物 c-Fos（简称 Fos）的半衰期为 2~90 min。④蛋白产物受丝氨酸/苏氨酸蛋白激酶等磷酸化修饰。⑤成熟的蛋白质一经合成就进入核内，故很难在胞质内检测到。

一、cAMP 应答元件结合蛋白质

cAMP 应答元件结合蛋白质（cAMP response element binding protein，CREB protein）简称 CREB 蛋白质，目前已发现至少有 10 种以上。其 C 端有亮氨酸拉链结构，为 DNA 结合部位。N 端为转录活化部位，包括两个不同的结构域。一个是磷酸化盒（P-BOX）或称激酶诱导域，包括多个磷酸化位点，可被多种蛋白激酶如蛋白激酶 A、蛋白激酶 C 等磷酸化。另一个是位于 P-BOX 两侧的富含谷氨酰胺残基的区域，可能与 RNA 聚合酶的结合有关。

cAMP 应答元件结合蛋白质是一种选择性结合 cAMP 应答元件（cAMP response element，CRE）的核蛋白，它的存在能刺激基因转录，所以又被称为转录增强因子。cAMP 应答元件结合蛋白质、cAMP 应答元件调节因子（CREM）与转录活化因子 1（ATF1）均是属于含碱性亮氨酸拉链结构的转录因子家族，主要对蛋白激酶 A 等信号发生应答反应。cAMP 应答元件结合蛋白质家族成员间的结构十分相似，故相互间可形成同源或异源二聚体后再与 cAMP 应答元件位点结合。未经磷酸化的 cAMP 应答元件结合蛋白质主要位于核内，cAMP 激活蛋白激酶 A 后，活化的蛋白激酶 A 进入细胞核，通过氨基端的激酶诱导域磷酸化来活化 cAMP 应答元件结合蛋白质从而调节靶基因的转录。cAMP 应答元件结合蛋白质的 133 位丝氨酸残基（Ser133）对其转录活性起重要作用，在被蛋白激酶 A 磷酸化后，cAMP 应答元件结合蛋白质的转录活性会增加 10~20 倍。

多种神经系统相关基因的转录受 cAMP 应答元件结合蛋白质调节，如 BDNF、多巴胺能神经元的标志物酪氨酸羟化酶、一些神经肽如生长抑素和脑啡肽等。神经元内的 cAMP 应答元件结合蛋白质与长时程记忆的形成有关。缺乏 cAMP 应答元件结合蛋白质时，记忆只能短暂维持。长期记忆能力较强的大鼠脑中所含有的 cAMP 应答元件结合蛋白质经常保持活跃状态，如果 cAMP 应答元件结合蛋白质持续活跃则可能产生长期记忆。

二、NF-κB

核因子 κB（nuclear fact-κB，NF-κB）见于多种细胞，参与多种基因的表达，与细胞的生长、发育、凋亡等密切相关。该转录因子蛋白家族包括 5 个亚单位，Rel（cRel）、p65（RelA、NF-κB3）、RelB、p50（NF-κB1）和 p52（NF-κB2）。p65、cRel 和 RelB 含有 N 端 Rel 同源区（Rel homology domain，RHD）和 C 端的反式激活结构域（transactivation domain，TD），在 RHD 的 C 末端有一个核定位结构域（nuclear-localization sequence，NLS），其负责与 DNA 结合、二聚体化和核易位，而 TD 则与转录活化相关。p50 和 p52 只有 RHD 而缺乏 TD，因此 p50 和 p52 同源二聚体并不能激活基因转录，而是作为一种抑制分子存在，它们在细胞内通常各自以其前体 p105 和 p100 的形式存在。两个亚基形成的同源和（或）异源二聚体与靶基因上特定的序列结合调节基因转录，不同的 NF-κB 二聚体在选择结合序列时略有差异，这是 NF-κB 通过不同的二聚体的形式对不同基因的表达进行精细调节的一种方式。最常见的 NF-κB 二聚体是 p65 与 p50 组成的异二聚体。

NF-κB 的抑制单位 IκB 通过其 C 端特定的锚定蛋白重复序列与 NF-κB 结合，覆盖核定位信号序列并阻止 NF-κB 向细胞核内转移。在静息的细胞中，NF-κB 和 IκB 形成复合体，以无活性形式存在于胞质中。当细胞受细胞外信号刺激后，IκB 激酶复合体活化将 IκB 磷酸化，使 NF-κB 暴露核定位位点。游离的 NF-κB 迅速移位到细胞核，与特异性 κB 序列结合，诱导相关基因转录。

作为早期转录因子，NF-κB 的激活不需要新翻译出的蛋白质进行调控，因此可以在第一时间对有害刺激做出反应。大多数的细菌可以结合细胞膜表面的受体如 Toll 样受体（Toll like receptor，TLR），从而激发

NF-κB 信号通路、改变基因的表达。不少研究已经表明，广泛存在于革兰氏阴性菌表面的脂多糖可以通过 TLR4 激活下游 NF-κB 信号通路。参与免疫反应的早期和炎症反应各阶段的许多分子都受 NF-κB 的调控，这些分子包括肿瘤坏死因子-α、IL-1β、IL-2、IL-6、IL-8、IL-12、iNOS、COX2、趋化因子、黏附分子、集落刺激因子等。此外，锌指蛋白 A20、血红素加氧酶-1 等一些抗炎分子以及与细胞凋亡有关的分子如肿瘤坏死因子受体相关因子-1（tumor-necrosis factor receptor associated factor-1，TRAF-1）、抗细胞凋亡的蛋白 1/2（inhibitor of apoptosis 1/2，IAP1/ IAP2），肿瘤坏死因子受体相关因子、Bcl-2 同源体 A1/Bfl-1 和 IEX-IL 也都受 NF-κB 的调控。

三、激活蛋白-1

激活蛋白-1（activator protien-1，AP-1）是一种 DNA 结合蛋白，也是调节神经组织细胞基因表达的转录因子，能特异性识别含有 AP-1 结合位点的基因并与之结合、从而促进该基因的表达。它是由 Fos（55 kDa）和 Jun（39 kDa）组成的异二聚体，通过亮氨酸拉链与 DNA 结合。其中，Fos 家族包括 c-fos、Fra-1、Fra-2 和 FosB 等，Jun 家族包括 c-Jun、JunB 和 JunD 等。

中枢神经系统多种分子可作用于 AP-1 结合位，如多巴胺受体 D1 亚型、NMDA 受体的 NR1 亚型、AMPA 受体的 GluR2 亚型、酪氨酸羟化酶等。AP-1 结合点又称佛波酯（12-O-tetradecanoylphorbol-13-acetate，TPA）反应元件。TPA 是蛋白激酶 C 的激动剂，可通过结合并刺激蛋白激酶 C 而诱导 AP-1 活化。AP-1 也可被 MAPK 磷酸化。

本章小结

细胞内外具有信息传递功能的分子称为信使物质。根据其存在的部位可将其分为第一信使、第二信使和第三信使。第一信使指细胞外信使物质，包括经典的神经递质、神经肽、多肽激素和细胞因子等；第二信使为第一信使作用于靶细胞后刺激胞质内产生的信息分子，是细胞外信息与细胞内效应之间必不可少的中介物，包括 cAMP、cGMP、Ca^{2+}、IP3/DAG、一氧化氮等；第三信使是指在细胞核内调控基因转录的关键分子，如 c-jun、c-fos 等。

膜受体包括 7 个跨膜 α 螺旋受体和单个跨膜 α 螺旋受体，前一种膜受体介导的信息途径包括蛋白激酶 A 途径、蛋白激酶 C 途径、Ca^{2+} 和钙调蛋白依赖性蛋白激酶途径及蛋白激酶 G 途径；后一种膜受体介导 TPK-Ras-MAPK 途径和 JAK/STAT 途径等。胞质内受体的配体是类固醇激素、维生素 D_3、甲状腺素等，与配体结合后转位入核产生转录因子活性或在胞质内通过第二信使发挥作用；核受体则通过与配体结合直接调节靶基因的转录。通过细胞信息途径把细胞外信息分子的信号传递到细胞内或细胞核，产生各种生物学效应如调节细胞的生长、发育、分化和增殖等。

（张吉强）

第六章

神经干细胞

主要知识点和专业英语词汇

主要知识点：干细胞的概念；神经干细胞的概念；神经干细胞的分化；神经干细胞的生物学特点；神经干细胞的鉴别；神经干细胞的存在部位；干细胞的可塑性。

专业英语词汇：stem cell；embryonic stem cell；pluripotent stem cell；neural stem cell；glial-restricted precursor。

神经干细胞存在于胚胎或成年动物的神经系统，与机体内其他干细胞一样，神经干细胞同样具有自我更新和多向分化潜能。在正常情况下，神经干细胞增殖、分化、发育，形成新的神经元，这一过程称为神经发生（neurogenesis）。新生的神经元在迁移和成熟的过程中整合到现存的神经回路，接受传入信息，处理和输出信息，从而维持脑功能的完整性和有效性。神经干细胞在特定信号的刺激下，可以分化为神经元、星形胶质细胞或少突胶质细胞，从而参与神经系统损伤修复或细胞更新。

第一节　神经干细胞概述

神经干细胞（neural stem cell，NSC）是指来源于神经组织及神经组织的发源地、终生保持自我更新能力，并能分化为神经组织的各种细胞，如神经元、各种神经胶质细胞。目前，研究人员已经成功地从人胚胎中分离和培养出了神经干细胞，并建立了人源性可移植的神经干细胞系。与机体内其他组织中的干细胞一样，随着年龄的增长，神经干细胞的数量逐渐减少。干细胞常常根据其分化潜能的差异分为：①全能干细胞（totipotent stem cell），即具有发育成为哺乳动物完整个体的多潜能干细胞。②多能干细胞（pluripotent stem cell），该类干细胞虽然丧失了发育成为完整个体的能力，但仍然具有分化成几种特定类型的细胞的能力。③单能干细胞（mono-potent stem cell）和祖细胞（progenitor cell），该类干细胞为分化方向明确的中间类型的细胞，具有有限的增殖和分化能力。神经干细胞属于多能干细胞，具有明确的分化方向，但在特殊情况下可横向或逆向分化。

一、神经干细胞的研究历史

大多数研究者对于干细胞（stem cell）的定义是借助于血液系统干细胞的定义来考虑的，提出干细胞应具备多向分化潜能、有高度增殖能力，并能够进行自我复制更新。神经干细胞的研究始于20世纪90年代。当时神经生物学者认为，神经干细胞除包括可以生成神经元和胶质细胞的多向性干细胞之外，还应该包括某些具有干细胞特性但分化能力相对局限的定向干细胞，如少突胶质细胞的祖细胞等。1997年McKay

正式提出，具有分化为神经元、星形胶质细胞和少突胶质细胞的能力，能自我更新并足以提供大量脑组织细胞的细胞群为神经干细胞。2000 年，Gage 进一步总结神经干细胞的特性为：①可生成神经组织或来源于神经系统，具有多向分化潜能。②能进行自我复制与自我更新。③可通过不对称分裂产生除自身以外的其他细胞。神经干细胞不仅具有分化为中枢神经系统 3 种主要类型的细胞的能力，而且还能转化为其他细胞，如骨骼肌细胞、血细胞等。神经干细胞的跨胚层转化能力使人们对其多潜能性有了更深层的认识。

神经干细胞不仅存在于发育中的哺乳动物神经系统，还存在于所有成年哺乳动物神经系统中。神经干细胞在脑内终生存在，不断分裂并沿固定的通路进行脑内迁移，对特定区域内的细胞进行补充。一般认为，在周围环境的控制下，神经干细胞先产生各种前体细胞，如神经元限制性前体细胞（neuron-restricted precursor，NRP）、胶质限制性前体细胞（glial-restricted precursor，GRP）和神经嵴干细胞（neural crest stem cell，NCSC）等，而后再形成相应的成熟细胞。神经祖细胞（neural progenitor cell）是相对于干细胞而言的，自我更新和自我维持能力受到限制，其分化能力更有限，只具有分化为神经元的潜力，因此它是一种单能干细胞。神经母细胞即成神经细胞（neuroblast）是指比神经干细胞更具有明确分化方向的细胞。与神经干细胞相比，成神经细胞和神经祖细胞的分裂增殖能力较弱而分化能力较强，是有限增殖的细胞，但这三者均属神经干细胞范畴。

二、神经干细胞的存在部位

中枢神经系统的发育是从神经板形成开始的，由神经板塑型形成神经管，神经管进一步发育，其尾端发育为脊髓，头端扩大成为脑泡，脑泡进一步演变为端脑、间脑、脑干和小脑，神经管管腔形成脑室系统及脊髓的中央管。按中枢神经系统的发育时相，神经干细胞的分布与定位主要分为神经管形成前、神经管形成后和成年脑形成后 3 个阶段。

（一）神经管形成前

在脊椎动物中枢神经系统发生初期，首先是外胚层中轴部的细胞，在中胚层释放的神经化因子的诱导（即原发诱导）下，分化为神经上皮细胞并形成神经板（人类发生于胚胎第 3 周）。此时的神经板上皮为单层柱状上皮（即神经上皮细胞），由神经干细胞组成，而且此时的神经干细胞增殖和分化能力超强。整个神经板上皮均可检测到神经干细胞的标志蛋白——巢蛋白。因此，在神经管形成以前，神经干细胞见于整个神经板上皮。

（二）神经管形成后

神经板形成后经过塑形、卷褶、融合形成神经管。从神经板到神经管的过程，除了在解剖结构上发生了明显的改变，在组织细胞水平上，神经上皮开始增生、分化、迁移，从单层柱状上皮的神经板演变为由神经上皮层、套层和边缘层 3 层结构组成的神经管。神经上皮层仍然为神经干细胞，套层中的成神经细胞和成胶质细胞是由神经上皮细胞分化而来的，虽然尚具有干细胞的特性，但它们的分化方向已经明确，分别发育为神经元和神经胶质细胞（见第七章第二节神经管在组织细胞水平上的分化）。神经管的神经上皮细胞以对称或不对称的分裂方式产生神经元及维持神经干细胞自身的数量（图 6-1）。神经管在解剖水平和组织细胞水平进一步发育分化，最终形成脑和脊髓，神经管形成脑室系统及脊髓的中央管。位于脑室层

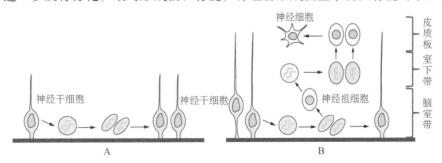

图 6-1　神经干细胞的两种分裂模式图
A. 对称性分裂；B. 不对称性分裂

（ventricular zone，VZ）和脊髓中央管的神经上皮演变为室管膜上皮。

（三）成年脑形成后

目前认为，终身拥有神经干细胞的脑区是侧脑室室下区（subventricular zone，SVZ）和海马齿状回颗粒下区（subgranular zone，SGZ）。由室下区产生的新生神经元形成的吻侧迁移流（rostral migratory stream，RMS）可迁移较长的距离，到达嗅球，成为嗅球的颗粒神经元和球周神经元。由颗粒下区产生的新生神经元迁移到齿状回的颗粒细胞层，成为齿状回颗粒细胞（图6-2）。最新研究发现，成年动物下丘脑也存在神经干细胞，下丘脑神经发生与体重调节和能量控制有关。

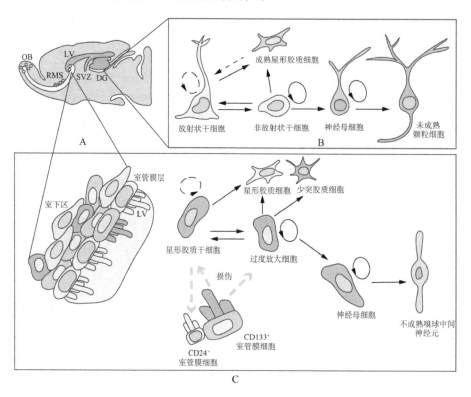

图6-2　室下区和齿状回颗粒下区示意图

A. 冠状切面所示侧脑室室下区，齿状回颗粒下区；B. 齿状回颗粒下区的神经发生示意图；C. 室下区的神经发生示意图
OB，嗅球；RMS，吻侧迁移流；LV，侧脑室；SVZ，室下区；DG，齿状回

1. 侧脑室室下区　位于室管膜的深面，紧邻室管膜。室管膜由一薄层室管膜上皮细胞组成，衬于侧脑室的内面。将携带绿色荧光蛋白（GFP）基因的慢病毒载体注射到小鼠的室下区，在室下区表达绿色荧光蛋白的细胞增殖，迁移至嗅球，参与嗅球长期的神经发生。并且经过培养，室下区的子代细胞能分化为神经元和星形胶质细胞，符合神经干细胞能自我更新和多潜能分化的特性。室下区存在3种类型的细胞：①B型细胞，表达GFAP，为室下区的神经干细胞。②C型细胞，未成熟的过渡放大细胞（transit amplifying cell）。③A型细胞，迁移中的成神经细胞（neuroblast）。

根据结构特点和生物学标记不同可将B型细胞分为B1细胞和B2细胞，B1细胞为静态型神经干细胞，B2细胞为激活型神经干细胞。B1细胞通过含有原始纤毛的小顶端与脑脊液接触，其顶端被拥有多突和双突纤毛的室管膜细胞（E型细胞）包围，形成风车样结构（图6-3），基突起末端膨大与血管接触。B1细胞具有自我更新和激活后产生B2细胞的能力，B2细胞为激活型神经干细胞，有的B1细胞具有星形胶质细胞的特性，其基突起末端膨大也与血管接触，但没有顶端纤毛，不与侧脑室接触，B2细胞产生C型细胞进而产生A型细胞（图6-4）。

2. 海马齿状回颗粒下区　是位于齿状回与门区之间的一个神经发生条带。根据形态和分子标志物的不同，海马齿状回颗粒下区的细胞分为3种类型：①B型或1型细胞，表达巢蛋白、GFAP及转录因子Sox2。尽管能表达星形胶质细胞的标志物GFAP，但是这些细胞的形态和功能都与成熟星形胶质细胞不同。

②D 型或 2 型细胞，是不成熟的不断分裂的细胞，可表达 Sox2，但不表达 GFAP，并开始表达神经元的特异性标志物。③G 型细胞，为新产生的颗粒神经元（图6-5）。B 型细胞就是神经干细胞，其基突起沿齿状回的下缘伸出，其顶突起呈辐射状，横跨整个颗粒细胞层。D 型细胞的突起短小，属于神经祖细胞。B 型细胞可分裂产生 D 型细胞，后者再不断分裂，形成 G 型细胞，即新生的颗粒神经元。

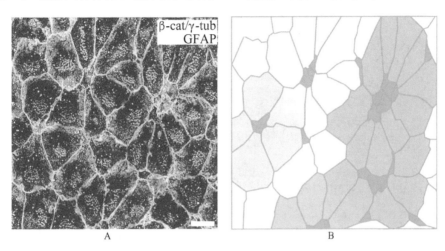

图 6-3　室管膜细胞围绕 B 型细胞形成风车样结构（引自 Mirzadeh Z 等，2008）

　　A. 共聚焦显微镜观察，侧脑室内表面显示以 GFAP 阳性的 B 型细胞为中心的风车样结构。图中显示 γ-微管蛋白（γ-tub）阳性（标记室管膜细胞纤毛基体）和 β-连环蛋白（β-cat）阳性（标记室管膜细胞的边界）；B. 图 A 的彩色描摹图（标尺：10 nm）

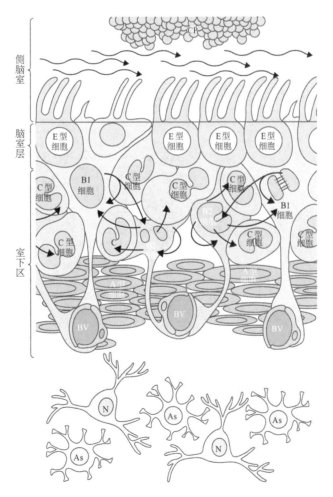

图 6-4　室下区的细胞类型

　　A 型细胞，成神经细胞；B 型细胞，GFAP 阳性神经干细胞，包括静态型 B1 细胞和激活型 B2 细胞；C 型细胞，未成熟的过渡放大细胞；E 型细胞，室管膜细胞；BV，毛细血管；As，星形胶质细胞；N，神经元；CP，皮质板

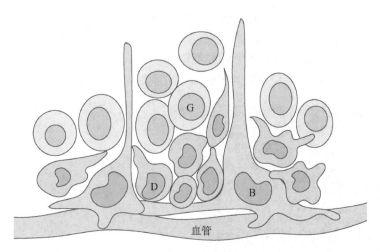

图 6-5　海马齿状回颗粒下区的细胞类型

　　B，B 型或 1 型细胞，表达巢蛋白、GFAP 和 Sox2 的神经干细胞；D，D 型或 2 型细胞，未成熟的不断分裂的细胞；G，G 型细胞，新产生的颗粒神经元

　　3. 下丘脑　有研究表明，成人下丘脑中存在的伸长细胞为神经干细胞（图 6-6）。成人下丘脑有 3 个增殖区。第一（Ⅰ）增殖区位于在背侧 α1 区，其伸长细胞经 IGF-1 诱导产生神经元和星形胶质细胞。第二（Ⅱ）增殖区位于背侧 α2 区，其伸长细胞经 FGF-2 诱导对称自我更新或产生神经元和星形胶质细胞及很少的少突胶质细胞。第三（Ⅲ）增殖区称为下丘脑增殖区，位于相邻的内侧隆起，其伸长细胞可对称增殖，产生神经元，也可能是少突胶质细胞的祖细胞。

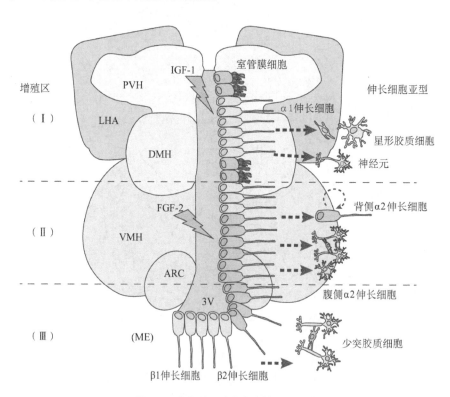

图 6-6　成人下丘脑中存在神经干细胞

　　在成人下丘脑有 3 个增殖区：第一（Ⅰ）增殖区（位于背侧 α1 区）、第二（Ⅱ）增殖区（位于背侧 α2 区）及第三（Ⅲ）增殖区（位于相邻的内侧隆起）。FGF-2，成纤维细胞生长因子-2；IGF-1，胰岛素样生长因子-1；PVH，室旁核；LHA，外侧下丘脑区；DMH，背内侧下丘脑；VMH，腹内侧下丘脑；ARC，弓状核；3V，第三脑室；ME，内侧隆起

第二节　神经干细胞的生物学特性与鉴定

神经干细胞具备干细胞的共同的生物学特性，如干细胞的增殖、分化特性、多向分化潜能等。

一、神经干细胞的生物学特性

作为一种多能干细胞，神经干细胞具有增殖和自我更新特性、多向分化特性、迁移功能和趋向性、异质性和可塑性。

（一）神经干细胞的增殖和自我更新特性

神经干细胞具有增殖和自我更新特性，在一定条件下能不断进行有丝分裂，以此来维持神经干细胞库的稳定。神经干细胞通过两种方式增殖，一种是对称分裂，形成两个相同的神经干细胞；另一种是非对称分裂，细胞质中调控分化蛋白（多为转录因子）分配不均匀，使得一个子细胞不可逆地走向分化的终端，成为功能专一的分化细胞，另一个子细胞则保持亲代的特征，仍作为神经干细胞保留下来。胚胎期的神经干细胞能够迅速分裂、增殖，产生大量细胞，以满足发育期对神经干细胞数量的需求，出生后神经系统已基本形成，这些神经干细胞增殖渐渐变慢，只存留于中枢神经系统的一些特定部位。到了成年期，神经干细胞的特点是维持相对静息状态，只在机体需要的时候才快速扩增，这时它们的自我更新只是为了维持体内神经干细胞群体的存在。在体外，神经干细胞可持续传代，分裂后的子代干细胞具有与母代干细胞完全相同的生物学特性。

（二）神经干细胞的多向分化特性

神经干细胞的基本属性之一是具有多向分化潜能，能分化为神经元、星形胶质细胞和少突胶质细胞等。有研究发现，神经干细胞的分化潜能不仅局限于所属组织，在特定的环境中能分化成其他类型组织细胞，还具有横向分化的潜能，这种分化也称为跨系分化，如神经干细胞可以分化成造血细胞。

（三）神经干细胞的迁移功能和趋向性

在哺乳动物胚胎发育过程中或疾病状态下，神经干细胞存在有序的定向迁移行为。神经干细胞的定向迁移不仅对机体的生长发育具有至关重要的作用，对中枢神经的损伤修复也有重大意义。在胚胎期，神经上皮细胞不断向大脑皮层迁移并分化为神经元，形成大脑的基本神经构成。成年后，室下区和海马齿状回颗粒下层也会产生大量的神经元，并分别迁移至嗅球或海马颗粒细胞层。生理状态下，室下区和纹状体之间的结构及分子屏障限制了神经干细胞的迁移，使其处于相对静止状态。当神经系统发生损伤后，神经干细胞能够到达神经损伤区域，说明神经干细胞突破了这些屏障。尽管神经发生随着年龄的增加而降低，但并不影响损伤后神经干细胞向损伤区域的迁移和增殖。

脑组织损伤时移植的外源性神经干细胞同样具有迁移能力，受病变部位神经源性信号的影响，移植后的神经干细胞迁移到受损部位后分化成特异性细胞，替代损伤细胞而修复脑功能。脑室内移植的神经干细胞可以通过血脑屏障迁移至脑实质中，与宿主细胞在形态和功能上形成良好的整合，参与宿主神经网络的形成。

（四）神经干细胞的异质性

并非所有的神经干细胞都是一样的，如室下区的 B1 细胞具有胚胎神经干细胞的许多特性，它们拥有原始纤毛，且与脑脊液接触。它们呈现出顶面-底侧极性（apico-basal polarity），来源于放射状胶质细胞，放射状胶质细胞存在于胚胎发育早期，产生前脑大多数神经元。胚胎发育中期，放射状胶质细胞亚型分裂并产生表达 VCAM1 的前 B1 细胞。成熟的 B1 细胞表面也表达 VCAM1 对干细胞的维持非常重要。应用 VCAM1 抗体或 shRNA 拮抗 VCAM1 可导致神经干细胞分化和耗竭。在胚胎发育后期，放射状胶质细胞的第二子集上调 GFAP 表达并获得静态型 B1 细胞转录组标签（transcriptomic signature）。成年后不同部位的神经干细胞具有特定的基因表达模式，通常被分化为与来源组织一致的终末细胞种类。

（五）神经干细胞的可塑性

在多数情况下，神经干细胞分化为与其组织来源一致的细胞，但是在某些情况下，神经干细胞的分化并不遵循该规律，表现出很强"横向分化"或"跨系统分化"的潜能，即分化为与来源组织无关的其他组织细胞的能力，称其为神经干细胞的可塑性（plasticity）。

二、影响神经干细胞生物学特性的因素

神经干细胞的增殖和分化受到多种机制的调节，包括内源性因素和外源性因素。其中，内源性因素主要由基因表达模式决定，外源性因素主要由细胞因子和微环境因素影响。

（一）内源性因素（基因表达模式）

神经干细胞分化发育的多样性与神经干细胞表达多种多样的转录因子有关，不同的转录因子可导致不同细胞谱系的分化。以下简介 3 种基因在神经干细胞分化中的作用。同时，神经干细胞的增殖和分化也受神经干细胞异质性的影响，即不同部位的神经干细胞具有特异的基因表达模式，调节其特有的分化。

1. **bHLH 基因**　脊椎动物体内存在一类决定神经细胞分化命运的功能基因。该类基因能编码产生碱性螺旋-环-螺旋（bHLH）转录子蛋白，称为 bHLH 基因。bHLH 基因是一个基因家族，其中的神经元素 1（neurogenin 1，Ngn1）、神经元素 2（neurogenin 2，Ngn2）和 MASH1 基因在决定神经细胞谱系的过程中起着重要作用。Ngn1、Ngn2 和 MASH1 基因均能启动组织特异性基因表达，刺激神经发生。促使神经干细胞向神经元方向分化，同时抑制神经干细胞向胶质细胞分化。bHLH 基因家族的 3 个亚类基因主要调节神经元和胶质细胞的分化命运，错误表达后，可使分化的神经元减少，但对胶质细胞的分化无影响。

2. **Notch 基因**　可编码跨膜蛋白受体——Notch 蛋白。Notch 蛋白通过侧方抑制信号和诱导性信号，局部调控神经干细胞的分化。与 bHLH 基因的作用相反，Notch 蛋白的作用是抑制神经干细胞向神经元方向分化，同时刺激胶质发生，即促进其向胶质细胞方向的分化。若 Notch 信号消失则会导致潜在的胶质前体细胞转化为神经细胞。

3. **Nurr1 基因**　其表达的 Nurr1 转录因子直接结合于酪氨酸羟化酶基因的启动子区域，调节维持中脑多巴胺能神经元表型蛋白质的表达。将 Nurr1 基因导入胚胎神经干细胞，使其过表达，可诱导这些细胞分化为具有中脑多巴胺能神经元表型的细胞。

4. **年龄因素**　随着年龄的增长，神经干细胞增殖和产生新神经元的能力在发育后逐渐下降，并在衰老过程中持续下降，这与年龄有关的神经退行性疾病发生率增加相关（图 6-7）。有研究发现，衰老可导致神经干细胞的营养感应途径、代谢和蛋白质稳态发生改变，从而导致神经干细胞的功能下降。针对营养感应途径胰岛素/FGF-1-FOXO 途径，科学家们提出了通过周期性地禁食来改变胰岛素/FGF-1 的水平，从而增强海马齿状回颗粒下区的神经发生并改善认知能力。

（二）外源性因素（细胞因子或微环境因素）

神经干细胞的增殖与分化同时也受到各种细胞因子，以及其微环境中各种因素（微环境异质性）的影响，邻近细胞产生的任何可扩散的分子及细胞与细胞间的相互作用，都会影响到神经发生微环境中神经干细胞的功能状态，同时也可能影响移植的外源性神经干细胞的分化，这也是神经干细胞逆分化或跨分化的分子学基础。有在体研究报道，将神经干细胞移植到动物脑内，一定时间后观察发现，植入的细胞不仅可以在中枢神经系统内广泛迁移，并向神经元和胶质细胞分化，而且其分化方向似乎由其所处的局部微环境所决定，分化成为移植部位特殊类型的细胞。将培养的神经干细胞植入因基因突变致小脑前叶发育缺如的模型小鼠脑内发现，这些细胞逐渐分化成颗粒细胞并形成小脑皮层的颗粒细胞层。而且，供体细胞分化而来的颗粒细胞与宿主苔藓纤维能够建立突触联系。因此，局部微环境因素的影响不可忽视。以下介绍 4 种细胞因子及神经干细胞微环境的影响。

1. **FGF**　是一个大家族，至少含有 15 个成员，主要通过 FGFR 传导信号。FGFR 各个亚型在各个发育阶段的表达不同，不同浓度的 FGF 与各受体的亲和力也不同。FGF 通过与不同受体的结合来调节神经干细胞的分化和增殖。FGF 可促进神经干细胞的增殖，抑制神经干细胞的分化。

2. **表皮生长因子**　在胚胎和成体脑内均有表达。在胚胎发育时期，表皮生长因子在发育的较晚期起作用，出生后表皮生长因子受体在小脑颗粒细胞层、室下区、海马等生发区继续表达。成年大鼠表皮生长因子受体只在海马和室下区有表达。表皮生长因子可促进神经干细胞的存活和增殖，并可维持其处于未分化状态。

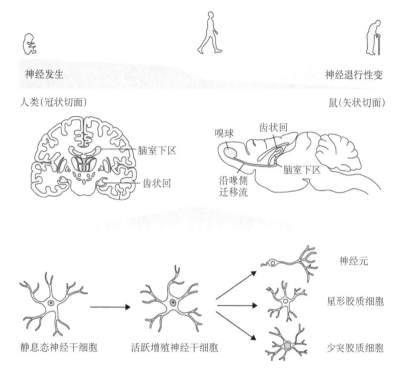

图 6-7 衰老过程中的神经发生

神经干细胞增殖和产生新神经元的能力在发育后逐渐下降，并在衰老过程中持续下降，这与年龄有关的神经退行性疾病发生率增加相关（该图显示了神经发生和神经退变轨迹）。成年哺乳动物的大脑含有两个神经干细胞储存库：海马齿状回颗粒下区和侧脑室室下区。这些神经微环境含有可以被激活以产生活跃增殖神经干细胞（aNSC）的静息态神经干细胞（qNSCs）。aNSCs 具有分化为神经元、少突胶质细胞或星形胶质细胞的潜能

3. TGF-β 超家族　骨形成蛋白 2（bone morphogenetic protein 2，BMP2）是 TGF-β 超家族成员之一，具有促进神经干细胞向胶质细胞分化的作用。有体外研究表明，将端脑神经前体细胞暴露于 BMP2 可改变这些细胞的分化命运，由原来的向神经元分化转为向星形胶质细胞分化。

4. 神经营养因子　主要作用是促进神经干细胞的分化和新生神经元的存活与成熟。不同的营养因子对神经干细胞的分化具有不同的调节作用。例如，BDNF、IGF、NT-3、血小板源性神经营养因子等，可促进神经干细胞向神经元方向分化。CNTF 可促进神经干细胞向星形胶质细胞方向分化。

5. 神经干细胞微环境

（1）来自邻近细胞的信号：来自海马齿状回颗粒下区星形胶质细胞的 Wnt 信号可促进成体海马神经干细胞的分化，并促进源自这些干细胞的新生神经元的整合。来自室管膜细胞的 Noggin 蛋白通过拮抗骨形成蛋白（bone morphogenetic protein，BMP）信号，促进室下区的神经发生。室下区的小胶质细胞与少突胶质细胞发生和神经发生的高潮时期相关。除掉小胶质细胞，结果减少神经发生和少突胶质细胞发生。

最近，通过对整个室下区微环境中单细胞转录组的分析，结果表明在衰老过程中，大多数与年龄相关的转录变化发生在特定的细胞群体（小胶质细胞、内皮细胞、少突胶质细胞、星形胶质细胞），所有这些细胞都表现出强烈的年龄相关干扰素信号上调，说明衰老对神经干细胞功能的影响除了直接影响神经干细胞的代谢外，还可通过影响其微环境实现。图 6-8 显示与青年人的室下区相比，中年人室下区的增殖细胞（增殖细胞核）数量显著减少。虽然形成神经球的激活型神经干细胞数量保持稳定，但它们在体内增殖频率较少，结果导致神经祖细胞和成神经细胞减少，部分区域室管膜下层消失。

（2）脑脊液：室下区与侧脑室紧邻，室下区的 B1 细胞从室管膜细胞之间伸出一个微小的顶部末梢，直接接触充满脑脊液的侧脑室（图 6-4）。脑脊液是信号分子的聚集地，它包含多种营养因子如神经营养因子和神经内分泌肽，以保持神经干细胞的增殖和维持，脑脊液还可以通过水压力量调节神经干细胞的行为。神经干细胞膜上存在一种能检测脑脊液流动的分子传感器——上皮细胞 Na^+ 通道，该通道在体外调节神经干细胞的增殖。遗传缺失神经干细胞的上皮细胞 Na^+ 通道，神经干细胞的活性及增殖能力减弱，导致

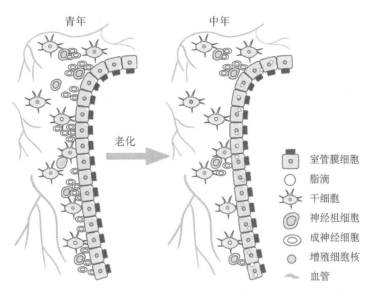

图6-8　青年到中年，室下区神经干细胞微环境的静止相关变化概述
中年人室下区的增殖细胞数量显著减少

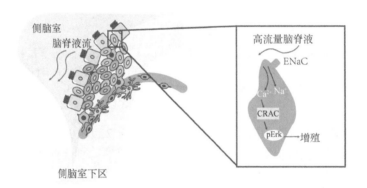

图6-9　脑脊液流动可改变神经干细胞的增殖和神经发生

在室下区，神经干细胞与脑脊液接触，神经干细胞上皮 Na$^+$ 通道可感应脑脊液的流动，进而影响其增殖和分化；ENaC，上皮 Na$^+$ 通道；CRAC，钙释放激活通道；pErk，磷酸化细胞外信号调节激酶

成神经细胞数量减少。神经干细胞的上皮细胞上皮 Na$^+$ 通道（ENaC）对脑脊液流反应时可诱导 Na$^+$ 和 Ca^{2+} 的流动。这是脑脊液影响神经干细胞的新机制（图6-9）。

（3）血循环：海马齿状回颗粒下区和室下区的增殖细胞与血管密切相关，从血管内皮释放的因子和血液中的化学信号对神经干细胞有直接影响。血管内皮细胞生长因子会促进海马齿状回颗粒下区和室下区的细胞增殖，显性失活（dominant inactive）内皮细胞生长因子受体可阻断这种效应。此外，将成年小鼠置于丰富多彩的环境或给其自主锻炼的机会，都会促进其成体神经发生。这些过程都离不开内皮细胞生长因子。

（4）神经传入及神经递质的影响：最近有研究表明，神经支配是神经干细胞微环境的重要组成部分，其释放的神经递质影响神经发生区的神经干细胞的行为。例如，在室下区，表达胆碱乙酰转移酶（choline acetyltransferase）的轴突释放的乙酰胆碱可调节室下区 B 细胞的增殖。α-突触核蛋白为室下区神经干细胞微环境的主要组成成分。α-突触核蛋白由多巴胺能神经纤维表达，该纤维支配室下区，应用 α-突触核蛋白基因敲除鼠观察发现，α-突触核蛋白基因敲除后，室下区的 B 细胞减少。这提示存在于多巴胺能黑质传入神经中的 α-突触核蛋白对于成人室下区 B 细胞的正常细胞周期循环的维持是必不可少的。

在海马齿状回颗粒下区，神经干细胞处于复杂的神经网络微环境之中。海马齿状回的主要细胞——颗粒细胞接受主要来自内嗅皮层的兴奋性谷氨酸能传入纤维和齿状回 γ-氨基丁酸能中间神经元的传入信息。

除此之外，齿状回内的神经元还接受来自许多脑区的各种传入纤维，接受这些纤维所释放的各种不同的神经递质和神经肽。

三、神经干细胞基本特性的鉴定

神经干细胞在神经损伤的修复与再生、神经退行性疾病、帕金森病和脑肿瘤等多种神经系统疾病中的细胞替代治疗，以及在基因治疗中的潜在作用已日益受到国内外的广泛关注。在这些研究中，对神经干细胞相关生物学特性等进行多方面的鉴定是研究的前提。鉴定神经干细胞的方法主要有包括3个方面：一是相关神经抗原表达的分析；二是自我更新能力的分析；三是多向分化潜能的分析。

（一）相关神经抗原表达的分析——神经组织免疫组化染色法

神经干细胞在增殖和分化过程中会表达一些特殊的分子标志物，通过特异性抗原抗体反应进行组织或细胞的免疫组化染色，将神经干细胞与其他细胞鉴别开来。在神经管形成的早期，神经干细胞内一种特殊的中间丝蛋白（也称巢蛋白）高度表达（图6-10）。随着脑内新生神经细胞迁移的基本完成，神经元渐趋成熟，此时神经元内巢蛋白的表达量逐渐下降。因此，巢蛋白是最常用的鉴定神经干细胞的标志物蛋白。除了这些标志物外，也可用其他标志物（表6-1）来鉴定神经干细胞。

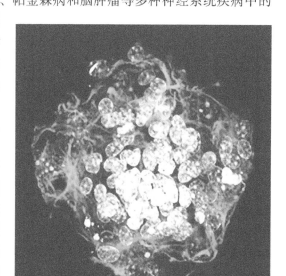

图 6-10　神经干细胞巢蛋白和 GFAP 染色

表 6-1　神经干细胞及相关细胞标志物

标 志 物	所在细胞	标 志 物	所在细胞
巢蛋白（nestin）	神经干细胞	Tau 蛋白	神经元轴突
骨形成蛋白 2（MBP2）	神经祖细胞	神经丝蛋白-200（NF-200）	神经元轴突
Sox2	神经祖细胞	NG2	胶质祖细胞、少突祖细胞
波形蛋白（Vimentin）	放射状胶质细胞	A2B5	胶质祖细胞、少突胶质祖细胞
Pax6	神经元前体细胞	O4	少突胶质前体细胞
neurog1	神经元前体细胞	O1	少突胶质前体细胞，表达时间比 O4 细胞稍晚
多唾液酸神经细胞黏附分子（PSA-NCAM）	迁移中的神经干细胞	Olig2	少突胶质前体细胞
微管相关蛋白（MAP）	迁移中的神经元前体细胞	髓鞘碱性蛋白（MBP）	成熟少突胶质细胞、施万细胞
神经元特异性烯醇化酶（NSE）	神经元	CNPase	少突胶质细胞
神经元特异性核蛋白（NeuN）	神经元	半乳糖脑苷酯（Galc）	少突胶质细胞
β-微管蛋白Ⅲ（TuJ1）	神经元	胶质纤维酸性蛋白（GFAP）	星形胶质细胞
谷氨酸/天冬氨酸转运体（GLAST）	谷氨酸能神经元	水通道蛋白 4（AQP4）	星形胶质细胞
酪氨酸羟化酶（TH）	多巴胺能神经元	谷氨酸转运体 1（GLT1）	星形胶质细胞
乙酰胆碱转移酶（CHAT）	胆碱能神经元	S-100β	星形胶质细胞、施万细胞
微管相关蛋白 2（MAP-2）	神经元树突		

（二）自我更新能力的分析

自我更新能力的分析包括单细胞克隆分析、5′-溴尿嘧啶（BrdU）标记细胞检测等。

1. 单细胞克隆分析　神经干细胞的自我更新能力的鉴定可采用有限稀释法进行单细胞的克隆培养，直接观察原代及子代的克隆率。动态观察单个细胞的生长及增殖发现，培养1~2天后，部分细胞体积增大并分裂。随着培养时间延长，其逐渐形成大小不等的细胞球。

2. 5′-溴尿嘧啶标记细胞检测　5′-溴尿嘧啶是胸腺嘧啶的同源替代物，可以在细胞周期的 S 期掺入细胞核 DNA 内，其生物利用度一般为 2 h。神经干细胞在丝裂原的刺激下能够进行增殖，可把5′-溴尿嘧啶整合入细胞 DNA。DNA 链中只要有 0.5% 的胸腺嘧啶被 5′-溴尿嘧啶取代，就可以利用 5′-溴尿嘧啶单克隆抗体标记技术进行检测。该方法简便、准确，无论是研究体内、体外神经干细胞的增殖和自我更新，还是移植前的标记，5'-溴尿嘧啶的应用都最为广泛。

（三）多向分化潜能分析

神经干细胞可分化为神经元、星形胶质细胞和少突胶质细胞 3 种细胞类型（图 6-11）。当用胎牛血清代替无血清培养时，可观察到神经球由中心向周围呈放射状迁移并进行分化。分化培养 1 周后进行免疫细胞化学鉴定神经元、星形胶质细胞和少突胶质细胞分化的百分比。应用 NeuN 及 βⅢ-tubulin 抗体对神经元进行鉴定，它们分别标记鉴定神经元的细胞核及轴突。应用 GFAP 抗体可对星形胶质细胞进行鉴定。应用半乳糖苷酶（Galc）抗体可鉴定少突胶质细胞等。

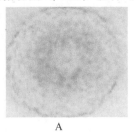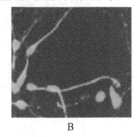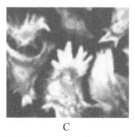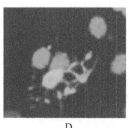

| A | B | C | D |

图 6-11　神经干细胞的多向分化潜能
A. 单个克隆神经球；B. 分化的神经元（βⅢ-tubulin 抗体）；C. 分化的星形胶质细胞（GFAP 抗体）；D. 分化的少突胶质细胞（Galc 抗体）

四、神经干细胞的体外扩增与永生化

体外条件下很难维持原代神经干细胞足够长时间的生存和增殖，因此需要通过基因转移技术使神经干细胞系永生化，以满足神经再生修复、基因转移等应用研究的实际需要。永生化的神经干细胞能自我复制并能在体外大量增殖，移植入体内后仍具有较强的增殖能力和多分化潜能。同时，永生化的神经干细胞可被外源基因或治疗基因修饰，并能使基因稳定表达，因而可作为载体携带外源基因，通过细胞移植，纠正体内因某些酶、神经营养因子或神经递质缺乏所造成的神经功能障碍。

永生化可通常运用反转录病毒载体将某些癌基因导入神经干细胞，从而可以使神经干细胞停留于细胞分化的某一时期，不能进行终末分化，且具有长期传代的能力。可用的癌基因有 *mcy*、*bcl-xl*、*neu*、*p53*、腺病毒 Ela 和 SV40 的大 T 抗原基因等，其中常用的是 *mcy* 和 SV40 的大 T 抗原基因。

第三节　神经干细胞临床应用与挑战

神经干细胞具有自我更新和多向分化潜能，对称分裂能力是其自身增殖的基础，而不对称分裂又为其向其他细胞分化提供了可能。神经系统的损伤和疾病对人类健康危害巨大，神经干细胞对于促进神经细胞再生修复、挽救或替代患病细胞、维持神经系统的正常功能具有潜在的临床应用前景。当神经系统受到各种伤害时，神经干细胞能被诱导分化为某种神经元来替代损伤的神经细胞，达到重建结构和恢复功能的目的。有研究发现，神经干细胞移植后可在局部出现有益的旁分泌效应，而且还具有免疫调控的特性。这些特性使得神经干细胞成为临床移植治疗的有利细胞来源。近年来，转基因治疗成为极具前景的神经病学治疗的方法。随着研究的深入，人类永生化神经干细胞将成为有效的基因治疗载体，移植后的神经干细胞可直接整合到神经通路，使治疗基因在局部表达发挥治疗的作用。下面简要介绍几种神经系统疾病的神经干细胞移植治疗。

一、神经干细胞的潜在应用领域

（一）脊髓损伤与修复

脊髓损伤（spinal cord injury, SCI）可导致损伤平面以下感觉、运动、反射功能障碍，其治疗一直是神经医学领域的难点和热点。神经干细胞是中枢神经系统中具有自我复制和多向分化潜能的细胞，应用神经干细胞移植来修复损伤的脊髓，是一种可行而有效的方法。例如，应用神经干细胞携带脑源性神经生长因子基因，将这种细胞移植入颈髓横断的大鼠脊髓内，结果替代了坏死的神经细胞，并促进了轴突的长距离再生及髓鞘的修复，从而使运动功能得到部分恢复。

神经干细胞在治疗脊髓损伤的作用主要体现在以下 4 个方面。

1. 神经营养作用　分泌多种神经营养因子，改善脊髓损伤处局部微环境，启动再生相关基因的顺序表达，使损伤的轴突开始再生。

2. 支持和桥接作用　移植的神经干细胞能产生多种细胞外基质，填充脊髓损伤后遗留的缺损或空腔，桥接再生通道，促进受损的神经元轴突再生和神经回路重建。

3. 替代作用　神经干细胞移植治疗脊髓损伤主要是通过细胞替代作用，通过移植的神经干细胞大量增殖分化，替代损伤的脊髓组织，重建脊髓神经传导。

4. 再髓鞘化作用　神经干细胞可使残存脱髓鞘的神经纤维和新生的神经纤维形成新的髓鞘，从而保持神经纤维功能的完整性。

（二）帕金森病

帕金森病是一种由于中脑黑质多巴胺能神经元进行性丢失，纹状体内多巴胺水平降低，引起的神经变性及运动功能紊乱性疾病。临床主要表现为肌强直、运动迟缓、静止性震颤及姿势步态异常等。有人将参与多巴胺合成的限速酶——酪氨酸羟化酶（tyrosine hydroxylase，TH）的基因通过反转录病毒转入神经干细胞内，再将此细胞移植入帕金森病模型小鼠的纹状体中，2 周后，可见大量的未分化的移植细胞存活了下来，部分迁移入宿主纹状体内；20 周后，有少部分移植细胞仍在移植中心部位，而分化的星形胶质细胞遍布于纹状体内。完全分化的神经元表达酪氨酸羟化酶，体内多巴胺水平升高，从而使帕金森病小鼠的运动障碍症状有所缓解。

但上述治疗方法只能缓解症状，并不能阻断帕金森病的神经变性。将携带有 GDNF 基因的、具有向神经元分化潜能的神经干细胞植入帕金森病小鼠模型的一侧中脑黑质。结果观察到，移植的细胞可以表达、分泌 GDNF，并能有效阻止黑质细胞的死亡，并且损伤的多巴胺能神经元恢复了酪氨酸羟化酶表达，并见细胞突起以出芽方式再生。

（三）缺血性脑卒中

脑卒中（stroke）是目前人类最常见的致死疾病之一，也是发展中国家最常见的致残因素之一，每年大约有 2/1 000 的成年人首次发生脑卒中。干细胞移植治疗缺血性脑卒中的作用机制主要可以归纳为两个方面：①重建损伤组织学结构，包括血管、神经回路，恢复损伤部位组织学结构的完整性。②分泌各种营养因子，减少内源性细胞凋亡，促进内源性血管再生和神经再生。当前利用外源性神经干细胞移植治疗脑缺血的研究较多，也取得了一些成功的经验。有研究将神经干细胞植入缺血大鼠海马纹状体 CA1 区发现，1%～3% 的移植细胞长期存活，其中 3%～9% 的细胞分化为神经元，这些存活神经元改善了大鼠的空间认知功能。

（四）神经干细胞的其他应用

利用神经干细胞的多向分化潜能，可以筛选出调控和促进神经干细胞向终末细胞分化的药物。利用携带报告基因的逆转录病毒转染脑内的增殖细胞，追踪神经前体细胞的分布、增殖分化和迁移，以研究中枢神经系统的发育过程。

二、影响神经干细胞移植治疗的因素

神经干细胞移植成功需要一定数量长期存活的神经干细胞，而且其需要分化成相应的细胞类型。移植入体内的神经干细胞的命运受多种因素的影响，除了受神经干细胞自身因素的影响，如来源、细胞所处的发育阶段等，同时也受宿主因素的影响，其中以宿主局部微环境的信号最为重要。

（一）移植细胞所处的发育阶段

一般来说，供体组织或细胞越年轻，移植物存活和生长的概率就越大，呈明显的年龄依赖性。例如，胚胎早期获得的神经干细胞具有较强的分化潜能，容易分化为神经元，晚期胚胎获得的神经干细胞分化潜能逐渐减弱，倾向于分化为神经胶质细胞。同样，宿主的年龄越小，移植物存活和分化越好，这可能与免疫排斥及局部生长因子等有关。

（二）移植细胞的数量

细胞移植要达到一定的临床疗效，必须具备足够的细胞数量和良好的细胞活力。但是，移植量并不是越大越好，中等量移植效果比较理想。

（三）移植细胞的时机和移植部位

有研究表明，脑和脊髓损伤急性期移植细胞的存活率明显低于亚急性期和晚期移植细胞，其共同的原因有：①严重的动脉梗塞导致血供减少，使移植的细胞得不到足够的营养支持；②急性期的炎症介质和氧自由基等均影响移植细胞存活；③急性期产生的神经营养因子较少，不利于移植。因此，有人提出，脑和脊髓损伤后 7 天左右进行移植，移植细胞的存活率最高。

影响移植细胞存活的另一重要因素是移植的部位。移植细胞的存活和分化需要各种细胞因子的营养、微环境的平衡和一定的血液供应，而神经损害改变了局部微环境并产生了炎症反应，影响移植细胞的存活和分化。因此，最适合的移植部位应在梗死灶周边的缺血半暗带区。因该区仍有侧支循环且炎症反应较轻，从而避免了血供不足和炎性环境的不利影响。

（四）移植方法

神经干细胞移植一般采用细胞悬液移植，最常用的方法是将体外培养的神经球解离成单细胞混悬液，采用立体定向注射直接移植到病变区域。另外，还可以利用静脉输入法、侧脑室注射法等进行神经干细胞的移植。近年来，有的学者将神经干细胞包埋入复合生物支架后进行移植。不同的移植方式各有优缺点：采用立体定向注射直接移植到病变区域的方法需要的细胞量较少，而且移植的细胞直接就在病变区域发挥作用，但这种方法创伤相对较大，可能会损伤正常脑组织。经血管移植的方式损伤较小，且分布广泛，具有传送大量细胞的能力，对神经组织的干扰较小，但其不利因素是，需要通过血脑屏障，真正扩散到脑组织内的细胞数量有限。采用经腰穿注射入蛛网膜下腔的移植方式则避开了血脑屏障的阻碍，有利于更多的移植细胞进入脑内。

（五）宿主的微环境

脑内不同移植区域的信号可诱导移植神经干细胞分化为不同的细胞类型，而且都与目标细胞相似。例如，皮质区的信号可诱导其分化为与锥体细胞和星形胶质细胞形态相似的细胞；纹状体区域的信号可诱导其分化为多巴胺能神经元；脱髓鞘白质区域移植祖细胞后可大量向少突胶质细胞分化。动物实验证明，中枢神经损伤或退行性病变可以主动地引导移植细胞，改变它们原有的分化轨迹，从而向病变或脱失的神经细胞分化。

目前，神经干细胞移植治疗尚有许多问题亟待解决。

1. 技术问题　如何获取纯化的神经干细胞并使其在体外长期保存，以及如何诱导其定向分化等技术，尚有待于进一步完善。

2. 移植方法问题　神经干细胞的移植需要建立标准并进行效果评价。

3. 免疫排斥问题　神经干细胞虽然免疫源性较低，但仍然不能被免疫系统豁免，植入后如何控制免疫排斥反应，还有待进一步研究。

4. 外源基因携带安全性问题　通过慢病毒载体将治疗基因转染神经干细胞，对于疾病的治疗具有潜在的应用价值，但如何选择载体、减少或避免移植并发症等，仍有待进一步完善。

鉴于以上问题，有科学家开始研究如何应用自体神经干细胞进行移植。其优点是，除了神经干细胞可以在体外大量扩增，在细胞数量上满足移植的要求之外，更重要的是由于细胞来源于患者本人，可避免上述免疫排斥问题。另外，取患者自身发育成熟的细胞，用再编程技术诱导其回到胚胎干细胞（embryonic stem cell）状态，从而获得诱导性多能干细胞，用于脑移植治疗，也是一个很有前途的研究方向。也有研究表明，应用再编程技术原位诱导自体星形胶质细胞，可以直接重新编程使其定向分化为功能性神经元，弥补了损伤丢失的神经元等。这些技术的成功研发，将为神经干细胞的临床应用提供广阔应用前景。

本章小结

神经干细胞具有自我更新和多向分化潜能。脑内的神经干细胞能分化为各种神经元、星形胶质细胞和少突胶质细胞。神经干细胞的增殖、分化受到基因调节及环境中多种因素的影响。巢蛋白是神经干细胞的标志物。用 5′-溴尿嘧啶或用特异性针对分裂细胞的反转录病毒载体转移绿色荧光蛋白等标记基因，可在活体检测到增殖的神经干细胞。

成年人体内有两个主要的终身具有神经发生能力的微环境：侧脑室室下区和海马齿状回颗粒下区。室下区的神经干细胞主要向吻侧迁移至嗅球，形成吻侧迁移流，替换嗅球的神经元；海马齿状回颗粒下区神经发生对海马依赖的学习能力的提高起着促进作用。体育锻炼和丰富多彩的环境可促进齿状回颗粒下区细胞增殖；应激、抑郁、衰老是室下区和齿状回颗粒下区神经发生的负性调节因素。

目前，神经干细胞研究的主要内容包括神经干细胞培养方法学的研究、神经干细胞增殖和分化调控的研究、神经干细胞体外诱导及分化、永生化干细胞系等。

（杨　萍）

第七章

中枢神经系统的发育

主要知识点和专业英语词汇

主要知识点：神经管的早期发生过程；神经管的组织发生；基板和翼板的发育；脑的外形和内部结构的发育；新皮质的结构和发育特点；中枢神经系统发育特点；发育中神经元的迁移形式。

专业英语词汇：neural tube；neural plate；diencephalon；neural induction；growth cone；programmed cell death。

中枢神经系统的发育是神经生物学重要的核心内容之一。中枢神经系统来源于神经管。神经管的区域化是其发育、分化中的重要变化。在解剖水平上，神经管经过膨大或收缩，在预定脑的前端，管壁变宽变厚，形成脑室，而后端仍呈单层细胞的管状。在组织水平上，神经管壁的细胞群体经历迁移、重排，形成不同的脑功能域和脊髓。在细胞水平上，来源于神经板的神经上皮细胞分化成多种类型的神经元及神经胶质细胞。只有对中枢神经系统的发生发展有比较清晰的认识，将结构与功能结合起来，才能更好地研究中枢神经系统的功能，对中枢神经系统疾病的预防和治疗，以及对中枢神经损伤后再生的研究也都具有很重要的意义。

第一节 神经管的发生及在解剖水平上的分化

一、神经管的发生（神经胚形成）

神经管的发生是指从神经板到神经管的胚胎发育过程。神经板发育成神经管的过程称为神经胚形成（neurulation）。人神经管的发生始于胚胎第18天，脊索沿胚胎的中线由前向后伸展，形成身体左右对称的中轴，脊索产生诱导信号促使其上方，即位于中轴部背中线的神经外胚层增厚，形成细长的、呈拖鞋样的神经板（neural plate），随着发育的进程，神经板沿其长轴凹陷形成神经沟（neural groove），沟两侧的隆起称神经褶（neural fold），两侧神经褶靠拢，于胚胎第22天时在枕部体节平面，从中间向头尾方向逐渐愈合形成中空的神经管（neural tube），同时与相连的表皮外胚层分离。神经管不断向头尾两个方向扩展延伸，于胚胎第24天时仅于头、尾两端各暂时保留一个小开口，分别称为前、后神经孔。在胚胎第25天时（18~20对体节期）前神经孔闭合，第27天时（25对体节期）后神经孔闭合，成为一完整的神经管（图7-1）。

当神经管闭合后，位于神经褶边缘与表皮外胚层相延续的一部分神经外胚层细胞游离出来，在表皮外胚层下方，神经管的背外侧，形成左右两条与神经管平行的细胞索，称为神经嵴（neural crest）（图 7-1）。神经嵴是周围神经系统发生的原基，分化为脑神经节、脊神经节、自主神经节和外周神经。神经管和神经嵴是整个神经系统发生的原基，神经管发育成中枢神经系统，神经嵴则发育成周围神经系统。

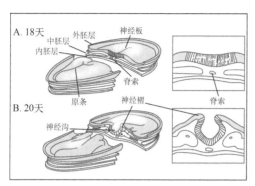 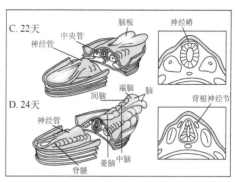

图 7-1　哺乳动物神经胚的形成（改自 Perves D 等，2008）

A. 原肠胚晚期和神经胚发生早期，脊索上方的外胚层形成神经板。B. 随着神经胚的发育，神经板在靠近脊索的中线处开始卷曲，形成神经沟，并最终发育成神经管。脊索上方的神经板随即分化为底板，神经嵴出现在神经板的外侧边缘，位于离脊索最远的地方。C. 一旦神经褶在背中线愈合，神经管即形成。神经管周围的中胚层随即变厚并开始形成体节。D. 随着发育的进行，神经管产生脊髓的雏形，神经嵴形成周围神经系统的感觉神经节和自主神经节。最后，神经管前端在中线处愈合并膨大，形成脑。a～d 图中，左图显示人胚胎背面观，右图显示同一发育阶段人胚胎的中线横切面

二、脊髓的发生

神经管形成后，区域化形成脊髓和脑。脊髓由神经管的尾段发育分化形成，其管腔演化为脊髓中央管，与脑分化相比，神经管末端向脊髓的转化是非常直接的，随着管壁组织的扩张，中央管腔收缩为细小的充满脑脊液的脊髓中央管，脊髓沿头尾轴分化成不同的区域。

脊髓与脑干相连，为桥接脑与皮肤、肌肉关节之间信息交流的主要通路。脊髓通过脊神经与躯体各组织学结构发生联系。脊髓背角细胞通过背根纤维接受感觉信息的输入，腹角细胞发出控制肌肉运动的腹根。大量的中间神经元对传入信息进行初步分析，同时对下传的大脑的指令进行整合，并能组织简单的反射活动。胸 1（T1）～腰（L3）中间带侧角神经元发出调节内脏运动的纤维参与腹根的形成。

三、脑的发生和发育

（一）脑泡的形成和演变

在前神经孔尚未闭合时，神经管的前端就已经开始膨大，神经管完全闭合后，即至胚胎发育第 4 周末时，其在解剖结构上发生了明显的变化，神经管头端出现 3 个分界明显的囊泡样结构，即为脑泡（brain vesicle）［又称为初级脑泡（primary vesicle）］。按照头尾轴，它们分别是前脑泡（forebrain vesicle）、中脑泡（midbrain vesicle）、菱脑泡（rhombencephalon vesicle），此时神经管不再挺直，而是呈现出两个凸向背侧的弯曲，一个位于将来的脊髓与后脑交界处，称为颈曲（cervical flexure）；一个位于中脑处，称为中脑曲（mesencephalic flexure）或头曲（cephalic flexure）。在人胚第 5 周时，两个次级脑泡从前脑的两侧长出，分别为视泡和端脑泡，从而进入五脑泡期。次级脑泡长出后，余下的不成对的结构部分称为间脑（diencephalon），因此该阶段的前脑由 2 个视泡、2 个端脑泡和间脑泡构成。视泡逐渐向内凹陷构成视柄和视杯，二者分别发育为视神经和视网膜，因此视神经和视网膜都属于中枢神经系统的一部分。菱脑泡发育为后脑泡和末脑泡，在脑桥处又出现了凸向腹侧的弯曲，称为脑桥曲，脑桥曲将菱脑分为后脑和末脑（图 7-2）。

因此，在人胚胎第 4 周末时形成了三脑泡（前脑泡、中脑泡、菱脑泡）和两弯曲（头曲和颈曲），在第 5 周时形成了五脑泡（端脑泡、间脑泡、中脑泡、后脑泡和末脑泡）和三弯曲（头曲、脑桥曲和颈曲）。

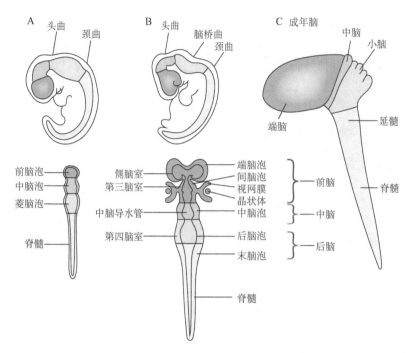

图 7-2　脊椎动物神经管发育成脑和脊髓

人类胚胎侧面观（上）和背侧观（下）一系列晚期胚胎发育过程。最初 3 个脑泡（前脑泡、中脑泡、菱脑泡）（A），进一步分化为五脑泡（B），前脑泡发育成端脑泡、间脑泡，菱脑泡发育为后脑泡和末脑泡，这些基本的脑分化与成熟脑的解剖组织相关（C）

（二）脑泡进一步发育成脑

胚胎第 5 周以后，前脑泡的头端向两侧膨大，成为端脑泡，尾端则形成间脑。端脑泡迅速发育，体积增大，最后形成左右大脑半球，其外侧壁与后壁迅速扩展，并很快覆盖间脑与脑干。大脑半球腹面靠中线的表面已经和间脑侧面融合在一起。大脑半球底部增厚并突入侧脑室，从而成为纹状体的原基，位于大脑半球深部的髓质内。随着大脑皮层的分化，来自新皮层和丘脑的纤维穿过纹状体，将它分隔成背内侧的尾状核与腹外侧的豆状核，此粗大纤维束即内囊。

中脑泡演变为中脑，管腔形成狭窄的中脑导水管。

菱脑泡的头段演变为后脑，尾段演变为末脑。后脑进一步分化为小脑和脑桥。末脑演变为延髓。菱脑泡的腔演变为宽大的第四脑室。

（三）几种特殊结构的形成

1. **垂体的发生**　垂体是由拉特克囊（Rathke's pouch）与神经垂体芽两个截然不同的原基发育而成的。腺垂体来自拉特克囊，神经垂体来自神经垂体芽。拉特克囊由口凹顶的外胚层上皮向背侧突起形成。人胚胎发育至第 8 周，拉特克囊增大，并向漏斗方向生长，拉特克囊与口凹上皮的连接处逐渐拉长缩窄，最后退化消失，于是拉特克囊与口凹分离。此后，拉特克囊的前壁细胞迅速增生，形成垂体远侧部（前叶），并向上长出一结节状突起包绕漏斗柄，形成结节部。拉特克囊的后壁很薄且生长缓慢，成为中间部，囊腔变窄呈裂隙状或闭锁。神经垂体由间脑底部神经外胚层向腹侧生长形成漏斗状突起，称神经垂体芽。后者进一步分化为正中隆起、漏斗柄和神经部（垂体后叶）。神经垂体只含神经胶质细胞和来自下丘脑的神经纤维，其中一些神经胶质细胞分化为垂体细胞（图 7-3）。

因此，垂体前叶（腺垂体）和垂体后叶（神经垂体）的组织学来源是不同的，其功能各自分工也不同。垂体为人体"内分泌腺之首"。

2. **眼的发生**　前脑膨出左右一对视泡（optic vesicle），其远端膨大、内陷形成视杯，近端变细形成视柄。视杯外层的细胞产生色素，发育为视网膜色素上皮层。内层细胞增殖分化为视细胞层、双极细胞层和节细胞层。所有节细胞的轴突向视柄内聚集，视柄细胞演变为胶质细胞，与节细胞轴突一起演变为视神经。外胚层在视泡的诱导下增厚，形成晶状体板，晶状体板内陷入视杯，形成晶状体泡，最终发育为晶状体（图 7-4）。

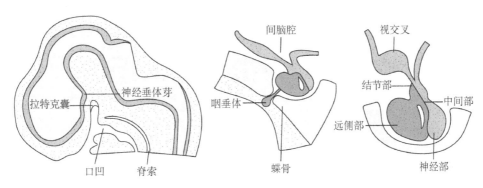

图 7-3　垂体的发生

口凹顶外胚层凹陷，与口腔壁脱离形成拉特克囊，前壁增厚形成远侧部，后壁形成中间部。间脑底部神经外胚层向腹侧延伸形成神经垂体芽，远端膨大形成神经部，起始段形成漏斗柄

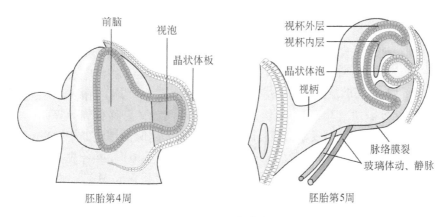

图 7-4　眼的发生

前脑膨出左右一对视泡，其远端膨大、内陷形成视杯。近端变细形成视柄，外胚层在视泡的诱导下增厚，形成晶状体板。晶状体板内陷入视杯，形成晶状体泡

第二节　神经管在组织细胞水平上的分化

一、神经管的组织发生

神经管形成后，神经管壁的组织细胞结构也发生剧烈变化。管壁的神经上皮由原来的单层柱状上皮，经快速分裂增殖，变为假复层柱状上皮，细胞数量得以迅速扩增。此时神经管的内外均有一层膜，分别称为内界膜（腔面）和外界膜。神经上皮细胞经历早期扩增阶段后，其中一部分神经上皮细胞在区域性神经诱导信号的作用下诱导原神经基因的表达，从而诱导神经元特异性基因的表达，进而分化为未成熟的神经元，即成神经细胞（neuroblast）（成神经细胞根据形态有单级、双级、多极 3 种），它们迁移至神经上皮的外周，形成套层（mantle layer）。神经发生晚期，维持未分化状态的神经上皮细胞在特定信号诱导下分化出未成熟胶质细胞，即成胶质细胞，它们迁移至神经上皮外周的套层内，于是，在神经上皮的外周形成了由成神经细胞和成胶质细胞构成的套层。之后，神经上皮细胞停止分化，变为立方形或矮柱状，其近腔端长出纤毛，成为室管膜细胞（ependymal cell），套层的成神经细胞随后伸出突起至套层之外形成边缘层（marginal layer）。于是神经管变成 3 层结构（从内到外）：室管膜层、套层和边缘层（图 7-5）。这 3 层结构在脊髓和延髓保留下来，在其他区域如大脑，神经元向软脑膜表面迁移，进入边缘区形成皮质板，成熟后形成成年皮质。

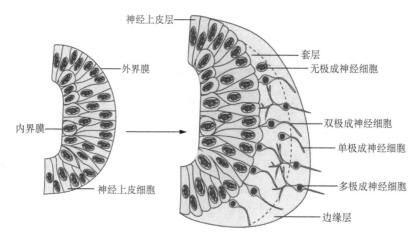

图 7-5 神经管的组织发生

（一）神经上皮细胞增殖

神经管形成的初期，神经上皮细胞有丝分裂能力强，它们均处于细胞周期的不同时期。用放射性核素氚标记的胸腺嘧啶脱氧核苷观察到不同周期的细胞，发现它们的核处于神经上皮不同的位置：DNA 合成期（S 期）核位于靠近外界膜处，DNA 合成后即进入 DNA 合成后期（G2 期），核返回腔面，同时细胞脱离与外表面的连接，进入有丝分裂期（M 期），有丝分裂产生的子细胞又可移行到外界膜，分裂产生的两个子细胞重新伸出突起与神经管的外表面接触，核逐渐移向外界膜，这时的细胞处于 DNA 合成前期（G1 期），之后又进入 DNA 合成期（S 期），开始进入下一轮细胞周期（图 7-6），再合成 DNA 并重复其增殖周期，使神经上皮细胞数目急剧增加。这样，靠近腔面处 M 期的细胞核聚集成 M 带，而 S 期细胞核在近外界膜处形成 S 带，在 M 带和 S 带之间的是中间带（intermediate zone，I 带）。

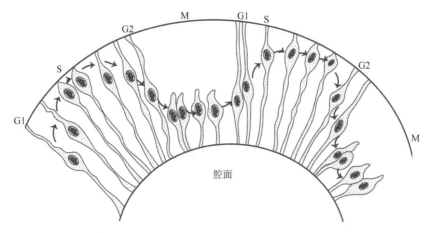

图 7-6 同位素氚标记的胸腺嘧啶脱氧核苷的不同周期

图中显示神经管中神经上皮的细胞有丝分裂周期有一个在神经管壁内往返迁移的过程，处于有丝分裂期（M 期）的细胞紧靠管内壁，分裂后的细胞离开管壁向外移动，进入 DNA 合成期（S 期），此时细胞核靠近外界膜

（二）神经上皮细胞两种分裂增殖模式——对称分裂和非对称分裂

核返回腔面后的细胞可以有两种分裂模式，即对称性分裂（symmetric division）和非对称性分裂（asymmetric division）。对称性分裂产生两个命运完全相同的子代细胞，重新伸出突起与神经管的外表面接触，进入下一个分裂周期。而非对称性分裂产生两个不同命运的子代细胞，一个仍保持分裂能力的子细胞，即重新伸出突起与神经管的外表面接触，进入下一个分裂周期，另一个不再具有分裂能力的子代细胞，向外迁移到它们的"最终栖息地"。

对称分裂和非对称分裂产生的子细胞的命运为何不同呢？这两种分裂模式产生的两个子细胞都获得了来自父本和母本的全套 DNA，非对称分裂时，它们胞质中所含的转录因子不同，这将导致其在发育过程中基因表达的差异，最终导致子细胞的命运截然不同。例如，转录因子 Notch-1 和 Numb 分别迁移至室层神经上皮细胞的两极。当细胞垂直分裂时，Notch-1 和 Numb 对称分配到两个子细胞中。而水平分裂时，Notch-1 被分配到远离室层的将要迁移离去的子细胞中，Numb 则留在继续分裂的子细胞中（图 7-7）。有研究表明，Notch-1 能激活某些基因表达，从而导致细胞分裂停止，并离开室层，而 Numb 可抑制这种作用。因此，对称分裂即垂直分裂后，两个子细胞仍然留在室层继续分裂。这种分裂方式在发育早期扩增了神经元前体细胞的数量。在发育后期，非对称分裂即水平分裂占优势，距离脑室侧最远的子细胞开始向外迁移，到达其"最终栖息地"，从此失去分裂能力，另一个子细胞则留在室层继续分裂。

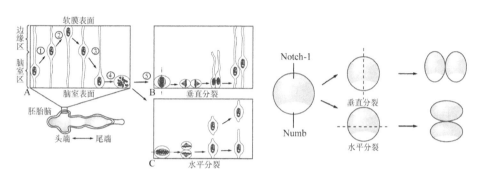

图 7-7　室区神经上皮增殖的模式及转录因子

室层细胞增殖（A）时核在内外界膜之间的移动规律。垂直分裂（B）形成的两个子细胞一直保持在脑室区，均可再次分裂。水平分裂（C）得到的两个子细胞，一个迁移到皮层占领其位置，并不再分裂，另一个子细胞留在脑室区，可继续分裂。决定分裂后子细胞命运的转录因子 Notch-1 和 Numb 分别迁移至室层神经上皮细胞的两极

（三）套层内成神经细胞的成熟过程

进入套层内的成神经细胞发生形态学变化，成神经细胞起初为圆形，称无极成神经细胞（apolar neuroblast），之后形成两个突起，为双极成神经细胞（bipolar neuroblast），双极成神经细胞位于神经管腔侧的突起退化消失，成为单极成神经细胞（unipolar neuroblast），整个细胞移入套层并失去分裂能力，伸向边缘层的一个突起快速增长，形成原始的轴突。单极成神经细胞内侧又形成一些突起，为原始树突，这就形成了多极成神经细胞（multipolar neuroblast）。多极成神经细胞进一步生长分化为多极神经元（multipolar neuron）。因此，套层即灰质内有各种形态的神经元。神经细胞的轴突伸出套层外，形成边缘层（marginal layer）（图 7-5）。

因此，早期神经管组织发生历经 3 个时相。①神经上皮细胞通过多轮对称性分裂扩充细胞数量，称扩增期。②随后进入神经元发生相，大部分神经上皮细胞通过非对称性分裂方式，产生神经元。③发育晚期为胶质细胞发生相，神经上皮细胞经历非对称分裂，主要产生星形胶质细胞和少突胶质细胞。

（四）神经板和神经管发育的极性与模式

脊椎动物早期神经形态形成时，背侧外胚层在组织者（在两栖类动物指胚孔背唇、在哺乳类动物指原结）诱导下，逐渐形成神经板，并进行前后轴（anteroposterior axon，A-P）和内外轴（mediolateral axon，M-L）定型发育。之后，神经板形成神经管。神经管沿着前后轴和背腹轴（dorsoventral axon，D-V）进行区域化，最终形成中枢神经系统的基本结构。

二、脊髓的组织发生

在解剖水平，神经管的尾段发育为脊髓。在组织细胞水平，神经管壁的 3 层结构发生了相应的变化：边缘层发育为脊髓白质，套层发育为脊髓灰质，神经上皮演变为室管膜细胞，而管腔则成为脊髓中央管。

在胚胎第 4 周，一条纵沟即界沟（sulcus limitans）出现在神经管侧壁，并将其分为背、腹侧两半，背侧部套层内的成神经细胞和成胶质细胞迅速增生而增厚，形成左右两个翼板（alar plate），腹侧部套层内的成神经细胞和成胶质细胞迅速增生而增厚，形成左右两个基板（basal plate），顶壁形成顶板（roof plate），底壁形成底板（floor plate）。翼板与感觉处理相关，基板与运动功能相关，界沟也因此成为划分腹

侧运动区和背侧感觉区的界线。

（一）神经管区域特异性分化

外在的形态发生素影响内在转录因子的表达，它们共同的作用决定了神经管不同区域细胞的特异性分化。形态发生素为分泌蛋白，是由信号中心合成的，以浓度依赖性的方式扩散到组织中调节靶基因的表达。关键的形态发生素靶点通常是祖细胞中的转录因子，它根据祖细胞在体轴上的位置控制基因表达程序。神经管区域化形成前后轴及背腹轴表达模式，从而形成不同类型的神经祖细胞和产生不同类型的神经元。在发育早期，外胚层靠近神经管背侧的表面与中胚层靠近脊索腹侧的表面，分泌不同的信号分子，这些信号分子相应的浓度梯度将导致神经管在这两个区域形成不同的发育模式，如来自神经管顶壁的 BMP4/BMP7 蛋白和 Wnt 蛋白决定背侧区域的特化，而来自脊索的 Sonic hedgehog（Shh）蛋白决定腹侧区域的特异性分化，最终形成神经管背腹轴不同区域的特异性分化，接受不同水平 Shh 蛋白和 BMP4/BMP7 蛋白的细胞被诱导表达不同的同源域转录因子，这些转录因子的不同反过来使得沿脊髓腹背轴不同类型细胞的分化发生特异化。神经管建立了 Shh 腹背浓度梯度，腹侧区域浓度最高，因此决定了脊髓腹侧区域（运动区域）的分化（V1 中间神经元~V3 神经元）。与此同时，顶板产生 BMP 蛋白和 Wnt 蛋白的背腹浓度梯度，这些背侧区域浓度梯度高，决定了发育中脊髓背侧区域（感觉区域）的分化（D1~D3 中间神经元）（图 7-8）。

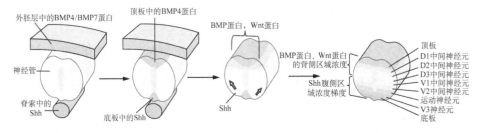

图 7-8　神经管区域特异性分化

来自神经管顶壁的 BMP4/BMP7 蛋白和来自脊索的 Shh 蛋白两个信号中心影响神经管背腹轴的特异性分化，Shh 蛋白和 BMP4/BMP7 蛋白分别决定了脊髓腹侧区域（运动区域）的分化和背侧区域（感觉区域）的分化

（二）套层内三大功能模块的形成

随着发育的进程，基板内的成神经细胞和成胶质细胞逐渐增殖，使左右两基板向腹侧突出，形成脊髓前角（或前柱），成神经细胞进一步分化为躯体运动神经元。同样，翼板内的成神经细胞和成胶质细胞也逐渐增殖，使左右两翼板向内侧推移并在中线愈合，从而导致神经管管腔的背侧部分消失，形成脊髓后角（或后柱），成神经细胞分化为感觉神经元和中间神经元。在胸 1（T1）~腰 3（L3），若干成神经细胞聚集在基板和翼板之间的界沟处，形成脊髓侧角（或侧柱），其内的成神经细胞分化为内脏传出神经元（图 7-9）。此时，神经管套层内形成了躯体运动、感觉和内脏运动三大功能模块。白质由神经管的边缘层演化而来，灰质内神经元突起的长入和神经胶质细胞的发生使边缘层增厚。神经元突起在脊髓内上下走行，形成神经束。

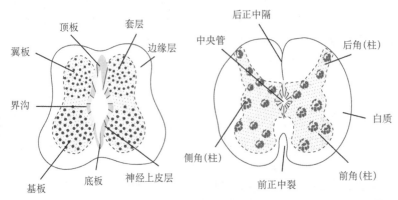

图 7-9　套层的发育模式

套层的腹侧细胞即基板分化较早，是运动神经元的发源地，形成脊髓前角。背侧细胞即翼板分化较晚，是感觉神经元的发源地，形成脊髓后角。基板和翼板之间的区域是内脏神经元的形成部位，形成脊髓侧角

三、脑的组织发生

（一）大脑皮层的组织发生

大脑皮层的组织发生分 3 个阶段，海马和齿状回是最早出现的皮层结构，为古皮质（archicortex）。继之出现旧皮质，约在胚胎第 7 周，在纹状体的外侧，大量成神经细胞聚集分化，形成梨状皮层即旧皮质（paleocortex）。旧皮质出现不久，脑室层神经上皮细胞迅速增殖，分期分批地迁至表层并分化为神经元，形成新皮质（neocortex），这是大脑皮层中出现最晚、组成最大的部分。端脑泡顶壁和外侧壁中间层的大部分细胞向外迁移形成大脑皮层，依次分化发育为海马皮质、梨状皮质和新皮质（大脑半球），少部分细胞聚集形成神经核（基底神经节），端脑泡内腔成为侧脑室。

1. 大脑皮层的发育模式　神经管头端化形成的 3 个脑泡是脑发育的原基，发育早期囊泡壁只有两层，室层和边缘层。室层的神经上皮细胞通过两种方式迁移到最终栖息地。一是通过放射状胶质细胞的突起，呈放射状分期分批地迁移到大脑皮层，形成特有的层状分布。二是切线样迁移形成脑神经核。第一批沿着放射状胶质细胞的突起，从室层向软膜迁移的成神经细胞分化为皮质下板（板下层）。在板下层与室层之间的为中间层。第二批迁移的成神经细胞，穿过皮质下板形成皮质板。之后一批批成神经细胞沿着放射状胶质细胞的突起，有序地从室层向软膜迁移，它们穿过皮质下板，到达皮质板分化为第 Ⅳ 层皮层神经元，接着分化为第 Ⅴ 层、第 Ⅳ 层等，直到皮层所有细胞形成，随后皮质下板和皮质板消失（-10）。可见，随后的每一批成神经细胞的迁移都要越过那些已经存在于皮质板中的细胞。从这一角度，皮层的装配是由内向外的，这就是"inside-out"理论。该发育模式导致了大脑的皮质围绕在髓质的外面。不论皮质的什么区域，其最内层总是最早分化，而最外层则最后分化。成神经细胞向表面边缘带迁移，皮质位于白质的外面，由于是分期分批迁移，因而皮层中的神经细胞呈层状分布。大脑皮层的多极神经元在迁移过程中逐渐分化成熟。妊娠第 5 个月，人大脑皮层运动区Ⅵ层和Ⅴ层可鉴别出锥体细胞，然后分化出Ⅳ层的中间神经元，Ⅲ层和Ⅱ层的锥体细胞则出现于妊娠第 7 个月。妊娠第 7.5 个月可辨别各层局部回路神经元。胎儿出

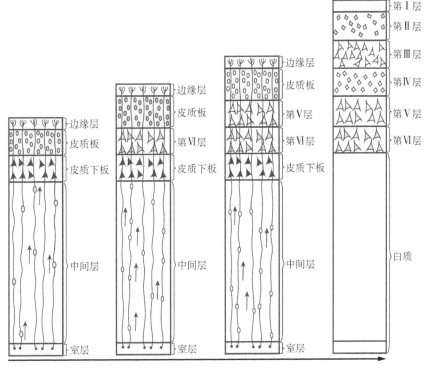

图 7-10　由内向外的皮层发育模式

首批从室层迁移离去的成神经细胞分化为皮质下板。接着从室层迁移的成神经细胞穿过皮质下板形成皮质板。随后，迁移的成神经细胞中穿过皮质板下层到达皮质板的细胞将成为第Ⅳ层皮质神经元，接着为第Ⅴ层、第Ⅳ层皮质神经元等。这一过程重复进行直至所有的皮层都分化完毕。接着皮质下板和皮质板消失

生时，新皮质已形成6层结构。从表至里依次分别为分子层（Ⅰ）、外颗粒细胞层（Ⅱ）、外锥体细胞层（Ⅲ）、内颗粒细胞层（Ⅳ）、内锥体细胞层（Ⅴ）和多形细胞层（Ⅵ）。其中，Ⅰ~Ⅳ层主要为接受信息层，Ⅴ~Ⅵ层主要为传出信息，形成皮质脊髓束和皮质核束。

2. 神经管头端化发育模式　与脊髓区域特异性分化一样，神经管头端发育模式仍然受形态发生素和转录因子的调控。神经管头端的形态发生素是由位于特定位置的细胞分泌，如两个脑室之间的连接处的信号中心合成的，并以浓度依赖性的方式扩散到组织中调节靶基因的表达。关键的形态发生素靶点通常是祖细胞中的转录因子，它根据祖细胞在体轴上的位置控制基因表达程序。例如，来自前神经管的FGF及来自后神经管的BMP和Wnt联合作用使发育中的端脑被划分为不同的功能区，通过靶基因激活或抑制，这些形态发生素在整个端脑的祖细胞中建立了转录因子表达的梯度。例如，转录因子Emx2在皮质祖细胞中建立了后高前低的表达梯度，而转录因子Pax6则具有前高后低的表达梯度（图7-11），这些表达模式表明，Emx2和Pax6分别在特定的后和前皮质中起到关键性的作用。该假说被小鼠基因敲除实验证实。*Pax6*基因鼠显示后皮质区域膨大，如初级视皮层区域膨大，伴随前额叶和运动皮质的收缩，*Emx2*基因突变小鼠表现出相反的表型，额叶和运动皮层膨大，视皮层缩小。这表明，这些转录因子根据其表达模式特化皮层区域。

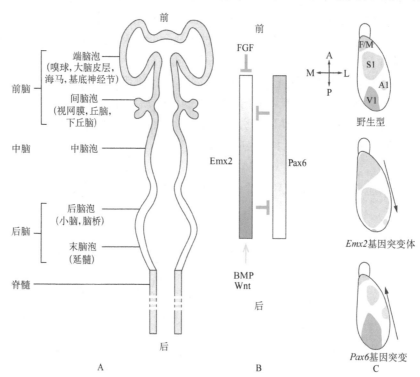

图7-11　神经管沿着前后轴的模式形成（引自骆利群，2018）

A. 前端神经管最开始被分为前脑泡、中脑泡和菱脑泡。之后，神经管进一步发育成端脑泡、间脑泡、中脑泡、后脑泡和末脑泡。B. 特定位置的细胞分泌的形态发生素指导端脑模式形成。前端神经管的FGF与后端BMP和神经管Wnt家族蛋白（BMP/Wnt）决定转录因子Emx2和Pax6在神经祖细胞沿着前后轴的表达梯度。Emx2和Pax6彼此相互抑制。C. 与野生型小鼠相比，*Emx2*基因突变体小鼠的前端皮层区域（F/M、S1）扩展，同时后端皮层区域（A1、V1）缩小，而*Pax6*基因突变体小鼠中前端皮层区域（F/M、S1）相比于野生型小鼠缩小，同时后端皮层区域（A1、V1）变大。这些数据表明，Pax6和Emx2分别对前端和后端的皮质发育极为重要

F/M，额叶皮层/运动皮层；S1，初级躯体感觉皮层；A1，初级听皮层；V1，初级视皮层。突变体的示意图中，箭头表示失去Emx 2或者Pax 6后皮层区域的扩展方向

（二）间脑的组织发生

间脑由间脑泡的侧壁增厚形成，位于两侧端脑之间，间脑主要为感觉中继核团，因此只有顶板和翼板，基板和底板消失。腹外侧有眼泡附着，中间孔腔为第三脑室，最前方为终板，终板相当于前神经孔关闭处。其顶板大部分形成第三脑室脉络组织，顶板尾端正中线处的上皮增厚，向背面突出形成囊泡状结构，以后上皮增生形成实心的松果体。翼板形成间脑的侧壁和底壁。人胚第6周时，间脑两侧壁上出现一浅的下丘脑沟，向后与中脑的界沟相延续。到第7周，下丘脑沟上方又出现一上丘脑沟，将间脑侧壁分成

了下丘脑沟下方的下丘脑、两沟之间的丘脑和上丘脑沟上方的上丘脑 3 部分，它们各形成一突入第三脑室的隆起。两侧丘脑也突入第三脑室，并在中线上互相有部分融合，形成丘脑间连接。

附着于间脑侧壁的眼泡进一步分化出视柄和视杯，视柄发育成视神经，视杯发育成视网膜，因此视神经是中枢神经系统的一部分。

（三）中脑的组织发生

中脑是脑泡中变化最少的部分，由中脑泡壁发育而来。中脑不发生明显的扩张，其翼板与基板的位置仍然为背腹方向。它由背侧的顶盖区、腹侧的大脑脚及位于两者之间的被盖区域 3 个区域组成。被盖区域位于导水管的腹侧面，由基板发育而成，主要包含了黑质和红核，分别通过黑质-纹状体系统及红核脊髓束参与随意运动的调节和控制。基板还分化出动眼神经核（Ⅲ）与滑车神经核（Ⅳ）。顶盖区位于背侧，翼板细胞分化为顶盖神经元，组成上、下丘四叠体，与感觉处理相关。大脑脚位于腹侧最表面，起源于基板的边缘层，主要由来自大脑的纤维组成，下行到达中脑、脑桥、延髓和脊髓。

（四）脑桥的组织发生

脑桥来源于后脑，主要分为背侧的被盖和腹侧的脑桥基底部。后脑基板和翼板的神经细胞发育分化形成的 6 对神经核团构成了脑桥的被盖，脑桥核和穿行纤维则构成脑桥基底部。

（五）小脑的组织发生

小脑的原基是菱唇，它由后脑两侧翼板的外侧增生形成。两菱唇融合成为小脑板（cerebellar plate）。起初，小脑板由神经上皮、套层和边缘层组成，随后神经上皮细胞增殖迁移至小脑板的外表面成为外颗粒细胞层。此层细胞仍然保持分裂能力，在小脑表面形成一个细胞增殖区，使小脑表面迅速扩大并产生皱褶，形成小脑叶片。至妊娠第 6 个月，套层的外层成神经细胞分化为浦肯野细胞和高尔基细胞，构成浦肯野细胞层；套层的内层成神经细胞则聚集成团，分化为小脑深核，包括顶核、齿状核、球状核和栓状核，它们深埋于髓质中。随后，小脑皮层表层的部分外颗粒细胞层随发育向皮层内部迁移，分化为颗粒细胞，位居浦肯野细胞层深面，构成内颗粒细胞层，后改称颗粒细胞层，而其轴突（称为平行纤维）则保留在皮层表面，与皮层表面平行走行，浦肯野细胞的树突也长入其间，构成了小脑皮层的外层结构，由于缺乏胞体，而富含纤维，此层结构称为分子层（molecular layer）。

（六）延髓的组织发生

延髓由末脑发育而来。延髓的尾段与脊髓的内部结构相似，只是翼板内的成神经细胞在妊娠第 5 周向背侧迁移到边缘带中，形成孤立的灰质区，位于内侧部分形成薄束核，外侧部分形成楔束核。沿着延髓腹侧面的两侧是白质系统，即延髓锥体。延髓头段即延髓开放部参与形成第四脑室的底。与脊髓套层的 3 个功能模块的主要区别是末脑神经核位置的变化（图 7-12）。中央管向背侧打开，神经管壁的翼板变得比基板偏向外侧，因此，运动功能区的定位较感觉区偏向内侧。更确切地讲，运动和感觉神经元分别组成纵行的灰质柱（神经核团），规律地由内向外分布（图 7-12）。例如，属于躯体运动核的舌下神经核团位于中线附近，属于特殊内脏运动核的疑核虽位于相对外侧，但仍在感觉核团的内侧，其轴突汇入舌咽神经（Ⅸ）和迷走神经（Ⅹ）。与发育中的脊髓类似，支配内脏器官和腺体的自主神经核位于界沟附近，即感觉和躯体运动区之间，包括下泌涎核与迷走神经背核，其轴突分别汇入舌咽神经（Ⅸ）和迷走神经（Ⅹ）。界沟外侧分布一般内脏感觉核及特殊内脏感觉核团。一般躯体感觉核如三叉神经感觉核族位于其外，位于脑干最外侧的感觉柱包括听觉和前庭核团，属于特殊感觉传入。

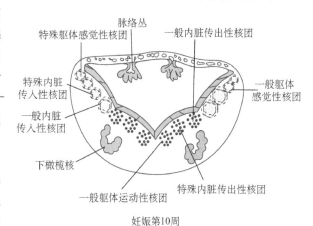

特殊躯体感觉性核团　脉络丛　一般内脏传出性核团

特殊内脏传入性核团　一般躯体感觉性核团

一般内脏传入性核团

下橄榄核　特殊内脏传出性核团

一般躯体运动性核团

妊娠第10周

图 7-12　末脑神经核的位置变化

翼板所分化形成的躯体感觉性核团位于外侧，基板所分化形成的躯体运动性核团位于内侧，内脏传出性和传入性核团则位于上述两种核团之间

第三节　中枢神经系统发育的特点

一、神经诱导

在发育过程中，细胞之间互相构成对方生存和发育的环境而相互影响。一部分细胞或组织引起其他细胞产生决定与分化的作用称为诱导（induction）。提供或传递诱导分子的细胞是诱导者（inductor），接受这种分子的细胞或结构称反应者（reactor）。诱导的本质实际上就是，一部分细胞或组织可引起其他细胞产生决定与分化的作用。神经诱导（neural induction）是神经发育过程中一个重要的过程，它包括形成神经板的原发诱导和形成早期脑与脊髓的次发诱导。原发诱导的关键是中胚层向外胚层释放神经化因子，使神经组织具有特异性。次发诱导是中胚层向外胚层释放中胚层化因子，此因子在神经外胚层各部的浓度差决定着脑的区域分化差别。继而诱导下发育为不同的脑区。

二、神经细胞分化

由一个前体细胞转变成终末细胞的过程，称为细胞分化（cell differentiation）。神经前体细胞呈现出神经元表型和特征的过程称为神经细胞分化（neural differentiation）。分化是一种特殊的时空模式基因的表达结果。成神经细胞在到达它"最终栖息地"之前，分化程序就已经编制好了，一旦成神经细胞迁移到神经系统适当的位置，神经元就开始分化，并延伸出最终将成为轴突和树突的突起，突起的顶端称为生长锥。但最终精细结构的形成依赖皮层中微环境因素。神经细胞的分化与其他过程是重叠的，如在神经上皮不断增殖的过程中，细胞也开始进行迁移和分化。发育过程中的神经细胞处于一个复杂的环境，包括机械性的张力、生化的多样性及电流等，对于每个细胞来说，这些不断变化着的时空信息构型，既由神经细胞本身的化学性质决定，又是驱动分化过程的主要环境力量。

三、神经细胞迁移

发育过程中神经细胞的迁移为神经系统发生中最独特的生命现象。神经细胞起源于神经上皮，经迁移（migration）到达"最终栖息地"，与特定的靶细胞建立联系，形成复杂的神经网络。中枢神经系统发育过程中主要有两种迁移模式，放射状迁移（radial migration）和切线式迁移（tangential migration）（图7-13）。放射状迁移就是沿垂直于脑表面的方向迁移，是发育期大脑和小脑中投射神经元的主要迁移方式。切线式迁移是指神经元沿着与脑表面平行的方向迁移，主要发生在小脑原基的上菱唇和腹侧大脑。在神经系统发育过程中，大部分脑内神经发生区，神经元的迁移需要放射状胶质细胞的参与，如在端脑发育过程中，许多子细胞都是沿着从室层辐射至软脑膜的细纤维滑动迁移的。这些纤维来源于特殊的放射状胶质细胞（radial glial cell）的长突起，为神经元提供迁移的"脚手架"。未成熟的神经元，即成神经细胞沿着这些辐射路

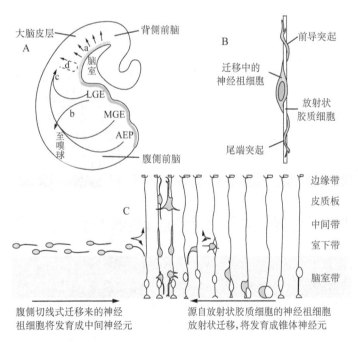

图7-13　神经干细胞两种迁移模式图

A. 两种方式迁移：发自背侧脑室带的投射神经元向大脑皮层放射状迁移（a）；发自皮层下的外侧节状隆起（LGE）、内侧节状隆起（MGE）和前内侧脚内核（AEP）的神经元切线式迁移至嗅球（b）或大脑皮层（c和d）。B. 神经祖细胞沿放射状胶质细胞向皮质迁移，同时显示切线式迁移来的神经元。C. 一个神经祖细胞沿一条放射状胶质细胞突起迁移

径从室层迁移到脑表面。当皮层组构完成时，辐射状胶质细胞即缩回辐射状突起。侧脑室下区的神经祖细胞随吻侧迁移至嗅球，更新替换嗅球的神经细胞，它们不需要放射状胶质细胞的参与，而是切线式迁移的。神经细胞迁移通常借助以下 3 种方式实现。

（一）生长锥为神经元的主动迁移提供结构基础

神经元要积极主动迁移，就需要有一个结构，这个结构就是生长锥。Cajal 在研究单个神经纤维生长过程中，观察到在神经纤维的末端出现一个膨大，并将其称为生长锥（growth cone）（图 7-14）。生长锥的前沿为板状伪足，板状伪足有节奏地波动起伏，就像沿着海底游动的黄貂鱼的鱼鳍。从板状伪足伸出的针状的丝状伪足（filopodia）用于探察周围环境，且可随意出入板状伪足。当伸出丝状伪足而且其抓住底物（它生长的表面）时，就会拉动生长锥向前延伸。只有当生长锥沿着底物表面延伸时，轴突才得以生长。例如，当神经元生长在层粘连蛋白（允许轴突生长的糖蛋白）底物上，其生长的轴突可表达一种特殊的与层粘连蛋白相连的表面分子整合素，整合素与层粘连蛋白发生交互作用，从而促进了轴突的延伸。生长锥表面的分子与环境中的引导信号间的相互作用决定了轴突生长的方向。

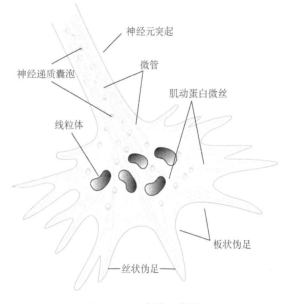

图 7-14　生长锥示意图

（二）放射状胶质细胞为神经元的迁移提供"脚手架"

放射状胶质细胞在引导神经元向皮层迁移过程中起着决定性作用。待迁移神经元首先附着在放射状胶质细胞的长突起上，之后伸出一个引导突起，随后细胞核进入引导突起，细胞核后方的尾突随即撤回，待迁移的神经元向皮层迁移（图 7-15）。当大部分神经元完成迁移任务后，放射状胶质细胞即转变为星形胶质细胞。所以，放射状胶质细胞的长突起形成的"脚手架"是神经元向皮层迁移的关键结构。

（三）环境中的引导信号影响生长锥的运动方向

环境中引导信号的引导作用可以是吸引的也可以是排斥的，这取决于生长锥所带的受体。引导信号包括化学介导因子和接触介导因子。化学介导因子为可扩散型分子，包括化学介导的吸引因子（chemo-attraction）和化学介导的排斥因子（chemo-repulsion），它们的组分在不同的发育阶段会发生改变，通过形成浓度梯度对细胞的迁移起长距离的引导作用。接触介导因子包括接触介导的吸引因子（contact-mediated attraction）和接触介导的排斥因子（contact-mediated repulsion），它们只能通过与生长锥直接接触，借助生长锥表面受体，对生长锥起短距离的引导作用。在轴突的生长过程中，生长锥能够根据这些引导信号的综合作用做出最终的寻路决定（path-finding decision）。

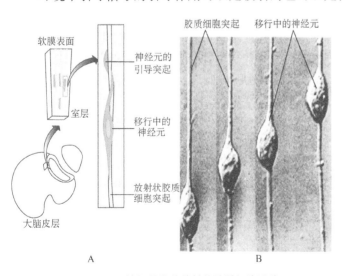

图 7-15　神经元沿着放射状胶质细胞迁移

A. 放射状胶质细胞的纤维从室区伸向大脑的软膜表面，迁移的神经元缠绕放射状胶质细胞，先伸出引导突起，之后细胞核进入引导突起，继而尾突缩回，沿着放射状胶质细胞突起从室区迁移到达皮层"最终居住地"；B. 在小脑神经元-胶质细胞-共培养体系中，应用实时显微镜可直接观察到神经元沿放射状胶质细胞的突起移动

四、神经细胞的程序性死亡

神经系统发育过程中伴随着大量的细胞死亡，即程序性细胞死亡（programmed cell death,

PCD）。程序性细胞死亡是神经系统发育过程中的共同现象，是由细胞内特定基因程序性表达所调控的细胞的死亡现象。在神经系统发育过程中，无脊椎动物通过程序性细胞死亡，结构成简单的神经系统。同样，在脊椎动物神经系统发育过程中，胚胎时期产生的神经元在向成体发育过程中几乎有 50%~80% 神经元通过程序性细胞死亡而丢失。程序性细胞死亡贯穿于神经系统发育的整个过程中，出生前程序性细胞死亡主要发生在两个时期，第一个时期见于神经板发育演变为神经管。第二个时期发生在神经管分化阶段，此时神经元的轴突正在与突触后结构进行匹配。神经管形成时期的程序性细胞死亡的生物学意义，一是有助于神经管与外胚层脱离；二是有助于神经管头端脑泡的塑形，使其在形态上具备头端发育为脑泡、尾段发育为脊髓的外形基础。神经管分化阶段程序性细胞死亡的生物学意义，一是企图通过程序性细胞死亡消除那些对机体不适合的细胞类型，二是通过程序性细胞死亡来平衡神经元与非神经元之间的数量比例。

程序性细胞死亡常常和细胞凋亡互换，但实际上两个概念之间是有区别的，前者是一个功能性概念，描述在一个多细胞生物体中，某些细胞的死亡是个体发育中一个预定的并受到严格程序控制的正常组成部分。而后者是一个形态学概念，是多种方式引起的一种特征性形态和生化改变的概况。程序性细胞死亡的特点是死亡细胞的细胞膜和细胞器形态完整、染色质固缩、细胞核碎裂，形成若干外膜完整的小体。它与细胞坏死具有明显的区别，坏死细胞的细胞膜解体、细胞器形态改变和溶酶体消失。

程序性细胞死亡与细胞焦亡也是有区别的。细胞焦亡又称细胞炎性坏死，表现为细胞不断胀大直至细胞膜破裂，从而导致细胞内容物的释放进而激活强烈的炎症反应。细胞焦亡是机体一种重要的天然免疫反应，在抗感染中发挥重要作用。

五、突触容量改变

突触容量是指每个神经元能在树突和胞体上接受的突触的数量。在神经系统发育过程中，突触容量在发育早期达到高峰，但随着神经元的成熟而不断减少。例如，在人视皮层中，突触形成的高峰是在生后的第 2~4 个月，随后在第 8~11 周岁，大约有 40% 的突触被清除，其被神经胶质细胞吞噬。在对神经-肌肉接头的研究中发现，成熟小鼠体内的每根肌肉纤维（一个单独的肌肉细胞）都是一个运动轴突支配的。但在新生小鼠中，每根肌肉纤维由多达 10 个运动轴突支配。在出生后的前两周，通过突触消除，多神经支配模式被细化为单神经支配，表现为突触容量减少，具体见图7-16。该过程是

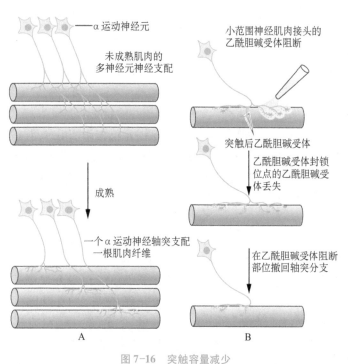

图 7-16　突触容量减少

A. 最初，每一根肌纤维接受来自若干个 α 运动神经元的输入。发育过程结束后，只剩下了其中的一个，其余全部消失；B. 突触后乙酰胆碱受体的消失先于轴突分支的回缩

如何发生的呢？有研究表明，一个突触后神经元起初可被许多不同的突触前轴突支配，但最后只有那些突触前电活动与特定突触后细胞的电活动相关或二者的发放同步时，突触形成才得以稳定，而电活动发放不同步的突触前轴突则回缩甚至消失，也就是说，突触消除是一个激活依赖的过程，如果可以有条件地删除胆碱乙酰转移酶即合成乙酰胆碱的关键酶，那么突变轴突不能释放乙酰胆碱从而消除了轴突子集的突触传递，继而通常不能有效地与野生型轴突竞争。

六、神经发育中的可塑性

发育过程中的轴突竞争性生长与靶区建立突触联系，从而形成正确的连接及早期的神经回路。出生后，在各种经验和活动依赖性分子机制的作用下，神经回路不断地被修饰和改造，并出现相关的行为特性

即可塑性。个体成熟之后，突触连接及相对应的功能仍然不断获得修饰和更新，这种结构重建对新技能的学习和记忆是必需的。此外，成年动物的某些特定脑区中还能终生产生新神经元，显示了中枢神经系统所具有的强大的可塑性。可塑性是中枢神经系统的重要特性，即在形态结构和功能活动上的可修饰性，可理解为中枢神经系统对机体内外环境变化进行适应而发生的结构与功能的改变。通常，神经发育早期的可塑性程度更大，更易受内外环境因素的影响。丰富环境刺激可使大脑皮层重量及厚度增加、海马突触密度增加、树突棘增多，从而使小鼠学习记忆能力增强。生后早期因为暴露于丰富环境，所以给予多种感觉刺激可使脑组织代谢增强、能量需求增加、视皮层树突长度增加、树突分支增多、视皮层形成新的血管。同时，还可使动物的感觉运动功能和学习记忆能力增强。

另外，生后早期母鼠的行为可影响仔鼠发育期海马突触形成和认知发育，母鼠舔仔鼠、哺乳等行为较多，其代养的仔鼠海马部位则形成较多突触，仔鼠成年后学习记忆能力则增强。

第四节　中枢神经系统发育的关键期与发育异常

中枢神经系统发育的关键期和敏感期的精确定义对发育神经科学领域的研究人员来说是极其重要的。关键期已经在神经系统的多个层面和不同区域描述。例如，任何影响神经管发生关键时期的神经发生和细胞迁移的因素，均可导致中枢神经系统的畸形。出生后脑的结构和功能的发育仍然存在关键期，已有大量的研究表明，发育过程中经验和环境刺激均可影响脑的形态和功能。发育中的大脑拥有一整套在成人大脑中看不到的神经可塑性反应，神经可塑性在大脑发育的关键期或敏感时期可得到提高，因此，临床上神经调节干预的时间可以基于关键期或敏感时期的时间而定，即将大脑发育的关键期或敏感期作为神经调节干预的潜在机会窗口。按中枢神经系统的发育时相，中枢神经发育异常及功能缺陷主要分为神经管形成期和脑形成后两个阶段。

一、神经管形成期——神经管缺陷

中枢神经系统的原基是神经管，神经管的形成首先是从神经元的发生开始的，神经元通过增殖、分化，最后迁移到"最终的栖息地"形成功能回路。发育过程中任何一步出现异常都可能导致神经系统畸形，最严重发育异常是神经管缺陷。神经管缺陷（neural tube defects，NTD）是早期胚胎发育过程中神经管闭合不全导致的严重出生缺陷，主要包括无脑畸形（anencephaly）、脑积水（hydrocephalus）、脊柱裂（spina bifida）和脑膜膨出（meningocele），它们是由遗传因素引起的疾病如单基因遗传性疾病、多基因遗传性疾患及染色体病等与环境因素（叶酸缺乏、高温、高热、高糖、药物致畸、有害物质等）相互作用的结果。近年来，叶酸已逐渐成为神经管缺陷研究中关注度最高的一个环境因素，已有研究表明它参与新陈代谢途径中的许多过程，包括发育过程中细胞分裂所必需的 DNA 的生物合成，但其在神经管闭合过程中的具体作用机制目前尚不完全清楚。

二、脑形成后——出生后脑发育的关键期与功能异常

脑发育过程中回路的形成大多发生在出生前，但突触连接的最后精炼发生在婴幼儿时期，并且受到感觉环境的影响。

（一）猫眼剥夺实验——正常视觉通路的形成

对"关键期"的最初描述来自诺贝尔生理学或医学奖得主 Hubel 和 Wiesel 在 20 世纪 60 年代和 70 年代对小猫进行的早期单眼剥夺的实验。他们发现，在大脑发育的某一时间段内即关键期内，视觉剥夺会导致视皮层网络的改变。他们认为，这一关键期的视觉体验对正常神经回路的发育至关重要，而关键期之后的正常视觉体验并不能修复异常的神经回路。随后，随着对发育神经生物学的更好理解，他们又提出了"敏感期"的概念，敏感期为强大的时间窗口，这一时期的经验对脑发育的影响异常深远，并能有效地调

节神经回路。为了从网络的角度解释这一概念，有人提出，神经回路在关键期都致力于一种单一的连接模式，这种连接模式在很大程度上是由基因蓝图建立的，而这种模式是通过一种首选刺激的存在而巩固的，那么这种刺激的缺失会导致永久的异常连接。另外，在敏感期，神经回路有强烈的改变动机，并有基因编码的多种潜在连接模式以供选择，还可根据刺激做出一种或另一种模式。因此，在没有首选刺激的情况下，一旦刺激被重新引入，网络仍然是开放的、可以改变的，尽管这种能力随着年龄的增长而下降。重要的是要注意，关键期和敏感期不是绝对的，关键期可因为将幼猫饲养于黑暗环境中而被延长，而将幼猫暴露于光亮环境下数小时就足以阻止关键期的这种延长。

（二）关键期的语言刺激——语言能力的获得

人脑的发育首先是受遗传因素刺激的，即结构的形成都具有遗传特点；其次，它同时也会受到环境及经验修饰。人脑的特殊结构决定了人可以进行语言交流，但必须在关键期进行语言刺激或学习，过了关键期就不能形成语言，如狼孩。如果在关键期没有任何声音刺激，那么语言发育就会"夭折"。猩猩的脑与人脑最相似，但即便在关键期对其进行语言训练，它也不能像人一样说话。这表明，结构是功能的基础，但结构也需要后天的经验刺激方可形成正常的功能。

（三）表观遗传学——生后早期经验对幼儿大脑结构的影响

近年来，表观遗传学对中枢神经系统发育的影响逐渐受到人们的重视。表观遗传学是与经典遗传学相对应的一个遗传学分支，是没有 DNA 序列变化的，但基因表达却发生了可遗传性的改变，其分子机制研究主要集中在 DNA 甲基化、组蛋白修饰、染色质重塑、非编码 RNA 的调控、X 染色体失活等几个方面。从表观遗传学视角看，早期经验会对幼儿大脑结构的发育产生影响。早期不良经历会对儿童大脑发育造成消极影响，具体表现为脑体积偏小，引发多种心理或精神问题，从而导致个体社会适应能力下降、认知功能受损。而生后早期得到关爱及暴露于丰富环境给予多种感觉刺激可使脑组织代谢增强，同时可使动物的感觉运动功能和学习记忆能力增强。早期经验会影响 DNA 甲基化，进而影响组氨酸的代谢，最后将这些信息遗传给下一代，影响下一代的结构和功能。所以，同卵双胎虽然其遗传物质是一样的，生长环境也是一样的，但其成长过程中不同因素的影响将导致两个个体的差异。

总之，中枢神经系统结构与功能的复杂性是由遗传因素和发育过程中诸多因素共同决定的，既受基因等内在因素的调控，又受学习训练、环境刺激等外界因素的影响。

本章小结

本章主要学习中枢神经系统的发育分化过程，重点是神经管的形成及其在解剖水平、组织水平和细胞水平的分化，在解剖水平主要学习神经管的形成、脊髓和脑的发育与分化，在组织细胞水平主要学习神经管的组织发生、脊髓和脑的组织细胞结构。首先，学习中枢神经系统如何从胚胎早期的神经管，逐渐演变为我们所熟悉的脊髓和脑的结构，在此基础上，进一步从细胞和组织水平来学习神经管的神经上皮细胞分裂增殖规律、脑和脊髓组织内神经元的发生，神经元如何迁移到它们的"最终栖息地"，以及各脑区结构的形成，帮助同学们对神经解剖学所学知识的理解。其次，本章就中枢神经系统发生的特点、影响中枢神经系统发生的因素和脑发育的关键期和可塑性进行逐步剖析，并深入学习神经系统发育的全过程。只有对神经系统的发生分化有比较清晰的认识，将结构与功能结合起来，才能更好地研究神经系统的功能。这些内容对神经系统疾病的预防和治疗，以及对神经系统损伤后再生研究都具有很重要的意义。

（杨　萍）

第二篇

神经功能的处理及机制

第八章

视觉信息处理的神经机制

主要知识点和专业英语词汇

主要知识点：视网膜的细胞组织学结构；外膝核和初级视皮层的组织学结构特点；光感受器的光电换能机制；双极细胞和神经节细胞的感受野特性；给光中心反应、撤光中心反应、给光中心细胞和撤光中心细胞的概念；外膝核信息来源及功能意义；比较初级视皮层简单细胞和复杂细胞感受野的异同点；朝向柱、眼优势和超柱的概念；大细胞通路和小细胞通路。

专业英语词汇：photoreceptor；ganglion cell；receptive field；on response；off response；on-center cell；off-center cell；ocular dominance column；orientation column。

视觉是人体最重要的感觉之一，是机体接受外界信息的主要来源，人们在日常生活中接收的信息70%～90%来自视觉。人和动物靠着视觉系统的感知功能来分辨所能看到的万物的大小、形状、颜色、亮暗、动静、远近等，识别并判断事物与自己的关系，激活思维与情绪或情感，制订行动计划，实现各种行为。所以，视觉与行为，特别是认知行为的关系非常密切。视觉系统所能感受的能量形式是电磁波，人和大多数哺乳动能感受的电磁波波长为380～760 nm。视网膜的光感受器能将接受的光能变成电能信号，形成的电信号在视网膜神经元对之进行编码、处理，经视神经传向中枢神经做进一步分析，以致形成视知觉。

第一节　视网膜对视觉信息的初步处理

一、视网膜的结构

视网膜是位于眼睛后部眼球壁最内层的半透明膜状组织，在玻璃体后方和脉络膜前方（图 8-1A）。视网膜由色素上皮层和视网膜神经层组成，两层间在病理情况下分开，称视网膜脱离。色素上皮层与脉络膜紧密相连，具有支持和营养光感受器细胞、遮光、散热及再生和修复等作用。视网膜神经层起感光作用，包含多层神经元，呈现在视网膜上的视觉物像经过信号处理与传递，可以传输到大脑，视网膜神经层是视觉信息转换和处理的重要结构。

（一）视网膜的细胞和突触结构

视网膜与处理视觉信息直接相关的神经层主要有 5 类神经元，即光感受器（photoreceptor）、水平细胞（horizontal cell）、双极细胞（bipolar cell）、无长突细胞（amacrine cell）和神经节细胞（ganglion cell）。这些细胞排列有序，形成视网膜的 3 个细胞层和 2 个网状层，由外至内分别是外核层、外网状层、内核层、内网状层、神经节细胞层（图8-1B）。

1. **外核层**　主要是光感受器胞体所在位置，位于视网膜的后部（最外侧）。光感受器终末（突起终末）进入外网状层，与双极细胞和水平细胞形成联系。

2. **外网状层**　由光感受器与水平细胞、双极细胞的突起及突触组成。

3. **内核层**　主要是水平细胞、双极细胞和无长突细胞的胞体所在的位置。

4. **内网状层**　主要由双极细胞的轴突终末、无长突细胞的突起与神经节细胞的树突及突触组成。

5. **神经节细胞层**　由视网膜神经节细胞的胞体组成。神经节细胞层也含有移位的无长突细胞，其突起进入内网状层介导与双极细胞和神经节细胞的横向联系。神经节细胞的轴突形成视神经，将视网膜处理的信息传递至视觉中枢。

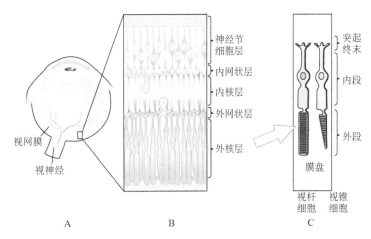

图8-1　视网膜的位置和细胞组构的模式图

A. 视网膜在眼睛的位置。B. 视网膜的组织学结构。C. 两种光感受器细胞的结构。视觉信息传递的主要通路：光感受器→双极细胞→神经节细胞，水平细胞、无长突细胞分别在外、内网状层从横向起着信息的整合作用

除了上述细胞和分层外，视网膜还有一类胞体也位于内核层的网间细胞，其突起在内、外网状层中广泛伸展，形成突触联系。在内网状层，网间细胞只与无长突细胞建立突触联系，并接收信息输入。在外网状层，网间细胞与水平细胞、双极细胞的树突形成突触，从而为视网膜层间的视觉信息处理提供了反馈通路。

视网膜神经元之间除了化学性突触外，还存在大量的缝隙连接，也称电突触。电突触形成细胞间电学上的互相耦合。光感受器之间及水平细胞之间都有这种电突触。

视觉信息传递的主要通路：光感受器→双极细胞→神经节细胞。水平细胞、无长突细胞分别在外网状层、内网状层起横向信息整合作用。

（二）光感受器的结构

光感受器是视觉系统中唯一接收光和对光敏感的细胞，也称感光细胞。光感受器将视网膜接受的光信号转变为电信号，之后进行视觉系统的神经元信号传递。脊椎动物除极少数种类外，几乎都有两大类光感受器：视杆细胞（rod cell）和视锥细胞（cone cell）。在结构上，两种细胞均分内段和外段，其中发生光吸收和光转导的感光部分为外段。视杆细胞的外段呈长圆柱状，视锥细胞的外段呈圆锥形。外段包含整齐排列的、由脂质膜内折形成的膜盘，其通过一个纤细的连接纤毛与内段相连。内段含细胞核、线粒体和其他细胞器，与终末部分（突起终末）相连，终末部分则与下一级神经元形成突触联系（图8-1C）。

视杆细胞对光的敏感度高，能在夜晚或暗光条件下感受光刺激而引起视觉，即介导暗光视觉，但无色觉功能，也不能精确分辨物像的边缘轮廓及细微构造。视锥细胞对光的感觉阈值高，只能在强光条件下发挥感光作用，感受光的波长变化，且能分辨物像的表面细节和轮廓。

色觉是视觉的一个重要方面，主要由视锥细胞产生，色觉局限于视网膜中央凹周围视角20°~30°，再向外，不分红绿，到了视网膜周边区域，则全无色觉。人的整个视网膜视锥细胞存在含蓝、绿、红敏3种视色素（吸收峰分别约为460 nm、530 nm和560 nm）。这说明在光感受器这一水平的颜色信息是以红、绿、蓝3种不同的信号进行编码的，这正符合三色理论的基本概念。

视锥信号并非通过特定的专一信号通路向中枢神经传导，而是编码为拮抗成对的形式。例如，在视网膜的水平细胞层，对来自绿敏视锥细胞的信号和红敏视锥细胞的信号即呈现出拮抗反应。在双极细胞也存在相似情况。神经节细胞的这种成对拮抗表现尤为明显，表现为空间拮抗形式。有的是单拮抗型细胞，其中心区域对红光呈给光中心反应，而其周围对绿光呈撤光中心反应。有的是双拮抗型细胞，其感受野中心对红光呈给光中心反应、对绿光呈撤光中心反应，其周围的反应形式正相反。

二、视网膜对视觉信息的初步处理

（一）光感受器及光电换能机制

一般情况下，神经元接受兴奋刺激后发生膜电位去极化反应，达到阈值后引起动作电位发放。无脊椎动物光感受器对光反应与此类似，即光照后去极化，达到阈值后发生动作电位（图 8-2A）。但是，脊椎动物的光感受器则截然不同，它是一种分级型的超极化电反应，其幅度随光照强度增加而增大（图 8-2B）。这说明在视网膜光感受器，光作为一个适宜刺激诱发细胞的超极化电反应，这种超极化与光刺激具有对应关系，也能作为兴奋的信号来传递。

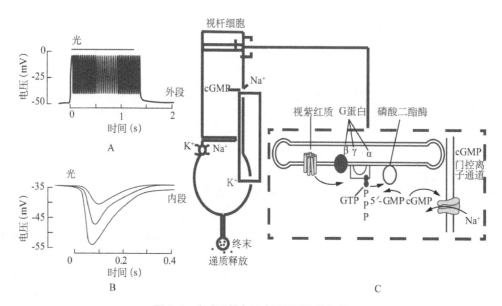

图 8-2　光感受器电反应及视觉换能机制

A. 无脊椎动物光感受器对光的脉冲放电，上方横线表示刺激信号；B. 脊椎动物光感受器对光的分级超极化电位，随光增强电位幅度增大；C. 视杆细胞的换能机制图（α、β、γ 为 G 蛋白的亚单位）

视网膜光感受器形成超极化电反应的光电换能机制，与其细胞结构、离子通道和表达蛋白有关。以视杆细胞为例，结构上由外段、内段、胞体和终足 4 部分组成，其中外段朝向色素细胞层，由堆叠的膜盘呈圆柱形、杆状排列，有横纹，内含视紫红质。

从离子通道水平，视杆细胞在暗环境时，外段对 Na^+ 有较高的通透性，对 K^+ 的通透性低。而细胞外 Na^+ 浓度高，细胞内 Na^+ 浓度低，故暗环境外段有 Na^+ 内流。在内段或内外段之间的钠泵则不断把流入的 Na^+ 泵出去，维持视杆细胞内外的 Na^+ 浓度差。一旦有光照时，外段的 Na^+ 通道相对关闭，Na^+ 内流减少，视杆细胞表现为趋向超极化的膜电位。人为地经微电极施加恒定的超极化电流将增大视杆细胞对光反应。施加恒定的去极化电流，光反应则减小或消失。

从表达的蛋白功能角度看，视紫红质是光感受器进行光电转换的核心，cGMP 门控离子通道是光电转换的动力。视杆细胞外段膜盘中有高度富集的光敏感的视紫红质，由视蛋白和视黄醛以共价键组成。有光照射时，11-顺式视黄醛转换为全反式视黄醛，触发视蛋白构象变化。视蛋白是一种 G 蛋白偶联受体，构象变化可以催化激活超过 20 个转导蛋白。每个转导蛋白可激活一个磷酸二酯酶，一个磷酸二酯酶可导致每秒钟数以万计的 cGMP 水解。这就是生化研究发现的光照可引起 cGMP 水平下降的机制（图 8-2C）。

视杆细胞表达的 cGMP 门控离子通道，是一种非选择性阳离子通道。在暗环境，cGMP 门控离子通道开放可引起 Na^+ 和 Ca^{2+} 内流、K^+ 外流，但是内向电流远远大于外向电流，因此通道开放的效果是去极化。有光照时，cGMP 水平下降，cGMP 门控离子通道关闭，从而使视杆细胞超极化。这就是光感受器光致超极化的光电换能机制。

拓展阅读8-1 视网膜的突触反应

经典的化学性突触前膜去极化20~30 mV或者有动作电位才能产生明显的神经递质释放。但光感受器对弱光反应时，突触前膜的电压变化在1 mV以内就能引起神经递质的释放。例如，蟾蜍的视杆细胞在阈值的光照水平，电压变化在50~100 μV，就能引起终末的神经递质释放。这可以看作光感受器在暗环境保持部分去极化状态的生理意义。

（二）复原作用

复原（recovery）指被光激活的光感受器重新回到暗态的过程。复原作用使光感受器能持续对光照产生响应，保证一个视觉刺激只产生一个瞬时的信号，且同一个光感受器细胞在数秒内能准备好接受下一个视觉刺激。对于视杆细胞，在光电转换的级联过程中，所有被激活的组分都必须迅速回到暗态，即准备好进行光接收和光电转换的状态。

如前所述，视杆细胞表达cGMP门控的离子通道，也表达钠钙转运体。在暗态下，cGMP门控离子通道的内向离子流与钠钙转运体的外向离子流基本平衡，细胞内Ca^{2+}浓度大约为400 nmol/L。光照后，cGMP门控离子通道关闭，但是钠钙转运体仍处于活跃状态，细胞内Ca^{2+}浓度会降至50 nmol/L以下。在光感受器细胞内存在的鸟苷酸环化酶激活蛋白，是一种钙结合蛋白，在与细胞内Ca^{2+}结合时，该蛋白不能发挥作用。在由于光照导致细胞内Ca^{2+}浓度降低时，未结合Ca^{2+}的鸟苷酸环化酶激活蛋白将会发挥作用，激活鸟苷酸环化酶，后者催化GTP合成cGMP，形成负反馈回路，从而导致细胞内cGMP升高，进而又打开cGMP门控的离子通道，使光感受器恢复至暗态。因此，光感受器的复原依赖于细胞内Ca^{2+}变化及cGMP的负反馈调节。

当然，复原过程视紫红质也需要去活化回到暗态，全反式视黄醛变回11-顺式视黄醛，但是这一过程很慢，以分钟计。此外，低强度光照视杆细胞中只有很少部分视紫红质激活，剩余视紫红质可以迅速为再次视觉刺激做准备。

（三）双极细胞的电反应

如前所述，光感受器（视杆细胞和视锥细胞）在光照下产生的超极化电反应，是一种分级的持续电位，反应幅度随着光强的增加而逐渐增大。双极细胞也是这种持续分级电位，根据不同的电位变化，双极细胞可分为两种类型。产生超极化电反应的为超极化型（即H型）双极细胞，产生去极化电反应的为去极化型（即D型）双极细胞，这取决于双极细胞上谷氨酸受体的类型。

其中一种双极细胞表达离子（AMPA/KA）型谷氨酸受体，光反应特性与光感受器一致。光照导致光感受器超极化，从而使末梢谷氨酸释放减少，离子型谷氨酸受体活性减弱，耦联的离子通道关闭，阳离子内流减少，兴奋性降低，这种双极细胞此时就产生了超极化电反应。因此，这种表达离子型谷氨酸受体的双极细胞是超极化型（或H型）双极细胞，也称OFF型双极细胞（图8-3）。

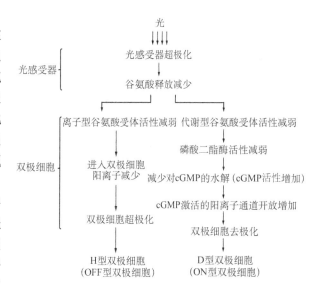

图8-3 两种类型的双极细胞及光感受器的电反应

另一种双极细胞表达代谢型谷氨酸受体，该受体与G蛋白偶联，可激活磷酸二酯酶，水解降低细胞内cGMP，从而导致cGMP依赖的阳离子通道关闭，影响细胞极性。在光照时，光感受器超极化，末梢谷氨酸释放减少，这种代谢型谷氨酸受体活性减弱，磷酸二酯酶活性减弱，对cGMP的水解减少，细胞内cGMP活性增加，使cGMP激活的阳离子通道开放增加，阳离子内流增多，这种双极细胞此时就产生了去极化电反应。因此，这种表达代谢型谷氨酸受体的双极细胞是去极化型（或D型）双极细胞，也称ON型双极细胞（图8-3）。

双极细胞将来自前级光感受器的超极化电反应，转变为去极化或者超极化的分级电位，传递给下一级信息处理神经元。

（四）水平细胞和无长突细胞的作用

水平细胞是视网膜的中间神经元，胞体位于内核层最靠近外网层处，介导光感受器和双极细胞间的横向信息联系。大多数哺乳动物水平细胞有带轴突和无轴突两种，树突与视锥细胞形成联系，带轴突的水平细胞轴突与视杆细胞形成联系。这两类细胞对光均可产生去极化反应，依据其谷氨酸受体不同、接触不同光感受器细胞，电反应动力学可能有较大差异。水平细胞普遍被认为在视网膜形成拮抗性周边及明暗适应中起重要作用。主要通过水平细胞的半通道（半个缝隙链接）影响胞外电位及电压敏感性离子转运蛋白影响微环境 pH，从而改变光感受器的活动。

无长突细胞的胞体位于内核层，属于平常位置的无长突细胞，也有移位的无长突细胞胞体位于神经节细胞层。大多数无长突细胞都释放抑制性神经递质 γ-氨基丁酸和甘氨酸，也有少数无长突细胞释放兴奋性神经递质谷氨酸和乙酰胆碱。无长突细胞的作用与水平细胞类似，调节双极细胞之间及神经节细胞的横向信息联系。无长突细胞主要涉及范围广的信息调控，也可以直接参与视网膜信息传递。

（五）神经节细胞的类型和信息处理

神经节细胞是视网膜中以动作电位传递视觉信号的神经元。前级双极细胞的超极化或去极化局部电位信息传递至神经节细胞，达到阈电位时形成动作电位，这种电位反应也称脉冲形式反应。神经节细胞的动作电位是视网膜的最后输出信号，其传向神经中枢。

视网膜神经节细胞有 3 种类型，M 型神经节细胞（α-神经节细胞）、P 型神经节细胞（β-神经节细胞）及 K 型神经节细胞，它们向视觉中枢传递不同类型的视觉信息。其中，M 型神经节细胞也称大细胞或伞形神经节细胞，具有分布广泛的树突分支，能收集较广阔区域的信号输入，感受野大，对微小的变化和运动更敏感。P 型神经节细胞也称小细胞或侏儒型神经节细胞，感受野小、空间分辨率高、对颜色敏感，能提供高对比度的精细细节信息。K 型神经节细胞大小在二者之间，也称非大非小型神经节细胞，主要感受蓝光。

视网膜同一种类型的神经节细胞，不会相互重叠，但所有神经节细胞会覆盖整个视网膜，不同类型的神经节细胞在视网膜可能有重叠。

拓展阅读 8-2   **视网膜内的神经递质**

　　视网膜神经元包含的神经递质的总数已达到数十种，其中谷氨酸和 γ-氨基丁酸是最重要的两种。光感受器和双极细胞以谷氨酸为主要神经递质。暗环境时，光感受器处于去极化状态，释放的谷氨酸相对较多。光照时，光感受器因超极化电反应而使谷氨酸释放减少。无长突细胞可释放 γ-氨基丁酸和甘氨酸，也有些可释放多巴胺和乙酰胆碱，还有些可释放吲哚类。用免疫组化技术和原位杂交技术，可以对神经递质、受体亚型和转运体的分布及相关功能进行详细研究。眼中发现的神经肽类递质如血管活性肠肽，在视网膜的发育中起营养作用，并参与近视的形成。

三、视网膜神经元的感受野

（一）感受野

感受野（receptive field）的概念最早来源于对躯体感觉的研究，表征视觉、听觉和本体感觉中神经元的性质。在感觉通路中的任一神经元中，感受野指所有能影响该神经元活动的感受器所组成的空间范围，这种影响可以是兴奋性的，也可以是抑制性的。在视觉系统，感受器的空间范围为视野，并将视野投射到视网膜的对应区域。

视觉感受野是指视网膜上的一定区域或范围，当它受到光照刺激时，能激活视觉系统中与这个区域有联系的神经元兴奋性改变（或者动作电位增加），视网膜上的这个区域就是这些神经元的感受野。按该定义，光照射感受野之外的区域不影响该神经元的放电。

视网膜细胞的电反应形式主要与神经元感受野组构有关，即视网膜细胞感受野可以显著影响视网膜细胞电活动水平。视网膜上的各种神经元呈现出不同形式的感受野。光感受器只对照射其上的光点起反应，表现出均质感受野。水平细胞和无长突细胞都有较大的均质感受野。双极细胞和神经节细胞的感受野为中心-周围拮抗型感受野。按照其中心区对光的反应形式，可分为给光中心细胞和撤光中心细胞。"给光"和"撤光"这两个术语将广泛地用于描述视系统的相继各层次的感受野特性。

（二）双极细胞的感受野

双极细胞对光反应不产生动作电位，而形成分级的超极化或去极化电反应。如前，双极细胞有两种类型，即去极化型（D 型或 ON 型）双极细胞和超极化型（H 型或 OFF 型）双极细胞。D 型双极细胞可引起光照中心去极化，而引起光照周围超极化，因此可以引起给光中心反应，或者具有给光中心的感受野。H 型双极细胞可引起光照中心超极化，而中心撤光则会引起去极化，因此可以引起撤光中心反应，或者具有撤光中心的感受野。双极细胞的感受野为中心-周围拮抗型感受野。

（三）神经节细胞的感受野

哺乳动物视网膜神经节细胞的感受野是最早被实验证实的。其表现为大致同心圆的中心-周围拮抗型感受野，对光反应既可以使动作电位频率增高，也可以使其频率降低。

按照感受野中心区对光的反应形式，对应的神经元可发生给光中心反应和撤光中心反应两种反应（图 8-4）。给光中心反应（on-center response）是指在光照其感受野时，神经元会出现一连串动作电位，光照越强神经元放电频率越高。撤光中心反应（off-center response）指在光照其感受野时，神经元不仅不出现动作电位，反而使自发放电受到抑制，但在光照停止后却突然出现一连串动作电位。

与此相对应的有给光中心细胞和撤光中心细胞两种类型。给光中心细胞（on-center cell）指在光照其感受野中心区时，细胞会出现一连串动作电位，光照越强细胞放电频率越高，而光照其外周区时，细胞的自发动作电位会受到抑制。这种给光中心细胞反应表现为中心区域的给光中心反应和周围区域的撤光中心反应。撤光中心细胞（off-center cell）指在光照其感受野中心区时，不仅不出现动作电位，反而使自发放电受到抑制，但在光照停止后却突然出现一连串动作电位，如把光照移至外周区时，反应则正相反。这种撤光中心细胞表现为中心区域的撤光中心反应和周围区域的给光中心反应。这种中心-周围拮抗型感受野结构在视网膜神经节细胞中表现得特别明显。

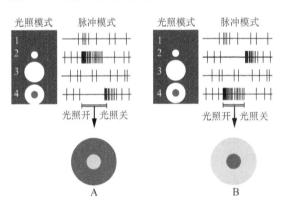

图 8-4 给光中心反应（A）和撤光中心反应（B）

（四）感受野的生理意义

双极细胞感受野的生理意义在于：D 型和 H 型双极细胞并不只是简单地对光起反应，而是可以分析图像信息。双极细胞的信号传递了具有"小亮点，暗周围"或"小暗点，亮周围"的信息，对视网膜上小片区域的亮暗对比图像有反应。神经节细胞不传递绝对照明水平的信息，通过比较中心和周围的光照程度测量感受野的差异，觉察视野中光的对比模式。它们适合觉察实时对比，而忽略总体照明的逐渐变化。

视网膜神经节细胞形成中心-周围拮抗型感受野，标志着视觉信息处理更具有区分度。视觉最重要的功能是辨别图像，而任何图像归根结底是不同亮、暗部分的组合。当光感受器检测到光的存在后，需要神经机制把明暗对比的信息加以特异处理，中心-周围拮抗型感受野正是这种神经机制的一种重要表现形式。

此外，同心圆感受野具有增强图像边缘和拐角的作用。大范围的均匀亮区会同时刺激感受野的中心区和外周区，因此不能使细胞产生兴奋，或者引起的反应很弱。然而，在亮-暗边缘附近的感受野，其中心区与外周区受到刺激的程度不同，从而可以使细胞产生较强的兴奋。例如，当给光中心细胞的中心区处于边缘的亮侧，而其部分周边区处在暗侧时，能使亮边缘更亮。同样，处于对比边缘暗侧的撤光细胞也能使暗边缘更暗。

第二节　外膝核对视觉信息的中继处理

一、外膝核的结构

外膝核（lateral geniculate nucleus，LGN）也称外侧膝状体，位于丘脑枕部外下方，外侧连于视束，内侧连于上丘臂，是中枢视觉通路的第一个中继站。在猴和其他包括人在内的灵长类动物体内，每个外膝核有6层，从腹侧到背侧依次命名为第1~6层。这种分层的三维结构就像6张薄饼堆叠而成的结构。但是，这些"薄饼"并不是平铺堆叠，它们在视束周围形成膝状弯曲，膝状体由此得名。其中，位于腹侧（第1、2层）的细胞大，称为大细胞（magnocellular，M细胞）层，接受来自视网膜M型神经节细胞的输入信息。第3~6层的细胞相对较小，称为小细胞（parvocellular，P细胞）层，接受来自视网膜P型神经节细胞的输入信息。此外，外膝核各层之间还有大量微小的神经元，主要位于各层的腹侧面，称为颗粒细胞（K细胞）层，接受来自视网膜K型神经节细胞的输入信息（表8-1）。外膝核分别通过M细胞、P细胞和K细胞接受来自视网膜对应类型神经节细胞的输入信息，并将其投射到视皮层，并为视皮层的投射提供了3条通道。外膝核的解剖结构支持信息的平行处理来源于视网膜的设想。

表 8-1　外膝核的细胞接受信息类型和反应特点

分层	位置	信息类型	反应特点
M 细胞层	第 1、2 层	运动、深度和亮度的细微差别	反应迅速且短暂
P 细胞层	第 3~6 层	感受红光、绿光；颜色与形状细节	反应缓慢且持久
K 细胞层	各层之间	感受蓝光	反应速度及持续时间中等

外膝核的每一层通常包含两类细胞，一类是主细胞，也称中继细胞或投射细胞，占总数的75%。接受来自视网膜和视皮层的突触输入信息，轴突投射至视皮层，介导视觉信号传递。另一类是中间神经元，均为抑制性γ-氨基丁酸能神经元，占总数的25%，接受来自视网膜、中继细胞和皮层下行纤维的传入，其轴突并没有超出外膝核，而在中继细胞的胞体和轴突之间形成突触，从而调节中继细胞对视觉信号的传递和处理。

二、外膝核的神经回路

（一）外膝核处理视觉信息的特点

视觉信息在视网膜经过光电转换和初步处理后，通过视神经传入外膝核，在外膝核经过进一步加工再传入视皮层进行处理整合，因此外膝核是视觉信息的中继站。外膝核的第1、2层（M细胞层）接受视网膜神经节M细胞的输入信息；第3~6层（P细胞层）接受视网膜神经节P细胞的输入信息；层间的K细胞层接受视网膜神经节K细胞的输入信息。其对于视觉拓扑映射有两个特点，接受对侧视野输入的信息和双眼信息分离。

1. **每一侧外膝核只接受来自对侧视野的视觉信息**　虽然每只眼睛可以接受几乎全部视野的信息，但是右侧外膝核只接受左侧视野的信息，而左侧外膝核只接受来自右侧视野的信息。在视觉传递通路，视网膜神经节细胞组成视神经，经过视交叉投射至外膝核。在视交叉，位于鼻侧的视神经交叉至对侧外膝核，而位于颞侧的视神经则不交叉投射至同侧外膝核。对于双眼视觉，依据光学成像原理，来自右侧视野的信息投射至右眼的鼻侧视网膜和左眼的颞侧视网膜，经两侧视神经过视交叉后都投射至左侧外膝核。另一侧视野的视觉信息也是如此。

2. **来自双眼的信息在外膝核各层分离**　虽然每一侧外膝核可以接受来自双眼的信息，但是来自两个眼睛的输入信息在外膝核各层保持分离，外膝核的每层只接受一只眼的输入信息。其中，第1、4、6层只接受对侧眼的输入，即对侧眼睛鼻侧视网膜输入。而第2、3、5层接受同侧眼的输入，即同侧眼睛颞侧视网膜输入。

外膝核的这种典型分层结构和拓扑映射主要表现在灵长类及部分哺乳动物（如猫）体内。啮齿类动物的外膝核在解剖学上分层不明显，若不同眼睛来源的神经节细胞传入外膝核没有分离，双眼信息的整合则发生在初级视皮层。

（二）外膝核的非视觉中继回路

外膝核除了接受视网膜的输入信息外，还接受初级视皮层的输入信息和脑干的输入信息。其中，构成外膝核兴奋性突触输入的80%来自初级视皮层，中间神经元的树突常与主细胞的树突形成突触，也接收来自其他中间神经元的串行型突触输入信息。由此可见，视网膜并不是外膝核突触输入的主要来源。来自初级视皮层的细纤维，下行进入外膝核各层，与主细胞、中间神经元的树突形成突触。这种皮层的反馈通路将会显著改变外膝核的视觉响应特征，调节外膝核对视觉的中继处理。另外，外膝核也接受来自脑干神经元的突触输入，这与警觉和注意有关。因此，外膝核远不只是从视网膜到中枢的一个简单的中继站，它同时也是视觉调节的一个重要场所。

三、外膝核神经元的感受野

外膝核中继细胞的反应和视网膜神经节细胞的电反应没有太大的差异，也大都是同心圆型或中心-周围拮抗型感受野，因此也具有给光中心细胞和撤光中心细胞的特性。但是，外膝核细胞感受野兴奋区和抑制区更匹配，在视觉的拮抗对比调节更精确。

外膝核的大细胞（M型）具有相对大的中心-周围拮抗型感受野，对作用于感受野中心的刺激可产生瞬间动作电位，与视网膜M型神经节细胞一样，其对波长的差异不敏感。外膝核的P细胞与视网膜P型神经节细胞一样，具有相对较小的中心-周围拮抗型感受野，对感受野中心刺激的响应为动作电位放电频率持续增高，而且许多此类细胞具有红绿色对立选择特性。位于第3和第4层腹侧的颗粒细胞具有蓝黄色对立选择特性，而位于其他颗粒细胞层细胞则不具备颜色对立选择特性。

在外膝核所有细胞层，给光中心细胞和撤光中心细胞是相互混杂的。虽然每一侧外膝核都接受来自双眼的输入信息，但外膝核对来自双眼的输入信息保持分离，因此在细胞水平只对单眼刺激有感受野的反应。外膝核作为视网膜神经节细胞的中继站，在组织水平使处理相似信息的细胞聚集在一起，从而使相邻的细胞接受来自视野相同部位的输入信息。

总之，外膝核神经元的感受野大都为同心圆型或中心-周围拮抗型感受野，感受野周围对中心的拮抗更加有效。也有一些外膝核神经元对一定朝向的刺激呈现出更强的反应，其感受野为非严格同心圆型。另外，外膝核神经元基本上只是对单眼的刺激有反应。

第三节　视皮层对视觉信息的整合

一、视皮层的结构

视皮层（visual cortex）是指大脑皮层中主要负责处理视觉信息的部分，位于大脑后部的枕叶。人类的视皮层包括初级视皮层（V1，亦称纹状皮层）及高级视皮层（如V2、V3、V4、V5等，亦称纹状外皮层）。一般认为，V2~V4接受V1区发出的联络纤维，不局限于某种单一功能，而是对各种信息进行加工整合，完成高级的神经精神活动。V5负责加工处理复杂的视觉运动刺激。

（一）初级视皮层

初级视皮层为Brodmam 17区，位于灵长类动物大脑枕叶的距状沟周围，用于表述初级视皮层的其他术语还有V1区（visual area 1）和纹状皮层（striate cortex）。被称为"纹状"是因为V1区具有与众不同的、由有髓鞘轴突所形成的、与表面呈平行的稠密的条纹。初级视皮层与大脑皮层分层结构类似，神经元胞体的排列大致可分为6层。但是其中第4层非常发达，包含3个亚层，即4A、4B和4C亚层，4C亚层又分为4C α层和4C β层（表8-5）。

来自外膝核的中继细胞轴突主要投射至初级视皮层的4C层（图8-5），然后继续投射至初级视皮层其他神经元。其中，来自外膝核大细胞的输入主要终止于4C α层，最后投射到4B层。来自外膝核小细胞层的输入主要终止于4C β层，最后投射到第3层。来自左眼和右眼的信息在这里开始混合，但大细胞和小细胞的处理过程在解剖上依然是分离的。初级视皮层也和其他皮层区域广泛连结。

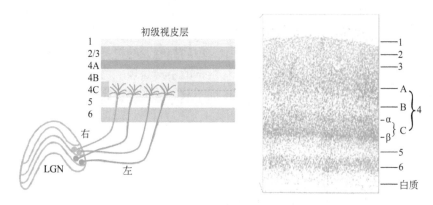

图8-5　初级视皮层的组织学结构
来自外膝核的信息输入主要终止于4C层；LGN，外膝核

应用细胞色素氧化酶染色发现，初级视皮层一些细胞柱从皮层表面延伸到白质，主要聚集在第2、3层，也可以在第5、6层。如果从平行于皮层表面的切面中去看，这些细胞柱就像是重度染色的斑块。因此，将初级视皮层第2、3层那些细胞色素氧化酶重度染色、清晰可见的区域称为斑块区。而斑块之间细胞色素氧化酶轻度染色的区域称为斑块间区。

斑块区与斑块间区均通过4C β层接受外膝核P细胞的输入信息。这些斑块排列成行，位于后续视皮层功能柱的眼优势柱中心，从功能上主要接受一个眼睛的输入信息。电生理记录表明，斑块区内的许多细胞都对颜色敏感，并有同心圆型的给光和撤光感受野。斑块间区神经元对形状敏感，感受野特性与斑块区类似。因此，波长选择型细胞集中在初级视皮层V1的斑块区，而形状选择型细胞则是集中在斑块间区。

（二）高级视皮层

1. 纹状前皮层　在人和其他灵长类，初级视皮层V1被纹状前皮层（18、19区）包围。根据解剖学连接和神经元的特性，可将纹状前皮层分成几个独立的区域。包围V1的是两个相邻的同心圆区V2、V3（18区），它们大部分埋于沟中，接受V1投射，V2、V3投射到月状前沟（V4），从V4到中颞区。视信息由纹状皮层向皮层有关部位传递时必须经过纹状前皮层，它在视觉空间调节中起着主要作用。18、19区损伤可导致视功能紊乱，这样的患者不能正确地利用初级视通路所提供的视信息，难以辨认物体、图像或颜色，从而出现空间视觉定向困难，并常伴有语言、阅读、书写困难。这说明传送到纹状皮层的视信息需要转送至皮层其他有关区域，经过进一步的加工，最后才能得到完整的视知觉。

同样应用组织学的细胞色素氧化酶染色，在V2区着色为系列宽窄不等的条纹，称为粗条纹和细条纹。其间交替有酶着色弱的较暗区，为条纹间区。来自初级视皮层V1斑块区神经元投射到V2的细条纹区，V1的斑块间区神经元投射到V2的条纹间区。V2的粗条纹区则主要接受来自V1第4层的4B和4C α的M细胞的信息。因此，波长选择型细胞主要集中在细条纹中，对方向性运动有选择性的细胞则存在于粗条纹中，对形状敏感的细胞则在粗条纹和条纹间区中都有所分布。

2. 下颞叶皮层　包括中、下颞回（20区和21区），接受18、19区的视觉信号，并发出纤维至额叶及颞叶的顶端和皮层下的杏仁核、上丘等结构。主要调节视觉分辨能力，与整体视觉形成有关，也参与视觉信息综合。

总之，初级视皮层的6层细胞有特异的结构特征。外膝核的传入纤维主要终止在第4层，也有些纤维终止在第6层。初级视皮层第2、3、5层的细胞则接受皮层内的输入信息，第5、6层细胞投射到皮层下区域，第 2、3 层的细胞投射到其他皮层区。每一组纵向排列的皮层细胞形成一个功能模块，对来自视野中某一位置的信息进行处理，尔后把经处理的信息投射到次级视觉区。视皮层的这种柱状结构显然纵贯皮层使感受野位置保持恒定，并使双眼的投射在视皮层并分别汇聚于眼优势柱。位于初级视皮层第 4 层较低部位的神经元，接受最大部分外膝核输入信息，其感受野的构型与外膝核相似，呈同心圆对称型。可是对高级视皮层中的大多数细胞来说，最佳刺激条件是具有特殊朝向的光带或暗带。

二、视皮层的感受野

视皮层的神经元也具有感受野，根据感受野的特征将这些细胞划分为简单细胞和复杂细胞。

（一）简单细胞的感受野

简单细胞感受野分为相互拮抗的给光区和撤光区，所不同的是给光区和撤光区是平行带状，而非同心圆式的。简单细胞的感受野通常有一条给光型或撤光型的中央带，两侧是平行但大小不等的拮抗区。也就是给光型中央带两侧是撤光区，撤光型中央带两侧是给光区。对于这种细胞，一条与给（撤）光区朝向相同的光带（暗带）落在感受野的特定位置时能诱发最强的反应，这一朝向称为最佳朝向（图 8-6）。这种最佳朝向的条件通常限定得很严格，如果顺时针或逆时针地将光带的朝向变化 10° 或 20°，就可使反应显著减小或消失。一条与最佳朝向成 90° 的光带几乎不引起简单细胞任何反应。

对于简单细胞，一条有合适朝向的运动的光带或暗带是有效刺激，甚至比静止的光带或暗带的刺激更有效，这种光带运动的方向与速度非常重要。具有垂直最佳朝向的细胞对垂直带自左向右横越其感受野的运动会有强反应，可是其对同一垂直最佳朝向条带自右向左的运动反应反而很弱或完全没有反应。

纹状皮层 4C α 层细胞多为简单细胞，具有方向选择性。4C α 向上投射到 4B 层，4B 层的细胞同样具有方向选择性的简单感受野。这两层细胞之间一个重要的不同之处在于 4C α 层细胞仅对单眼刺激有反应，而 4B 层的许多细胞对双眼刺激都有反应。这些细胞被称为双眼感受野，是双眼动物的基本视觉模式。简单细胞仅对某一个方向上的长形扫过其感受野的刺激有反应。对刺激运动方向的选择性是 M 通路（即大细胞通路，我们将在后面进一步阐述）神经元的一个标志。因此，大细胞通路的功能被认为是对物体的运动进行分析。此外，对于简单细胞感受野，在兴奋区和抑制区形成的反应总和比较接近，用弥散光照射整个感受野就记录不到反应，这是简单细胞的另一特征。

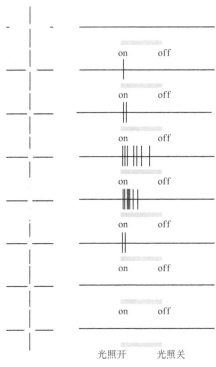

on　off

on　off

on　off

on　off

on　off

on　off

光照开　　光照关

图 8-6　初级视皮层简单细胞的最佳朝向和感受野模式

一条与给光区朝向相同的光带落在感受野的特定位置时能诱发最强的反应

还发现另一类简单细胞，它们对刺激的朝向和位置同样有严格的要求，其感受野由相互拮抗的给光区和撤光区组成。但是，除此之外，刺激条带或边缘的长度也很重要，比适宜刺激更长的条带其刺激效果将减弱。就好像在感受野的顶端或底部另有一个撤光区，它受光照时倾向于压抑细胞放电，称为终端抑制（end inhibition）或端点终止（end stopping）。因此，对这类简单细胞的最适刺激是终止于特定位置的有合适朝向的条带或边缘。

（二）复杂细胞的感受野

复杂细胞主要从神经元的功能定义和区分。对视皮层各神经元的记录发现，复杂细胞具有一些与简单细胞类似的特征，如对特定朝向的光带或暗带有最佳反应，对运动的刺激敏感，而且对特定朝向刺激的方向性运动有反应等。此外，复杂细胞并不精确要求刺激的位置，它的信号是关于朝向的抽象概念，与其位置并不严格相关。用小光点刺激不能测出复杂细胞具有明确的给光区和撤光区。只要有合适朝向的刺激落在感受野边界内，大多数的复杂细胞就会产生反应，图8-7所示。例如，初级视皮层第3层的斑块间区细胞大多数为复杂细胞，它们也具有简单细胞所具有的基本反应特性，但其独特特征是感受野没有明显的给光区和撤光区，它们对线段在视野中的确切位置的要求并不很严格，只要线段落在这些细胞的感受野中，又具有特定的朝向，位置即使有稍许位移，反应的改变也并不明显。

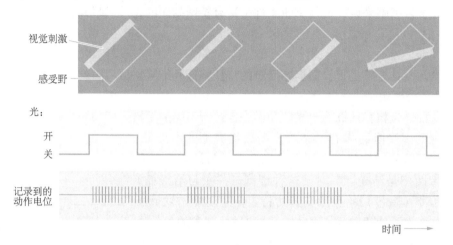

图 8-7　复杂细胞的感受野
具有特殊朝向的光带在复杂细胞感受野内任何位置会得到相同或相似的反应

　　复杂细胞的另一个特征是，汇聚来自双眼的信息，即复杂细胞大多都是双眼的，但总是一只眼占优势。这表明，复杂细胞已经开始对双眼的信息进行初步的综合处理。另外，复杂细胞对光的波长不敏感，对刺激的方向具有高度的选择性。这也是初级视皮层细胞最重要功能之一，是基于对物体的形状进行辨别所必需的。斑块间区细胞都具方向选择性，并具有较小感受野，小细胞-斑块间区（P-IB）通道的功能被认为是对物体的形状进行分析。

三、视皮层的功能结构

　　从皮层表面到白质径向排列的神经元因执行相似的任务，一般统称功能柱。对于初级视皮层，具有相似特征（复杂程度、感受野位置、朝向和眼优势）的神经元有规律地、成群地聚集在一起，从皮层表面到白质径向排列形成垂直的柱状组构，称为初级视皮层功能柱。按照功能不同，初级视皮层功能柱可分为朝向柱、眼优势柱、颜色柱、空间频率柱、方向柱和超柱。当然，皮层组织为柱形结构的功能构型并不限于初级视皮层，其是一个普遍的特性。

（一）朝向柱

　　皮层存在平行的、包含有相似朝向或者方位特异性的细胞以薄片状方式排列，每一片均垂直于皮层表面，这样一套包含180°全方位的连续薄片的结构称为朝向柱（orientation column），也称为方位柱。这一结果是通过用微电极经皮层做长程穿刺的实验而获得的。电极垂直插入视皮层，逐层记录到的所有细胞均有几乎相同的偏好方位（第4层细胞除外，它们没有偏好方位）。如果电极倾斜插入皮层，沿途记录到的细胞的偏好方位大致按顺时针或逆时针以10°/50 μm的变化率连续改变。

　　同一朝向柱中的神经元（第4层除外）感受野的方向很相似，而相邻的朝向柱中细胞的感受野的方向则会出现一些虽然微小却能感知的改变，而且这种改变在同一观察方向上连续相继发生，其感受野方向变化角度为90°~270°，从而使朝向柱的排列有高度的有序性和连续性。朝向柱与眼优势柱各自互相独立，互不干扰。

（二）眼优势柱

　　初级视皮层在纵贯整个皮层厚度上被分隔成众多薄片，用微电极垂直皮层表面插入皮层，沿途记录的细胞为同一侧眼优势，这组细胞薄片便形成眼优势柱（ocular dominance column）。相邻薄片内的细胞分别为左、右眼优势。但若是倾斜插入皮层，那么具有左、右眼优势的细胞就会交替出现，约0.4 mm便会突然交换一次。无论我们用单眼或双眼看物体，即使该物体在双侧视网膜上投射的大小和位置略有差异，最终仍仅能看到一个成像。这个过程中，视网膜可以成像全部视野，外膝核只接受对侧视野信息。外膝核对初级视皮层第 4C 层细胞是单眼信息输入，在初级视皮层其他层再与来自另一眼的信息逐渐汇聚。因而，第 4C 层以外的细胞 80% 以上为双眼驱动，并总是有一侧眼占优势。

根据对由双眼驱动细胞感受野的考察表明，在两眼的视野中，各感受野处于严格左右相对应的位置。相对应的感受野的最佳朝向也是相同的。同时，两眼的信号又互相叠加。皮层细胞的这些特点是双眼视觉的生理基础。以前认为，眼优势柱的形成与发育早期神经节细胞的自发同步化活动及视觉经验有关，但新近的研究表明，眼优势柱的产生在发育早期主要取决于外膝核和皮层细胞的内在信号分子。

眼优势柱与朝向柱是相互独立的功能结构，它们在初级视皮层的分布和走向没有相关性，是随机交叉的。也有研究表明，朝向柱的中心往往处于眼优势柱的正中线上。

（三）颜色柱

在初级视皮层第 2、3、5、6 层中颜色敏感性细胞倾向于群集呈柱状，称为颜色柱。颜色柱在皮层表面为 250 μm×150 μm 大小的椭圆形斑块。这些斑块排列成行，位于眼优势柱的正中线上，行距约为 350 μm，行内斑块间距约 550 μm。斑块以椭圆柱体状不连续地纵贯视皮层。其在第 2、3 层内斑块最清晰，在第 6 层中适度可见，在第 1、4B 和 5 层中模糊不清，在第 4C 层中则连成一片。

第 2、3 层斑块内的神经元接受来自外膝核 M 细胞层经由第 4C α 和 4B 层的间接输入，同时也接受来自外膝核 P 细胞层经由第 4C β 层的间接输入。此外，也有少量来自外膝核层间区的神经元轴突投射到斑块区。斑块区内的细胞之间以及它们与斑块间区细胞之间存在交互性投射。

斑块内的细胞对光波长具有选择性，即为颜色敏感性神经元。它们没有方位选择性，对低时空频率的光栅刺激敏感，多为单眼驱动型细胞。同一斑块点或颜色柱内有多种对不同颜色光敏感的细胞，且它们在柱内倾向于成群聚集。

（四）空间频率柱

在初级视皮层，具有相同空间频率的细胞呈柱状排列，即空间频率柱（spatial frequency column），其纵贯整个皮层，柱间距约为 1 mm。其在猫初级视皮层表现得更显著。从皮层表面看，空间频率柱呈带状连续分布，与朝向柱和眼优势柱交叉，但其边界不如后两者分明。具有高空间频率的空间频率柱集中在初级视皮层的中央区，而低空间频率的空间频率柱则逐渐向初级视皮层周边区扩散。

（五）方向柱

初级视皮层的部分神经元对运动方向具有选择性。在一个朝向柱内的神经元感受野倾向于两种相反的运动方向，且多数神经元与其相邻的细胞具有相近的方向选择性，从而形成方向柱（directional column）。在同一方向柱内，神经元具有相似的方向选择性。

（六）超柱

超柱（hypercolumn）是初级视皮层的基本单位，包含一组对所有方位都有反应的朝向柱和一组左右眼优势柱以及对颜色有反应的小块区域，既有各种方位的朝向柱，又有左右眼优势柱及颜色柱（图 8-8）。超柱本身是不规则的，并不呈严格的方块状。

超柱遍及整个初级视皮层，每个超柱表征视野中相对应的一小部分，处理相关视野中的各种视觉信息，包括方位、颜色、亮度、运动和双眼视觉等。在视皮层，超柱是连续的、不可分割的小块，所包含的一套朝向柱中的第一薄片和一对眼优势柱的左右眼次序均是随机的。超柱对接收的信号进行新一轮的分析、变换，并将其处理结果输出至视皮层的有关区域。

功能柱中存在大量的垂直于皮层表面的皮层内连

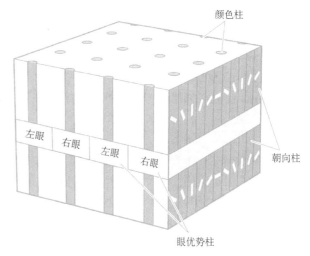

图 8-8　初级视皮层的超柱（改自 Bear M E, Connors B W, Paradiso M A, 2011)

接，它们是不同细胞层信息传递的通道，是功能柱运作的基础。同时，视皮层存在由锥体细胞轴突侧支沿某一层的水平投射，形成的连接发生在具有相似功能的功能柱之间，其间隔与超柱的宽度大致相当。这些水平连接可以整合视皮层一个较大范围（直径几毫米内）的信息。在一个亚层中，横向连接可使具有相似功能的柱形结构间进行信息交换。这样，在初级视皮层就有两个方向进行信息交换，一个是纵向的，可横越皮层各亚层的功能柱；另一个是横向的，可整合具有相同反应特性的功能柱及水平连接。因此，视皮层一个神经元的功能可能被正常感受野之外的视觉刺激所影响，神经元的偏好方位不是一成不变的，而是随着周围背景的改变发生动态变化。

第四节　视觉信息的中枢传导

一、中枢视通路

中枢视通路的各级结构与视网膜之间均存在点对点的关系，因而视网膜神经节细胞兴奋的空间模式相应地会被"绘制"在外膝核和视皮层，这就形成了中枢视觉通路。

在中枢视通路中，视觉包括了对物体不同特性如颜色、形状、运动等的感知，这些特性的感知由视觉系统的不同细胞并行地进行处理。从视网膜开始，视觉信息经外膝核向视皮层（17 区）传递，从 17 区向 18 区投射后，18 区的细胞分别有不同的功能特征，有的处理颜色信息，有的处理形状和运动信息，这些部位间的相互联系造就了变化繁多的反应类型，从而细致入微地分析和辨认纷繁复杂的视觉世界。从视网膜到视皮层，视觉系统有两条相对独立的信息处理通路，即大细胞和小细胞通路。大细胞通路无色觉，参与运动刺激的分析，控制注视和立体视觉。小细胞通路又分为两条通路：①P-IB 通道，与刺激物的形状有关，斑块间区细胞具有方位选择性和双眼特征。②小细胞-斑块（P-B）通路，介导色觉，此通路中具波长选择性的细胞有双色拮抗感受野，中心区被某些视锥细胞兴奋，又被另一些视锥细胞抑制，而周边情况则相反。

（一）大细胞通路

大细胞通路（magnocellular pathway）也称 M 通路。起源于视网膜 α 型神经节细胞（M 细胞），其轴突纤维投射到外膝核大细胞层（M 层）；从这里直接投射到初级视皮层 V1 区的 4C α 层，再到 4B 层；然后直接或通过次级视皮层 V2 区的粗条纹投射到高级视皮层 V5 的中颞区；这是一条与运动识别有关的通道。另一条支路是从外膝核的 M 细胞到初级视皮层 4B 中的方位选择性细胞，再直接或通过 V2 区的粗条纹到 V3 区，这一条是动态的图形通路。M 通路最后到大脑的背侧更高级的视皮层的联合区，这个联合区包括内上颞区（medial superior temporal）、腹内顶区（ventral intraparietal）和 7 区等。

M 通路对物体的运动进行分析，该通路的神经元对运动刺激敏感，并且从 V1、V2 区通过粗条纹投射到中颞叶联合皮层都保持了这一特性。中颞区同样有视网膜分布，其神经元选择性地对运动刺激的速度和方向敏感，且具有相似最优方向的神经元聚集在一起形成柱状结构。另外，M 通路还具有双眼特性，有助于立体视觉。

（二）小细胞通路

小细胞通路（parvocellular pathway）也称 P 通路。起源于视网膜 β 型神经节细胞（P 细胞），其纤维到外膝核的小细胞层（P 层），后者的纤维投射到初级视皮层 V1 区的 4C β，从这里分成两条通路：一条通过 2、3 层内的斑块区，V2 区的细条纹到高级视皮层 V4 区，即 P-B 通路，是主要的色觉通路。另一条通过初级视皮层的斑块间和 V2 区的粗条到 V4 区，即 P-IB 通路，与图形识别有关。P 通路最后到大脑腹侧的下颞区（inferior temporal region），所以称为腹侧通路（ventral temporal pathway）。

视通路中的小细胞携带有关形状和颜色等细节的信息。斑块内细胞是波长敏感的和单眼的，它们不具有方向选择性。因此，斑块通路的功能是对物体的颜色进行分析。没有它，我们可能会成为色盲。斑块间的细胞大多为复杂细胞，其感受野并无明显的给光和撤光区域，大多数都是双眼的，对光的波长不敏感，对刺激的方向具有高度的选择性，对刺激方向的分析是纹状皮层细胞的最重要的功能之一。这是基于对物体形状进行辨别所必需的。因此，P-IB 通路的功能被认为是对物体的形状进行分析。表8-2 对 M 通路和 P 通路进行详细比较。

表 8-2　M 通路和 P 通路的比较

	M 通路	P 通路
通路起始	起源于视网膜 α 型神经节细胞，有较大的感受野，对运动有良好的反应	起源于视网膜 β 型神经节细胞，感受野较小，可对颜色和精细结构做出反应
传递特点	信息沿较粗的轴突传递，速度快	反应较慢
通路投射	轴突投射到外膝核大细胞层（M 层，1~2 层），再将其投射到初级视皮层的 4C α 层	轴突投射到外膝核小细胞层（P 层，3~6 层），再投射到初级视皮层的 4C β 层
处理信息	4C α 层细胞多为简单细胞，向上投射到 4B 层，4B 层的细胞也为简单细胞。4B 层的许多细胞具有方向选择性。M 通路的功能被认为是对物体的运动进行分析	斑块间细胞大多数为复杂细胞，对光的波长不敏感，对刺激的方向具有高度选择性。P-IB 通路功能被认为是对物体形状进行辨别分析。多数斑块内神经元是波长敏感的和单眼的，它们不具方位选择性，可对颜色进行分析

另外，来自视网膜非大非小细胞（non-M non-N，即 K 细胞）的色觉信息传递到外膝核的颗粒细胞（K 细胞），再经初级视皮层 V1 区的斑块、V2 区的细条纹到 V4 区，形成 K 细胞通路。图 8-9 描述了大细胞和小细胞视觉通路（M 通路和 P 通路）向皮层投射的组构。

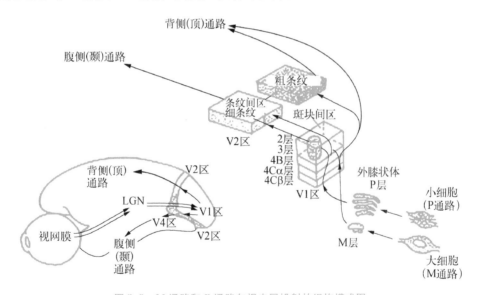

图 8-9　M 通路和 P 通路向视皮层投射的组构模式图
LGN，外膝核

（三）高级视皮层的腹侧通路与背侧通路

初级视皮层 V1 区是接受来自外膝核视觉信息的第一个皮层区域。V1 区之外还有多个皮层区域，统称高级视皮层。我们对于高级视皮层对视觉贡献的认识尚在研究之中，目前认为其属于腹侧通路和背侧通路两个视觉处理通路。M 通路和 P 通路离开 V5 区和 V4 区后，被分为两条信息通路，背侧通路从 V5 区至内侧上颞叶和后顶叶皮层，作用在于对物体运动视觉进行分析。腹侧通路从 V4 区至下颞叶，主要参与形状和颜色信息的处理，其作用主要是为对物体形状、细微结构和颜色等进行辨认。

人脑中存在两种不同的视觉信息处理系统。一种是关于物体在空间的位置，即处理"在哪里"的信息，主要在背侧通路包括枕叶和顶叶后部进行。另一种是关于物体的属性，即处理"是什么"的信息，主要在腹侧通路包括枕叶和颞叶下部进行。当然，在人的现实认知活动中，两条通路并非单独行动，而是相辅相成、协同工作的，还包括对物体形状、颜色、运动和深度及各种规律等多方面内外属性的再认知，共同参与视觉过程的完成。

二、视觉信息的综合处理

在所有的视觉信息中，最基本、最重要的是图像信息。图像实际上是不同明暗部分的组合。视觉系统在处理图像信息时采用的基本方式之一，是通过不同形式的感受野分级进行检测和抽提。即在每一级中枢抛弃某些不太重要的信息，留下更有用的信息。在视网膜，中心-周围拮抗型感受野的结构，表明它检测的主要不是背景的光线平均亮度信息，而是明暗对比的视网膜影像的反差信息。外膝核细胞感受野保持对称中心-周围拮抗构型。但在初级视皮层，除很少部分细胞仍然保持同心圆式感受野外，大部细胞表现出特殊的反应形式。它们不再对光点的照射表现出良好的反应，而是需要某些特殊排列的点群作为最佳刺激。

（一）逐级抽提学说

逐级抽提学说（hierarchical hypothesis）认为，视觉中枢系统对图像信息的处理在各级进行加工，视觉系统不同水平的各类细胞具有不同的反应特性，前一级神经元感受野有序排列汇聚后，形成下一级神经元相对复杂的感受野，从而在图像处理过程中逐级抽提。视网膜神经节细胞的感受野在一定程度上与双极细胞类似，而外膝核神经元的感受野取决于视网膜神经节细胞，初级视皮层简单细胞的感受野则是外膝核神经元的汇聚。视皮层神经元绝大多数不再具有同心圆式的中心-周围拮抗型感受野，不再对小光点做出明显的反应，而是对特定朝向的线条产生反应。

按照逐级抽提学说，视皮层细胞可分为简单细胞、复杂细胞、超复杂细胞，复杂细胞汇集来自较简单细胞的信息，将简单细胞予以重组便形成复杂细胞。简单细胞汇聚了外膝核的中心-周围拮抗型感受野，其感受野呈狭长的条状，可分成两个或多个空间上平行排列的、可严格分辨的亚区。复杂细胞具有简单细胞的基本特征，但不严格要求光刺激落在某个特定的位置上，是关于朝向和运动的抽象概念，只要在感受野内、具有一定朝向即可，类似于接受来自若干个简单细胞的会聚。超复杂细胞除了要求光刺激有一定的朝向运动方向外，还对刺激的长度有严格的要求。超复杂细胞的性质，取决于具有相似的感受野性质的两个或多个复杂细胞输入的重组和汇聚，这些重组有兴奋性输入，也有抑制性输入。

因此，从视网膜开始到视皮层，感受野的分析逐级复杂化，信息逐渐抽象和整体化。到更高级的视皮层对视觉信息进行进一步的精细加工，这样的视觉信息处理过程具有等级。从视网膜神经节细胞和外膝核同心圆式感受野到简单、复杂、超复杂细胞对刺激的特殊要求反映了视觉信息处理的不同等级，后一等级细胞处理的信息比前一级细胞处理的信息更多一些，越是高级的细胞具有越高的信息抽提能力。然而，目前的研究还没有确定这些超复杂细胞，认为其感受野功能只是视皮层抑制性网络的综合表现。

（二）平行处理学说

除了上述这种等级性信息处理外，一般认为，视觉通路存在着对信息的平行处理过程，即平行处理学说（parallel processing）。学说认为，从视网膜到中枢有若干并列的信息传递通路，这些通路有不同的目的地，负责对不同的信息进行处理。各种性质的视觉信息成分按照各自的神经通道进行预处理后输入视皮层，再由不同性质的皮层细胞分别进行分析处理。视网膜包含 M 型（大细胞）、P 型（小细胞）和 K 型三大类神经节细胞。大细胞把来自视锥细胞的信号进行叠加，并将其投射至外膝核的大细胞层。小细胞则处理和转换颜色信号，并将其投射至外膝核的小细胞层。信息自外膝核不同层的中继细胞投射至视皮层存在平行的信息处理通道，即如图 8-9 所示的 M 通路和 P 通路，依据视网膜神经节细胞感受的信息类型不同，各通路将不同视觉信息平行传递至视皮层。

中枢性色盲（cerebral achromatopsia）的病例为平行处理学说提供了有力的证据。生活中常见的色盲大多由于 X 染色体连锁隐性遗传因素导致视锥细胞出现功能障碍，从而造成无法分清颜色。中枢性色盲患者则与此不同，其一般是初级视皮层 V1 前区，也就是对应的 V4 区双侧损伤。患者损伤前有正常的色觉，在损伤后不能识别物体颜色，但是有关感觉运动的内隐识别和文字资料的外显识别均正常，其视觉相当于黑白电影。当然凭以前经验，患者能够描述熟悉物体的颜色，但是无法把物体与对应的颜色标签匹配。这种患者的语言思维、物体识别和辨认能力及智力等完全正常，其缺陷在于对原本颜色的感知。色盲者虽然不能分辨颜色，但是对物体形状、细节及运动信息均能正常识别，这说明颜色和形状分别在各自独立、平行的视觉传导通路进行信息处理，从而支持了视觉中枢通路的平行处理学说。

（三）视觉信息的高级整合

视觉信息的中枢传导一方面采用的串行逐级处理方式，越到视觉中枢处理信息的等级越高。另一方面，与逐级处理同时进行的是视觉信息的分类平行处理，几种类型的信息按照不同的视通路平行进入中枢。单一细胞本身并不代表完整的视感觉，视觉中枢不同区域的细胞综合活动负责处理和加工视觉复杂信息，反映对一种复杂图像的辨认。高级视觉中枢将不同神经通路所传递的关于颜色、运动、形状、亮度的信息组织为综合知觉的过程，就是皮层不同区域独立完成信息处理，并整合起来的过程。这个过程必须要有选择性"注意"的参与，即通过对周边感受器所接受的感觉信息的过滤、筛选，对信息进行取舍，突出有重要意义的视觉目标。经过"注意"过程处理后的相互关系，就形成了对该视觉目标感知的基础，最终形成综合的视知觉。

视觉刺激经过视觉传导路最后形成视知觉这一过程需要多种途径和机制参与，既包含分级抽提，也包含各通道的平行处理过程。在高级视觉系统，由于若干并列视觉区域的共同活动，神经元才能将各部特征综合，从而辨认图像。因此，在视皮层所有区域内的神经元都对视觉形成有贡献，不同的区域通过同步化放电，产生不同组合，从而形成完整视知觉。

面容失认症对于视觉中枢处理机制的理论有典型意义。面容失认症（prosopagnosia）也称脸盲症（facial agnosia），患者能够和正常人一样清晰地看见别人的眼睛、鼻子和嘴巴，他们所表现出的障碍是不能将熟悉面孔再次辨认出来。虽然他们可以描述面孔的局部特征，但是综合识别功能下降，对非常熟悉的面孔也没有任何熟悉感。除了识别面孔外，他们对其他物体的识别能力可能完好。大多数面容失认症患者阅读毫无困难，关于运动技巧的内隐记忆表现正常，智力也无异常。正常人大脑的梭状回面孔区、颞叶面孔区、后颞叶下沟及部分杏仁核在面孔知觉过程中发挥重要作用。除先天因素外，面容失认症常有颞枕叶皮层梭状回损伤或功能异常。在给面容失认患者看熟悉的照片时，应用脑功能成像技术发现，患者除梭状回面部识别区脑血流量增加之外，海马旁回和舌回等负责物体识别区域的神经元也异常活跃。这说明，参与面孔识别的脑区在盲目、无用地活动。

这个现象一方面说明阅读和面孔识别依赖不同类型的视觉分析机制，另一方面反映视觉中枢可能确实存在一个特殊的与面孔识别有关的功能区，该脑区功能障碍导致患者不能依赖面容识人，从而使我们认识到，中枢系统可能存在视觉综合加工的脑区，以整合来自 M 通路、P 通路和 K 细胞通路的特征视觉信息，最终形成完整视知觉。

三、视觉假体的应用及挑战

目前，对于完全失明患者，研究者尝试通过生物技术，使光感受器细胞重新生长，或是通过基因工程重建其功能，但是至今仍不能有效恢复患者的视觉。新的方法应用多学科合作研究人工视觉系统（artificial vision），并不寻求修复眼睛的生物功能，而是依据视觉神经生物学的研究成果，希望依靠先进的电子计算机影像技术对抗失明。针对视觉信息处理整合理论的研究进展，通过使用特别设计的电子视觉假体或者电子导盲仪来帮助失明患者重新获得"看见"世界的机会。

这种视觉假体通过刺激视觉系统中部分功能性神经来帮助失明患者重新获得视知觉。视觉假体按照刺激植入位置的不同分为视皮层假体、视神经假体和视网膜假体。视网膜假体按其在视网膜的位置又可以分为视网膜上植入体和视网膜下植入体。这几种视觉假体各有优缺点，其虽然尚处于研究阶段及临床初步尝试，但对于改善失明患者的视光感有突破性意义。

（一）视皮层假体

绝大多数视觉障碍是由视网膜的损伤导致的，而视皮层功能并未受到影响。因此，直接刺激视皮层从而产生视觉感知是可行的。这种电子视觉假体，即所谓的"电子眼"，由安装在眼镜上的微型摄像机取得影像，进入放置于体外的远距传感器和先进的计算机，对图像和信号进行处理并转换成电流，再以有线或者无线方式把电子脉冲信号发射至一排内置于大脑视皮层表面的电极陈列上。接受电子信号刺激后，每个电极会产生 1~4 个相隔紧密的光幻视，图 8-10。视皮层假体的刺激主要有皮层刺激、皮层内刺激及最新的经颅刺激。

1. **皮层刺激** 即应用贴在皮层的表面电极刺激视皮层。在 20 世纪 70 年代就有研究应用表面电极植入严重失明患者视皮层表面，发现电刺激视皮层可以引发不连续的光感，更重要的是，这些光点位置与已知代表视觉空间的皮层区域大体一致。但是，视皮层表面电极间距较小会造成光幻视之间相互影响，并且需要较大的刺激电流来引发光幻视，从而可能会引发患者癫痫等症状。这种皮层刺激有可能对受试者造成不可预估的伤害。

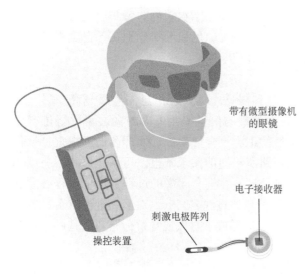

带有微型摄像机的眼镜

电子接收器

刺激电极阵列

操控装置

图 8-10 视皮层假体的模式

2. **皮层内刺激** 将针状电极插入皮层内直接刺激皮层神经元。刺激时，使用较小的电极及较低的刺激电流以减轻受试者的疼痛，从而可以克服皮层刺激的主要缺陷。动物实验证明，通过插入式电极进行视皮层内刺激来获得有限视觉的方法是可行的。这种方法的手术过程比较简单，并且视皮层假体不受视通路状态的影响，有更广泛的应用，可以治疗视网膜内层、视神经或者外膝核中继细胞病变所致的失明。但是，视皮层假体在植入过程中对脑部有较大的侵入性，在初级视皮层上精确地安置电极也是一个难题，且术后的并发症相对比较严重。

3. **经颅刺激** 尤其是经颅磁刺激作为一种无痛的、非侵入式的方法在视皮层的刺激具有很大应用前景。有实验研究，经颅磁刺激已经可以使大部分视力正常的受试者和部分失明患者产生光幻觉。这种方式也可以用来确定失明患者具有功能的视皮层，对于选择合适的假体移植者提供帮助。

无论哪种刺激方式，视皮层假体在初期只能达到光幻视的效果，仅有光感产生。但是，随着对视觉神经生物学认识的逐渐深入，以及传感器技术的进步，在临床试验阶段已有成功接受手术的失明患者，他们重获了部分的视力。虽然视力质量有限，但他可以不用任何辅助器械穿过房间，找到门和大型物体，躲开垃圾箱和他遇到的各种障碍物。当然，这一方法需要进行手术以在脑内放置一些装置，存在感染及其他的风险，但是它是医学和科学领域的重大突破。

（二）视神经假体

视觉信息通过视网膜神经节细胞轴突组成的视神经（视束）传输至脑，一个神经节细胞综合多个光感受器的信息，所有神经节细胞集中在直径约 2 mm 的视束。在视觉通路中，视觉全部映射在视束的一个相对小的区域内，使应用刺激视神经束形成整个视觉感知成为可能。一般应用外部的摄像系统可获取视觉信息，通过数据处理芯片将图像数据转换成对应的刺激模式，传输给植于视神经束的刺激电极，刺激视神经达到产生"视幻觉"的效果。这种方法避免大脑的侵入性破坏，是一种更简便、更容易操作的技术。其优越性在于通过视神经束可以覆盖整个视觉区域。

当然，视神经假体的实际应用还存在一定的困难。视觉和视神经的对应关系还不是很清楚，空间分辨率有限。为提高空间分辨率，视神经假体需要较多刺激电极，而视神经束的尺寸限制了电极的数目，因此刺激电极的设计和开发尤为重要。使用的刺激电极可对视神经产生挤压，使局部血流阻塞，从而导致不可逆的神经损伤。视神经假体移植需要实施开颅手术，因此有手术的相关风险，且长期植入假体容易引起感染。视神经束刺激的模式与"光幻觉"的位置、大小和形状对应关系还不是很清楚。总之，大脑皮层对视神经的刺激可能有重塑的过程，要产生有应用意义的视觉，尚存在很多需要解决的问题。

（三）视网膜假体

在近期视觉假体的研究中，视网膜假体的研究尤其活跃，其主要针对视网膜色素变性和老年性黄斑病变这两种最易致盲的疾病。患者的部分外层视网膜感受器细胞（视锥和视杆细胞）功能退化，但内网层细胞和神经节细胞仍然具有功能。因而，可以通过刺激视网膜内的光感受器细胞、双极细胞或者神经节细胞，在视皮层诱发视觉（图 8-11）。根据植入视网膜的不同位置，主要有视网膜上植入体和视网膜下植入体两种，分别取代视网膜不同的生理功能。

　　1. 视网膜上植入体　　位于玻璃体和视网膜之间，可直接刺激视网膜内层神经节细胞。应用时可以长期将其固定于视网膜内层的超薄电极阵列，从而把接收到的视觉信号以电脉冲的形式传递给微电极阵列刺激神经节细胞，再经视神经传导路，使患者能够感知外界信息。视网膜上植入体的优点是外部设备可以对信号进行预处理，从而可以优化信号的质量、改善视觉，而且玻璃体可以作为良好的散热介质，避免由于组织吸收电磁辐射

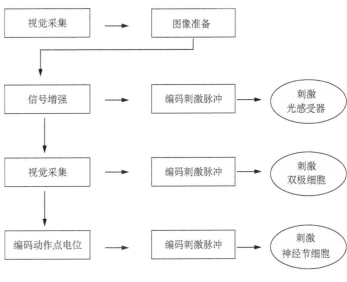

图 8-11　视网膜假体的刺激模式

和植入体的芯片生热引起的局部温度升高而损伤周围组织。但是，需要复杂的手术方法把植入体长期有效地固定在视网膜上，而且其比视网膜下植入体需要更高的刺激电流。此外，视网膜上植入体所刺激的神经节细胞是视网膜的信息输出部分，绕过了视网膜内视觉信息的处理过程，要求设计更复杂的图像处理。

　　2. 视网膜下植入体　　刺激电极阵列位于视网膜外层和视网膜色素上皮质之间，在理论上代替了光感受器的功能，保留了视网膜内传递信息的正常过程。其包括体外采集图像信息的摄像机和信息处理器及体内刺激芯片，体外部分通过射频向芯片提供信息和能量。植入体附于眼外壁，便于固定和散热。视网膜下植入体的显著优势是允许视网膜内神经元（如双极细胞等）处理和传递图像信息，而且利用视网膜色素上皮细胞和视网膜光感受器层之间的压力，其可长期保持植入体的位置。但是，由于植入体的存在阻碍了视网膜外层和脉络膜之间的物质交流，影响了视网膜内层的营养。此外，应用视网膜下植入体刺激所得到的结果是由直接电刺激引起视觉信号，还是电流引起"细胞再生"的间接效果，仍存在争议。

　　（四）电子导盲仪

　　除电子视觉假体外，电子导盲仪亦可以帮助失明患者重获对影像的感知，目前有舌头导盲仪和前额导盲仪两种。电子导盲仪的使用无须施行手术在眼内或者大脑内植入电子装置，同时亦能使失明患者对影像有感知。

　　舌头导盲仪通过一个安装在眼镜上的微型摄像机，把图像传递到一个手动控制器上，控制器把图像转变成电子脉冲，从而形成低像素的黑白灰画面，此时"再造画面"通过电极感应器的电脉冲刺激舌头，再根据影像黑白两色而决定脉冲的强度，白色会有强烈的脉冲，黑色则没有脉冲信号，并由感应器上的电极传到脑部，构成一幅低像素黑白两色二维图像。脉冲信号的强弱通过神经传递至大脑，大脑的"视觉区域"会帮助还原画面中影像的轮廓，这样，失明患者就可以通过舌头感觉到不同的电脉冲刺激，从而重新"看"到一些东西。

　　前额导盲仪利用小型摄像头拍摄前方信息，拍摄到的影像被自动送到微型计算机里，微型计算机先将送来的影像的轮廓线条数据化，然后把数据化的轮廓线条转换为电子脉冲信号，被转换成电子信号的轮廓线条，将从使用者前额部位装载的数百个电极处输出。使用者通过前额的触觉去感知这些输出电子信号进而感知物体的轮廓线条，同使用手指触摸点字阅读一样，使用者可以通过前额感知电子信号所传达的物体的位置、动作、形状来想象前面的空间里的具体情况。

　　总之，视觉假体研究的主要目标是帮助视觉严重损失的患者重新获得一定程度的视知觉。在视觉系统中，光感受器细胞首先把光信号转化为生物电信号，如果光感受器细胞发生病变，视网膜下假体可以替代其功能。如果视觉信息传递的障碍发生在神经节细胞之前，视网膜上假体可以取代这部分功能而与神经节

细胞进行信息交流并继续向中枢神经系统传递信息。如果视网膜发生病变而视神经的功能完好，那么视神经假体可以发挥作用。如果视神经受到损伤，那么只有直接刺激视皮层的方法才可行。随着研究的深入，人们逐渐认识到最大的障碍在于如何在假体与大脑之间进行有效的信息传递。对神经网络工作编码过程的深入认知，将会对视觉假体的设计带来更大的进步。功能完整的视觉神经系统和早期的视觉经验是人们获得正确有意义的视觉的前提。因此，要使长期失明患者的大脑对电刺激做出反应，需要对植入假体的患者进行一定的训练。到目前为止，还没有失明患者重新获得人们认可的满足日常生活需要的视觉。这种完整的视觉信息包括形状、颜色、运动、深度等，视觉假体的功能仅限于对空间的描述。因此，开发具有完整功能的视觉假体有广阔的研究空间。我们期待视觉假体在不久的将来能像人工耳蜗植入体那样，在临床取得成功，帮助失明患者重见光明。

本章小结

　　本章按照视觉信息传递的主要三级神经结构，分析视觉信息在中枢神经系统的传递、处理和整合过程，最后在视皮层形成完整的视觉图像。按照从结构基础到功能实现的思路进行学习。在视网膜对视觉信息的处理方面，通过学习视网膜各层神经元的突触组构、神经递质、受体关系，分析视网膜光感受器的光电转换过程，以及不同双极细胞的信息处理特点。视网膜神经节细胞也可对信息进行分类处理，从而为分级抽提学说奠定基础。视网膜神经元的感受野是形成视觉信息的关键。在外膝核对视觉信息的中继方面，应该明确视野在双侧外膝核的对应关系。视觉信息到达视皮层，在视皮层各层之间进行传递，应该掌握视皮层的功能结构，如朝向柱、颜色柱、方向柱、空间频率柱和超柱等。通过对视觉形成机制的研究，随着生物医学和工程学的交叉发展，视觉假体将有望为失明患者重建视光感。

（陈鹏慧）

第九章

听觉信息处理的神经机制

主要知识点和专业英语词汇

主要知识点：内耳毛细胞的声-电换能过程和机制；外周听觉系统的结构和功能；音频感受野和音频拓扑结构的概念及意义；中枢听觉信息处理的基本方式和过程；中枢听觉传导的基本路径及关键的听觉核团的功能。

专业英语词汇：hearing range；hearing threshold；otoacoustic emission；cochlear implant；tonal receptive field；characteristic frequency；tonotopic organization；frequency tuning curve；inner hair cell；outer hair cell；cochlear nucleus；medial geniculate body。

与视觉一样，听觉（audition）也是一种非常重要的感觉，对人和动物的生存有重要意义。在人类，听觉还与语言发育和交流密切相关。听觉系统由外周和中枢听觉系统两部分组成，听觉的产生是由各部分听觉系统的活动共同完成的。

第一节　声音的基本属性

根据物理学知识，由声源产生的振动在空气或其他物质中的传播称为声波。而声波通过听觉系统在人脑产生的特定感知就是听觉。声波和听觉天然具有高度相关性。从物理学角度考虑，声波具有振幅、频率、周期、相位等可复现的物理属性；从生物学角度考虑，同样的声波在不同人听来可能具有不同的声强、音高等，具有明显的主观特性。声波的频率决定音调的高低，振幅决定声强的大小。人耳能感受到的声波频率范围称为听域（hearing range），人耳的听域为 20~20 000 Hz，低于 20 Hz 的声波称为次声，高于 20 000 Hz 的声波称为超声。人耳最敏感的声波频率范围是 1 000~4 000 Hz。动物实验常用的大鼠和小鼠能感知超声频段的声音，但对低频声音（<1 000 Hz）的感知能力很差。由于豚鼠的声波频率感知范围与人类类似，因此也经常被用于听觉研究。

每一种声波频率都有一个能引起听觉的最小强度，称为听阈（hearing threshold）。低于听阈的声音无法被人耳感知。听阈检测也是临床上最常用的听力检测指标。若某人出现了听阈上升，也就是说需要更高强度的声音才能引起其听觉感知，则意味着其听力的下降。听阈的改变可以是声波频率相关的，即只出现在某些特定声波频率的听阈升高。例如，随着年龄的增长，人耳对高频声波的感受能力会逐渐下降，但对低频声波的感受能力通常能维持终生，这是一种正常的现象。当声音强度增加到某一限度时，会引起鼓膜疼痛，这个限度称最大可听阈或者痛阈。

除了频率和声强，声音还包含位置、频谱及音色等其他的属性。即便闭上眼睛，我们也能够通过双耳

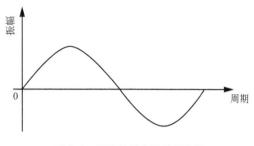

图 9-1　声音的基本属性示意图

感知声源在 3D 空间中的位置。目前有研究发现，这种定位功能主要是由声音到达双耳的时间差和强度差在听觉中枢的橄榄核实现的，本章后文会做详细介绍。频谱是频率谱密度的简称，是频率分布曲线的表征。与物理和数学课本中常见的波不同，日常生活中几乎所有的声音都不是简单的正（余）弦函数，而是具有多种频率成分的复合波。频谱可以用来量化复杂声波中的各个频率分量。音色也称音品或音质，是声音的个性特色。例如，同样的大调用钢琴和小提琴演奏，普通人也能够轻易将二者区分出来。图 9-1 对部分声音基本属性进行了展示。

拓展阅读 9-1　　声强和声压级

声强的定义和物理学中压强的概念类似，指的是声波平均能流密度的大小。声强的单位并不是分贝，而是瓦/平方米。分贝是另一个重要的声学指标声压级的单位。为了便于使用，人们定义了一个对数指标来表示声音的大小，这就是声压级。声压级的计算公式如下：

$$SPL = 20\lg\frac{P_1}{P_0}$$

式中，$P1$ 为检测到的声压，$P0$ 为大气自然波动所产生的背景声压，一般为 2×10^{-5} Pa。

第二节　耳的结构和功能

耳是听觉系统的外周器官，由外耳（external ear）、中耳（middle ear）及内耳（inner ear）组成。声源振动使空气产生疏密波，通过外耳和中耳的传递和增压，引起内耳淋巴液和基底膜的振动，使耳蜗螺旋器中的毛细胞兴奋。毛细胞的兴奋转变为听神经纤维上的动作电位，然后通过听觉通路传到听皮层（auditory cortex），产生听觉。

一、外耳和中耳的结构及传音功能

哺乳动物的外耳由耳廓（pinna）、外耳道（external auditory canal）和鼓膜（ear drum）组成。耳廓的功能主要是集音，对判断声源方向也有一定的作用。耳的传音功能靠外耳道、鼓膜及中耳的传音结构完成（图 9-2）。

（一）外耳道及鼓膜的功能

外耳道是声波传入的通路，人外耳道端口到鼓膜之间的长度约为 2.5 cm。根据共振原理，一端封闭的充气管道可与波长 4 倍于管长的声波产生最大的共振。据此计算，外耳道作为一个共鸣腔的最佳共振频率约为 3 800 Hz，与人耳最敏感的声波频率一致。当这种声波由外耳道口传到鼓膜时，其强度由于共振要比外耳道口增强约 10 dB。鼓膜位于外耳道底部，呈椭圆形，面积为 50~90 mm²，厚度约为 0.1 mm。鼓膜呈顶点朝向中耳的漏斗形，是一个压力承受装置，具有较好

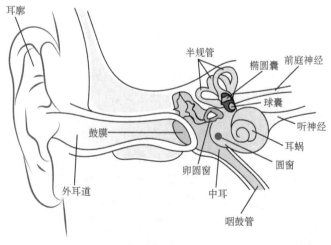

图 9-2　耳的结构示意图

的频率响应和较小的失真度。

（二）中耳的传音及增压作用

中耳的功能是通过鼓膜和听骨链（ossicular system）的传导和增压作用将外耳道声波的振动传至内耳，从而引起内耳淋巴液和前庭窗（卵圆窗）的振动。声波由气体介质进入液体介质时，由于气液体声阻抗的差异，振动幅度会显著衰减。如果没有中耳的传音和增压作用，外耳道内声波直接振动内耳的前庭窗，那么将只有极微弱的振动能传入内耳。

中耳的听小骨从外向内依次为锤骨、砧骨和镫骨。锤骨柄附着于鼓膜，镫骨底则和前庭窗膜相接。3块听小骨组成一个杠杆，形成听骨链，杠杆的长臂为锤骨柄，短臂为砧骨长突，支点位于锤骨头与砧骨的连接处。声波由鼓膜经听骨链到达前庭窗膜时，其振动的压强增大。中耳这一增压效应的形成机制与下述因素两个有关：一是听骨链杠杆的长臂与短臂之比为1.3：1，这样通过杠杆的作用可使声波振动由锤骨柄传至镫骨底时，压力增大为原来的1.3倍；二是鼓膜振动时实际发生振动的面积约为55 mm^2，而前庭窗膜的面积只有3.2 mm^2，若听骨链传递的总压力不变，则作用于前庭窗膜的压强将是鼓膜上压强的17.2倍。因此，通过这两个因素的作用，鼓膜的振动通过听骨链传递至前庭窗时，压强可增大到原来的22.4倍。

咽鼓管（eustachian tube）是中耳中沟通鼓室和鼻咽部的唯一通道，其鼻咽部的开口只有当吞咽和打呵欠等少数状态时才开放并与外界相通。咽鼓管的主要作用是调节鼓室内的压力，使鼓室内压力与外界大气压保持平衡，这对于维持鼓膜的正常位置、形状和振动性能有重要意义。鼓膜两侧气压的不平衡可造成鼓膜外突或内陷，从而影响鼓膜的振动。例如，飞机起降时，外界气压的变化可造成鼓膜内外压力出现变化进而使鼓膜的振动受到影响。

（三）声波传入内耳的途径

声波振动通过外耳道作用于鼓膜，再经听骨链传递到前庭窗，推动内耳前庭阶的外淋巴液，使之发生振动，这是声波传入内耳的主要途径，称为气传导（air conduction）。声波还可直接振动颅骨进而引起耳蜗内淋巴的振动，这个传导途径称为骨传导（bone conduction）。骨传导的敏感性比气传导低很多，因此在正常声音传导中作用不大。但用手机或者喇叭回放自己说话的声音，会觉得声音听起来和自己说话的声音不同，其中就有骨传导缺失的影响。当鼓膜或中耳病变引起传音性耳聋时，气传导明显受损，而骨传导却不受影响。当耳蜗病变引起感音性耳聋时，气传导和骨传导将同时受损。临床上通过检查患者气传导和骨传导受损的情况可判断听觉异常产生的部位和原因。

耳蜗内主动产生的声音逆传至外耳道的现象称为耳声发射（otoacoustic emission，OAE），它是由耳蜗外毛细胞摆动所产生，可以在外耳道记录到微弱的声信号。外毛细胞产生的这种摆动可以是自发的，也可以是对外来刺激的反应。这一运动使基底膜产生机械振动，从而使前庭窗推动听骨链和鼓膜振动，最终导致外耳道内空气振动，进而能动性地调控声音信号的强度。其实质是耳蜗内的声音信号经过中耳逆传至外耳道的过程，以声波的形式释放。耳声发射反映出耳蜗不仅能被动地感受声音信号，而且还具有主动产生音频能量的功能。

拓展阅读 9-2　　　　　　　　　　　**耳声发射**

耳声发射根据有无外界声音刺激分为自发性耳声发射和诱发性耳声发射。后者按刺激的类型分为瞬态诱发耳声发射、畸变产物耳声发射和频率刺激耳声发射3种。中耳声导抗测试、耳声发射和听性脑干反应等都是临床上常用的听力检测手段。

二、内耳的结构和感音功能

内耳由耳蜗（cochlea）和前庭器官（vestibular apparatus）组成。外耳和中耳的功能是传导声波，耳蜗的功能是将声波的机械能转换成生物电能，并传入中枢产生听觉。耳蜗是内耳的感音部分，也是外周听觉器官最重要的组成部分。

（一）耳蜗的结构

人耳蜗的形状与蜗牛相似，由一条骨质管道围绕中间的蜗轴盘旋2.5~2.75周而成（图9-3）。蜗轴为中空的骨质，耳蜗神经纤维从中通过。基底膜全长约 30 mm，其宽度在耳蜗底部最窄，约 0.04 mm，在耳蜗顶部最宽，约 0.5 mm。耳蜗内有较小的三角形蜗管，蜗管是一个盲管，其上壁是前庭膜，下壁为基底膜。蜗管的上方为前庭阶，下方为鼓阶。蜗管内充满内淋巴液，鼓阶及前庭阶内充满外淋巴液，鼓阶与前庭阶的外淋巴液通过耳蜗顶部的蜗孔相通。

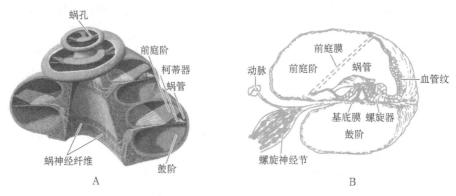

图 9-3　耳蜗切面图

A. 耳蜗纵切面；B. 耳蜗管横切面

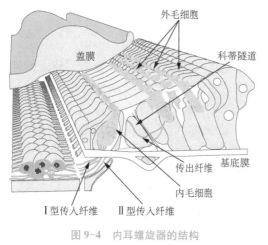

图 9-4　内耳螺旋器的结构

（二）耳蜗毛细胞

基底膜上的螺旋器（spiral organ，又称科蒂器）是声音感受装置（图 9-4）。螺旋器由内毛细胞（inner hair cell）、外毛细胞（outer hair cell）和支持细胞等组成，除内毛细胞和外毛细胞以外的都是支持细胞。人体每侧耳蜗外毛细胞排列为 3 行，数量约 15 000 个，内毛细胞排列为 1 行，数量约 3 500 个。内毛细胞和外毛细胞通过螺旋神经节分别形成 Ⅰ 型及 Ⅱ 型传入纤维。

毛细胞的顶部覆盖着盖膜，每一个毛细胞的顶部表面都有上百条排列整齐的纤毛，称为听毛。毛细胞中较长的一些纤毛埋植于盖膜的胶冻状物质中。盖膜的内缘固定于骨螺旋板，外缘则游离于内淋巴液中，可因基底膜的振动而与毛细胞发生交错的移行运动。毛细胞的底部与听神经末梢形成突触联系。听神经细胞的胞体位于蜗轴内，是一种双极细胞，组成螺旋神经节，其周围突（树突）在穿过基底膜并通过细胞间隙后到达毛细胞底部。毛细胞容易受到药物毒性（如氨基糖苷类药物）的损害而导致听力丧失。不健康的用耳习惯（如长时间使用耳机）也可能导致毛细胞的凋亡并影响听力。毛细胞数量很少，且凋亡后无法再生，这是人的听力随年龄增长不断减退的重要原因。

作为主要听觉感受器的内毛细胞与视觉系统中的光感受器细胞类似，本身不产生动作电位。其具体的感音换能作用我们将在下一小节详细介绍。同时，外毛细胞虽然也有听毛，但通常认为外毛细胞不直接参与感音换能，而是参与对声信号的放大作用。外毛细胞还可以接收源于后级听觉核团的下行调控后产生振动，并放大基底膜的运动。在声音输入水平较低并且声音频率接近基底膜上毛细胞所处区域的特征频率时，其放大效果最强。这些特性意味着外毛细胞能提高听觉灵敏度。如果外毛细胞受损，这种放大功能就会消失，听阈就会升高，基底膜的反应也变得更加线性。外毛细胞也可以改善基底膜的频率选择性，也就是说外毛细胞有将复杂的声音分离成不同频率分量的能力。因此，外毛细胞功能障碍也会导致基底膜调节的精细程度降低。

（三）螺旋神经节细胞

螺旋神经节细胞的一侧为周围突，与耳蜗毛细胞相连；另一侧为中枢突，与听觉中枢的耳蜗核相连并形成听神经。包括 Ⅰ 型螺旋节和 Ⅱ 型螺旋神经节两种。其中，Ⅰ 型螺旋神经节占 90%~95%，是典型的双极神经元，有髓鞘包裹。周围突为 Ⅰ 型传入纤维，经骨螺旋板的疆孔进入耳蜗螺旋器，与内毛细胞形成突触并接受内毛细胞传入。每个 I 型螺旋神经节只接受一个内毛细胞的传入。但是每个内毛细胞可以参与调控 16~20 个 I 型传入纤维。II 型螺旋神经节占 5%~10%，是假单极神经元，不含髓鞘。其向中枢的投射情况尚未完全清楚。周围突为 II 型传入纤维，经骨螺旋板的疆孔进入耳蜗螺旋器，沿隧道底部与外毛细胞形成突触并接受外毛细胞传入。每个 II 型螺旋神经节与多达 10 个外毛细胞建立突触联系（图 9-4）。因此，虽然外毛细胞数量是内毛细胞的 4 倍以上，但 II 型传入纤维的数量反而远远少于 I 型传入纤维。

有研究报道，外毛细胞可以通过传出纤维接收自听觉高级中枢的下行调控，具体机制详见本章下行听觉通路部分。

（四）耳蜗的感音换能作用

1. 耳蜗的传音作用——基底膜振动　耳蜗不仅可以感受声音刺激，而且具有初步编码声音频率和强度的功能。声波传入内耳首先引起蜗底部基底膜的振动，这种振动以行波（traveling wave）方式沿基底膜向蜗顶部传播（图 9-5）。基底膜的宽度从耳蜗底部到蜗顶逐渐增加（从 0.05 mm 到 0.5 mm），而紧张度逐渐减弱。不同频率的声波引起的行波都是从基

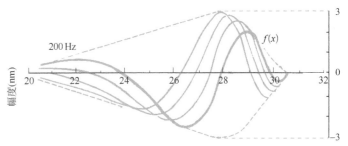

图 9-5　基底膜各区域对不同频率声刺激的反应

底膜的底部开始，但声波频率不同，行波传播的远近和最大振幅出现的部位也不同。声音频率越高，越靠近蜗底部的基底膜振动越强，行波传播距离越近；相反，声音频率越低，越靠近蜗顶部的基底膜振动越强，行波传播距离越远。动物实验和临床研究也已证实，耳蜗底部受损主要影响高频听力，而耳蜗顶部受损主要影响低频听力。而频率相同、振幅不同的声波则可引起相同部位基底膜不同振幅的振动，这是耳蜗对音强进行初步感知的基础。

因此，对于每一个声波频率来说，基底膜上都有一个特定的行波传播范围和最大振幅区，位于该区域的毛细胞受到的刺激最强，与这部分毛细胞相联系的听神经纤维的传入冲动也就最多。起自基底膜不同部位的听神经纤维的冲动传到听觉中枢的不同部位，就可引起不同的音调感觉。在听觉系统中，这种对声音频率的感受特性与特定空间位置之间存在的对应关系，也被称为音频拓扑关系。在耳蜗中，低频感受对应蜗顶，高频感受对应蜗底。这种音频拓扑关系从耳蜗开始一直延续到听觉高级中枢听皮质，是听觉系统特有的功能结构特点。

2. 毛细胞兴奋与声-电换能过程　内毛细胞顶端有些纤毛埋植于盖膜的胶状物中，基底膜与盖膜的附着点不在同一个轴上，因此当声波经过内、外淋巴液的振动引起基底膜振动时，盖膜与基底膜便各自沿着不同的轴上、下移动，基底膜的振动可引起其上面的螺旋器的振动，使毛细胞同盖膜之间的相对位置不断变化，从而使埋植于盖膜中的纤毛受到一个剪切力的作用而发生弯曲或偏转。内毛细胞的纤毛较短，不与盖膜接触，呈游离状态，内淋巴液的运动可使其弯曲或偏转。纤毛的弯曲使毛细胞的机械门控阳离子通道开放，从而导致内淋巴液中高浓度的 K^+ 进入细胞内，使毛细胞发生去极化，进而使膜上的电压门控 Ca^{2+} 通道开放，导致 Ca^{2+} 内流。Ca^{2+} 浓度升高促使毛细胞释放谷氨酸，与突触后膜（螺旋神经节的树突棘）上谷氨酸受体结合后导致配体门控阳离子通道开放，突触间隙外淋巴中的 Na^+ 和 Ca^{2+} 进入突触后细胞内，使突触后膜去极化，形成兴奋性突触后电位，后者达到一定阈值时将形成动作电位。这样，耳蜗就把声波的机械振动转换成了听神经上的动作电位，传入听觉中枢。

拓展阅读 9-3　　　　　　　　　　　　人工耳蜗

人工耳蜗（cochlear implant）也称电子耳蜗，是一种电子装置，体外言语处理器将声音转换为一定编码形式的电信号，通过植入体内的电极来直接兴奋听神经从而恢复或重建耳聋患者的听觉功能。患者通常伴有听毛细胞或者螺旋神经节病变，从而导致内耳不能将声波的机械能转换成电能，此时包括助听器在内的治疗手段都不能解决问题，而人工耳蜗是目前临床上治疗重度神经性耳聋唯一有效的治疗手段。现在全世界已把人工耳蜗作为治疗重度耳聋至全耳聋的常规方法。

3. 耳蜗的特殊生物电现象　耳蜗前庭阶和鼓阶内充满外淋巴，蜗管内充满内淋巴（与脑脊液相似），内淋巴中 K^+ 的浓度比外淋巴高 30 倍，外淋巴中 Na^+ 的浓度比内淋巴高 10 倍。电位在安静状态时，以鼓阶外淋巴的电位为参考零电位，可测出蜗管内淋巴的电位为 +80 mV 左右，此称为内淋巴电位（endolymphatic potential）。这一正电位的产生和维持与蜗管外侧壁血管纹细胞的活动密切相关。内淋巴电位不正常可导致听力障碍。

当耳蜗受到声音刺激时，在耳蜗及其附近结构可记录到一种与声波的频率和幅度完全一致的电位变化，这种电位称为耳蜗微音器电位（cochlear microphonic potential），其是电极附近大量外毛细胞感受器电位同步化活动的结果。

4. 音频感受野　听觉中的音频感受野（tonal receptive field）的定义和视觉中感受野的定义类似，特指能诱导神经元活动产生改变的不同频率强度的声音刺激的组合。图 9-6 展现了某神经元对 568 种（71 个不同频率，8 种不同强度）声音刺激的音频感受野。当声音刺激强度较低（低于此神经元的阈值）时，听神经元对任意频率刺激均不产生动作电位。当声音刺激强度上升并达到阈值时，听神经元能选择性地对特定频率范围内声音刺激产生动作电位。随着刺激强度继续升高，听神经元会对更宽频率范围内的声音刺激产生响应。因此，绝大多数听神经元的音频感受野通常为 "V" 字形。但对于某些具有特殊功能的神经元（如强度选择神经元），其感受野可能并不是 "V" 字形。从图 9-6 中我们还可以看到，同一个神经元对于不同刺激频率的阈值可能存在差异。能够引发听神经元反应的最低阈值所对应的频率称为听神经元的特征频率（characteristic frequency，CF），其表征该神经元最敏感的声音刺激频率。

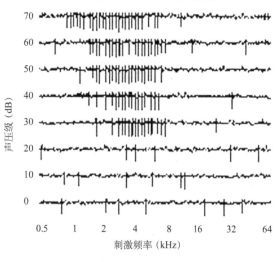

图 9-6　音频感受野

横轴为刺激频率，从左到右 0.5~64 kHz，步长 0.1 音频程；纵轴为声压级，由下自上 0~70 dB，步长 10 dB

拓展阅读 9-4　　　　　　　　　　**音频程**

人耳听音的频率范围为 20~20 000 Hz，在做相关研究和诊断时一般不需要对每个频率成分进行具体分析。为了方便起见，人们把 20~20 000 Hz 的声频范围分为多个段落，每个频带成为一个音频程。在实际计算中常见以 2 为底数来计算音频程。例如，0.5~1 kHz 相差一个相隔 1 个音频程（$1/0.5 = 2^1$），2~16 kHz 之间相差 3 个音频程（$16/2 = 2^3$）。

第三节　中枢听觉信息传导通路

从神经解剖学角度来看，耳蜗到大脑听皮层的神经通路是所有感觉通路中最复杂的。耳蜗听神经元（即螺旋神经节细胞）为双极细胞，其周围突（树突）组成听神经末梢，接受螺旋器毛细胞的信息，中枢突（轴突）组成听神经。几乎所有的听神经纤维都在耳蜗核换元后再投射到高位中枢。听神经纤维（听觉通路的初级纤维）在穿过延髓后，进入耳蜗核。从耳蜗核（cochlear nucleus，CN）发出的第二级投射纤维大部分在脑桥内形成斜方体并交叉到对侧进入上橄榄复合核（superior olive complex，SOC），换元后发出纤维上行形成外侧丘系。外侧丘系的大部分纤维进入下丘（inferior colliculus，IC），其余的形成非丘系通路。下丘的传出纤维大部分上行并终止于同侧的内侧膝状体（medial geniculate body）（图 9-7）。颞横回和颞上回为听皮层代表区，接受内侧膝状体的传入纤维。在耳蜗核以上，有多条通路可以达到听皮层，而听觉上行通路的最短路径只需要经过耳蜗核、下丘和内侧膝状体 3 个核团的接替即可达到大脑皮层。从细胞类型上来看，中枢听觉通路中的核团都存在多种不同类型的神经元，而不同类型神经元之间的相互作用（如兴奋抑制平衡）决定并产生了听觉感知功能。

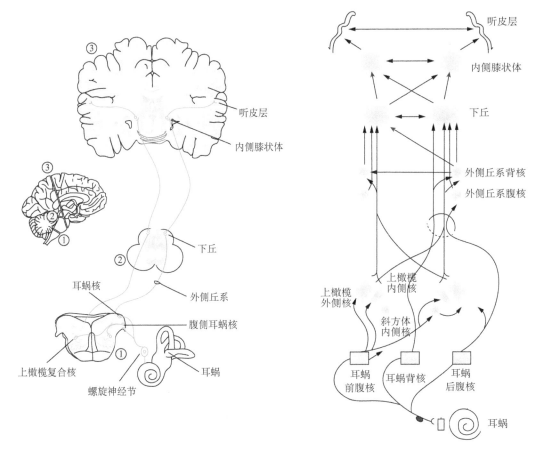

图 9-7　上行听觉通路中的重要核团及其投射关系

一、上行听觉通路

（一）低位脑干

1. **耳蜗核**　是哺乳动物听觉中枢的第一级核团，位于延髓，由耳蜗背核、耳蜗前腹核和耳蜗后腹核组成。这 3 个核团在细胞类型成分、听神经的传入模式和传出途径上都有差别，各自负责处理听觉信息不同的方面。听神经纤维进入脑干后全部终止于同侧耳蜗核。由耳蜗核发出的纤维大部分交叉到对侧，主要终止于上橄榄复合核，换神经元后继续上行，形成外侧丘系；少数不交叉的纤维由耳蜗核发出后终止于同侧上橄榄复合核，或者沿同侧外侧丘系上行，最后终止于外侧丘系核或下丘（图 9-7）。总之，耳蜗核的上行投射为双侧性，以对侧支配占优势。

耳蜗核除了对源自听神经的听觉信息进行简单中继外，还可以通过侧抑制（lateral inhibition）机制，进一步提高神经元对频率的分辨率。侧抑制是指神经元激活时会抑制邻近神经元活动的过程，除此之外，耳蜗核神经元对不同声强信息的分辨能力也增强了。耳蜗核中首次出现了部分能够与频率选择性类似的具有强度选择性的神经元，也称为非单调（nonmonotonic）神经元。源于耳蜗的听神经对声强的改变呈现出单调变化特性，即强度越高反应越强。在耳蜗核中，非单调神经元仅对特定声强的刺激具有最强的反应，当声强较低或者更高时，神经元的反应会降低。

2. **上橄榄复合核**　虽然上橄榄复合核是听觉中枢的第二站，但两侧耳蜗核都投射到上橄榄复合核，因此，上橄榄复合核是听觉中枢中处理来自双耳信息的第一站。上橄榄复合核位于延髓，是由上橄榄内侧核、上橄榄外侧核、斜方体核和上橄榄周围核所构成的复核。它们一方面接受由同侧或对侧耳蜗核来的大部分纤维；另一方面发出纤维，经外侧丘系上行至外侧丘系核和下丘（图 9-7）。

作为双耳信息处理的第一站，目前认为上橄榄核最重要的功能之一就是通过对源于双耳的感知差异进行处理来定位声源的位置。上橄榄内侧核被认为可以帮助定位声音的方位角，即声源所在的左边或右边的角度。有研究发现，当声信号为低频信号时，测试者对双耳之间的时间差（interaural time difference，ITD）最为敏感。因此，目前认为，ITD 由上橄榄内侧核产生。上橄榄外侧核与上橄榄内侧核功能相似，都能感知声源的方位。但上橄榄外侧核采用基于声音强度定位声源的策略。当声信号为高频信号时，测试者对双耳之间的强度差（interaural level difference，ILD）最为敏感。ILD 由上橄榄外侧核产生，斜方体的中间神经元也参与了这一机制。无论是 ITD 还是 ILD，这种对声源位置的编码源于上橄榄核，同时其也被后续听觉核团所继承并进一步处理。

3. 外侧丘系核　位于脑干的外侧，由上行和下行的听觉神经纤维组成。上行听觉纤维主要来自耳蜗核和上橄榄复合核，多数纤维终止于下丘。与上行神经纤维混在一起的有一些分散的神经细胞，它们统称为外侧丘系核，根据它们所在的部位分成外侧丘系腹核、外侧丘系背核和外侧丘系中间核，它们接受耳蜗核及上橄榄复合核的纤维投射。由外侧丘系腹核发出的神经纤维主要投射到同侧下丘中央核。外侧丘系背核是一个典型的片状结构，主要接受上橄榄内侧核和上橄榄外侧核的纤维投射。外侧丘系背核发出的纤维投射到双侧下丘、上丘及对侧外侧丘系背核。其中，外侧丘系背核到下丘的投射具有明显的音频拓扑结构的特性：低频神经元投射到下丘背侧，而高频神经元投射到下丘腹侧。

（二）下丘

作为中脑四叠体的一部分，下丘接受耳蜗核、上橄榄复合核和外侧丘系核的上行传入纤维。下丘的传出纤维大部分上行并终止于同侧的内侧膝状体，小部分终止于丘脑后核，还有一部分交叉终止于对侧下丘。下丘是皮层下的主要听觉中枢，几乎所有的听觉传入纤维都要经下丘中转再传向高级中枢。下丘包括中央核、背核和外侧核 3 个部分。

下丘中央核位于下丘的腹外侧区，具有层状结构和音频拓扑结构，可接受上行听觉系统的主要中转纤维传入，包括双侧耳蜗核、上橄榄外侧核和外侧丘系背核及同侧的上橄榄内侧核和外侧丘系腹核的纤维投射。它的传出纤维主要投射到内侧膝状体的腹部，还有下行纤维投射到上橄榄核、耳蜗核和下丘外侧核。具有明显的层状结构，细胞较小，分布较密。下丘中央核神经元对声音刺激的反应非常稳定，频率调谐曲线较窄且规则，神经元特征频率呈明显的音频拓扑结构。

下丘背核位于中央核的背侧和内侧，接受来自外侧丘系背核和耳蜗核的纤维投射，它的传出纤维上行投射到内侧膝状体的背部。下丘外侧核接受来自中央核的纤维投射，也接受体感传入及听皮层、体感皮层和上丘的下行传入纤维投射，其传出纤维投射到内侧膝状体的内侧部。下丘背核和外侧核对声音刺激的反应都较差，神经元的频率调谐曲线较宽且不规则。

在听觉通路中，下丘是一个至关重要的中转站。下丘神经元不仅接受低位核团的上行投射，同时还接受对侧下丘相互投射及高位核团的下行调控作用。与此同时，下丘还接受一些非听觉核团的投射信息。下丘神经元对频率具有明显的选择性，并在下丘中央核中表现出明显的音频拓扑结构。与耳蜗核中发现的现象类似，部分下丘神经元还能对特定声强进行编码，表现出对声强的非单调型反应。下丘神经元还具有双耳信息整合特性，可以接受来自低位脑干核团的单耳或双耳、同或对侧、兴奋或抑制性的输入。这为下丘的双耳信息整合提供了生理学和解剖学的基础。

（三）内侧膝状体

内侧膝状体位于丘脑，是皮层下的最高听觉中枢。根据其细胞结构和电生理反应特性，一般将其分为腹部、背部和内侧部 3 个部分。

1. 内侧膝状体腹部　接受下丘中央核传入的上行纤维，并发出上行纤维投射到初级听皮层。内侧膝状体腹部神经元树突向外伸展形成平板，与传入纤维的方向平行，形成与下丘中央核很相似的层状纤维树突结构。内侧膝状体腹部具有典型音频拓扑结构，接受下丘中央核的音调拓扑投射，并将其投射到初级听皮层。内侧膝状体腹部被认为主要负责向皮层传递源自双耳的声音频率和强度信息。

2. 内侧膝状体背部　主要接受来自下丘背侧核的纤维投射，发出的纤维可投射到次级听皮层。其神经元对声音刺激反应较内侧膝状体腹侧弱，具有丛状或辐射状树突。内侧膝状体背部神经元存在多种不同类型的反应特点，有些细胞似乎只对特定频率和特定持续时间的声音刺激做出反应。还有一些细胞是多模态的，除了听觉刺激之外也能对体感和听觉刺激做出反应。

3. 内侧膝状体内侧部　接受来自下丘外侧核的纤维投射，也有纤维投射到次级听皮层和其他皮层区域。该区域在功能上负责检测声音的相对强度和持续时间，其中的神经元对听觉刺激的反应范围很广，且几乎所有的神经元都会在刺激的持续时间内产生持续反应。目前还不清楚该区域是否存在音频拓扑结构。源自其他感觉系统的刺激会影响一部分内侧膝状体内侧部神经元对声音刺激的反应。另外值得注意的是，麻醉剂往往对内侧膝状体内侧部的神经元有很大的影响。

（四）听皮层

听皮层是听觉感知的核心，也是大脑中功能组织学结构最清晰的感觉中枢。根据解剖结构，脊椎动物的听皮层一般可以分为 3 个独立的亚区：初级、次级和三级听皮层（高等动物中有更多分区）。这些亚结构彼此同心地围绕在一起，初级皮层在内侧，三级皮质在外侧。因此，初级听皮层又称听皮层的核心区（core region）。功能和解剖学的证据提示，初级听皮层直接接收来自听觉丘脑的传入信息，而次级和三级听皮层主要接收来自初级听皮层的信息。目前，无论是人体研究还是实验动物研究，对初级听皮层的功能和结构的理解是最为清楚的，而对次级和三级听皮层功能意义的了解较少。

初级听皮层具有特殊的音频拓扑结构：不同位置的听皮层神经元具有不同的音频感受野特性，而相邻的细胞对近似的频率刺激产生反应。这一特性源于耳蜗中基底膜不同位置的频率偏好差异，并且在从耳蜗核到初级听皮层在内的所有听觉上行通路中得到了延续和继承。这种结构特点与视觉系统中的平行传递学说有相似性。虽然这种功能结构特点在几乎所有脊椎动物中都有体现，但现有研究大多关注其自身特点及可塑性机制，对其生理及行为学意义目前仍然知之甚少。

与其他感觉皮层区一样，听觉信息只有经过听皮层的接收和处理才能被人或者动物感知。这方面最直接的证据来自对人类患者的研究：这些患者的皮层区域因肿瘤或脑卒中而受损，他们丧失了对声音的感受。但与此同时，这些患者仍然能够对声音做出反射性反应，这是因为在听觉脑干和中脑存有大量的皮层下处理回路。

二、下行听觉通路

感觉信息由外周向中枢传递过程中，一直受到听觉中枢自上而下（top-down）的反馈性调控和整合。橄榄耳蜗束是从听觉中枢投射至外周听觉系统的主要传出纤维，也是最早发现的传出系统。它对内耳毛细胞有重要的调节作用。其功能包括提高复杂声的分辨能力、增减信噪比等。例如，重复刺激橄榄耳蜗束，可以降低听神经对短暂声音刺激的反应；听神经冲动的减少，又进一步导致了上行各级中枢听觉反应的降低。听皮质可直接或间接支配橄榄耳蜗核神经元，因此听皮层就可能通过橄榄耳蜗束对耳蜗听觉信息的处理进行反馈调控。近年来，有关中枢听觉传出系统的反馈调控及其功能意义已引起了人们的较大关注。

在中枢听觉传出通路中，人们对皮层传出纤维调控丘脑和下丘听神经元的机制了解较多。在对蝙蝠的研究中发现，其听皮层下行纤维持续作用于下丘神经元，从而改变其对声音反应的阈值、频率调谐曲线的宽窄和声音感受野的大小，并调控上行听觉信息的传入。听皮层对下丘神经元听觉敏感性反馈性调控的生物学意义目前虽然还没有完全弄清，但至少有一点已得到证实，即它可以提高动物声源定位和听觉朝向的敏感性，特别是在动物识别那些较微弱或较模糊的听觉信号时，听皮层的下行调制能提高信噪比，从而有利于目标的精确识别。

形态学实验表明，下行听觉通路几乎与每条上行听觉通路相伴行，两者在中枢各级水平上都有着交互联系。听觉信息在上行传递过程中，不断受到各级中枢的下行反馈性调控（图9-8）。

（一）听皮层及其下行投射

听皮层到丘脑的投射非常广泛。

（1）听皮层到内侧膝状体的投射纤维起源于第Ⅴ层和第Ⅵ层的锥体细胞，大约50%的第Ⅵ层细胞可投射到内侧膝状体。听皮层的每一个区域都与内侧膝状体对应部位有交互投射关系。初级听皮层主要投射到

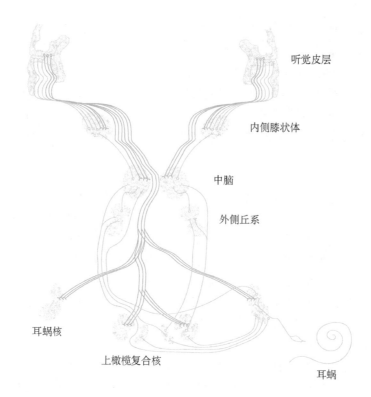

图 9-8　下行听觉通路与上行听觉通路的投射（引自 Yan J，2007）

内侧膝状体腹侧部，次级听皮层主要投射到内侧膝状体内侧部，前者有明显的音频拓扑结构，而后者缺乏音频拓扑结构。

（2）听皮层第 V 层锥体细胞有纤维投射到下丘，其主要特点与皮层-内侧膝状体投射相似，如广泛性、复杂性和部分投射的音频对应关系等。但皮层对下丘投射的纤维数量明显少于对内侧膝状体的投射。而且与皮层投射到丘脑是同侧投射不同，皮层投射到下丘的纤维是双侧投射。其中，同侧投射的纤维密度显著高于对侧投射，音频对应关系也更为严格。这提示皮层对同侧下丘功能的调节更为精细。

（二）下丘到耳蜗核的下行投射

下丘到耳蜗核的纤维投射，多数经过斜方体中转而终止于对侧耳蜗背核，少数纤维支配耳蜗前腹核。下丘投射到耳蜗核的纤维数量比投射到上橄榄复合核的纤维数量多得多，是其 4~5 倍。

（三）上橄榄复合核对耳蜗及耳蜗核的下行投射

双侧上橄榄复合核都有传出纤维即橄榄耳蜗束投射到耳蜗毛细胞。其中，交叉的纤维（投射至对侧耳蜗）占 1/3，不交叉的纤维（投射至同侧耳蜗）的占 2/3。橄榄耳蜗束起源于上橄榄外侧核、内侧核和周围核。来自上橄榄外侧核的神经元主要为同侧投射，内侧核神经元的大部分纤维交叉投射到对侧毛细胞。橄榄耳蜗投射是听觉中枢反馈性调控外周听觉信息的结构基础。另外，上橄榄周围核有大量神经纤维投射到耳蜗核，并且投射具有音频拓扑结构的特征。

拓展阅读 9-5　　　　　　　　　**声音掩蔽现象**

一种频率的声音阻碍听觉系统感受另一种频率的声音的现象称掩蔽现象（masking effects）。掩蔽现象使人耳只对最明显的声音反应敏感，而对不明显的声音反应不敏感。日常生活中，当强音与弱音同时作用时，常不易听到弱音。声音掩蔽的程度取决于掩蔽声的强度及掩蔽声之间的频率关系。例如，两个声音频率越接近，掩蔽作用越大。在听觉试验中，用频谱较宽的白噪声进行掩蔽，试验效果较好。掩蔽现象可发生于耳蜗、听神经和各级听中枢结构，是一个复杂的生理和心理现象，其神经机制尚不清楚。

第四节　中枢听觉信息处理和调控机制

一、听神经元的类型和放电基本模式

在声音刺激下，不同中枢听神经元表现出不同的放电形式。根据对声音反应的形式，听神经元大致可分为以下几种类型。

1. 听觉传递神经元　以传递声音信息为主要功能，如耳蜗前腹核、下丘中央核和内侧膝状体腹核等部位的神经元。这些神经元的突触前末梢较大，囊泡较多，对兴奋能进行有效传递。其频率调谐曲线、锁相关系等与初级听神经元类似，并具有明确的最佳频率，是听神经元中主要的一类神经元。

2. 听觉整合神经元　包括位于耳蜗背核、下丘外侧核和内侧膝状体背核等核团的听神经元。其功能可能涉及声音信息的鉴别和整合过程，对声音反应的放电模式呈多样性。例如，耳蜗背核和腹核中的神经元对纯音刺激的放电形式可完全不同，有暂停型、给声反应型、梳状反应型（放电与暂停交替）等。这些不同类型神经元放电的时间特征是听觉中枢对声音信息综合处理的结果。

3. 对特殊声音敏感的听神经元　专门对某种特殊声音或声音中某种变量信息发生反应的神经元。例如，在上橄榄复合核和下丘中有对双耳输入信息的强度差和时间差非常敏感的神经元，这些神经元在声源定位功能中起重要作用。

自然界有各种复杂和变化多端的声音，大量的声音信息都包含在声音强度和频率变量的动态变化中。听神经元放电模式的多样性，对于传递复杂多变的声音信息具有重要意义。

二、频率调谐曲线

听神经元的频率调谐曲线（frequency tuning curve）反映神经元对声音频率的选择性。听觉传入通路的一级神经元频率调谐曲线一般都较宽，但沿着听觉通路的上行，神经元频率调谐曲线的宽度逐渐变窄和逐渐锐化。频率调谐曲线越尖锐，神经元的频率调谐能力越好，对频率的分辨能力越高。例如，耳蜗神经的频率调谐曲线都较宽，而斜方体核、下丘、内侧膝状体神经元的频率调谐曲线则逐渐变窄，这提示神经元的频率选择性逐渐增强。

三、音频定位

在听觉系统各级结构中，特征频率不同的神经元在解剖上是按一定顺序排列的。每一个特定部位都可感受一种频率的声音，称为音频拓扑或音频组构（tonotopic organization）。例如，耳蜗基底膜不同部位对声音不同频率的感受呈有序排列，基底膜底部感受高频、顶部感受低频。耳蜗核背核和腹核中特征频率不同细胞的排列基本相似即背侧细胞感受高频，腹侧细胞感受低频。上橄榄复合核及下丘、内侧膝状体、初级听皮层等其他中枢结构都存在相似的音频定位。

四、时间编码和空间编码

时间编码和空间编码是中枢神经元对感觉信息编码的主要模式。在听觉中枢，也有一些对特定时间或空间信息敏感的神经元，它们对时间、空间信息表现出特定的编码模式。包含在时间-空间结构中具有生物学意义的听觉信息，在向听觉中枢传递过程中，由于神经系统的辐散-聚合投射，其不断经受各中枢的整合。

声音的时间特性对听觉信息的处理和传递具有决定性的作用，动物和人对相似声音主要依靠时程来分辨。与其他感觉系统相比，听觉系统对信号时间特性的处理速度非常快，人眼对信号在数十毫秒左右发生的快速变化已不再敏感，但人耳可感受在几毫秒甚至几十微秒内发生的信号变化。人们最先在青蛙脑中发现对时程具有选择性的神经元，随后在蝙蝠、大鼠、猫等动物的听觉中枢也发现类似的时程选择神经元。

这提示这类神经元的时间编码模式可能对所有脊椎动物听觉中枢结构处理听觉信息都很重要。

神经元对来自空间某一方位声源的反应阈值最低，此声源方位即定义为该神经元的最佳方位。有研究显示，动物的中枢听觉系统中存在对声源方向具有选择性的神经元，这些神经元对头前方特定方向的声源可产生最大反应。听觉中枢不同部位神经元最佳方位的陡峭程度（越陡峭越精确）不同，初级听皮层和下丘中央核神经元的最佳方位比其他部位更为陡峭。这表明，这些部位的神经元对声源方向的分辨更加精确。

每个中枢听神经元都有一个空间感受野，其中心神经元具有最低反应阈值，随着声音刺激强度的增大，空间感受野也增大。不同脑区神经元的听空间感受野有差别，如下丘中央核、初级听皮层神经元的空间感受野较小，而下丘外侧核、上丘等脑区神经元的空间感受野较大，神经元听空间感受野与声信息的精细分析有关。

五、双耳听觉信息整合

人和动物的听觉系统对来自双耳的声音信息进行分析和整合，从而实现对声信号或声环境的感知，并进一步做出反应。由于头和耳本身物理特性的影响，来自偏离头部矢状面的某一方位的声音到达双耳时存在时间和强度的差别，即双耳时间差和双耳强度差。人和动物主要利用双耳时间差和双耳强度差来判断声源的水平方位。声音为低频时，双耳强度差并不明显，因此对声源水平方位的判断主要依赖双耳时间差的信息；声音为高频时，到达双耳时的时间差不明显，对声源方位的判断主要依赖双耳强度差的信息。

六、复杂声和自然声信息的编码

频率调制声（调频声，FM）和幅度调制声（调幅声，AM）是复杂声和语言信息的重要组分。实验发现，动物听觉中枢如下丘、丘脑等存在很多对 FM 和 AM 敏感的神经元。但这类神经元如何参与对包括动物发声等复杂声的编码尚不清楚。

七、中枢听觉功能发育及可塑性

1. 听神经元功能的发育变化　动物出生后中枢听神经元的反应特性有一个逐渐发育和成熟的变化过程。听觉刺激可以很快将初级听皮层重塑为功能复杂的多个区域，成熟的功能性结构和神经元感受野会在短时间内显现出来，这段时间被称为关键期（critical period）。主要表现为神经元的最佳频率由低到高、听反应潜伏期由长到短、反应阈值由高到低、频率调谐曲线由宽到窄、反应中心由弥散到集中、感受野由大到小等变化。这个变化过程在猫、小鼠、大鼠和蝙蝠都很相似。

哺乳动物听觉功能的成熟基于中耳、内耳和听觉中枢同时或相继发育成熟。我们已经知道，声音信号进入内耳可引起基底膜的振动，但不同频率的声音引起基底膜振动的部位不同，耳蜗的顶部、中部和底部分别对低频、中频和高频敏感。但在动物发育早期，基底膜底部只对低频敏感，动物发育到成年才表现出对高频敏感的特性。因此，耳蜗发育的动态变化是决定听觉功能成熟的重要因素。

2. 听觉功能可塑性　大脑皮层的功能结构不是一成不变的，而是具有可塑性，听皮层也不例外。可塑性变化在发育早期特别明显，成年动物仍然存在。初级听皮层是大脑皮层特异性感知声音的功能分区，它通过自身结构和功能特征的动态变化即可塑性来适应不断变化的外界环境或接收重要信息的输入。早在20世纪80年代就发现，胆碱能系统与听皮层可塑性相关，实验者在猫听皮层内直接注入乙酰胆碱并配对给予纯音刺激后，听皮层神经元对其自身最佳频率的反应明显减弱，而对配对的纯音频率的反应增强。随后有不少实验均证明胆碱能系统在学习诱导的听皮层可塑性过程中起重要作用。

听神经元频率感受野的可塑性已在多种动物的中枢听觉结构观察到。在大鼠上观察到，以一个特定频率的声音作为条件刺激，可以快速诱导初级听皮层神经元频率感受野的可塑性，表现为神经元对条件刺激声音的反应增加，同时对神经元原来的最佳频率的反应降低，频率调谐向条件刺激声音频率转移（图9-9）。清醒动物的这种可塑性经过几次训练即可产生，并可保持数周或数月。频率感受野的可塑性具有联合性、高特异性、诱导性和持续时间长等特征。

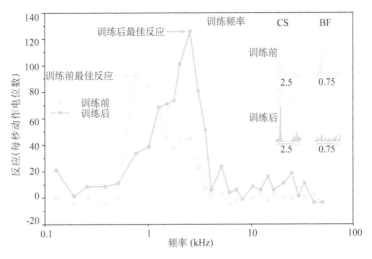

图 9-9　听皮层神经元最佳频率的可塑性变化（引自 Weinberger N，2006）
CS：条件性刺激；BF，最适宜频率

强化刺激和训练可以导致成年动物听皮层发生功能重组。与发育期幼年动物不同，成年动物的功能重组不能由物理刺激的简单重复来实现。对成年动物的物理刺激必须与具有某种生物学意义的信息相联系。例如，物理刺激与食物这种非条件刺激结合，其结果是被强化的频率在听皮层获得较大的代表区。

本章小结

本章主要分两部分对听觉系统的结构和功能进行阐述，一是外周听觉系统的结构和功能，主要讲授外耳、中耳和内耳的结构及其传音和感音的作用，重点描述了内耳的感音换能功能及耳蜗声音信息编码的基本原理。二是中枢听觉系统的结构和功能，主要讲授了中枢听觉通路的基本结构，重点描述了听觉通路中几个关键核团如耳蜗核、下丘和内侧膝状体及听皮层的结构和功能。同时，对于中枢听觉信息处理和调控的基本机制及听觉功能的发育和可塑性变化的基本过程进行了阐述。

（周　艺　熊　鹰）

第十章

痛觉及调制

主要知识点和专业英语词汇

主要知识点：疼痛的分类及特征；伤害性感受器；痛觉闸门控制学说；痛觉上行传导通路；痛觉下行抑制系统组成；痛觉的调制；常用的疼痛动物模型及其应用范围；热痛敏和机械痛敏。

专业英语词汇：nociceptive pain；pathological pain；nociceptor。

痛觉是一种与伤害及痛苦关联的令人讨厌的复合感觉，常与自主神经活动、运动反射、心理和情绪反应交织在一起。其包括痛觉和痛反应两种成分，前者是伤害性刺激作用于机体引起的主观知觉，后者则是机体对伤害性刺激的反应。痛觉一方面提供机体受到威胁的警报信号，对机体具有保护功能。另一方面，严重的疼痛本身就是患者难以忍受的症状，会干扰人们正常的生活和劳动。痛觉具有复杂性和极易受个体过去经验影响从而产生极大变异性的特点，因而对它的研究比其他感觉更难。

根据疼痛的起因、部位、性质和时程，可将其分为伤害性痛（nociceptive pain）和病理性痛（pathological pain）两大类。伤害性痛是伤害性刺激直接兴奋伤害性感受器引起的疼痛，因此也称为"生理性痛"，损伤修复后，疼痛自行消失。病理性痛包括炎症性痛和神经病理性痛。炎症性痛是由创伤、细菌或病毒感染及外科手术等引起的外周组织损伤，刺激损伤细胞、免疫细胞（巨噬细胞、肥大细胞、中性粒细胞等）和神经末梢释放炎性介质，从而导致局部组织炎症，伴随红、肿、热和功能障碍，出现强烈的损伤区域原发性痛和损伤区周围的继发痛。神经病理性痛（neurogenic pain）是指周围或中枢神经系统原发、继发性损害或功能障碍、短暂紊乱引起的疼痛，此类疼痛通常没有组织损伤，它可由外周至中枢神经系统各个水平上的病理变化引起，也可继发于进行性代谢性疾病、感染性疾病和结构紊乱。神经病理性痛的治疗更为困难，且预后不尽如人意。

第一节 痛觉的上行传导

一、伤害性感受器与致痛因子

（一）伤害性感受器和痛觉传入纤维

伤害性感受器（nociceptor）是指背根神经节和三叉神经节中感受和传递伤害性冲动的初级感觉神经元的外周末梢部分，是没有特化的游离神经末梢，广泛分布于皮肤、肌肉、关节和内脏器官，其传入神经纤维属于 A_δ 和 C 类神经纤维。不同组织中的伤害性感受器在结构上没有明显不同，但反应特性各有不同。表 10-1 总结了各类伤害性感受器的分类及特性。

表 10-1　伤害性感受器的分类及特性

分布	伤害性感受器类型	有效刺激
皮肤	A_δ 机械性	机械性损伤
	A_δ 多觉性	机械性损伤和伤害性灼热
	C 机械性	机械性损伤
	C 多觉性	伤害性机械、热、冷和化学刺激
肌肉	A_δ 机械性	伤害性挤压
	C 机械性	伤害性挤压
	C 化学性	有害化学物质
	A_δ 和 C 多觉性	重压和伤害性热
关节	A_δ 机械性	极度扭转
	C 机械性	极度扭转
内脏	A_δ 内脏伤害性	依器官不同，对强烈机械膨胀、牵拉、灼热
	C 内脏伤害性	有害化学刺激

（二）致痛因子

伤害性刺激使受损伤的组织细胞释放致痛化学物质，这些致痛物质的释放主要通过 3 条途径：①直接从损伤细胞中溢出，如 H^+、K^+、组胺、乙酰胆碱、5-HT 和 ATP 等。②在损伤细胞释放出的酶作用下局部合成的物质，或是酶降解血浆蛋白及白细胞游走带入损伤区的物质，如前列腺素和白三烯。缓激肽则是由损伤部位的酶降解血浆蛋白形成。③伤害性感受器受到激活后自身合成释放的肽类物质如 P 物质等。

除去损伤组织释放的致痛物质之外，神经细胞及免疫细胞释放的细胞因子如表皮生长因子、IL-1、IL-8、肿瘤坏死因子-α 等也是疼痛信息的外周成因。不同来源的致痛物质通过直接或间接的作用引起伤害性感受器的激活和敏感效应。例如，ATP、H^+、K^+、缓激肽可直接激活外周神经终末的伤害性感受器，发生膜去极化，冲动上传至大脑皮层产生痛觉。其余大部分如前列腺素、白三烯、5-HT、组胺、P 物质等均为疼痛增强物质，不仅参与炎症过程，同时还增强外周伤害性感受器的敏化状态。例如，P 物质可直接引起血管舒张和组织水肿，增加致痛物质缓激肽的积累，同时还能使组胺和 5-HT 的合成增加，继发激活邻近伤害性感受器，从而造成伤害停止后的持久疼痛和痛觉过敏的发展。

二、痛觉的上行传导通路

（一）躯干、四肢的痛觉通路

伤害性感受器的传入冲动，在中枢第一站脊髓背角神经元初步整合后，由脊髓白质的腹外侧索、背外侧索和脊柱传递到丘脑加工，伤害性信息最后到大脑皮层产生痛觉。脊髓、四肢的痛觉通路有脊髓丘脑束、脊髓网状束、脊髓中脑束、脊髓颈核束、脊柱突触后纤维束、脊髓下丘脑束、脊髓旁臂杏仁束、脊髓旁臂下丘脑束等，这里仅对部分通路做简要说明。

1. 脊髓丘脑束（简称脊丘束）　脊髓背角投射神经元的轴突，在脊髓同一节段交叉至对侧，终止在丘脑。脊丘束由背角三类投射神经元的轴突组成，主要经对侧腹外侧束投射到丘脑腹后外侧核（VPL）、丘脑腹后核群（PO）、内髓板核群［如中央外侧核（CL）、束旁核（PF）］和中线下核。三类神经元的胞体分别位于第 I 层、第 IV～VI 层和第 VII～X 层，但动物之间的分布差异很大。在脊髓伤害性信息传导中，脊丘束起主要作用。

2. 脊髓网状束（简称脊网束）　脊髓伤害性传入在脊髓交叉至对侧，至延脑网状结构换元，传至丘脑非特异核群。脊网束主要由脊髓背角的第 V、VII、VIII、X 层和少量第 I 层的神经元轴突组成，投射到延脑和脑桥网状结构（延脑中央核、延脑巨细胞核、网状大细胞核、外侧网状核、脑桥核头端和尾部、旁巨细胞核和蓝斑下核等）。其中，第 VII 和 X 层的脊网束细胞含有脑啡肽。脊网束神经元接受广泛的外周传入神经会聚，包括皮肤、肌肉、关节、骨膜和内脏传入神经。

3. 脊髓中脑束（简称脊中脑束） 脊髓伤害性神经元传入在脊髓交叉至对侧，至中脑网状结构多个核团换元，传至丘脑特异和非特异核群。脊中脑束神经元的分布动物种系差异较大。脊中脑束细胞包括非伤害性、非特异性（广动力性）伤害和特异性伤害神经元 3 类。

4. 脊髓下丘脑束 脊髓伤害性神经元传入直接投射到同侧下丘脑，并交叉至对侧下丘脑。此传导束在痛觉情感成分的信息加工中起重要作用，与边缘系统关系密切。脊髓下丘脑束的神经元主要起源于背角第 I 层、背角外侧网状区（第Ⅳ，Ⅴ层）和第X层，其轴突上行至同侧下丘脑视上交叉，穿过中线后分布于下丘脑许多部位，包括外侧下丘脑、下丘脑后区和背区、背内侧核、室旁核、室周核、视上交叉核及内外侧视前区等。90%的脊髓下丘脑束神经元对伤害性刺激反应，目前认为，脊髓下丘脑束神经元可能在应激状态的疼痛感受和痛觉的情感成分的信息传递中起重要作用。

（二）头面部的痛觉通路

头面部痛觉信号主要由三叉神经传入纤维传导，其第一级神经元胞体位于三叉神经半月神经节，其轴突终止于三叉神经脊束核。由此更换神经元后发出的纤维交叉至对侧，形成三叉丘系，投射到丘脑腹后内侧核，再次更换神经元后，发出的投射纤维经内囊枕部投射至大脑皮层中央后回下 1/3 部。

（三）内脏痛传入通路

内脏痛觉传入神经纤维走行在自主神经干中，即迷走神经、交感神经和盆神经中。例如，食管、气管的痛觉通过迷走神经干内的传入纤维进入中枢上行；部分盆腔脏器如直肠、前列腺等的痛觉传入纤维是沿盆神经进入骶髓。内脏痛传入神经通过后根进入脊髓，然后和躯体神经基本沿着同一上行路径上行。内脏痛传导的特点是传入途径比较分散，即一个脏器的传入纤维可经几个节段的脊髓进入中枢，而一条脊神经又可含几个脏器的传入纤维，因此内脏痛往往是弥散的，定位不够明确。

第二节   痛 觉 的 调 制

一、脊髓背角的痛觉调制

大量研究表明，脊髓背角胶质区（即第Ⅱ层）是脊髓痛觉调制的关键部位，此区是脊髓中神经结构和化学组成最复杂的区域。伤害性传入主要终止在背角胶质区，它与背角胶质区中间神经元、背角层（Ⅲ～Ⅴ）投射神经元的树突和脑干下行纤维形成局部神经网络。在背角胶质区还含有丰富的神经递质、神经肽及其受体，是伤害性信息传入的第一站，因此是痛觉调制的关键部位。"闸门控制学说"即是在此基础上提出的。

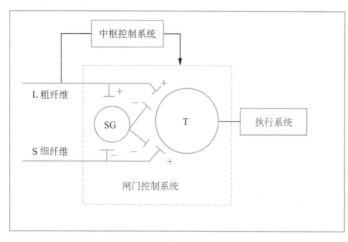

图 10-1 痛觉闸门控制学说示意图
SG，背角胶质区；T，背角投射神经元

20 世纪 60 年代，加拿大的 Melzack 和 Wall 根据刺激低阈值有髓鞘的初级传入纤维可减弱脊髓背角痛敏神经元的反应和阻断有髓鞘纤维的传导，从而可增强背角痛敏神经元的反应的基本实验提出解释痛觉传递和调制机制的学说——闸门控制学说，其核心是脊髓的节段性调制。该学说认为，刺激皮肤发生的传入冲动进入脊髓后被引入 3 个系统：闸门控制系统、中枢控制系统和执行系统（图 10-1）。中枢通过闸门控制系统来接受有关伤害性的信息。背角胶质区作为脊髓"闸门"调制外传入冲动向脊髓背角神经元的传递，参与节段性调制的神经网络由 A 和 C 初级传入纤维、背角投射神经元（T 细胞）和背角胶质区抑制性中间神经元（即 SG 细胞）组成，A 和 C 传入纤维均可激活 T 细胞活动，而对 SG 细胞的作用相反，A 传入纤维可兴奋 SG 细胞，C 传入纤维可抑制 SG 细胞的活动，最后是否产生疼痛取决于 T 细胞的传出能力，也就是 A 初级传入纤维冲动与 C 初级传入纤维冲动在 T 细胞上相互作用的最终平衡状态。当损伤引起 C 初级传入纤维紧张性活动时，SG 细胞的活动就会受到抑制，使"闸门"打开，C 初级传入纤维冲动大量进入脊髓背角；而当诸如轻揉皮肤等刺激兴奋 A 初级传入纤维时，SG 细胞兴奋，关闭"闸门"，从而抑制 T 细胞活动，从而减少或阻遏伤害性信息向中枢传递，进而使疼痛得到缓解。

闸门控制学说已经得到大量实验和临床资料的支持，但随着研究的深入，原来闸门控制学说所解释的痛觉调制机制也受到挑战。生理学研究证明，背角胶质区存在兴奋性和抑制性两类神经元，背角胶质区神经元与 C 初级传入纤维、投射神经元（T 细胞）与其他背角胶质区中间神经元形成突触联系。A 初级传入纤维激活 SG 细胞，可通过突触前抑制、前馈抑制和直接对投射细胞的突触后抑制产生节段性调制，因此，闸门控制学说创始人 Melzack 等对该学说进行了修正，以两个背角胶质区神经元取代了原模式图中的一个背角胶质区神经元，并在突触前抑制机制基础上增加了突触后抑制机制，同时更强调了脑对脊髓的下行控制，这些改动无疑有利于对更多疼痛现象的解释。

二、脑干对痛觉的调制

（一）脑干痛觉下行抑制系统

有研究表明，中枢神经系统内存在一个以脑干中线结构为中心，由多个脑区组成的调制痛觉的下行抑制系统。该系统主要由中脑导水管周围灰质、延脑头端腹内侧核群（中缝大核及邻近的网状结构）和一部分脑桥背外侧网状结构（蓝斑核群）的神经元组成。它们的轴突经脊髓背外侧束下行，对脊髓背角痛信息的传递产生抑制性调制，在脑干水平也抑制了三叉神经脊束核痛敏神经元的活动。

中脑导水管周围灰质（periaqueductal gray matter，PAG）也称中脑中央灰质，是下行抑制系统中起核心作用的重要结构，激活更高级中枢所产生的镇痛效应大都被证明是通过中脑导水管周围灰质实现的。中脑导水管周围灰质接受来自额叶皮层、岛叶、杏仁核、下丘脑、楔状核、脑桥网状核和蓝斑核的传入，也接受直接来自脊髓的伤害性神经元传入。中脑导水管周围灰质的传出主要终止在延脑头端腹内侧区和外侧网状核，少量直接到达脊髓背角。中脑导水管周围灰质通过两条通路对脊髓背角神经元产生下行调制，一条是中脑导水管周围灰质—延脑头端腹内侧区—脊髓背角，另一条是中脑导水管周围灰质—外侧网状核—脊髓背角。中脑导水管周围灰质背侧和腹外侧区的功能明显不同，腹外侧区是选择性的镇痛区，可高度选择性抑制痛觉，而中脑导水管周围灰质背侧区更主要是在情绪和逃避反应中发挥作用。

（二）脑干痛觉下行易化系统

有研究表明，脑干内除了存在痛觉调制的下行抑制系统外，还有与之并存的下行易化系统，它是在电刺激中脑导水管周围灰质、中缝大核及网状巨细胞核对脊髓背角神经元和甩尾反射产生易化作用的实验基础上提出的。对下行易化系统中枢起源的研究表明，电刺激或微量注射兴奋性氨基酸与中脑导水管周围灰质、中缝大核和网状巨细胞对脊髓背角神经元的兴奋和抑制作用，可发生于同一刺激位点的不同刺激强度和同一注射点的不同兴奋性氨基酸浓度，这提示下行易化系统与下行抑制系统可能源于相同中枢核团。因此，一般情况下，下行易化系统与下行抑制系统常同时被激活，但由于下行抑制系统激活所产生的效应往往大于下行易化系统，所以其效应常被掩盖。与下行抑制系统相比，关于下行易化系统的解剖结构、传导途径和神经递质等的研究还是初步的，目前认为，下行易化系统并非下行抑制系统的去抑制，其意义可能在于该系统的激活能通过降低痛阈来提高机体对伤害性刺激的辨别、定位并做出恰当反应，从而有助于生存和保护。

脑干痛觉下行调制系统主要结构中含有多种经典神经递质和神经肽。在中脑导水管周围灰质中有 5-HT、神经营养素、P 物质、血管活性肠肽、脑啡肽、强啡肽和 γ-氨基丁酸等，在延脑头端腹内侧区中有脑啡肽、P 物质、生物抑素、促甲状腺激素释放激素，在蓝斑中有去甲肾上腺素、神经肽 Y、甘丙肽等。这些递质和神经肽既有兴奋性的也有抑制性的，相互之间存在广泛的共存现象，其中对阿片肽和单胺类递质研究比较集中。许多资料表明，中脑导水管周围灰质主要是通过神经降压肽和 5-HT 纤维投射激活其下一级痛觉调制中枢的。

三、丘脑在痛觉调制中的作用

丘脑是接受痛觉信息进入大脑皮层形成主观感觉前的最重要的痛觉整合中枢，脊髓的伤害性传入冲动最终到达丘脑，进行加工和整合。一般认为，痛觉可分为感觉分辨成分和情绪反应成分两部分。丘脑外侧核群包括腹后核群、丘脑网状核和未定带，主要参与痛觉的感觉分辨功能。其神经元的反应具有身体定位投射关系，神经元放电的频率和时程与刺激强度变化成正比，所以能定量反映外界刺激，这些神经元将外周刺激的部位、范围、强度和时间等树形编码向皮层传递，从而发挥痛觉的感觉分辨作用。丘脑内侧核群主要包括髓板内核、丘脑中央下核、腹内侧核和背内侧核，主要参与痛觉的情绪反应功能。其神经元对外周刺激缺乏明确的躯体投射关系，感受野大，反应阈值也高，这些神经元和轴突广泛投射到大脑皮层，包括与情感相关的额皮层，它也接受与边缘系统、下丘脑有密切联系的网状结构的传入。

四、大脑皮层对痛觉的调制

痛觉作为感觉中的一种，其冲动必然要到达大脑皮层进行信息加工，最终上升到意识。接受痛觉传入的丘脑各核团可投射到不同的皮层区域，表明大脑皮层参加痛觉的产生过程。近年来，通过对脑成像的大量研究，在实验性急性痛、持续性痛和神经病理性痛条件下脑高级中枢的活动变化积累了大量资料。实验性急性痛刺激可激活对侧前扣带回、脑岛、大脑体感区（SⅠ、SⅡ）、前额皮层、丘脑和小脑，这提示上述脑区参与实验性急性痛的中枢信息加工。神经病理性痛则激活不同的脑区，且常呈双侧性。脑成像研究表明，不同的皮层区域参与不同性质痛觉信息加工，生理性痛觉信息主要在丘脑的特异核团和皮层体感区加工整合，而与边缘系统有密切联系的皮层区整合神经病理性痛的传入。但由于对知觉研究技术上的限制，很难在人体上进行更为深入的实验性研究，对大脑皮层包括痛觉在内的不同感觉的整合和机制的认识尚知之甚少，有待进一步的探索。

五、痛觉的高级整合

（一）痛觉的多种维度

一个简单的痛觉过程包含至少 3 个不同方面的成分，或者称之为 3 个维度，即感觉维度、情绪维度、认知维度。

1. 痛觉维度概述　我们在经历疼痛时，会对疼痛的位置、强烈程度、性质、持续时间等做出快速的判断和表述，这部分即是疼痛的感觉成分。如果一位疼痛患者去就诊，他首先提供的就是这些痛觉成分的表述。如果进一步追问，就会发现，面对同样强度的疼痛，患者的反应存在很大差异。有些患者在持续的剧烈疼痛中仍然继续工作和生活，另外有一部分则每天想着跳楼自杀，这就是疼痛在情绪维度的差别。毫无疑问，疼痛的强度与疼痛的情绪反应之间有重要的联系，但二者也的确不是平行发展的，临床上不乏有严重疼痛而没有剧烈冲击情绪的患者。仅仅针对疼痛的感觉和情绪还不足以全面表述疼痛，疼痛是一个高度主观的感觉，它受患者主观认识的重大影响，即患者对所经历疼痛的主观认知是影响患者对疼痛耐受与治疗的重要因素。

2. 痛觉维度的解剖学基础　疼痛中感觉和情绪两大维度从外周到中枢，都具有神经解剖学基础。

（1）外周感受器和传入纤维的痛觉维度区分：外周的痛觉信息由两类不同的感觉纤维进行感受和传导，它们分别是 A 类纤维和 C 类纤维。其中，负责痛觉的 A 类纤维感受器多数是多觉性的，通常称为多觉感受器。而负责感受痛觉的 C 类纤维感受器通常是伤害特异性的。从解剖联系上看，前者是痛觉成分的外周物质基础，而后者更有可能是疼痛情绪成分的最初发源地。

A 类纤维感受器通过 A 类薄髓感觉纤维传入脊髓，最主要的投射靶神经元是位于脊髓背角深层的广动力（wide dynamic range，wDR）神经元。C 类纤维感受器则通过 C 类无髓感觉纤维，主要进入脊髓背角浅层，与伤害特异性神经元发生联系。因此，疼痛的感觉和情绪维度在外周感觉末梢到脊髓背角水平就已经开始出现了分离现象。最近 Bushnell 实验室的研究发现，类似的感觉与情绪分离的现象也存在于触觉之中。例如，在 A 类纤维传导触觉的感觉成分的同时，有毛皮肤中大量 C 类纤维也在传递触觉的非感觉成分，这些成分通常不会进入意识水平，但会让人感到舒适，表明它所传导的是触觉的情绪成分。

（2）脊髓-丘脑-大脑皮层的解剖学基础：脊髓背角浅层的伤害性信息通过旧脊丘束上行，进入丘脑的内侧核群。后者再进而投射到前扣带皮层、岛叶等区域。根据近年来的研究结果，这些部位被认为与痛觉情绪的高级整合有关。同样，脊髓背角深层的伤害性信息通过新脊丘束投射到丘脑外侧核群，再进一步到达初级和次级躯体感觉皮层。这些脑区通常被认为与疼痛的感觉维度信息处理有关。当然，这些只是一个最简化的分类方式。事实上，这些皮层和丘脑核团之间都存在复杂的相互联系，其功能也绝非单一的。它们不仅同时处理疼痛以外的信息，即使在处理痛觉信息过程中，它们也不是单一负责感觉或者情绪。

（二）痛情绪的中枢整合

1. 内侧痛觉系统与痛觉情绪过程　疼痛的感觉通常比较快速且精准，而其情绪成分则是模糊、缓慢、持续的。这样的特征是否能在脑的相应活动中得到证实呢？由于神经电活动有更好的时间分辨率，这样的特征最有可能在电活动的研究中得到证实。有研究表明，丘脑内侧核群和前扣带皮层等处理痛觉情绪信息的神经元具有类似的反应特性，其活动在伤害性刺激开始后缓慢增加，然后缓慢下降，持续较长时间。而丘脑外侧核群与初级躯体感觉皮层等痛觉神经元则在伤害性刺激到来时迅速增加活动，然后迅速下降。这些研究不仅证实了分离的感觉和情绪通路的存在，也为内侧丘脑-前扣带皮层这一神经通路负责处理痛觉情绪信息提供了初步的电生理依据。

由丘脑内侧核团和前扣带皮层构成的内侧痛觉系统还有另外一个特征，即对痛觉刺激的暗示具有预期反应，如对提示将发生疼痛刺激的光信号具有一个明确的放电反应。

2. 痛觉情绪的高级中枢过程　动物可以学会对一个经历过痛苦的场景产生厌恶行为，这一行为的表达与前扣带皮层和杏仁核有密切关系，因此，痛觉的学习可能主要是一种情绪学习，或者称为内隐学习。从日常生活和临床观察可知，我们时常会对一些环境产生厌恶的情绪，而且这类情绪会诱发某些疼痛。构成痛觉情绪编码的整个高级中枢网络至今还不清楚，现在已知内侧丘脑、前扣带皮层、杏仁核、岛叶等区域参加了痛觉的情绪处理。进一步的研究肯定会对疼痛的临床治疗带来更多指导与帮助。

（三）痛觉的中枢整合

1. 外侧痛觉系统与痛觉过程　通常认为，疼痛的感觉是比较明确的，然而自从疼痛的感觉和情绪过程分离的观点提出之后，中枢部位对痛觉编码的特异性受到了更多关注。对疼痛患者进行催眠研究证实，如果催眠调节目标针对疼痛的强度，那么在疼痛强度的主观感觉受到调节的同时，初级躯体感觉皮层代谢活动也会受到调节，同时疼痛的情绪反应和前扣带皮层放电活动也会受到影响。考虑到前面所讨论的疼痛情绪存在专门的传导通路和处理机制，此处观察到的可能是有痛觉继发的疼痛情绪反应。这样，疼痛情绪就应该包括刺激直接诱发的原发疼痛情绪和由痛觉引起的继发疼痛情绪。

有研究表明，丘脑外侧核群与躯体初级感觉皮层神经元的痛反应具有类似的特点，即反应迅速达到高峰之后又很快衰减。初级躯体感觉皮层的痛反应快速而短暂，定位精确清晰。这说明外侧痛觉系统与痛觉信息的处理过程存在密切关系。

2. 痛觉特征的编码方式　以往人们认为，就躯体感觉而言，中枢存在严格的感觉定位代表区。因此，理所当然地认为痛觉也有类似的中枢代表区。然而，随着电生理技术的发展，人们发现体表某一区域的感觉是由更为广泛的神经网络处理的，对于痛觉信息的处理也存在类似情况。对内、外侧痛觉系统中的丘脑和皮层区域所做的电生理研究表明，对体表一个部位的疼痛刺激可以激活这些区域 70% 左右的神经元放电。这表明中枢采用神经元群放电活动模式上的差异来编码疼痛刺激部位与强度。

运用脑功能成像技术得以探明，人在集中注意力判断痛觉位置时，初级感觉皮层及下顶叶皮层均明显被激活。而对痛觉强度编码的脑功能成像显示，参与此编码过程的脑区涉及前扣带皮质、岛叶、初级和次级躯体感觉皮层、小脑、腹侧运动前区及运动辅助区等多个皮层区域。

第三节 镇痛的策略

一、药物镇痛

镇痛药物包括局麻药、镇痛药等。局麻药是局部应用于神经末梢或神经干阻滞神经冲动传导的药物，其基本作用机制是稳定细胞膜，阻断神经元细胞膜上电压门控 Na^+ 通道，阻止神经元动作电位的产生而抑制冲动传导。常用的局麻药有普鲁卡因、利多卡因等。

镇痛药是一类作用于神经系统，选择性消除或缓解痛觉的药物，可阻断痛觉传导通路，并可激发体内痛觉调制系统。一般分为非麻醉性镇痛药和麻醉性镇痛药两类。非麻醉镇痛药有解热镇痛作用，大多还有抗炎抗风湿作用，其镇痛部位主要在外周，具有中等程度的止痛作用。其镇痛机制主要为抑制前列腺素的合成，稳定溶酶体膜，阻止各种炎症物质释放，减弱前列腺素对缓激肽等炎症物质的增敏作用等方面。常用的解热镇痛药有阿司匹林、对乙酰氨基酚、保泰松、吲哚美辛、布洛芬等。麻醉性镇痛药是一类作用于中枢神经系统，能选择性地抑制痛觉的药物，主要用于剧烈疼痛，并可减轻由于疼痛而产生的恐惧、紧张、焦虑等情绪。这类药品易产生欣快感，反复多次应用可成瘾，国家有严格规定的使用范围，只限于急性剧烈疼痛的短期发作，如内脏器官剧痛、创伤、战伤、烧伤、烫伤、手术、癌症患者的止痛以防止疼痛性休克的发生。常用麻醉性镇痛药有吗啡、哌替啶、可待因、阿法罗定、芬太尼、喷他佐辛、曲马多等。

二、物理镇痛

（一）经皮神经电刺激疗法

经皮神经电刺激疗法（transcutaneous electric nerve stimulation，TENS）也称周围神经粗纤维电刺激疗法，是通过皮肤将特定的低频脉冲电流输入人体刺激神经以达到镇痛目的的疗法。其治疗作用机制目前有不同的假说：①调节闸门控制假说，其基本概念是经粗纤维传入的冲动对于细纤维传入诱发的背角神经元活动有抑制作用，经皮神经电刺激疗法是一种兴奋粗纤维的刺激，粗纤维的兴奋关闭了痛觉传入闸门，从而缓解痛觉症状。②内源性吗啡样物质释放假说，认为一定的低频脉冲电流刺激可能会激活脑内的内源性吗啡肽能神经元，引起内源性吗啡样多肽释放从而产生镇痛效果。

（二）中枢刺激的镇痛作用

将刺激电极插入脑内某些结构，通以脉冲电流可以产生明显镇痛效应，被统称为"脑刺激镇痛"。现有的脑刺激包括脑深部电刺激、运动皮层刺激等。脑深部电刺激是将电极植入中枢神经系统的深部核团。脑深部电刺激作用靶点有室周灰质区和中脑导水管周围灰质区、丘脑腹后内侧核和腹后外侧核、下丘脑后部、内囊及运动皮层。刺激室周灰质区和中脑导水管周围灰质区主要用于抑制伤害性疼痛，而刺激丘脑腹后内侧核和腹后外侧核则主要用于治疗神经源性疼痛。运动皮层刺激作用的最终靶点处于运动皮层，研究表明其镇痛机制可能是对丘脑通路的下行抑制作用和对脑干核团的痛觉调制。

（三）针刺镇痛

针刺镇痛是指用针刺的方法防止和治疗疼痛的一种方法。目前临床上疼痛性疾病依然是针刺镇痛的主要适应证之一，利用针刺的镇痛作用可有效地进行急性痛、慢性痛、癌痛等的治疗。

1. 针刺镇痛的神经通路　针刺信号通过穴位深部的感受器及神经末梢的兴奋传入中枢。有研究表明，针刺能兴奋 Aα 类、Aβ 类、Aδ 类和 C 类纤维，一般认为患者能接受的针刺强度主要是 Aβ 类和 Aδ 类纤维兴奋，因此针刺是用较弱的刺激达到镇痛目的。但也有研究表明，C 类纤维的传入在针刺镇痛中起重要作用。针刺引起的传入冲动进入脊髓后，主要交叉到对侧脊髓腹外侧束上行，与痛、温觉的传导途径相似。针刺信号沿着腹外侧束上行到达脑干、间脑和前脑等部位，通过激活高位中枢发放下行抑制冲动来实现镇痛效应，这种抑制冲动主要沿脊髓背外侧束下行到达脊髓背角。

针刺信号与来自疼痛部位的伤害性信号在从脊髓到大脑皮层多个水平发生相互作用。针刺镇痛在脊髓水平有较明显的节段关系，当针刺部位和伤害性刺激传入纤维到达相同或相近的脊髓节段，针刺的抑制作用就比较明显，这种节段性抑制包括了在脊髓水平的突触前和突触后抑制过程。丘脑的束旁核和中央中核是痛觉感受和调制的重要中枢，针刺的传入可激活起抑制作用的中央中核，可经前脑回路（尾状核、枕核、皮层和丘脑网状核）对束旁核痛敏神经元活动产生抑制。在针刺镇痛原理研究中还发现，针刺信息能在边缘系统一些结构（如海马、扣带回、隔区、杏仁核等）中对伤害性刺激引起的反应进行调制，提示这可能是针刺可以减弱疼痛的情绪反应的生理基础。大脑皮层的下行调制作用对针刺镇痛的影响主要表现在两个方面：一方面是对伤害性刺激的调控，如刺激感觉运动 I 区，其下行纤维通过释放乙酰胆碱对丘脑束旁核的伤害感受功能产生抑制作用；另一方面是对针刺镇痛效应的下行调节，如电刺激感觉运动 II 区，可通过兴奋中缝大核产生镇痛作用，若该区遭到破坏，则电针对中缝大核的抑制作用减弱。

2. 针刺镇痛的神经机制 针刺镇痛由脑内许多神经递质或神经调质介导。

（1）内阿片肽：3 个家族中的脑啡肽、内啡肽和强啡肽均参与介导针刺镇痛效应。针刺激活脑内的内阿片肽系统，主要通过以下 3 个方面发挥镇痛作用。

1）针刺传入可直接激活脊髓内的内阿片肽神经元，使其释放相应递质并作用于初级感觉传入末梢的阿片受体，抑制传入末梢释放 P 物质，抑制脊髓伤害性神经元的痛反应。

2）脑内有关核团中内阿片肽能神经元兴奋，释放递质并通过有关神经元复杂的换元，参与下行抑制系统，从而起抑制痛觉传递的作用。

3）针刺传入激活下丘脑弓状核的 β-内啡肽系统，通过中央灰质下行冲动抑制脊髓背角痛觉信息传递。

（2）5-HT：针刺镇痛时，脑内 5-HT 的合成、释放和利用都增加，其合成大于利用，因此脑内 5-HT 含量增加。参与痛觉调制的结构中缝大核和中缝背核有丰富的 5-HT 神经元，前者轴突下行到脊髓，后者轴突上行投射到丘脑板内核群、下丘脑、纹状体和边缘系统。

（3）去甲肾上腺素：去甲肾上腺素能神经元系统在针刺镇痛中有双向作用，激活脑内去甲肾上腺素能上行投射系统，拮抗针刺镇痛，而激活低位脑干发出的去甲肾上腺素能下行投射系统则可加强针刺镇痛。

除上述递质外，其他如乙酰胆碱、多巴胺、γ-氨基丁酸和 P 物质等也参与针刺效应，递质与调质间的作用是相互影响的，如内阿片肽释放可通过抑制去甲肾上腺素能神经元的活动而实现其镇痛效应，而多巴胺系统对内阿片系统的释放则有一定的抑制作用。

三、手术镇痛

切断或破坏痛觉传导通路的某个环节，是对一些顽固性疼痛所采取的有效治疗措施，适合癌痛及非手术治疗无效者，包括外周神经切断、脊神经后根切断术、交感神经分离切除术（前外侧束、前联合切除）、交感神经切除术和三叉神经根切断术、脑深部核团和痛觉传导束损毁术等。

疼痛是一种极为复杂的感觉，比其他感觉更容易受到情绪和环境的影响。机体具有痛觉传递的神经通路，又在神经系统的各个水平具有对痛觉的调制作用，对痛觉的传递和调制机制的深入研究将会为疼痛的治疗提供更为丰富的策略和有效的手段。

第四节　实验动物模型提供了研究痛觉机制的重要工具

痛觉和镇痛研究领域，普遍重视与临床相匹配的动物疼痛模型的建立，而且多将其用于揭示痛觉的机制和探索疼痛的治疗。痛觉是一种特殊的主观心理感受，特别是慢性病理性痛涉及更为复杂的机制和感受过程，因而动物模型的建立更加困难。一个较为理想的慢性疼痛动物模型应该满足以下要求：①致痛原因接近临床实际。②动物的痛反应及逃避行为与某些慢性痛症状相似，可以客观检测。③便于进行疼痛发生机制的分析研究。④模型制备相对简单，成功率高。鉴于临床慢性疼痛产生原因多样且复杂，实验者需要针对研究目的选择适当的疼痛检测方法和动物模型。

一、慢性痛行为及检测方法

（一）自发痛

自发痛又称持续性痛，区别于刺激诱发痛，在慢性神经病理性痛中普遍存在。在动物身上测量自发痛主要依赖于观察自发痛行为，如动物的保护性强迫体位、抬腿、跛行、舔咬患足等，测量的同时应进行评分与分级。随着技术的进步，更客观、更准确及自动检测技术应运而生。

（二）热痛敏

热痛敏是慢性痛的一种常见症状，其特点是受累部位皮肤的热痛阈显著降低，或者热痛反应强度增加。动物身上检测热痛敏通常采用热痛缩腿潜伏期检测法。将被测动物放置于底板厚度为 2 mm 的有机玻璃罩内，待动物适应检测环境，处于相对静止状态后进行观测。将一聚焦热光束投射到欲检测动物的后肢足底，自动计算从开始照射到出现缩足反应的潜伏期。这一方法简便易行，也容易受到多种因素影响。

（三）机械痛敏

机械痛敏指正常情况下引起轻微疼痛的机械性刺激诱发的持续强烈痛觉的情况，也就是对机械痛刺激反应强度增加。实验测试时，把动物放置于具有网格底板的透明容器内，然后用不同规格的刺针触压足底部，引起动物测试部位皮肤凹陷但是不会刺入皮肤。正常情况下只会引起动物小幅度、短时缩足，但神经病理性痛动物则会出现长时间、大幅度缩足反应，常伴有舔足行为。

二、常用的疼痛实验动物模型

（一）组织炎症疼痛模型

1. 甲醛致痛模型　把甲醛溶液（2.5%~5%，0.05~0.1 mL）注射到大鼠一侧后肢足底部皮下，可以立即引起一个持续 5 min 的自发缩足与舔足行为反应期（第一相），尔后经历 15~20 min 的静止期，随后又出现 20~40 min 的持续反应期（第二相），自发痛行为持续约 1 h，但无明显的后续痛过敏反应。甲醛引发的两个疼痛行为时相是由 A 和 C 初级传入纤维持续放电介导的。

2. 角叉菜胶炎症性痛模型　角叉菜胶是从海藻中提取的含硫酸多糖的物质，具有过敏性刺激作用，已经用于制备多种组织炎症模型。将 0.5% 的角叉菜胶 0.1 mL 注射到大鼠一侧后肢足底皮下，数分钟后，大鼠足底局部迅速肿胀，动物出现反复抬足、舔足等痛行为。约 2 h 后，自发痛行为消失，此时可以进行热痛缩腿潜伏期检测。局部痛觉过敏反应可持续 6~8 h。作为急性持续性炎症性痛模型，其个体差异较小，可重复性较高。

3. 完全弗氏佐剂慢性炎症性痛模型　弗氏佐剂是目前动物实验中最常用的借以增强免疫原性的佐剂，是一种用结核分枝杆菌制备的油悬浮液，可以加强机体对抗原产生免疫反应的能力。皮内注射完全弗氏佐剂后可造成多发性关节炎性疼痛，病变范围广泛，往往伴随机体多个器官系统的免疫性病变。为了利用佐剂造成慢性的炎症反应，并避免多关节或者全身多器官的病变，通常采用油包水颗粒替代以往的水包油制剂，这种变化降低了佐剂的弥散度，将其注射到大鼠踝关节便可制备出单发关节炎模型。

（二）外周神经损伤模型

1. 慢性结扎损伤模型　是神经病理性痛和炎症性痛的复合模型。该模型是 Bennette 等于 1988 年建立的，与临床神经病理性痛的特征有相似之处，该模型制备简便，可以引起痛觉过敏、机械痛异常和自发痛等症状，其逐渐成为应用最广泛的神经病理性痛动物模型。制备模型时，麻醉消毒条件下暴露坐骨神经，用 4 号铬制羊肠线环绕坐骨神经神经干分别做 3~4 道轻度结扎，结扎强度以引起小腿肌肉轻微颤动为宜。术后 2 周，损伤区远端有髓神经纤维几乎完全丧失，保留部分无髓神经纤维，而近端神经纤维几乎无变化。动物的异常疼痛行为在术后第 5~7 天开始出现，第 10~14 天疼痛发展到最严重程度，约 2 个月后消失，代之以反应迟钝。

2. 背根节慢性压迫模型　腰背痛和坐骨神经痛是常见的慢性痛症状。脊髓损伤、椎间盘突出及椎间孔狭窄等形成对被根神经节和邻近神经根的压迫与继发炎症被认为是引起腰背痛和坐骨神经痛的重要原因。将一细小钢柱插入大鼠腰部椎间孔，模拟椎间孔狭窄，可以成功建立背根节慢性压迫模型。在麻醉消毒条件下，于大鼠背部正中腰 4~6 节段部位切开皮肤，分离脊椎一侧肌肉，暴露腰 3 乳状突与横突，辨认出腰 3 椎间孔，用探针穿透椎间孔，刺激到背根节引起同侧后肢肌肉颤动后，将事先准备好的直径合适的 L 型钢柱插入该椎间孔，再依次缝合肌肉与皮肤。通常术后 2 天即可观察检测动物痛行为，包括自发行为、热痛敏和机械痛敏。

3. 坐骨神经分支损伤模型　包括紧扎和切断大鼠坐骨神经末端 3 个分支的其中 2 个，切断胫神经和腓总神经，保留完整的腓肠神经。相比慢性结扎损伤模型，本模型建模时手术损伤区域更精准。对相应神经分支的损伤，能够更好地模拟外周损伤引起的慢性神经病理性痛。

本章小结

　　疼痛是一种复杂的生理心理活动，是临床上最常见的症状之一。疼痛包括痛觉和痛反应两种成分，一方面为机体提供受到威胁的警报信号，具有保护作用；另一方面，严重的疼痛会干扰人们正常的生活和劳动。机体既具有痛觉传递的通路，又在神经系统的各个水平具有痛觉调制作用，本章介绍了痛觉的定义及相关术语，疼痛的分类及特征，痛觉产生机制，并在此基础上较为系统地总结和探讨了痛觉的传递及不同层次的调控；同时还介绍了不同种类的镇痛方法及应用于疼痛研究的常用动物模型及疼痛检测方法。

（赵延东　陈鹏慧）

第十一章

运动的中枢机制

主要知识点和专业英语词汇

主要知识点：躯体运动的类型；运动神经元、运动单位和牵张反射的概念；运动神经元池活动的规律；感觉传入信息在运动控制中的作用；脊髓、脑干和大脑皮层对运动的直接控制作用；大脑皮层运动区分区；小脑和基底神经节对运动的调控作用。

专业英语词汇：reflex movement；rhythmic movement；voluntary movement；motor unit；motor neuron pool；primary motor cortex。

第一节　运动中枢机制概述

运动是人和动物赖以生存的基本生命活动功能。动物通过运动以获取食物和逃避敌害，维系个体生存和种族繁衍。而人类运动的能力和水平更高，如钢琴家对手指肌肉收缩活动的精细控制以及杂技演员对躯体和四肢肌肉的控制等。机体的运动包括躯体运动和内脏运动两种类型，两者分别由骨骼肌和平滑肌收缩活动引起。中枢神经系统对运动的精确控制，需要不断地接受外周的感觉信息传入。控制躯体运动的高位中枢是初级运动皮层（primary motor cortex）和次级运动皮层（secondary motor cortex），控制内脏运动的高位中枢主要是下丘脑。躯体运动的神经调节机制非常复杂，需要通过大脑皮层运动区、皮层下核团、脑干和脊髓等多级水平的神经活动，使各肌群活动相互协调和配合来实现。

一、躯体运动的类型

躯体运动可以分为反射运动、节律性运动和随意运动3种类型，其区别在于复杂程度和随意运动程度不同。

（一）反射运动

反射运动（reflex movement）是最基本、最简单的运动，通常由特异的感觉刺激引起，产生的运动按照固定轨迹进行。当特异刺激出现时，反射会自动发生，其强弱由刺激的大小决定，不受意志控制。如叩击膝关节肌腱引起的膝跳反射。

（二）节律性运动

节律性运动（rhythmic movement）可随意开始或中止，一旦开始，就不再需要意识的参与而自动重复进行，如呼吸、咀嚼、行走、跑步等。本质上是介于反射运动和随意运动之间的一类运动方式。

（三）随意运动

随意运动（voluntary movement）也称自主运动，是指具有一定目的和指向的运动，可以是对感觉刺激的反应或因主观意愿而产生的反应。随意运动除了有明确的目的性之外，还具有习得性，即通过学习和实践可以提高随意运动的精确度和熟练程度。

躯体运动系统是由控制躯体运动的神经及其肌肉组成，中枢神经系统对躯体运动的调节包括从脊髓、脑干和大脑皮层运动区 3 个从低到高的不同级别。小脑和基底神经节是两个重要的监测系统，负责保持运动的协调稳定（图 11-1）。

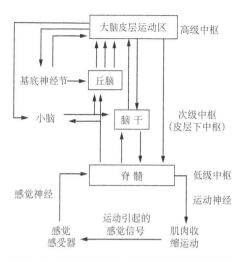

图 11-1　运动神经系统之间相互关系的示意图
（引自陈鹏慧，2012）

二、感觉信息在运动控制中的作用

机体内、外环境中各种刺激作用于感觉器官后，感受器将刺激转化为生物电信号，并通过动作电位把外部事件的感觉信息传递到大脑皮层相应中枢而产生感觉。中枢神经系统可对各种感觉信息进行适当的加工、整合，然后再由中枢传出纤维作用于效应器，使机体对外界刺激做出适当的反应。感觉信息可以传到躯体运动系统的各级结构，对于编制运动程序和执行运动活动起必要的前馈调节和反馈调节作用。在运动发起之前，神经系统根据传入的感觉信息为即将进行的运动编制运动程序，感觉传入是运动的基础和前提，因而是运动编程所必需的。在运动的执行过程中，运动系统还会根据感觉反馈信息不断地纠正运动偏差，使运动不偏离预定轨道，从而顺利达到目标。在感觉反馈信息中，视觉信息对运动的精确控制最为重要，很多的运动都需要在视觉的控制下才能准确地进行和完成。

与运动控制有关的感觉信息包括两类：第一类是由视觉、听觉和触觉所提供的关于运动目标的空间位置，以及目标与机体所处位置之间相互关系的信息；第二类是由肌肉、关节感受器和前庭器官所提供的关于肌肉的长度和张力、关节的位置及身体的空间方位等信息。所有这些感觉信息对于运动编程、运动执行及运动进行中的反馈调节和前馈调节都是必不可少的。

感觉与运动一样都是生命活动的基本功能之一，机体只有准确、及时地获取各种感觉信息，才能保证各项运动的正确控制和完成。

拓展阅读 11-1　　　　　　　**神经系统对内脏运动的调节**

内脏运动主要由平滑肌的收缩活动引起。与躯体运动以高位中枢为运动皮层不同，控制内脏运动的高位中枢主要下丘脑。内脏运动神经系统又称为自主神经系统，由交感和副交感神经系统以及控制交感和副交感神经元的高位中枢组成，控制内脏平滑肌、心肌和腺体的活动。自主神经系统实际上并不完全是独立的，其活动还受到神经系统高级中枢的控制。例如，下丘脑可调节摄食、体温、水平衡、生物节律及情绪反应等内脏活动。

第二节　脊髓对躯体运动的调节

运动的中枢控制是分等级的。运动系统由大脑皮层运动区、脑干和脊髓 3 个水平的神经结构构成，这些神经结构都接受躯体感觉传入，通过反馈、前馈和适应机制来实现感觉-运动整合。脊髓是运动控制等级系统中层次最低的神经结构。由感觉传入纤维、中间神经元及运动神经元组成。脊髓不但能将外周感受器的传入进行初步整合，并将其向上传至各级中枢以辅助各种复杂的随意运动能精确而顺利地执行，而且它本身也能完成许多重要的反射，如牵张反射、屈肌反射等，在维持正常运动方面起着重要的作用。

一、脊髓运动神经元

（一）α运动神经元和运动单位

脊髓前角内有大量运动神经元，根据这些运动神经元细胞体的大小和对肌纤维支配情况不同，可将运动神经元分为α运动神经元和γ运动神经元两种。一个典型的α运动神经元表面有大量的突触位点，表明它们能会聚大量的传入信息：它们既接受来自皮肤、肌肉和关节等外周传入的信息，同时也接受从脑干到大脑皮层等各级高位中枢下达的有关调控运动的各种指令，最后由该运动神经元发出适当的传出冲动，引起所支配的肌肉收缩，从而实现各种反射运动和随意运动，因此把这类大型的α运动神经元称为运动执行的最后公路（final common pathway）。α运动神经元是一类传导速度快的、胞体较大的运动神经元，其轴突末梢支配梭外肌。

一个运动神经元与它所支配的所有肌纤维共同组成一个完成肌肉收缩活动的基本功能单位，称为运动单位（motor unit）。一个运动单位所包含的肌纤维数目可为几根至2 000根。参与粗大运动肌肉的运动单位所包含的肌纤维数量多；而参与精细运动肌肉的运动单位所包含的肌纤维数目则少。

属于同一个运动单位的所有肌纤维都有相同的生理和生化特性，其根据运动单位的收缩速度、最大张力和发生疲劳的速率分为3种类型。①快速收缩易疲劳型（fast fatigable motor unit，FF型），此型运动单位的特点是收缩张力大，收缩速度快，但极易疲劳。②快速收缩抗疲劳型（fast fatigue-resistant motor unit，FR型），此型运动单位的特点是收缩张力较大，收缩较快，不易疲劳。③慢速收缩抗疲劳型（slow fatigue-resistant motor unit，S型），此型运动单位的特点是收缩张力小，收缩时间长，也不易发生疲劳。这3类运动单位在大多数肌肉中都同时存在，只是比例有所不同。

一个运动神经元所支配的肌纤维通常属于同一种类型。支配不同类型运动单位的α运动神经元也不相同，轴突传导速度快的大运动神经元支配FF型运动单位，而轴突传导速度慢的小运动神经元支配S型运动单位，轴突传导速度中等的中等大小的运动神经元则支配FR型运动单位。

（二）运动神经元池

支配一块肌肉的所有运动神经元称为运动神经元池或运动核。肌肉收缩张力的增加依赖运动神经元池活动的两种方式，一是募集更多的运动神经元，二是增加募集运动神经元的放电频率。

在中枢神经系统内，体积小的神经元兴奋性高、阈值低，较弱的刺激即可诱发放电；体积大神经元的兴奋性低、阈值高，需要较强的刺激才能引发放电。而运动神经元越大，对抑制性的影响越敏感。运动神经元的这种兴奋性与细胞大小呈负相关，抑制性与细胞大小呈正相关的现象，称为运动神经元活动的大小原则（size principle）。当来自脑的各级运动中枢下行的运动指令或各类感觉传入的信息到达运动神经元池时，它们的活动几乎都是以一种逐渐增加的方式进行的，小运动神经元率先兴奋，较大的神经元随后依次发放冲动。运动神经元的这种有序募集和大小原则的生理意义在于能够更完善、更精确地控制肌肉的收缩，从而保证肌力能平滑地增减，以便获得最佳的运动效果。

运动神经元池输出的增加，除通过募集更多的运动神经元外，还可通过加快募集神经元的放电频率来实现。一个运动神经元刚被募集时，其放电频率一般为6~12 Hz，这一频率所产生的肌肉收缩张力只是强直收缩张力的10%~20%，故运动神经元放电频率的调制对决定肌肉收缩张力有重要作用。

（三）γ运动神经元

在脊髓前角内，除了α运动神经元和中间神经元外，还含有很多胞体较小的γ运动神经元，其散在分布于支配同一肌肉的α运动神经元之间。γ运动神经元轴突终止于梭内肌，前根中约有1/3的纤维由γ运动神经元发出。当α运动神经元活动时，γ运动神经元也被激活，这种α和γ运动神经元在运动时同时兴奋的现象，称为α-γ同激活。这种调节机制在肌梭中作用很重要。当肌肉收缩时，无论肌肉处于何种长度，肌梭都能将肌肉不同长度的变化信息向上位中枢传送，从而使α运动神经元的活动保持在合适水平。在许多随意运动过程中，下行运动指令同时作用于α和γ运动神经元，可以预先确定肌肉收缩的程度。α运动神经元的放电频率决定肌肉的收缩长度，而γ运动神经元的放电则决定肌梭内肌纤维的相应缩短程度。γ运动神经元对梭内肌的支配增加了高级中枢感知处理过程的复杂性，也进一步说明了感觉与运动之间的密切联系。

二、脊髓中间神经元

中间神经元（interneuron）是脊髓灰质的主要细胞成分，其数量是运动神经元的 30 多倍，它们属小细胞，有兴奋性和抑制性两类，其分布与运动神经元的分布相似。高位中枢的下行纤维及各种感觉传入，大部分终止在中间神经元上，其功能不仅是介导传入和传出信号，更重要的是能将所接受的各种信息整合成多种新的输出模式。

有些中间神经元组成不同的回路，可将单一的输入信号变成多个信号作用于某一神经元，以放大传入冲动的强度，也可将一个传入冲动转化为连续多次的冲动，在时间上起到放大的作用。中间神经元还能将一排传入冲动分散到许多远离的运动神经元群，起到放大空间输入信息的作用。若高位中枢下达到中间神经元是抑制性指令，则其可以阻止初级感觉输入对运动神经元的影响，从而起到"闸门"效应。有些中间神经元可能发挥信号转换器的作用，能将传入信号转变为抑制性信号。还有些中间神经元是许多传入通路的共同组成部分，它们能综合来自各方面的兴奋性和抑制性影响，最后发出整合后的信息并将其传送至运动神经元，从而协调肌肉的收缩，产生适宜的运动。

脊髓主要的中间神经元的种类包括闰绍细胞（Renshaw 细胞）、Ⅰa 交互抑制中间神经元、Ⅰb 抑制性中间神经元及脊髓固有神经元等。Renshaw 在 20 世纪 40 年代初发现，刺激脊髓前根产生的沿运动神经元轴突侧支逆行传导的冲动，可以使运动神经元兴奋性降低。他将此现象称为返回性抑制。随后的实验证明，返回性抑制是由于运动神经元轴突侧支的放电兴奋了抑制性中间神经元，并转而抑制运动神经元而引起的。这类中间神经元被命名为闰绍细胞。闰绍细胞位于脊髓灰质前角的第Ⅶ层内，在前角运动神经元核群的腹内侧区。它主要接受来自同名肌和协同肌运动神经元轴突侧支的兴奋性传入。闰绍细胞与运动神经元间的突触联系组成一个负反馈回路，其功能是调节运动神经元的放电频率。当运动神经元的放电增加时，通过闰绍细胞的反馈使运动神经元放电频率降低，反之则增加。闰绍细胞还接受许多高位中枢的下行控制，进而调节运动神经元的活动。

Ⅰa 交互抑制中间神经元也位于脊髓灰质的第Ⅶ层、运动神经元核群的背内侧部，主要接受来自同名肌和协同肌的 Ⅰa 类传入纤维的单突触兴奋性传入，其轴突与支配拮抗肌的运动神经元形成抑制性突触，这是牵张反射交互抑制形成的原因。它的主要功能是防止相拮抗的肌肉同时收缩，以协调反射活动。Ⅰb 抑制性中间神经元位于脊髓灰质第Ⅵ、Ⅶ层的中间内侧核区域，接受来自高尔基腱器官的 Ⅰb 传入纤维的冲动，发出轴突与同名肌和协同肌运动神经元形成抑制性突触联系，组成调节肌张力的负反馈系统。当肌肉张力超过一定值时，Ⅰb 类的传入纤维冲动兴奋 Ⅰb 中间神经元，从而导致运动神经元抑制，使肌张力不会进一步升高，反之亦然。脊髓固有神经元是指其纤维分布范围局限在脊髓内的中间神经元，接受来自外周的感觉传入，如肌肉 Ⅰb、Ⅱ、Ⅲ类传入纤维和皮肤传入纤维及高位中枢的下行通路控制，参与多种脊髓反射，在协调不同肌肉群的运动中起重要作用。

感觉神经元、中间神经元和运动神经元构成了脊髓的神经回路，这些回路可以介导运动的一些基本反射活动。

三、脊髓对躯体运动的控制

脊髓对躯体运动的控制主要通过脊髓反射进行。脊髓反射是指其反射弧的中枢部分局限在脊髓的一切反射，包括牵张反射、屈肌反射、对侧伸肌反射等。脊髓反射多数不受意识控制。检查某些脊髓反射对于诊断神经系统的疾病或损伤的定位具有临床意义。

（一）牵张反射

牵拉骨骼肌而引起的肌肉收缩反应称为牵张反射（stretch reflex）。在研究去大脑僵直动物的反射时发现，骨骼肌受到外力牵拉伸长时，能引起受牵拉肌肉的收缩；切断背根或前根后，上述反应均消失，说明这种反应是反射性的，而非来自肌肉本身。牵张反射表现为两种形式：位相性牵张反射（phasic stretch reflex）和紧张性牵张反射（tonic stretch reflex）。前者由肌梭的初级传入纤维引起，而后者则依赖初级和次级两种传入末梢的传入兴奋。

位相性牵张反射由快速牵拉肌肉引起，它的作用是对抗肌肉的拉长，其特点是时程较短和产生的肌力较大，并发生一次位相性收缩。叩击膝盖的肌腱时引起的膝跳反射就是一个典型的例子。叩击髌骨肌腱使伸肌股四头肌被短暂拉长，导致其反射性的收缩和屈肌股二头肌的同时松弛，从而使小腿快速弹起。其反射弧是从股四头肌的肌梭本体感受器的Ⅰa类传入纤维进入脊髓灰质后，直接与支配股四头肌及协同肌的运动神经元发生单突触联系。如果兴奋达到阈值，这些运动神经元就发放冲动，使股四头肌及协同肌收缩，从而导致与膝关节相连的小腿伸展。同时，在Ⅰa类传入纤维兴奋运动神经元而引起协同肌收缩的同时，还有其他Ⅰa类传入纤维的分支末梢分布到Ⅰa抑制性中间神经元。这些Ⅰa抑制性中间神经元中支配拮抗肌的运动神经元，可导致拮抗肌舒张。这种牵拉肌肉引起某些运动神经元的兴奋，而另一相拮抗的运动神经元抑制，这一生理现象称为交互抑制。

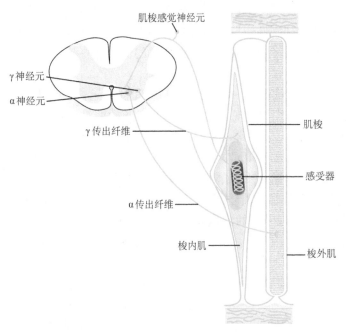

图 11-2　牵张反射产生的神经机制的示意图

肌肉受牵拉→梭内肌变长→肌梭感受器兴奋→传入神经兴奋→脊髓前角α神经元兴奋→梭外肌收缩

紧张性牵张反射（也称肌紧张）由缓慢牵拉肌肉引起，主要调节肌肉的紧张度，对维持姿势非常重要，多发生在维持姿势的伸肌上。该反射是由肌梭初级（Ⅰa）和次级（Ⅱ）神经末梢共同传递，因而紧张性牵张反射与位相牵张反射一样，具有大量的单突触反射。当一个人站立时，他的腿部关节必须维持在特殊的位置以阻止弯曲，任何轻微的伸长或弯曲将引起紧张性牵张反射，使肌肉持续收缩，从而帮助人体笔直站立。

牵张反射可以说是脊髓回路介导的一种最简单的运动反射，其回路仅由两个神经元即1个肌梭感觉神经元和1个运动神经元（α神经元、γ神经元）构成，是一种单突触反射（图11-2）。尽管简单，但其体现了复杂运动回路所具有的感觉-运动整合基本功能特征。

（二）屈反射

肢体的皮肤或肌肉受伤害性刺激时，肢体可快速地回缩，这种反应称为屈反射（flexion reflex），它是一种保护性反射，能够保护四肢免受进一步的伤害和损伤。与牵张反射不同，屈反射的感受器是位于体表的皮肤感受器，其反射通路是突触回路，需要多个关节上的肌肉协调收缩才能完成。屈反射最典型的反应模式是，经中间神经元兴奋同侧屈肌运动神经元、抑制同侧伸肌运动神经元；刺激强度增大能引起对侧伸肌运动神经元兴奋和对侧屈肌运动神经元的抑制，这种现象称为对侧伸肌反射。屈反射的空间范围和肌肉收缩力与刺激强度和性质密切相关。

第三节　脑干对躯体运动的控制

运动控制的第二个等级是脑干（brain stem），脑干中的许多神经元群投射到脊髓灰质，并终止于脊髓中间神经元和运动神经元。除皮质脊髓束外，运动控制的所有下行通路都起源于脑干，其中重要的有起源于脑干网状结构和前庭核的下行投射。失去高位中枢但是脑干功能完整的动物已具有诸如站立、行走和姿势控制等整合运动的能力。脑干中央部的神经元和纤维组成网状结构（reticular formation），它可接受来自脊髓、大脑皮层、基底神经节和小脑的投射，并对相关信息进行整合处理。前庭系统与网状结构之间有直接的纤维联系，其下行通路前庭脊髓束对头在空间位置的改变和各种加速刺激起反应。

一、脑干网状结构

（一）概念及其纤维联系

脑干网状结构是位于中脑、脑桥和延髓中央部的神经元和神经纤维的一个集合区域。其中有由大小不同神经元形成的网状结构核团，虽然核团的界线不是很明确，但网状结构并不杂乱无章，我们可以明确分辨出网状神经核群及网状结构形成的纤维束。

根据细胞结构与功能，网状结构分为正中区、内侧区和外侧区 3 个纵长的区域。正中区的核群位于脑干中线及其附近，又称中缝核群（nuclei raphes）。中缝核群与端脑、间脑、脑干和脊髓有广泛的纤维联系。网状结构内侧区位于正中区的外侧，占据被盖部内侧的 2/3。网状结构外侧区占据被盖的外侧 1/3，主要由小细胞组成。

网状结构内侧区主要接受来自网状结构外侧区的传入纤维，也接受来自脊髓、脑干、小脑、间脑和端脑的纤维。网状结构内侧区的传出纤维既可投射至前脑，又可下行至脊髓（图 11-3）。网状结构外侧区主要接受各种感觉传导通路的侧支或纤维，其轴突向内侧与网状结构内侧区形成突触联系。外侧区也接受来自对侧大脑皮层运动区和对侧红核的下行纤维。

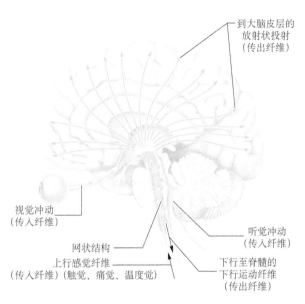

图 11-3 脑干网状结构及其纤维投射

（二）脑干网状结构对躯体运动的调节

脊髓牵张反射受高位中枢调控，网状脊髓束、前庭脊髓束和红核脊髓束是抑制脊髓牵张反射的 3 条主要下行通路。三者的传出冲动在脊髓运动神经元保持着兴奋与抑制作用的平衡，从而保持不同肌群适当的肌紧张状态。中枢神经系统通过持续调整不同部位骨骼肌的张力才能完成各种动作。因此，肌紧张对躯体运动的完成具有重要的意义。

1. 脑干网状结构对肌紧张的易化和抑制效应 前脑网状纤维和锥体束的侧支终止于发出网状脊髓束的内侧网状核群，网状脊髓束与脊髓中间神经元发生突触联系，最终调控着前角运动神经元。这种调控作用既有抑制性的，又有易化性的。

网状结构易化区的分布范围非常广泛，包括延髓网状结构的背外侧部分、脑桥被盖、中脑的中央灰质和被盖，以及底丘脑、下丘脑和丘脑的中线核群。该区域活动增强时，可易化肌肉的牵张反射。易化区接受许多神经中枢的影响，如纹状体可减弱易化区的活动，而下丘脑、新小脑、红核、前庭神经和前庭核的兴奋，可增强易化区的活动。来自脊髓的感觉通路侧支的冲动，对易化区的活动也有调节作用。

网状结构抑制区的范围较小，仅分布于延髓网状结构的腹内侧部，相当于巨细胞网状核靠尾端部分和部分腹侧网状核。刺激猫或猴的此区，可抑制脊髓牵张反射，降低肌张力。这种抑制效应很强，能使去大脑僵直动物强直的肢体松弛下来。刺激此区，还可抑制由大脑皮层兴奋引起的躯体运动。抑制效应主要作用于双侧伸肌，以同侧效应更明显。临床上，锥体束损伤可出现痉挛性瘫痪，其原因可能有：一是大脑皮层神经元对下位运动神经元的抑制性作用取消；二是前脑网状纤维和网状结构抑制区的效应减弱；三是脑干网状结构易化区的作用相对加强。

2. 高位中枢对网状结构易化区和抑制区活动的调节 网状结构易化区和抑制区的活动受高位中枢的调控。小脑前叶蚓部（内侧区）、大脑皮层运动区和纹状体通过调节网状结构抑制区间接起作用，使肌张力降低。小脑前叶蚓旁部（中间区）和外侧部、下丘脑和前庭核与网状结构易化区有纤维联系，可使肌张力增强；大脑皮层和前庭核可直接控制脊髓运动神经元，有调节肌紧张的作用。感觉传入侧支投射到易化区，也影响易化区对肌张力的调节；通过红核脊髓束兴奋脊髓前角的屈肌运动神经元，抑制伸肌运动神经元，此下行通路可拮抗前庭脊髓束对脊髓运动神经元的作用。

在生理状态下，高位中枢对脊髓牵张反射中枢的易化作用与抑制作用维持相对平衡，易化作用稍占优势，故各肌群保持适当的肌紧张。横断中脑的上丘与下丘之间脑干的动物，表现为昂头、翘尾、四肢伸直和脊柱挺硬状态，称为去大脑强直（decerebrate rigidity，又称僵直）。这是一种以伸肌为主的肌紧张现象。去大脑强直的产生是由于前脑的下行纤维均被切断，其中下行到抑制区的纤维比易化区的多。易化区尾侧部还可接受小脑前叶蚓旁部和外侧部的传入冲动，以及前庭核和经脊髓上传的感觉传入；而抑制区则只有来自小脑蚓部的传入联系，所以，网状结构易化区对牵张反射的影响明显占优势，而产生去大脑强直。也有实验表明，若横断面适当向头端偏移，在红核嘴端横断脑干，保持红核与红核脊髓束完好，去大脑强直现象就不会出现。在人类，由于中脑疾患也可表现为头后仰，上、下肢均强硬伸直，上臂内旋等类似于动物去大脑强直现象。此状态的出现表明病变已严重侵犯脑干，提示预后不良。

二、前庭核复合体

（一）前庭核复合体及其脊髓投射

位于脑干脑桥处的前庭核复合体（vestibular nuclear complex，VNC）包括前庭上核、外侧核、内侧核和降核4个主核。投射至眼外肌运动核的前庭纤维来自前庭上核和内侧核，而投射至脊髓的则来自前庭外侧核、内侧核和降核。VNC至脊髓的下行投射——前庭脊髓束可分成外侧束和内侧束两部分。外侧束起源于外侧核，在脊髓内同侧下行，可以同时作用于脊髓不同平面。外侧束轴突终止于脊髓的前角，对所有靶细胞均产生兴奋性作用。内侧束起源于内侧核、降核和外侧核，其纤维为双侧下行纤维，在颈脊髓平面以下节段纤维数目减少，少数可达胸脊髓。内侧束以抑制性纤维为主，也有兴奋性纤维，两者均终止于脊髓前角。

（二）前庭脊髓束对脊髓运动神经元的作用

前庭脊髓外侧束兴奋可引起伸肌活动增强，刺激前庭外侧核使分布于颈、背、前后肢的伸肌运动神经元产生兴奋性突触后电位，同时也对屈肌运动神经元产生交互性抑制。外侧束与后肢运动神经元主要是多突触联系，可以通过中间神经元对脊髓节段性反射进行调节，引起拮抗肌间的交互抑制和对侧伸肌反射。刺激前庭内侧核通过前庭脊髓内侧束可以引起颈部伸肌和背部肌肉运动神经元的单突触抑制，但尚未发现其轴突和四肢运动神经元有联系。内侧束对脊髓运动神经元具有双侧抑制和对侧兴奋作用，而外侧束则只对同侧有兴奋作用。

第四节　大脑皮层对随意运动的控制

大脑皮层是运动控制的最高中枢，脑干和脊髓属于较低级的运动控制中枢。脑干和脊髓为机体提供了一些基本的运动模式，这些模式就像计算机程序的子程序一样，能够被大脑皮层随时调用，并形成各种更为复杂的运动行为。脑干和脊髓这些低级中枢的调节作用使得大脑皮层可以不必对每个运动细节都进行控制，从而能够发挥其更为重要的管理随意运动的功能。

随意运动是为了达到某种目的而指向一定目标的运动或行为，它既可由一定的感觉刺激引起，也可由主观意愿而产生。一个随意运动，通常分为运动计划、运动编程、运动执行3个阶段。运动计划及运动编程完成后，命令由大脑皮层下行投射通路传递到脊髓运动神经元。该命令包括规定肌肉群活动的时间顺序、肌肉收缩力的强度及关节屈伸的角度。在运动执行过程中，因负荷和阻力变化随时调整运动参数，才能完成预定的运动。为了对运动进行精确控制，运动编程和运动执行均需要不断地接受各种感觉信息进行反馈调节。

大脑皮层运动区作为运动控制的最高中枢，主要由初级运动皮层、次级运动区（包括运动前区和辅助运动区）组成。它们经皮质脊髓束直接投射到脊髓，或通过脑干的下行系统间接影响脊髓。运动前区和辅助运动区也有纤维投射至初级运动皮层，这两个前运动区在协调复杂运动中起重要作用。

一、大脑皮层运动区的定位和感觉传入

(一) 大脑皮层运动区的定位

20世纪初，有研究发现电刺激大脑皮层额叶可以使对侧肢体收缩，进而根据电刺激皮层不同部位产生相应的躯体运动效应从而得到大脑皮层运动定位图谱，该定位图谱显示，沿着中央前回从外侧到顶部有序地排列着面、手指、手、臂、躯干、腿和足的控制区（图11-4）。运动执行中需要精细控制的手指、手和面部，在初级皮层运动区有着较大的代表区，这与皮层感觉区中有重要感受功能的躯体部位也占据大代表区的特点一样。大脑皮层运动定位的发现对临床上由于创伤、脑缺血和脑肿瘤等产生的运动障碍的解释和定位有重要作用。

大脑皮层内微小电刺激可引发单块肌肉的收缩，引起一块肌肉收缩的有效皮层刺激范围集中在一个与皮层表面垂直的柱状区域内，与体感皮层及视皮层中的皮层柱相似，大脑皮层细胞也呈纵向柱状排列，称为运动柱（motor column）。这些单块肌肉也可被刺激几个不同部位的运动柱所激活，表明皮层不同部位的神经元可投射至同一靶肌肉。单根皮质脊髓束轴突末梢可终止于多个脊髓运动神经元，说明同一皮层神经元可影响多个肌肉活动。

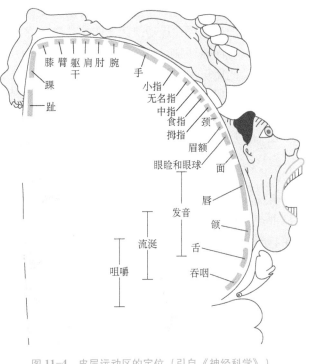

图 11-4　皮层运动区的定位（引自《神经科学》）

(二) 大脑皮层运动区的可塑性

运动皮层的躯体定位分布不是固定不变的，动物实验和临床研究都表明，运动皮层的躯体定位分布是可塑的，在运动学习和损伤后都可以被改变。当阻塞猴皮层一根小动脉造成控制手和手指的初级运动皮层的一小部分细胞变性死亡时，动物丧失用手指从小洞内取出小块食物的能力，继而损伤区周围的皮层手代表区也萎缩。将这些猴再分成接受训练及不接受训练两组，结果发现两组猴的手和前臂皮层代表区的运动定位图发生明显改变。不再训练用手取物的猴，皮层内手和前臂代表区几乎消失，而肘和肩代表区却扩展至相应区域。接受再训练的动物，因每天训练用手取物，其手和前臂控制区的皮层延伸至邻近的肘和肩的运动代表区，在3~4周后恢复了用手从小洞中取食物块的能力。由此也表明，脑卒中后康复训练的重要性。

拓展阅读 11-2

幻肢和幻肢痛

幻肢（phantom limb）是指患者在肢体切除后仍感觉肢体的存在。幻肢痛（phantom pain）是患者在幻肢或幻指上产生的疼痛感。早在16世纪，法国的外科医生巴雷已经注意到幻肢的存在，50%~80%的截肢患者会在其截去部位经历幻肢的现象，其中一半的患者有令人无法忍受的幻肢痛。关于幻肢产生的原因有以下解释：外周信息传到感觉皮层才能使人产生知觉，手在皮层的投射区域与脸和躯干相邻，当患者手部被截掉时，手传入皮层的神经就失去作用，而脸部和躯干部的皮层神经纤维则延伸至手部投射区，使从脸和躯干传入的信息也会达到手部皮层区域。因此，大脑一直产生手还存在的错觉。

(三) 大脑皮层运动区的感觉传入

大脑皮层运动区接受3方面的传入。一是从外周来的传入纤维经脊髓到达丘脑腹后外侧核和丘脑腹外侧核，再投射到初级运动皮层。二是从小脑齿状核来的传入纤维也经丘脑腹后外侧核和腹外侧核到达初级

运动皮层，从小脑齿状核尾端的传入纤维经丘脑中转后投射到外侧运动前区。三是从苍白球和黑质来的传入纤维，经丘脑腹外侧核投射到辅助运动区。

初级和次级运动皮层可接受来自不同丘脑核的传入信息，这些通路互不重叠。丘脑内髓板核和网状核也有纤维投射到运动皮层，参与调节皮层运动神经元的兴奋性。基底神经节和小脑齿状核尾端的传入信息只能通过辅助运动区和运动前区才能将信息传递到初级运动皮层。皮层和皮层下结构关系的一个重要特征是它们之间有回路联系，每一回路在不同运动行为中起不同的作用。

此外，同侧皮层到初级运动皮层的投射包括以下几个方面。一是初级躯体感觉皮层的传入，提供皮肤和本体感觉的信息，从初级运动皮层也有纤维传到躯体感觉皮层。二是初级运动皮层与辅助运动区、运动前区之间有双向联系。三是运动前区接受后顶叶皮层的传入，后者可为确定靶点的运动提供重要的空间信息。前额皮层主要投射到腹侧前运动区，可存储物体的空间定位信息。

二、初级运动皮层对简单运动的控制

弄清运动过程中单个神经元的活动规律对了解皮层运动区如何调节运动行为很有必要。实验证实，猴在屈曲或伸展肢体单个关节时，对侧初级运动皮层单个神经元的活动发生改变。在某一关节发生运动时，皮层神经元可在运动发生前几百毫秒开始出现最大放电。在屈曲手腕的过程中，初级运动皮层神经元放电可随手运动力量而变化，而不是随手位置移动幅度而变化。大多数运动需要多个关节和肌肉的有序和精确的活动。运动皮层神经元以特定的时空模式控制肌肉激活，或者全面编码运动的特征如运动方向、程度或关节变化角度。研究者训练猴朝不同方向的目标移动一个玩具棒，然后记录初级运动皮层神经元的活动发现，所有方向的运动过程中皮层神经元都有急促放电现象。

解剖学研究和毁损实验都发现，初级运动皮层在灵长类动物单个手指运动的产生中起特殊作用。手指运动神经元散在分布于整个手控制区，它们协调调控手指运动产生的方式类似于伸手取物动作的皮层神经元群体编码模式。即使只使单一手指运动也需要激活和抑制所有手指的肌肉。一个皮层运动神经元的活动与脊髓运动神经元不同，它并不与其靶肌肉的活动强度相关联。初级运动皮层的某一特定神经元群仅在精细抓握时激活，从而进一步说明初级运动皮层在控制手指单一运动中具有特殊作用。

三、次级运动区在运动计划中的作用

次级运动区（运动前区和辅助运动区）和肌肉之间间隔更多的突触，其功能较为复杂。与初级运动皮层不同，次级运动区的神经元只在某些特殊情况下才放电，它损伤时只导致不显著或较特殊的运动障碍。虽然运动前区和初级运动皮层的传出在脊髓内的分布是重叠的，运动前区和初级运动皮层的传入却不同。运动前区的损伤常导致更加复杂的运动障碍。

（一）运动前区对精细运动的控制

直接刺激运动前区也能产生运动，但所需刺激强度远大于刺激初级运动皮层所需的强度。运动前区位于中央前回前面，在皮层的外侧和内侧表面。解剖学研究发现，灵长类有 4 个运动前区，两个位于外侧凸面（腹外侧和背外侧运动前区），两个位于半球内侧壁（辅助运动区和扣带运动区）。在有关人类的研究中也发现有相同的运动前区存在，只是其大小及沟回排列在人类难以精确定位。每个运动前区都有面部和四肢的运动代表区。但是，刺激运动前区引起的运动更加复杂，包括多关节运动及类似自然协调的伸手取物运动。刺激辅助运动区能引起双侧身体运动，这提示这一区域有协调身体两侧运动的作用。

所有运动前区都发出纤维投射至初级运动皮层和脊髓，但运动前区投射至脊髓的纤维数量远少于初级运动皮层投射至脊髓运动核团的纤维数量。脊髓内运动前区与初级运动皮层投射来的轴突末梢分布重叠，这些单突触连接的存在提示运动前区也能独立控制部分运动。损毁初级运动皮层后，次级辅助运动区和运动前皮层原本引起的肢体远端肌肉的效应消失，说明这两个次级运动区对远端肌肉的影响主要是通过它们到初级运动区的投射而实现的。

（二）皮质脊髓束对脊髓运动神经元的影响

大脑皮层通过皮质脊髓束和皮质延髓束控制运动，特别是控制手指的运动。皮质延髓束终止于延髓的脑神经运动和感觉核，控制面部肌肉活动；皮质脊髓束则支配脊髓运动核，控制躯体与四肢肌肉的运动。皮质脊髓束神经末梢可强有力地直接兴奋脊髓α运动神经元。皮质脊髓束突触的一个特征是，持续刺激皮层可在脊髓运动神经元上产生逐渐增大的兴奋性突触后电位。

皮层脊髓纤维可通过颈段脊髓固有神经元，再影响支配前臂肌肉的运动神经元，还可经Ⅰa抑制性中间神经纤维对运动神经元施加抑制性影响。初级运动皮层、前运动皮层和辅助运动区都有神经元投射到脑干的网状脊髓神经元及其下行神经元，间接影响脊髓运动神经元。这些间接连接可调节远多于直接连接所控制的肌肉数量。因此，其可用于多关节运动的组织，如伸手取物和行走。切断锥体束或阻断初级运动皮层、运动前区的皮层脊髓投射均可产生对侧运动减弱，不再能进行精确的行为控制；肢体远侧肌肉受累最严重，使用手做精细运动的能力完全丧失；锥体束损伤后的爬、跳及一般运动似乎正常，可能是由于皮层的指令可通过脑干下行投射至脊髓的间接通路而实现的。

第五节 小脑和基底神经节对运动的调节

除了脊髓、脑干和大脑皮层这3个运动控制结构之外，脑的另外两个部分——小脑和基底神经节也参与了运动控制。小脑通过对皮层的下行运动指令和实际运动执行情况的反馈信息进行比较来提高运动的精确性。小脑受损会导致肌肉活动不协调，从而引起各种运动障碍和躯体平衡失调，此外小脑在运动学习中起重要作用。基底神经节接受所有皮层区域的传入，其传出纤维主要投射到与运动计划有关的额叶皮层。基底神经节的病变也会导致一系列的运动障碍，包括自发运动的丧失、随意运动异常和平衡失调。小脑和基底神经节并不直接发起运动和指挥肌肉的活动，而是作为皮层下的运动调节中枢配合皮层完成这些运动功能。换句话说，没有基底神经或小脑的参与，机体也能产生运动行为，然而该运动将缺少计划性和稳定性。

一、小脑对运动的调节

（一）小脑的结构及其神经回路

小脑由外层的灰质、内部的白质和3对深部核团组成。这3对小脑深部核团是顶核、间位核和齿状核。人类的间位核分化成球状核和栓状核。小脑的传入联系主要来自前庭、脊髓和大脑皮层，到达小脑的传入纤维分别与小脑深部核团和小脑皮层的神经元形成突触联系。小脑皮层的传出纤维（浦肯野细胞的轴突）大多数投射到小脑深部核团，再由其发出离核纤维构成小脑的传出，投射到皮层运动区和脑干的运动核团。还有少部分小脑皮层纤维直接投射到前庭核。

小脑皮层的结构和神经回路的组成相对简单，整个小脑皮层的细胞结构与神经回路基本一样。小脑皮层均为3层结构，由外向内为分子层、浦肯野细胞层和颗粒细胞层，其中含有苔藓纤维、攀缘纤维和胺能纤维3种传入纤维，以及颗粒细胞、浦肯野细胞、篮状细胞、星状细胞和高尔基细胞5种神经元。除浦肯野细胞外，其余4种神经元都是中间神经元。浦肯野细胞属于抑制性神经元，其轴突是小脑皮层的唯一传出途径，投射至小脑深部核团和前庭核，在其末梢释放的γ-氨基丁酸的作用下，浦肯野细胞对深部核团与前庭核神经元有强烈的抑制作用。苔藓纤维和攀缘纤维均以兴奋性氨基酸为递质，分别对颗粒细胞和浦肯野细胞发挥兴奋作用。以浦肯野细胞为中心，小脑的传入纤维和中间神经元就构成了小脑的基本神经回路。

（二）小脑对运动功能的控制

小脑分为前庭小脑、脊髓小脑和皮层小脑3个不同的功能区域，分别接受前庭系统、脊髓和大脑皮层的传入，其传出也可相应地到达前庭核、脊髓和大脑皮层，形成3个闭合的神经回路。在脊椎动物的进化过程中，这3个功能区分别随前庭系统、脊髓和大脑皮层的发展而先后出现，故又被称为古小脑、旧小脑和新小脑。由于小脑的这3个区域有不同的传入和传出联系，它们在运动控制中所起的作用不同，损伤后所引起的临床症状也不同。

1. 前庭小脑对躯体平衡和眼球运动的控制　前庭小脑主要由绒球小结叶构成。到达前庭小脑的传入纤维分初级和次级两类。初级前庭传入纤维起自两侧半规管和耳石器，是所有小脑传入纤维中唯一不经中转直接到达小脑皮层的外周纤维。次级前庭传入纤维起源于前庭核的间接投射。这些前庭传入纤维向小脑传递了头部位置变化和头部相对于重力作用方向的信息。前庭小脑作用于前庭核，再经前庭脊髓束影响脊髓中支配躯体肌肉的运动神经元的兴奋性活动，进而控制躯体肌肉的收缩活动，对维持躯体平衡起重要作用。前庭小脑的另一个重要功能是控制眼球的运动和协调头部运动时眼球为保持视像而进行的凝视运动。

绒球小结叶的病变将导致明显的平衡障碍，患者出现倾倒、共济失调步态及自发性眼球震颤等症状。这是由于前庭小脑的损坏使患者丧失了利用前庭信息来协调躯体运动和眼球运动的能力。

2. 脊髓小脑对肌肉张力和运动执行的控制　脊髓小脑纵贯小脑前叶和后叶的正中部分，包括内侧区和中间区两个纵区。这两个纵区的传入主要来自脊髓。内侧区的传出经顶核、中间区的传出经间位核到达脑干和运动皮层，分别控制脑干和皮层起源的内侧和外侧下行系统，从而对肢体运动起重要控制作用。

躯体感觉传入信息经脊髓小脑通路到达小脑。脊髓小脑还接受视觉、听觉和前庭信息的传入。与大脑皮层相比，小脑的感觉定位比较粗糙，除外周传入之外，脊髓小脑还接受经脑桥中转的大脑皮层感觉区和运动区的传入信息。刺激大脑皮层，记录小脑皮层的反应，可以获得大脑皮层-小脑皮层关系的定位图。由此说明在运动执行的过程中，脊髓小脑一方面接受发起随意运动的皮层运动区的信息，另一方面也可获得执行这些运动所牵涉的头、颈、躯干和四肢的感觉反馈信息。脊髓小脑是一个与下行运动系统有众多联系的功能纵区。但是，刺激小脑皮层并不能引起肌肉的收缩。这是因为小脑并不直接与脊髓运动神经元相连接，而是通过对脑干和大脑皮层运动区的调制作用影响运动行为。脊髓小脑的顶核投射到前庭外侧核和延髓网状结构，也经丘脑腹外侧核上行投射到皮层运动区。

脊髓小脑的主要功能是配合大脑皮层对随意运动的适时管理。在大脑皮层运动区向脊髓发出运动指令的同时，即通过锥体束的侧支也向脊髓小脑送去了有关运动执行具体内容的指令。小脑的作用在于将这些内、外反馈信息进行比较和整合，察觉运动执行情况与运动指令之间的误差，发出校正信号向上经丘脑腹外侧核到达大脑皮层运动区，修正后者的活动，使其符合当时运动的实际情况；向下经红核脊髓束和网状脊髓束等通路间接地调节外周肌肉装置的活动，纠正运动的偏差，使运动按预定的程序和轨道正确地执行。

脊髓小脑受损的患者不能有效地利用反馈信息，运动变得笨拙而不准确，出现共济失调、辨距不良和震颤等现象。这种出现在动作末了的终末性震颤是负反馈控制系统失灵的一个典型症状。脊髓小脑受损使肌张力减退，这表明在正常情况下脊髓小脑也有调节肌张力的功能。这种调节作用是通过前庭-脊髓、红核-脊髓和网状-脊髓等下行系统对脊髓 α 和（或）γ 运动神经元的兴奋性作用实现的。适宜的肌紧张是一切反射性活动和随意性运动的基础，造成肌紧张改变的小脑损伤势必影响各种类型的肌肉活动。

3. 皮层小脑在运动计划和程序编制中的作用　皮层小脑即小脑的外侧区，它不接受外周感觉的输入，其输入来自大脑皮层的广泛区域。这些区域的传入纤维均经桥核中转而投射到对侧小脑半球。皮层小脑的传出纤维从齿状核发出，经丘脑腹外侧核回到大脑皮层运动区和运动前区。

皮层小脑与大脑皮层感觉联络区、运动前区及基底神经节一起参与了运动计划的生成和运动程序的编制过程。一个随意运动的产生包括运动的计划和程序的编排及运动程序的执行两个不同阶段。小脑和基底神经节作为从大脑皮层到脊髓的运动信息流通道上的两个侧环参与了随意运动的发起和管理。就小脑而言，皮层小脑和脊髓小脑是以两个相对独立的功能部分在运动的不同阶段发挥作用。前者参与运动的计划和程序的生成，后者则利用感觉反馈对运动进行即时的管理。

二、基底神经节对运动的调节

基底神经节（basal ganglia）是皮层下一组核团的总称，位于大脑半球的深部，纤维联系与生理功能都很复杂。与皮层小脑一起构成皮层下调控运动的重要脑区。基底神经节主要包括纹状体、丘脑底核和黑质，而纹状体又包括尾状核、壳核和苍白球。尾状核和壳核在种系发生上较苍白球发生得晚，称为新纹状体，苍白球分为内侧和外侧两部分，在发生上较古老的，称为旧纹状体。黑质可分为致密部和网状部。网状部的细胞结构类似苍白球，致密部由多巴胺能神经元所组成。尾状核与壳核是基底神经节中的主要输入核，苍白球的内侧部和黑质的网状部是基底神经节的主要输出核。在基底神经节中，与运动功能有关的主要是纹状体。基底神经节由多个核团组成，因此其表现的生理功能不是单一的。有些核团与运动控制无关，而有些核团除参与运动控制之外，还具有自主神经功能、感觉功能及行为调控功能等，这是由于基底神经节与边缘系统之间有密切联系。

基底神经节与大脑皮层之间的神经回路及对运动的调节见第十七章第二节"帕金森病的发病机制"。

本章小结

本章首先对躯体运动的分类及感觉信息在运动控制中的作用进行了概述，然后分别对脊髓、脑干、大脑皮层及小脑、基底神经节在运动控制中的作用进行了深入的阐述。在"脊髓对躯体运动的调节"一节中主要介绍脊髓运动神经元、脊髓中间神经元及牵张反射和屈反射等基本概念，在"脑干对躯体运动的控制"一节中主要描述脑干网状结构的易化和抑制效应，而大脑皮层作为运动调控的最高中枢，在随意运动中发挥重要的作用。小脑和基底神经节虽然不直接发起运动和指挥肌肉的活动，但其病变将导致一系列严重的运动平衡障碍。

（陈鹏慧　熊　鹰）

第十二章

学习记忆

主要知识点和专业英语词汇

主要知识点：学习和记忆的概念与分类；习惯化与敏感化的细胞机制；突触可塑性的概念；长时程增强的概念；海马的长时程增强的特性；海马早期长时程增强的突触机制；脑内的记忆系统。

专业英语词汇：habituation；sensitization；gill-withdraw reflex；short-term memory；long-term memory；explicit memory；implicit memory；long term potentiation；long term depression；engram cell。

学习记忆（learning and memory）是脑的最基本的功能，是人和动物生存不可缺少的高级脑功能。学习是指获得外界知识的神经活动过程，而记忆则是将获得的知识储存和读取的神经活动过程。学习与记忆相互关联，学习是记忆的前提，而且新的学习又是在已获得的记忆基础上进行的。

学习如何发生、记忆如何储存和再现一直是神经科学研究的热点问题。一百多年来，相关学科的研究者对学习记忆的神经机制进行了广泛的研究和探讨，尤其是近 30 年，随着神经生理学、分子生物学、神经生物学和脑功能成像等学科或技术的快速发展，科学家进一步在分子、细胞和行为等不同水平对学习记忆这一复杂脑功能的神经机制进行了深入的研究及阐明。本章从学习记忆的基本概念、解剖学基础和神经机制等方面对学习记忆进行阐述。

第一节 学习记忆的基本概念

一、非联合型学习

非联合型学习（nonassociative learning）是指刺激和反应之间不形成明确联系的简单学习形式，主要指单一刺激长期重复作用后，个体对该刺激的反射性反应增强或减弱的神经过程，它包括习惯化和敏感化。

1. 习惯化（habituation） 是指当一个不产生伤害性效应的刺激重复作用于机体时，机体对该刺激的反应逐渐减弱的现象。习惯化虽然是最简单的学习形式，但对所有动物来说都具有广泛的适应意义。

2. 敏感化（sensitization） 一个弱的刺激会引起一个弱的反应；但是，如果反应发生在一个强刺激或伤害性刺激之后，神经系统对该弱刺激的反应明显增强，这一现象称为敏感化。这种强刺激和弱刺激之间并不需要建立联系，在时间和空间上也不需要结合，因此有人将敏感化称为假性条件反射。

二、联合型学习

联合型学习（associative learning）是指两个或两个以上事件在时间上很靠近地重复发生，最后逐渐建立联系，它又可分为经典性条件反射、操作式条件反射、厌恶学习和复合学习等。

1. 经典性条件反射（classical conditioning）　也称巴甫洛夫条件反射，是指条件刺激和非条件刺激反复结合强化，一段时间后动物对条件刺激也产生了与非条件刺激相同的反应。恐惧条件反射（fear conditioning）也是一种经典性条件反射，是指条件性刺激和非条件性刺激关联在一起后，机体对条件性刺激产生的一种防御性反应。

2. 操作式条件反射（operated conditioning）　是指在条件刺激出现后，动物必须经过自己的某种运动或操作才能获得非条件刺激（食物、电击）的强化，经过一段时间训练后，条件刺激可引起某种行为或操作反应。

（1）回避性条件反射（avoidance conditioning）：分为主动回避反应和被动回避反应，动物对伤害性条件刺激事先做出适当反应以避开这种刺激的称为主动回避，如穿梭箱实验和爬杆实验。动物受到伤害性刺激后被动地采取某种行为而避开刺激的称被动回避，如避暗和跳台实验。

（2）压杆条件反射（lever press conditioning）：动物学会踩动杠杆而得到食物奖励，类似的还有斯金纳箱（Skinner box）条件反射。

（3）辨别性学习（discrimination learning）：动物学习辨别空间、颜色、图形等的能力。迷宫学习是一种空间的辨别学习，较常用的有 T 形迷宫、Y 形迷宫、Morris 水迷宫和复杂的多臂迷宫等。

（4）延迟反应（delayed response）：动物必须延搁一定时间后进行操作才能获得奖励或逃脱惩罚。这是一种有一定难度的学习，常以猴为实验对象。

3. 厌恶学习（aversion learning）　用强 X 射线照射大鼠损伤其胃肠道的同时给其饮用甜水，康复后，大鼠便拒绝饮用此种甜水，这种对喜好因与有害刺激产生联系而厌恶回避的现象称厌恶学习，它的形成也需要非条件刺激（疾病）和条件刺激（味道）相结合，但只需要一次训练，所以又称为一次尝试学习。

4. 复合学习（complex learning）

（1）印刻（imprinting）：是幼年动物对父母产生依恋行为的过程。

（2）潜在学习（latent learning）：学习在没有强化的条件下也能发生，这种已经发生却没有从行为中展示出来的学习，称为潜在学习。例如，把动物放在迷宫中自由活动，但不给其做任何训练，它们在随后的学习过程中比没有进过迷宫的动物快得多。

（3）观察学习（observational learning）：也称替代学习，是一种看了别的个体完成一种作业以后，自己再学习这种工作时能够更快学会的形式。

三、记忆的形成和储存

记忆的形成过程大致分为 3 个阶段：①识记或获得（registration or acquisition），通过学习在大脑留下记忆的过程；②储存和巩固（storage and consolidation），记忆由短时不稳定状态逐渐转化为长期牢固状态储存下来的过程；③再现（retrial），将储存在脑内的记忆回忆出来的过程。

（一）根据记忆的时程分类

记忆根据时程可分为短时程记忆和长时程记忆（图 12-1）。

1. 短时程记忆（short-term memory）　一般指持续几秒或几分钟的记忆，其信息储存容量有限，可以通过不断重复得以巩固并将其转化为长时程记忆。

2. 长时程记忆（long-term memory）　指保持几天、几周甚至终身的记忆，信息量极大且不需要重复。

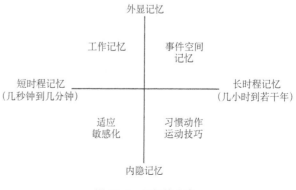

图 12-1　记忆的分类

（二）根据信息的存储与提取方式分类

记忆根据信息储存和回忆方式分为外显记忆和内隐记忆（图 12-1）。

1. 外显记忆（explicit memory） 又称陈述性记忆（declarative memory），指与特定时间、地点有关的事实、情节和资料的记忆。它可以用语言陈述或作为一种非语言的映象形式保持在记忆中，这种记忆上升到意识能被清楚地回忆，并进行推理。陈述性记忆可分为情节记忆和语义记忆，前者指与时间、地点相联系的个人经验的记忆，后者指对各种有组织的知识的记忆，如单词、公式、语法规则等。

2. 内隐记忆（implicit memory） 又称非陈述性记忆（nondeclarative memory），是关于感知觉和运动技巧等的记忆，需要经过多次重复才能逐步形成，没有意识成分参与，不能用语言描述。非陈述性记忆又可进一步分为 4 种类型：第一类称为程序性记忆，它储存各事件间相关联的信息，只能通过操作体现出来。第二类为启动效应或初始化效应，在某一场合经历过某一刺激，这一刺激以后再次出现时辨认出的速度会显著增快。第三类非陈述性记忆，是通过联合型学习所形成的经典条件反射。第四类是由非联合型学习所形成的记忆。

第二节　学习记忆的解剖学基础

一、记忆的脑功能定位

在过去很长一段时间内都认为，脑内并不存在与记忆特殊相关的结构，记忆痕迹只是弥漫地储存于整个脑内，皮层损伤的范围大小对于记忆的损害作用远大于具体的损伤部位，这一学说在生理心理学界占据了很久的支配地位。直到 20 世纪 50 年代，临床报道一例癫痫患者亨利·莫莱森（Henry Molaison）因两侧额叶内侧部切除而出现严重记忆障碍，才逐渐明确中枢存在与记忆有关的某些神经结构，而且不同类型的学习记忆由不同的脑区参加。以后随着脑功能成像技术的发展，科学家可以无创伤地研究正常人和患者学习记忆时的脑活动。这些方法包括区域性脑血流测定、正电子发射体层成像、功能性磁共振成像技术和事件相关电位测定。以上研究使人们对记忆功能在脑的定位有了初步了解。

1. 内侧颞叶　包括海马、内嗅皮层、嗅周皮层和旁海马皮层。内嗅皮层和嗅周皮层总称为嗅皮层。传入信息先到嗅皮层和旁海马皮层，然后到达海马，海马的主要传出结构是穹隆，它从后上折向前，绕着丘脑。人类对海马在记忆作用中的认识首先通过对大鼠 Morris 水迷宫实验获得的。经过训练的正常大鼠可以在放射状排列的迷宫内不走重复通路而得到食物，而海马损伤的大鼠则记不住迷宫中的有效通路，要多次尝试，花更长的时间才能得到食物。临床资料报道，切除患者双侧内侧颞叶造成陈述性记忆的短时程记忆发生困难，而长时程记忆保持完好，非陈述性记忆或程序性记忆也不受损，智商也正常。因此认为，海马主要参与信息的获得，而内侧颞叶是记忆痕迹长时程储存的场所。

在低等动物，海马是很重要的与嗅功能有关的结构，动物通过嗅觉决定哪种物品可食，哪种物品不可食。动物的嗅行为也包含了学习记忆的意义。如果海马受损，动物可能因误食毒物而死。利用条件反射的学习记忆模型观察到如果用闪光结合电击使家兔建立防御性条件反射，在条件反射逐渐形成并巩固的过程中，中枢神经系统的电活动主要集中在视皮层和海马。损毁海马后，操作式条件反射的建立十分困难，需要 100~200 次或更多的训练。双侧海马损毁后，除了反射难以建立外，动物对新异刺激不能习惯化。但局限的海马损伤还不足以使其产生遗忘，只有涉及嗅皮层的更广泛损伤才引起动物严重的遗忘。

2. 间脑　间脑和内侧颞叶有着非常密切的联系，与记忆和遗忘密切相关。间脑有 3 个结构在陈述性记忆中扮演重要角色，即下丘脑乳头体、丘脑前核、丘脑背内侧核。海马通过穹隆投射到下丘脑乳头体，乳头体神经元投射到丘脑前核，丘脑前核神经元投射到扣带回；丘脑背内侧核则接受颞叶的投射，而它本身投射到整个前额叶皮层。同时，损毁丘脑前核和丘脑背内侧核可严重地损害猴的记忆任务操作，而单独损毁丘脑背内侧核或丘脑前核只造成其轻微的损害。

3. 前额叶皮层　灵长类动物（包括人类）与其他哺乳动物最大差别之一就是脑额叶相对发达。其中，位于额叶前端的前额叶皮层尤为发达。它与内侧颞叶和间脑有许多联系，因此考虑前额叶皮层可能与学习和记忆功能有关。用猴的延搁反应作业证明了前额叶皮层确实参与记忆。前额皮层是情节记忆的一个重要脑区。功能神经影像研究发现，情节记忆的编码与左侧前额叶皮层（大致是 Broadman10、45、46 和 47 区）的代谢活动增加有关，而记忆的再现却以右侧前额叶皮层（9、10、46 区）的活动增加占优势。前额叶背外侧区是短时程工作记忆的重要脑区。后扣带皮层是前额叶皮层与海马纤维联系的驿站，在学习和记忆过程中，其代谢活动也增加。

4. 杏仁核　主要指基底外侧核，是恐惧条件反射形成和储存的部位，也是建立以自主神经反应为主的经典条件反射的重要结构，但它不参与陈述性记忆的形成。杏仁核可以通过两种方式影响长时程陈述性记忆的储存：一是调制海马及有关回路的记忆过程。二是与应激激素（肾上腺素、肾上腺皮质激素）一起增加与情绪有关的长时程陈述性记忆，这个过程也是通过海马等其他脑区完成的。选择性损毁杏仁核的患者，受情绪影响的长时程记忆也会随之损伤，而非情绪有关内容的记忆仍是正常的，但是杏仁核的这些调制作用是有时间限制的，不能长时间维持。

以上核团或脑区与陈述性记忆关系密切。而对于非陈述性记忆，基底神经节、小脑、大脑皮层运动区也起了重要的作用（图 12-2）。

二、记忆的神经回路

1. 陈述性记忆的神经回路　短期和中期的陈述性记忆需要皮层和边缘结构，特别是海马的参与。陈述性记忆的神经回路大致是视、听、触觉刺激进入大脑初级感觉皮层（味觉和嗅觉主要进入颞叶和额叶的边缘旁皮层）→联合皮层→内侧颞叶边缘系统、丘脑内侧核团、额叶腹内侧部分→基底前脑胆碱能系统→大脑联合皮层。不同的记忆可能较弥散地分布在皮层各区，但它们之间仍有相互联系。

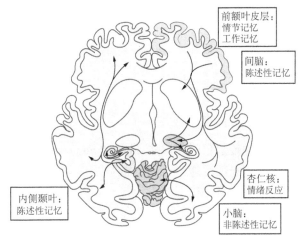

图 12-2　不同类型记忆所涉及的相关脑区

2. 非陈述性记忆的神经回路　由皮质-纹状体系统负责。在哺乳动物，初级运动皮层、运动前区和前额叶皮层在 3 个层次对运动功能进行调控，而前额叶皮层居最高的支配地位。脊髓、脑干和小脑储存相对比较简单的运动记忆，支配反射性活动，调节许多种系先天的、固定型式的防御性反应，它们在皮层的调控下也可以完成条件性运动反应，小脑还具有认知功能，参与空间记忆。经过训练，皮层的运动记忆移位至较低级的运动中枢，如基底神经节。

非陈述性记忆的神经回路大致是感觉刺激→皮质感觉区和联合皮层→颞叶→尾状核→苍白球和黑质→脑干运动系统。苍白球和黑质也可以通过丘脑腹侧核投射至大脑皮层运动区，此回路的形成协助锥体系完成已学会的运动反应。此外，大脑皮层→边缘系统→伏隔核→苍白球通路在运动学习的动机形成中起重要的作用。

第三节　突触可塑性

学习记忆过程的神经基础是连接神经元之间的突触在形态和功能上的改变，这种改变称为突触的可塑性（synaptic plasticity）。突触可塑性改变包括突触形态、数量及效能的变化。突触形态的改变，以及新突触联系的形成和传递功能的建立，是一种持续时间较长的可塑性，在长期记忆中发挥作用；突触效能的改变指突触的重复性活动引发突触传递效率持续性的增加（易化）或降低（抑制）。

突触可塑性最直接的证据是在 20 世纪 70 年代初发现的。英国神经生物学家 Tim Bliss 和他的同事发现，在麻醉家兔的海马的传入纤维——穿通纤维通路上，预先施予短暂的高频（频率为 10~20 Hz，时长为 10~15 s，或频率为 100 Hz，时长为 3~4 s）电刺激后，单个测试刺激所诱发的场兴奋性突触后电位（field excited post synaptic potential，fEPSP）的幅度明显增大，潜伏期明显缩短。这表明，高频刺激能使海马结构中突触传递效能产生增强效应。而这一增强效应可以持续数小时乃至数周，因此，就把这种现象称为突触传递长时程增强。长时程增强的发现使突触可塑性和学习记忆的研究进入崭新阶段。1982 年，日本神经生物学家 Masao Ito 在小脑平行纤维——浦肯野细胞突触上，首次明确证实突触传递亦存的长时程抑制现象，长时程抑制已被认为是中枢神经系统突触可塑性的另一重要模式。

拓展阅读 12-1　　　　　　　　　　　　　　　**赫布定律**

　　1949 年加拿大心理学家 D. Hebb（1904~1985 年）提出了学习和记忆的理论模式。他把学习和记忆现象放到突触前细胞和突触后细胞活动的相互关系上加以观察。使人们有可能把细胞水平的研究和整体的理论联系起来，具有重大的理论意义。Hebb 在《行为的组构》中有一段话是现代学习和记忆研究的经典，他说如果细胞 A 的轴突非常接近细胞 B，而且反复、不断地兴奋细胞 B，那么在其中一方或两者，细胞就会发生某些功能或代谢的变化，其结果是，对引起细胞 B 兴奋而言，细胞 A 的效力提高了。

一、突触传递的长时程增强

　　突触传递长时程增强（long term potentiation，LTP）是指突触前纤维接受短暂的高频刺激后，其突触传递效率和强度增加了几倍且能数小时至几天保持这种增强的现象。LTP 最早发现于海马，后来又发现，LTP 现象普遍存在于神经系统，如皮层运动区、视皮层、内嗅皮层、外侧杏仁核、小脑及脊髓等部位。海马内 LTP 现象研究得比较清楚，所以下面主要介绍海马的 LTP。

　　（一）海马的 LTP 现象及特性

　　海马是长时程陈述性记忆形成的主要部位，主要涉及事件记忆中最初的信息编码及储存过程。海马由两部分神经元组成：一部分在齿状回，由颗粒细胞组成；另一部分在 Ammon 角，由锥体细胞组成。Ammon 角又分为 4 个区：CA1 区、CA2 区、CA3 区、CA4 区。海马的传入纤维及海马的内部回路主要形成 3 个兴奋性单突触通路：①来自内嗅皮层细胞的穿通纤维与齿状回颗粒细胞之间的突触连接；②齿状回颗粒细胞的轴突形成苔藓纤维，与 CA3 区锥体细胞之间的突触连接；③CA3 区锥体细胞的轴突形成 Schaffer 侧支与 CA1 区锥体细胞之间的突触连接，（图 12-3）。

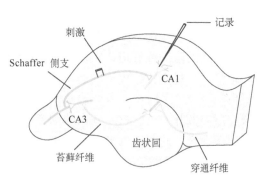

图 12-3　海马的传入纤维及形成 LTP 的主要内部回路

　　多数的有关 LTP 的研究工作集中在海马的 Schaffer 侧支到 CA1 区锥体细胞的突触部位，一方面是因为此处能引导出稳定的 LTP，另一方面是临床上发现 CA1 区损伤的患者可以有严重的记忆缺陷，所以该区可能与人的记忆关系最为密切。

　　低频刺激（每分钟 2~3 次）Schaffer 侧支，在 CA1 区神经元诱发的兴奋性突触后电位大小是恒定的，这种兴奋性突触后电位主要由 AMPA 受体调节，用 AMPA 受体的选择性拮抗剂 6-氰基-7-硝基喹噁啉 2，3-二酮（CNQX）可以完全消除这种兴奋性突触后电位的产生。如果用一定强度的高频刺激（或称强直刺激，如 15 Hz，10 s 或 100 Hz，3~4 s）重复刺激 Schaffer 侧支后，继而用单个刺激测试可以发现，突触后神经元兴奋性突触后电位明显增强，表现为潜伏期缩短、振幅增大、斜率增加。这种突触传递易化现象即 LTP。

　　海马 CA1 区锥体细胞所诱导的 LTP 具有以下 4 种重要特性。

　　1. 协同性（cooperativity）　诱导 LTP 需要足够多的传入纤维同时被激活，激活的传入纤维数量与兴奋性突出后电位的强度呈正相关。

2. 联合性（associativity） 弱刺激或低频刺激原本不引起 LTP，但是如果弱刺激传入通路与邻近强刺激传入通路同时传入，将导致两条传入通路的突触部位均产生 LTP。

3. 特异性（specificity） 假设两条通路上都可能会引起 LTP，只在施加了强直刺激的通路上能产生 LTP，而没有施加强直刺激的通路则不能产生 LTP，即 LTP 仅出现在强直刺激的突触部位。这一特性称为 LTP 的输入特异性，也称为"同突触强化"。

4. 持久性（permanence） 成功诱导 LTP 后，这种作用是持久的，可以持续几分钟乃至几个月，这也是 LTP 与其他突触可塑性的根本区别。

现普遍认为，LTP 在发生时相上可有两个期，即开始的诱导期和随后的维持期。诱导期指高频刺激引发突触反应逐渐增强直到最大值的时期，维持期指突触反应达最大值后的持续过程。对于不同脑区的 LTP 或者同一部位不同刺激方式诱导的 LTP，他们的诱导期和维持期长短不同。诱导期和维持期有着不同的形成机制。

（二）海马 LTP 诱导期的机制

以海马 CA1 区 LTP 为例，条件刺激的强度和频率是影响 LTP 诱导期的两个主要因素。这两者会影响突触后膜的去极化程度，从而关系到 NMDA 受体通道的开放。NMDA 受体是电压依赖性配体门控通道，它既受配体的调控也受跨膜电压的调控。在正常低频突触传递时，突触前膜释放的谷氨酸同时作用于 NMDA 受体和非 NMDA 受体（AMPA 受体），此时非 NMDA 受体的配体门控通道开放，Na^+ 内流，膜去极化，而此时突触后膜去极化水平往往不能解除 Mg^{2+} 对 NMDA 受体通道的堵塞，胞外 Ca^{2+} 不能进入胞内，胞内 Ca^{2+} 浓度不增高，LTP 无法诱导（图 12-4）。

当强直刺激作用于传入纤维时，①谷氨酸大量释放，非 NMDA 大量受体激活导致突触后膜去极化程度能够促使 NMDA 受体偶联通道内的 Mg^{2+} 移出，Ca^{2+} 得以流入胞内。②Ca^{2+} 内流可使膜进一步去极化，使电压依赖性 Ca^{2+} 通道开放。③谷氨酸能激活突触后膜代谢型谷氨酸受体，通过 G 蛋白激活磷脂酶 C，从而水解磷脂酰肌醇，生成 IP3，然后激活 IP3 受体，导致胞内钙库释放 Ca^{2+}。以上 3 条途径协同作用，提高 LTP 诱导期胞内 Ca^{2+} 浓度。

因此，LTP 的诱导通常需要 NMDA 受体的激活，如图 12-4 所示。NMDA 受体拮抗剂能阻断 LTP 的诱导，而低 Mg^{2+} 孵育液能促进 LTP 的诱导。细胞内注入 Ca^{2+} 螯合剂乙二醇双四乙酸（EGTA）或者在低钙环境中均不能成功诱导 LTP，而高钙溶液却能直接诱导出 LTP。这种依赖 NMDA 受体的 LTP 在海马部位主要存在于来自嗅皮层的穿通纤维与齿状回颗粒细胞形成的突触和 CA3 区锥体细胞发出的 Schaffer 侧支与 CA1 区锥体细胞之间的突触。

一些实验还表明，LTP 诱导过程中还存在 NMDA 受体非依赖机制。

（三）海马 LTP 维持期的机制

与 LTP 的诱导期不同，海马 LTP 的维持期既有突触后机制，又有突触前机制，还有突触形态的改变。

1. 海马 LTP 维持期的突触后机制 LTP 维持期有突触后功能的改变，主要包括蛋白激酶 C 的持续活化，AMPA 受体功能增强，相关酶活性的变化及作用，蛋白的磷酸化、合成及基因转录增加等过程。

（1）蛋白激酶 C 的持续活化：在 LTP 诱导过程中，强直刺激使突触后神经元胞内 Ca^{2+} 浓度大幅升高，从而激活钙调蛋白酶，该酶可切断蛋白激酶 C 分子的铰链部位，使催化区域游离到胞质中的蛋白激酶 C 持久保持在活化状态。

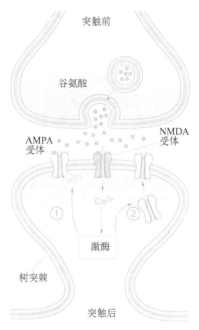

图 12-4 海马 LTP 诱导期产生机制
（引自 Bear 等，1996）

（2）AMPA 受体功能增强：在 LTP 维持期，突触反应的增强主要依靠 AMPA 受体的功能上调。CaMK Ⅱ 的激活使突触后膜 AMPA 受体偶联通道的谷氨酸受体（GluR1）亚基丝氨酸磷酸化，活性也因而上调。AMPA 受体功能的增强有以下 3 种可能：①突触后受体密度增加。②受体亲和力增加。③树突棘颈部直径改变以致突触电流从树突棘扩散到树突的效率增加。

（3）相关酶活性的变化及作用：LTP 中涉及突触后膜的酶似乎比突触前膜的要复杂，除蛋白激酶 C 外，伴随着 Ca^{2+} 的内流及受体-G 蛋白复合物的形成，还能见到 CaM/CaMKⅡ、磷脂酶 C、磷酸二酯酶、磷脂酶 A2、依赖 cAMP 的激酶的活性提高，它们的作用或是参与蛋白的磷酸化，或是参与膜磷脂的降解。

（4）蛋白的磷酸化、合成及基因转录增加：伴随 Ca^{2+} 的入胞，一系列蛋白激酶如蛋白激酶 C、蛋白激酶 A 及钙/钙调素依赖激酶（Ca^{2+}/CaMPK）被激活，该类激酶的一个重要作用就是能使底物蛋白磷酸化，这类底物包括了通道蛋白、受体蛋白、膜上 G 蛋白突触小体蛋白等重要的结构蛋白。CaMKⅡ、蛋白激酶 C、蛋白激酶 A 的长期作用都可以影响基因转录活动和蛋白质的合成。最早观察蛋白质合成情况是在整体学习记忆行为上进行的。在海马 LTP 研究中，用蛋白翻译抑制剂后，LTP 维持不超过 3~6 h。由此可以看出，LTP 的晚期阶段出现蛋白质合成，并且可能对于这阶段 LTP 维持有积极意义。

2. 海马 LTP 维持期的突触前机制　LTP 的维持还涉及突触前机制，突触前机制的最终结果是递质释放增加，包含的主要神经过程有蛋白激酶 C 的激活和逆行信使作用等。

（1）蛋白激酶 C 的激活：主要依赖突触前 Ca^{2+} 内流和突触前自身受体（如代谢型谷氨酸受体）调制第二信使系统协同作用，其主要生理作用表现为激活蛋白激酶 C 后增加 L 型和 N 型 Ca^{2+} 通道电流，并使底物 B-50 蛋白（一种神经相关蛋白 GAP-43）磷酸化，从而增加 LTP 诱导后的递质释放。同时，其还能增加轴突生长速率和增加膜骨架的稳定性，加快囊泡膜融入突触膜，从而增强突触囊泡释放。此外，通过胞内 Ca^{2+} 浓度的增加激活钙调蛋白及 CaMKⅡ，使突触素和突触小泡蛋白磷酸化，使递质释放增加。

（2）逆行信使作用：实验证明，LTP 的突触前一系列变化继发于突触后的活动，用 NMDA 受体阻断剂 DL-2-氨基 5-磷酸戊酸（APV）作用于突触后受体，或在突触后细胞内注射 Ca^{2+} 螯合剂都能抑制突触前 B-50 蛋白的磷酸化和递质释放增加。因此，突触后与突触前的相继活动需要逆行信使进行联系，主要有一氧化氮、一氧化碳、花生四烯酸、血小板激活因子和神经营养因子等。突触后神经元树突释放一氧化氮后作用于突触前鸟苷酸环化酶和 ADP 核苷酸转移酶，从而增加突触前递质释放。一氧化碳是一种膜通透性气体，其作用的靶点是突触前的可溶性鸟苷酸环化酶，使所有突触传递增强。

3. 突触形态的改变促进海马 LTP 的维持　LTP 形成过程中可以见到突触形态的改变，这种变化既是 LTP 的结果，又对 LTP 的维持发挥了作用。突触的形态改变包括突触数目的增加和突触界面曲率的增大、树突棘形态改变和数量增加、突触后致密物增厚等。

（1）突触数目的增加和突触界面曲率的增大：在 LTP 产生之后的不同时间内，突触数量出现动态变化，干突触数目明显增加，无柄棘突触数目也增加。这种增加与 LTP 的维持有一定联系。最近，利用红外显微摄像和计算机技术，人们直观地观察到了上述动态变化。不仅如此，突触界面也发生了改变，在激活区域，突触前膜嵌入后膜，凹型棘突触密度增大，结果使活性区域面积增加，递质释放的机会增多，利于突触传递效率的增强。

（2）树突棘形态改变和数量增加：实验表明，树突棘形态和数量易于受到外界环境刺激的影响。强直刺激小鼠海马穿通纤维后，齿状回分子层外侧 1/3 部位树突棘体积增大，棘头膨大，与颈部的距离缩短，这些改变使突触功能增强。

（3）突触后致密物增厚：突触后致密物是突触另一个活跃的亚结构部位，内含数十种功能蛋白分子，包括微管蛋白、肌动蛋白、受体与酶分子（如 CaMKⅡ）。LTP 形成后，突触后致密物厚度增加，并形成裂隙，在裂隙处的突触后膜向突触间隙膨出，突触前膜内陷，将突触前囊泡分隔成更多的活动区，实现由非穿孔型向有孔的马蹄形的转变。伴随 LTP 的还有其他一些形态变化，如突触前突触小泡向活性区聚集等。

（四）LTP 与学习记忆的关系

LTP 与学习记忆具有类似的特点，主要表现在以下几个方面。

1. 本质基础相同　按学习记忆的突触修饰理论，学习记忆与各种可塑性一样，本质都是突触结构和功能的变化。

2. 神经过程相关　LTP 中发现的信号分子可以影响学习记忆过程，与学习记忆有关的信号分子也能影响 LTP 的过程。例如，使用 NMDA 受体拮抗剂 APV 可以阻滞大鼠海马某些突触传递通路上 LTP 的诱导，同样，它也可损害行为实验中动物的空间辨别学习能力。

3. 特征相似 LTP 持续时间较长，在动物实验中可以观察到长达几周的增强效应，这一特征与记忆的特征最为相似。LTP 联合特征与学习记忆特征也是相似的。另外，它们的区域特征同样相似，LTP 首先在海马部位被发现，而海马是目前公认的哺乳动物学习记忆的重要脑区。

为此，人们称 LTP 就是学习记忆的突触模型。

二、突触传递的长时程抑制

突触传递效率的长时程降低称长时程抑制（long-term depression，LTD），它包括了不同的突触修饰引起的效应降低，广泛存在于神经系统，但不同部位突触发生 LTD 的诱导方法和产生机制不同。目前对 LTD 的研究主要集中于小脑和海马。

（一）小脑的 LTD 和诱导机制

小脑浦肯野细胞有两种兴奋型突触，一是与平行纤维（即小脑颗粒细胞的轴突）形成突触，二是与攀缘纤维（下橄榄神经元的轴突）形成的突触。如果同时或间隔 20 ms 用低频（1~4 Hz，25 s）电刺激先后刺激平行纤维和攀缘纤维，在平行纤维与浦肯野细胞之间形成的突触上，则可观察到突触传递的 LTD 现象。其抑制时程可长达 1 h 甚至以上，表现为浦肯野细胞诱发单位放电脉冲数的减少及兴奋性突触后电位幅度的减小。

攀缘纤维、平行纤维与浦肯野细胞之间的突触都以兴奋性氨基酸作为递质。浦肯野细胞上不存在 NMDA 受体，所以平行纤维与浦肯野细胞之间的快速兴奋性突触传递是通过非 NMDA 受体实现的。一方面，平行纤维兴奋激活浦肯野细胞上的 AMPA 受体，导致 Na^+ 内流和膜去极化，激活电压依赖性通道，从而引起 Ca^{2+} 内流，同时，代谢性谷氨酸受体激活后通过 G 蛋白偶联受体介导，偶联磷脂酶 C，导致第二信使 DAG 的生成，激活蛋白激酶 C；另一方面，攀缘纤维兴奋使浦肯野细胞快速去极化，使树突的电压依赖性 Ca^{2+} 通道开放，Ca^{2+} 进入细胞。如果应用 Ca^{2+} 螯合剂阻断 Ca^{2+} 浓度升高，则不能诱导出 LTD。因此，攀缘纤维激活导致的浦肯野细胞内 Ca^{2+} 浓度升高是诱导 LTD 的关键。

因此，小脑浦肯野细胞 LTD 的产生可能与攀缘纤维、平行纤维、浦肯野细胞这三方信号同时出现有关，攀缘纤维激活导致浦肯野细胞内 Ca^{2+} 浓度升高、平行纤维激活使 AMPA 受体活化导致浦肯野细胞内 Na^+ 浓度升高、代谢型谷氨酸受体活化导致蛋白激酶 C 系统激活，使 AMPA 受体磷酸化而失敏，表现为开放时间缩短，兴奋性突触后电流减小，产生 LTD。

（二）海马的 LTD 和诱导机制

LTD、LTP 虽然表现形式相反，都是突触可塑性的典型表现，并且能共存于一处。海马 CA3 区→CA1 区的突触在高频刺激下会产生 LTP，而低频刺激则诱导出 LTD，与 LTP 一样，这种 LTD 也依赖 NMDA 受体及 Ca^{2+} 流，被称为 NMDA 受体依赖 LTD。

大致过程为，突触后膜先去极化，使 NMDA 受体激活，Ca^{2+} 进入突触后细胞。与 LTP 不同的是，LTD 过程中进入细胞的 Ca^{2+} 数量较少，胞内 Ca^{2+} 增加持续的时间较短。胞内中等水平的 Ca^{2+} 使磷酸酶活性增加，使磷酸酶抑制剂脱磷酸而活性下降，原来处在抑制状态的磷酸酶-1 脱抑制而活性增加，CaMK II 也因脱磷酸而致活性下降，结果使 AMPA 受体磷酸化程度降低，功能随之下调，从而造成突触传递效率降低，产生 LTD。

在相同部位，当接受高频刺激时，细胞内 Ca^{2+} 浓度大幅度增加，激活蛋白激酶，导致蛋白磷酸化，使突触效能提高，则形成 LTP。

三、突触的刺激脉冲时序相关可塑性

在实验条件下，高频刺激和低频刺激可以用于诱发突触可塑性改变。但是在生理条件下，神经元并不是接受特定频率的刺激，而是接受多种频率的刺激输入。另一个影响突触强度可塑性的机制就是脉冲时序依赖可塑性（spike-time dependent plasticity，STDP）。20 世纪 90 年代，研究人员利用脑片膜片钳技术研究大鼠脑片锥体神经元时首先观察到脉冲时序依赖可塑性。在脉冲时序依赖可塑性中，突触前和突触后兴奋的精确时序对于突触强度的改变十分重要。对于两个兴奋性神经元之间的经典突触，如果突触前神经元早于突触后神经元兴奋（几十毫秒），而且这一成对兴奋重复多次后，则该突触的效能加强。与此相反，如果突触前神经元晚于突触后神经元兴奋（几十毫秒），并且重复出现，则该突触的效能被减弱。脉冲时序依赖可塑性兼具了 LTP 和 LTD 的特征，能够实现对同一突触效能的双向调控。而在形成机制上，脉冲时序依赖可塑性与 LTP 和 LTD 之间也有许多相似之处，如它们都依赖 NMDA 受体的激活。

利用赫布定律则可以很好地解释脉冲时序依赖可塑性。如果突触前神经元重复性在突触后神经元之前兴奋，那么这个突触前兴奋很可能参与到刺激突触后神经元兴奋的过程当中，因此两个神经元之间的这个突触功能被加强。与此相反，如果突触前神经元重复性地在突触后神经元之后兴奋，那么这一突触前兴奋就没有参与到突触后神经元兴奋的刺激过程中，因而这个突触的功能应该被减弱。这样，脉冲时序依赖可塑性平衡了突触强度的增强与减弱。

同一突触能够被 LTP 和 LTD 双向调控这一特性大幅度增加了神经元网络的功能灵活性和存储能力。

第四节　学习记忆的神经机制

一、习惯化和敏感化的神经机制

海兔（aplysia）是一种海洋软体动物，长度可达 30 cm，体重可达 1 kg。海兔的鳃存在于外套腔的呼吸器官，正常情况下，鳃部分被外套膜覆盖，末端形成一个喷管即虹吸管。海兔的缩鳃反射（gill-withdraw reflex）是指虹吸管受到刺激后收缩，鳃回缩入外套腔，接受外套膜保护的反应，这是一种简单的防御性反射。海兔缩鳃反射是一个较为理想的研究行为变化的模型。缩鳃反射回路由 6 个运动神经元和 24 个感觉神经元及若干中间神经元组成。感觉神经元能接受来自虹吸管的刺激，并和鳃内的 6 个运动神经元形成单突触连接；另外，与虹吸管连接的 24 个感觉神经元与中间神经元之间也形成突触联系，这些中间神经元可参与缩鳃反射的调节。

1. 海兔缩鳃反射的习惯化　一股水流喷到海兔的虹吸管上，它的鳃就会回缩，如果反复喷水刺激虹吸管，缩鳃的幅度就会逐渐减小，这种因连续多次轻微刺激使反射减弱的现象就是缩鳃反射的习惯化。人们利用海兔缩鳃反射探索习惯化形成机制发现，海兔缩鳃反射习惯化的发生是由于感觉神经元和运动神经元之间的突触联系发生改变。采用电生理技术进行研究发现，虹吸管受到连续刺激时，感觉神经元会发放相同的动作电位；刺激一次感觉神经元，运动神经元上可记录到比较大的兴奋性突触后电位，重复刺激 10 次，兴奋性突触后电位则逐渐减小（图 12-5），同时兴奋性突触后电位引起的峰电位数目也减少，这种突触功能修饰被认为是习惯化的神经机制。这种习惯化可以持续几小时，如果刺激重复 40 次以上，即可产生长达 3 周的长期习惯化。

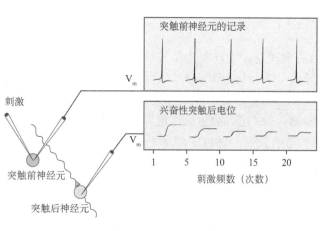

图 12-5　海兔缩鳃反射习惯化的神经机制

突触传递是通过突触前释放的神经递质作用于突触后膜上相应受体实现的。对突触传递进行量子分析发现，海兔缩鳃反射习惯化后，每个动作电位引起的神经递质释放量减少，而突触后膜对递质的反应性并未改变，因此，海兔缩鳃反射习惯化与突触前膜递质释放减少有关，这一过程中，Ca^{2+} 内流起着重要的调节作用。在正常传导的情况下，动作电位到达神经末梢，突触前膜上的 Ca^{2+} 通道开放，Ca^{2+} 内流，使囊泡靠近突触前膜而释放递质。在突触习惯化时，依次而来的动作电位到达感觉神经末梢，膜上的 N 型 Ca^{2+} 通道通透性下降甚至关闭，以致 Ca^{2+} 内流减少，囊泡向活化区移动减少，从而使囊泡释放递质减少。

2. 海兔缩鳃反射的敏感化　是指海兔受到伤害性刺激，如其头部或尾部受到电击，而对后续作用于虹吸管的刺激缩鳃反应明显增强。依据训练次数多少，敏感化可持续数分钟、数天到数周。尾部受到电刺激可以激活调节性中间神经元，从而影响反射通路的活动强度。能被电刺激尾部激活的调制性中间神经元有多种，同时涉及多种神经递质与调质，其中 5-HT 起到最重要的调节作用，阻断了这条作用通路，就阻断了敏感化反应。

在敏感化机制中，Ca^{2+} 内流量也起着重要的调节作用。敏感化时，伤害性刺激通过 5-HT 能中间神经元传入，中间神经元与感觉神经元之间以轴-轴突触联系。①中间神经元的末梢释放 5-HT，5-HT 作用于感觉神经元末梢上的5-HT4R受体，由 Gs 蛋白介导激活腺苷酸环化酶，后者使 cAMP 生成增加，cAMP 作用于蛋白激酶 A，激活的蛋白激酶 A 使膜上 K^+ 通道磷酸化，通道构型发生变化而关闭，K^+ 电导降低，减少感觉神经元兴奋时复极化的 K^+ 外流，延长动作电位时程，因而也延长了 Ca^{2+} 通道的开放时间，Ca^{2+} 内流增加，神经末梢释放递质增加。②5-HT 还可以通过 5-HT2R 受体介导，激活磷脂酶 C，分解膜脂类生成 DAG，再激活蛋白激酶 C，蛋白激酶 C 与蛋白激酶 A 协同作用，使囊泡从递质库移向活化区，增加感觉神经元兴奋时的递质释放，使运动神经元活动加强，突触易化行为上表现为缩鳃反射增强(图 12-6)。

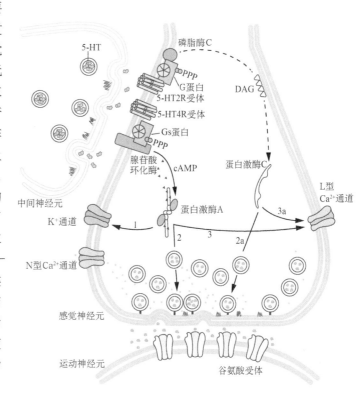

图 12-6　海兔缩鳃反射敏感化机制

短期的突触易化发生在几秒到几分钟，只需要对离子通道进行修饰来改变突触强度，不需要蛋白质的生成。长期易化则有蛋白翻译水平的调节，同样需要 cAMP 和蛋白激酶 A 的参与。持续或重复的 5-HT 作用可导致蛋白激酶 A 的催化亚基转移到细胞核并磷酸化激活 cAMP 应答元件结合蛋白质，cAMP 应答元件结合蛋白质与位于靶基因启动子附近的 cAMP 应答元件序列结合激活这些靶基因的转录与翻译，蛋白表达的变化改变神经回路的结构，长期稳定加强感觉和运动神经元之间的突触连接。

二、联合型学习的神经机制

1. 经典条件反射　在对海兔缩鳃反射行为的研究中发现，海兔可以诱发经典条件反射，完成联合型学习。对海兔尾部的强电刺激作为非条件刺激（unconditioned stimulus，US），对虹吸管的轻微刺激作为条件刺激（conditioned stimulus，CS），后者刺激强度本身不能引起强烈的缩鳃反应。如果把对虹吸管的刺激先于尾部电击约 1 s，反复配对给予训练，就可以建立起条件反射。此后，单独刺激虹吸管就能引起缩鳃反射。这种缩鳃反射增强并非敏感化，而是经典条件反射，它的建立与条件刺激和非条件刺激匹配的前后时序有关，只有条件刺激发生在非条件刺激之前的一定时间之内，条件反射才能成功建立。

海兔形成条件反射是由于感觉神经元和运动神经元之间的突触发生了修饰。对其虹吸管进行轻微刺激时，感觉神经元接受条件刺激，在其轴突末梢产生动作电位；而在尾部接受非条件刺激时，该部位神经元释放 5-HT 作用于感觉神经元的轴突。在感觉神经元，当动作电位到达末梢时引起 Ca^{2+} 内流，感觉神经元末梢 Ca^{2+} 浓度升高激活腺苷酸环化酶，生成 cAMP。同时感觉神经元轴突末梢的 5-HT 受体与配体结合，通过 G 蛋白与腺苷酸环化酶偶联，生成更多的 cAMP。这使得更多的蛋白激酶 A 被激活，磷酸化的 K^+ 通道增加，进而使感觉神经元轴突末梢释放更多的神经递质作用于运动神经元，引起明显的缩鳃反应。当条件刺激和非条件刺激反复作用建立起条件反射时，cAMP 大量生成，激活蛋白激酶 A，使 K^+ 通道磷酸化，导致递质释放增加，产生记忆。

2. 恐惧条件反射　分为海马依赖性的场景恐惧条件化（contextual fear conditioning）和非海马依赖性的信号恐惧条件化（cued fear conditioning）。研究表明，这两种刺激产生联系的关键部位是杏仁核。杏仁核是学习和记忆恐惧事件的关键部位。

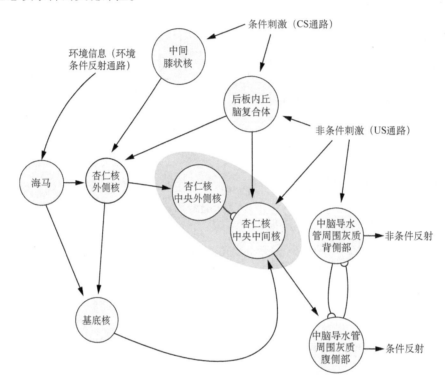

图 12-7　恐惧条件反射的神经解剖学通路

恐惧条件反射的建立有 3 条神经解剖学通路：CS 通路（条件刺激通路）、US 通路（非条件刺激通路）和环境条件反射通路（图 12-7）。

CS 通路：条件刺激通过中间膝状核和后板内丘脑复合体进入杏仁外侧核，再经过杏仁核内部通路将信息传递到中央中间核，通过中脑导水管灰质腹侧部的介导完成条件性反应。

US 通路：非条件刺激信息通过 3 条通路传导，①通过后板内丘脑复合体传向杏仁外侧核，由杏仁核内部传导后经过中脑导水管灰质腹侧部产生条件性反应，②非条件刺激信息直接传向中央中间核，再经中脑导水管灰质腹侧部产生条件性反应，③非条件刺激通过中脑导水管灰质背侧部产生非条件反应或由中脑导水管灰质背侧部与中脑导水管灰质腹侧部构成相互一致的回路，调节条件性反应。

环境条件反射通路：环境信息通过海马分别向杏仁外侧核和基底核传入信息，经内部通路再由中脑导水管灰质腹侧部产生条件性反应。这 3 条通路间相互交融，相互影响。

恐惧条件反射的建立是 Ca^{2+} 通过杏仁外侧核神经元的 NMDA 受体通道和电压门控 Ca^{2+} 通道内流，激活第二信使，最终导致突触结构和功能改变的结果。当非条件刺激与条件刺激诱发的兴奋性突触后电流在时间上接近时，非条件刺激使突触后神经元去极化，此时 NMDA 受体与条件刺激刺激释放的谷氨酸结合，引起 Ca^{2+} 内流。非条件刺激引起杏仁核中央外侧核（LA）神经元去极化产生的动作电位与条件刺激引起的兴奋性突触后电位重合并激活电压门控 Ca^{2+} 通道，与 NMDA 受体协同引起 Ca^{2+} 内流，条件刺激与非条件刺激耦联可使杏仁外侧核突触强化。而胞内 Ca^{2+} 还参与调节膜受体和蛋白激酶的活性，如蛋白激酶 A、蛋白激酶 C、Ca^{2+} 依赖性 CaMK II 及促分裂激酶等，而这些酶可以调节 cAMP 应答元件结合蛋白质等转录因子的活性，通过对蛋白表达的调控实现恐惧反射的长时程记忆。

三、短时程记忆与长时程记忆

(一) 短时程记忆的机制

神经活动可以在相关的神经回路中以一种循回活动的形式维持短暂的时间，这种活动形式被认为是短时程记忆的神经基础。因此，当神经回路发生疲劳时，或者新的信号干扰这种循回过程时，短时程记忆便消失。支持此学说的证据是一些理化因素，如麻醉、缺氧、电击等暂时中断神经冲动的传导，一些干扰因素如噪声等导致注意力分散都可抹去短时程记忆。如果反复实践，即增加神经冲动的循回活动可延长短时程记忆的时间，回路中神经元之间的突触产生可塑性变化，如递质的合成、释放增加，受体的数量增多，受体与递质的亲和力改变，以及突触结构发生变化，这些改变都使突触传递易化，有利于短时程记忆向长时程记忆转化。

(二) 长时程记忆的机制

记忆是突触修饰的结果，是突触蛋白上的磷酸基团数目改变的结果。蛋白质的磷酸化导致突触传递效能发生改变，并形成记忆。但是，蛋白质的磷酸化作为长时程记忆的机制显然是不充分的，这是因为蛋白质的磷酸化不是永久性的，经过一定的时间，蛋白质分子上的磷酸基团会被除去；同时蛋白质分子本身也不是永久存在的，脑内大多数蛋白质的寿命不到两个星期，它们不断地被更新。因此，如果记忆只依赖蛋白质分子的磷酸化，那么随着蛋白质分子的去磷酸化或更新，记忆也会无法维持。我们能够形成长时程的陈述性记忆，许多记忆可以终生得以保持，短时程的记忆是通过什么样的机制转变成长时程记忆的呢？

1. 神经元胞质中蛋白激酶 C 的持续活化　蛋白激酶 C 在 LTP 的诱导中起重要作用，当 Ca^{2+} 通过 NMDA 受体通道进入神经元后，可激活蛋白激酶 C，从而使 AMPA 受体磷酸化，导致突触传递效率升高。若蛋白激酶 C 能够持续地处在活化状态，从而不断地维持 AMPA 受体的磷酸化，则可使记忆保持一段时间。有研究表明，Ca^{2+} 内流进入神经元后，其浓度会很快回落，但蛋白激酶 C 却依然处于活化状态，并可维持相当长的时间。

蛋白激酶 C 的分子造型犹如一把折刀，由一个铰链连着两个部分。铰链一端是它的催化区域，进行磷酸化反应；另一端是它的调节区域。正常情况下，在没有适当的第二信使（如 Ca^{2+}）存在时，蛋白激酶 C 这把“折刀”是折拢的，催化区域被调节区域覆盖，蛋白激酶 C 处于失活状态。当有适当的第二信使存在时，蛋白激酶 C 这把“折刀”就会打开，进入活化状态。第二信使消失后，“折刀”通常又会折拢起来，蛋白激酶 C 又进入失活状态。

然而，在 LTP 的诱导过程中，或者说在学习过程中，蛋白激酶 C 的铰链被切断，它的催化区域游离出来，持续地处于活化状态，因而可以维持 AMPA 受体的持续磷酸化。

2. 蛋白质的合成和新突触的形成　长时记忆的形成需要启动基因转录和蛋白质合成。1963 年，Larry R. Squire 等就发现，长时程记忆的形成依赖新蛋白质的合成。他们训练小鼠学习在 T 形迷宫里选择位置向左或向右行进。训练前，一组小鼠注射可阻断蛋白质合成的药物，另一组小鼠则注射生理盐水。这两组小鼠对 T 形迷宫任务都学习得非常好。在训练结束后的 15 min 进行测试，两组小鼠均表现出良好的短时程记忆。但是，在训练结束后的 3 h 或更长时间进行测试，注射蛋白质合成抑制剂的那组小鼠对 T 形迷宫完全没有长时程记忆，而注射生理盐水的对照组小鼠则表现出很好的长时程记忆。而且，只有在训练期间或训练结束后 2 h 内给药，蛋白质合成抑制剂才能有效地干扰长时程记忆的形成。如果在训练结束后数小时给药，蛋白质合成抑制剂对长时程记忆的形成没有任何影响。这一实验结果表明，长时程记忆的巩固需要新的蛋白质合成，而且有一个关键的机会窗口，即训练或学习后的 2 h 之内是长时程记忆巩固的关键时期。

学习的内容首先表现为脑的电活动，然后通过第二信使，引起突触蛋白的修饰，从而产生短时程记忆；通过启动基因转录和新的蛋白质合成，使现有的突触连接得到加强，并构建全新的突触，以装配新的神经微回路，使突触传递的暂时性变化转化为突触结构的持久性变化，形成长时程记忆。NMDA 受体、Ca^{2+}、蛋白激酶 C、钙调素、cAMP、蛋白激酶 A 及 cAMP 应答元件结合蛋白在这一过程中起了关键的作用，特别是 Ca^{2+} 和 cAMP 应答元件结合蛋白质。Ca^{2+} 是二价带电离子，同时又是强效的第二信使物质，它具有将电活动与长时程结构变化直接耦联起来的特殊能力；而 cAMP 应答元件结合蛋白质的激活则是短时程记忆向长时程记忆转化的最关键一步。

四、参与学习记忆的神经递质和神经肽

脑内有多种神经递质和神经肽参与学习记忆过程，它们既相互协调又相互制约。

1. **乙酰胆碱**　中枢胆碱能系统与记忆之间的关系最为密切。胆碱能突触的功能与短期记忆密切相关。学习记忆过程中，胆碱能突触的传递功能增强，主要表现在突触后膜对乙酰胆碱的敏感性增加。学习训练后注射拟胆碱药物可增强记忆的保持，而将抗胆碱药物东莨菪碱注入侧脑室或海马则可使学习过程减慢，从而使记忆保持减弱。有实验表明，胆碱能 M、N 受体激活均可增强记忆，乙酰胆碱可加强海马 Schaffer 侧支与 CA1 区锥体细胞处突触的 LTP 活动。乙酰胆碱可以选择抑制无关刺激的干扰，提高注意力，有利于信息的记录和保持。

2. **儿茶酚胺**　去甲肾上腺素能系统的激活有利于信息的巩固和再现。在试验前抑制去甲肾上腺素的合成可以阻碍动物的回避学习，应用去甲肾上腺素或其受体激动剂可以减轻各种因素导致的遗忘症，脑内去甲肾上腺素的水平与记忆保存的程度相关。去甲肾上腺素的作用机制可能是调节突触传入，增强环境中有意义的信息传入，抑制其他信息的干扰，通过去甲肾上腺素对信息的"过筛"功能，提高了专注力，类似于增加记忆信息的"信噪比"。

3. **促肾上腺皮质激素**（adrenocorticotropic hormone，ACTH）　主要是促进短时程记忆，有助于记忆的保持及再现。将微量促肾上腺皮质激素分别注射到中脑、丘脑，可以减缓回避性条件反射的消退。促肾上腺皮质激素促进记忆的作用并非继发于皮质激素的作用，而是直接作用于脑。其主要由 β 肾上腺素受体介导，激活突触后膜上的腺苷酸环化酶，增加细胞内 cAMP，继而促进蛋白质的合成。

4. **其他神经递质和神经肽**　5-HT、多巴胺和谷氨酸、垂体后叶加压素、P 物质、生长抑素及神经肽 Y 等都显示有增强学习记忆的功能。γ-氨基丁酸、阿片肽等对学习记忆有抑制作用。

五、学习记忆的基因调控

基因的活动可能始于 LTP 早期阶段，蛋白激酶 A 的调节亚基与 cAMP 结合后，催化亚基与调节亚基解离，游离的蛋白激酶 A 可催化亚基进入细胞核导致细胞核 cAMP 应答元件结合蛋白质磷酸化，从而使 cAMP 应答元件结合蛋白质活性增加，与基因转录调控区 cAMP 反应元件结合，从而调控基因的转录。LTP 维持期各种激活的蛋白激酶也可诱导即早期基因的表达，如 *c-fos* 基因、*c-jun* 基因及 *zif/268* 基因的表达显著增加。其中，*zif/268* 基因对 LTP 的形成最有特异性，在各种诱导的 LTP 类型中 *zif/268* 基因的表达普遍增加，且其表达与 LTP 的维持呈高度相关性。基因转录和蛋白质合成不仅是 LTP 维持所必需的，也是短时程记忆转入长时程记忆的重要步骤。

基因敲除（gene knockout）是用含有已知序列的 DNA 片段与受体细胞基因组中序列相同或非常相近的基因发生同源重组，并将其整合至受体细胞基因组中，随之得以表达的一种外源 DNA 导入技术。利用基因敲除小鼠能够同时从空间和时间角度观察目的基因的活动规律，能有机地将分子、细胞和整体水平的研究统一起来，开创了学习记忆研究的新方法。

最早研究的是钙/钙调蛋白激酶 Ⅱ（$α$-CaMK Ⅱ）基因突变在学习记忆和 LTP 中的作用，发现 *α-CaMK* Ⅱ 基因突变小鼠表现出明显的空间学习障碍，神经元成功诱导 LTP 的比例降低为 2/12。这一实验表明，单个基因表达的改变能明显影响学习和记忆的形成。

此外，有研究发现，基因敲除小鼠 NMDA 受体通道亚单位——谷氨酸受体 $ε$（GluR$ε$）的 NMDA 受体通道电流和海马 CA1 区 LTP 显著减小，空间学习能力也有缺陷，此结果也证实 NMDA 受体通道依赖的突

触可塑性是学习和记忆的细胞基础。mGluR1 是代谢型谷氨酸受体的亚型之一，在海马和小脑的密度很高，*mGluR1* 基因敲除小鼠海马的兴奋性突触传递、LTD 及海马 CA1 区短时程易化均正常，但 LTP 幅度明显降低，恐惧性条件反射的建立和保持也有障碍，瞬目条件反射也有明显损害。

Ca^{2+}、cAMP 应答元件结合蛋白质、蛋白激酶 C 及某些即早期基因是信号传输通路中的重要环节，敲除 cAMP 应答元件结合蛋白质基因 α 和 δ 同源体的小鼠，一般神经行为正常，在恐惧性条件反射和水迷宫实验中表现为短时程记忆（持续 30~60 min）正常，而长时程记忆有缺陷，海马 LTP 的幅度减小，持续时间缩短至 90 min 左右。*PKCγ* 基因敲除小鼠能够正常发育，双脉冲易化和 LTD 也正常，而 LTP 的诱导有明显的缺陷，如果在强直刺激前先给予低频刺激，突变小鼠 LTP 的产生则基本上正常，在空间和线索学习中突变小鼠只有轻微的缺陷。

fyn 是编码非受体酪氨酸激酶的一种原癌基因，*fyn* 基因敲除的小鼠海马脑片 CA1 区场兴奋性突触后电位和群体峰电位（population spike）增幅明显减小，水迷宫测试显示突变小鼠空间学习能力出现明显障碍。神经元糖蛋白 Thy-1 是一种细胞黏附分子，与学习、记忆或者 LTP 诱导的突触修饰作用有关，*Thy-1* 基因敲除小鼠空间学习能力正常，而 LTP 有区域性的障碍，表现为在 CA1 区正常，在齿状回强烈抑制，这种基因敲除动物研究也证明，齿状回不是空间学习必须参与的部位。

人类染色体有 5~10 万个结构基因，一般是根据以往对学习、记忆研究所积累的生化、生理、行为等实验资料而推断某一基因与学习、记忆调控有关，然后建立这种基因敲除的动物模型，再研究突变动物学习、记忆及 LTP、LTD 等是否产生缺陷。基因敲除技术在应用中要把握以下几个方面：第一，分子遗传技术并不是独立于其他科学方法之外，因此需要关注可能发生的混淆因素；第二，要在时间、范围和程度等方面对基因敲除进行控制，而且在系统水平理解多个基因的相互关系非常关键；第三，应该认识到突变动物的制备只是研究工作的第一步，敲除一个基因可能给突变生物体带来复杂的变化，必须依靠多学科、以系统性观点进行分析研究。基因敲除技术可以实现极为精确地操作单个基因，遗传的改变非常明确，对于研究基因如何影响学习记忆等行为学是重要里程碑。

第五节　执行特殊记忆功能的细胞

一、记忆印迹细胞与记忆的储存和提取

记忆印迹（engram）的概念是德国科学家理 Richard Semon 在 1904 年首次提出的，他认为一个经验、一段经历会激活一群神经元，使其发生持久性化学或物理的改变，继而形成记忆，这些物理或化学的改变称为记忆印迹。这群发生持久变化的神经元称为该记忆的印迹细胞（engram cell）。当记忆中的线索出现时，这群神经元会被重新激活，记忆也就被提取出来。随着科技的进步，记忆印记细胞理论逐步被证实与完善。通过结合活动依赖的基因表达系统和光遗传学，已经可以识别和操纵在记忆形成过程中活跃的神经元。利用这个操控系统，发现这些细胞的激活诱发了相关记忆的回忆，表明这些细胞所形成的网络对于学习记忆功能的执行是足够的。

（一）记忆印迹细胞的定位与特点

记忆印迹细胞广泛存在于大脑多个部位，如嗅球、前额叶皮层、伏隔核、后扣带皮层、海马

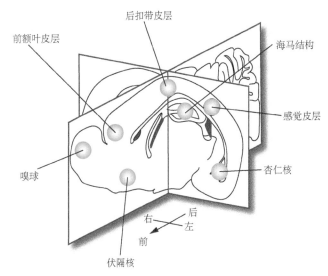

图 12-8　记忆印迹细胞在鼠大脑的分布

结构、感觉皮层、杏仁核（包括外侧杏仁核和基底外侧杏仁核）等（图 12-8）。与邻近的其他神经元比较，记忆印迹细胞有 3 个主要特点：①形态上与非印迹细胞相比，记忆印迹细胞的树突棘密度明显更高；②神经元间突触联系上记忆印迹细胞较非记忆印迹细胞有着更高的突触强度；③记忆印迹细胞有活化状态和沉默状态，活化状态表现为更高的树突棘密度和更强的突触强度，两种状态可以相互转化。

（二）记忆信息与记忆印迹细胞网络

1. 记忆信息在记忆印迹细胞体系的储存   记忆印记细胞存在静息状态和激活状态两种模式，激活状态较静息状态有更高的树突棘密度和突触连接强度。当一个记忆信息处于短时程记忆模式下，它主要存储在海马部位，此时海马记忆印迹细胞处于激活状态，树突棘密度增加，突触强度增强。内侧前额叶皮层内同一记忆通路上的记忆印迹细胞则处于静息状态（图 12-9）。

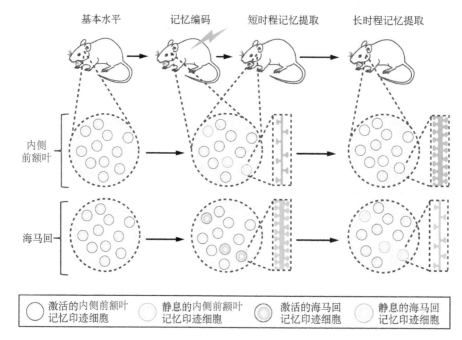

图 12-9　不同时期记忆信息在记忆印迹细胞网络储存的位置

长时程记忆形成之后，海马部位记忆印迹细胞逐渐回到静息状态，树突棘密度降低到常规水平，突触强度亦降低。而储存长时程记忆的额叶皮层中的记忆印迹细胞则处于激活状态。这一结果反映出记忆的不同阶段，记忆信息在记忆印迹细胞体系中存储位置是不同的。

2. 记忆信息从记忆印迹细胞网络的提取

（1）正常情况下记忆信息的提取：再现过程也是学习记忆功能的一个重要环节，依据提示线索，机体可以回忆起相关的内容。上文讲到记忆的不同阶段，记忆信息在记忆印迹细胞系统中存储位置不同，记忆的提取也存在着时间上的差异。例如，在小鼠的恐惧记忆模型中，模型建立的第一天，内侧前额叶皮层中的记忆印记细胞与内嗅皮层第 5 层、基底侧杏仁核印记细胞之间就成功建立起恐惧条件反射。然而，此时内侧前额叶皮层印迹细胞还没能转化到激活的工作状态，所以该处记忆印迹细胞还不能被自然回忆线索激活而提取记忆内容，只有作用于海马的提示线索才能够成功唤起记忆内容（图 12-10）。而从模型建立 2 天后到未来几周，内侧前额叶皮层部位印迹细胞才在功能上、结构上和生理上处于激活状态，此时记忆信息的"提取"才能通过作用于该处的线索实现。

（2）失忆状态下对印迹细胞内记忆信息的提取：在正常情况下，一个编码有巩固记忆的印迹细胞能有效地被环境中的回忆线索激活。在遗忘的情况下，记忆信息可能仍然储存在回路当中，但由于相关突触联系的弱化，回忆线索不能诱发出动作电位而唤醒重现。这时通过直接激活记忆印迹细胞就足以弥补回忆线索刺激强度的不足，从而诱导出记忆的成功检索（图 12-11）。同时有研究表明，突触强化对回忆检索至

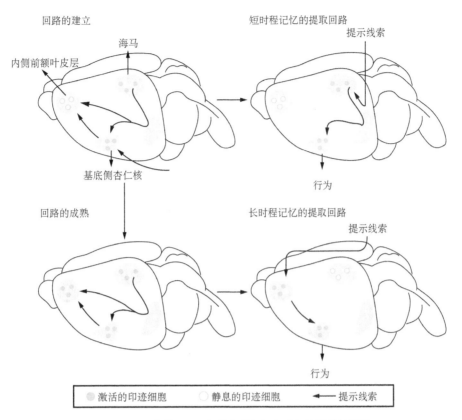

图 12-10　正常情况下记忆信息从记忆印迹细胞网络的提取

关重要，但对记忆的稳定存储本身却不是。例如，幼年发育时期形成的情境性恐惧记忆可能会产生遗忘，而到成年期该情境性恐怖记忆又可在回忆测试中表达出来。这种发育变化与基底外侧杏仁核恐惧回路学习特异性突触电位延迟相关。这也支持突触强度与记忆持久性可能是分离的，而突触强度在记忆印迹的重新激活和记忆的可检索性中起着关键作用。

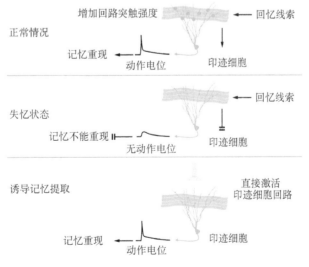

图 12-11　失忆状态下记忆信息从记忆印迹细胞网络的提取

拓展阅读 12-2 **海马对无用记忆的清除（神经元新生——记忆清除假说）**

　　海马的信息存储能力是有限的，随着时间的推移，海马里的记忆印迹将不断积累，最终会使海马的信息储存达到饱和而丧失记忆功能，然而事实上这种情况并没有发生，海马是如何解决信息负荷超载的问题的呢？有研究表明，当长时程记忆在皮层中形成稳定存储之后，海马中暂存的记忆会被及时清除。海马里过时记忆印迹的清除需要海马齿状回新生神经元的参与，因为在局部神经元网络结构中，新生神经元的增加和移除可以破坏神经网络的稳定性，而海马齿状回的这种神经元新生与神经网络重构正好可以促使记忆印迹逐渐清除。有意思的是，这些新生神经元的寿命并不长，在啮齿类动物中其寿命一般只有 3 周左右，这与海马依赖性记忆的巩固所需时间恰好相吻合。有此机制的存在，海马就可以不断地清理出空间，从而利用有限的神经元数量来不断容纳新的记忆内容。

二、位置细胞、网格细胞与空间记忆

定位能力对于外出的动物安全回家具有重要意义。在哺乳动物，海马和嗅皮层对空间定位具有重要作用。

（一）位置细胞与网格细胞的定位与纤维联系

在 20 世纪 70 年代，John O'Keefe 发现，自由活动的大鼠海马有部分神经元放电活动与大鼠所处的特定位置有关而与大鼠活动状态无关，不同细胞会在大鼠处于不同位置时兴奋，这些神经元被称为位置细胞（place cell），使这些细胞兴奋的区域称为该细胞的位置野（place field）。位置细胞的位置野受周围地标影响。例如，当位置野在一个圆形环境空间建立之后，将外界地标旋转，则位置野也跟着旋转，从而使相对位置保持不变。位置野一旦确立，位置细胞在黑暗中也能被特定位置激活，这一特性能维持一个月甚至更久。位置细胞在海马 CA1 区的位置与位置细胞的位置野之间没有必然联系，即解剖位相近的位置细胞，其位置野可能相距甚远。当动物熟悉的环境发生改变时，位置细胞对应的原有位置野也会发生变化，这一现象称为位置野的重构。

海马位置细胞是如何获得其兴奋性属性的呢？有研究发现，内侧嗅皮层第 II、III 层的神经元也具有空间调制的兴奋模式，这些内嗅皮层神经元可对环境中的多个特定空间位置发生规律性的重复放电，若把每个相邻的放电位置野中心互相连接，就构成了一系列相连的正三角形，这些正三角形就像网格一样覆盖整个空间，这类细胞被称为网格细胞（grid cell）。网格细胞的每个放电位置野对应于网格上的每个节点，若以任一个位置野为中心，其周围位置野的连线则构成一规整的六边形结构。每个网格细胞具有特征性的网格大小且不会随实验空间的改变而变化。相邻的网格细胞具有相似的网格形态，但网格的中心位置不会重复。

解剖学上，位于内嗅皮层第 II、III 层的网格细胞，它们的轴突直接投射到海马 CA1 区的位置细胞，二者之间是通过单突触联系，每个位置细胞要接收 100 ~ 1 000 个网格细胞的信息（图 12-12）。位置细胞和网格细胞与海马部位的另外两种与定位功能相关的头朝向细胞和边界细胞共同作用，使动物对位置变化做出全面反应，从而引导动物在环境中进行定位。

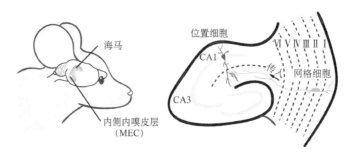

图 12-12　啮齿类动物位置细胞与网格细胞的位置关系与纤维联系

（二）位置细胞与网格细胞功能特点

网格细胞与位置细胞有很多相似之处：①同时记录多个细胞能够重建动物的行动轨迹；②位置野会被环境中的地标位置影响；③在黑暗中这些细胞对应的位置野依然存在。

位置细胞和网格细胞也有许多各自特征，如网格细胞能够铺满整个空间，位置野远大于位置细胞；动

物放到新环境时，网格细胞位置野大小保持不变，而位置细胞则要彻底重新定义。这表明，网格细胞为海马的位置细胞的位置野定位提供了基础参照（图12-13）。海马-嗅皮层回路中位置细胞和网格细胞的这些重要位置特征编码是独立于生物体外界信息感知的。

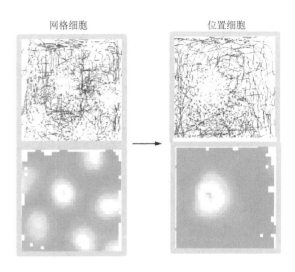

网格细胞　　　　　　　位置细胞

图12-13　网格细胞和位置细胞的放电特性
上图黑色线条代表活动轨迹，下图表示神经元的活性高低

（三）位置细胞与网格细胞对空间信息的处理

空间信息主要由内嗅皮层的网格细胞和海马区域的位置细胞负责处理。当动物在一个环境中确立位置信息时，内嗅皮层中在多个离散的位置上具有不同网格大小及间距的网格细胞，其通过多点编码位置信息。相比之下，海马中的位置细胞有单独的位置场，当动物穿越一个位置场时，位置细胞的兴奋也从一个细胞推进到下一个细胞，每个位置细胞的兴奋可编码空间中的特定位置。内嗅皮层的网格细胞和海马位置细胞是由一个兴奋性突触联系的。网格细胞的信息输入可通过线性叠加的方式激活海马区的位置细胞。在某个环境中，几个尺度、方向、相位不同的网格细胞位置野偶尔会重叠，如果海马某一位置细胞同时接受这几个网格细胞的投射，那么这个位置细胞就倾向于在重叠位置处产生位置野。如此时动物进入另一个新环境，这几个网格细胞的位置野会发生重构，就可能不再有原有的重叠位置野，或者是形成新的重叠位置野，因此导致海马位置细胞的位置野也会发生相应的重构。内侧内嗅皮层向海马的投射，存在位置对应关系。例如，沿着内嗅皮层背侧至腹侧的方向，网格细胞的尺度逐渐变大，而沿着海马背侧至腹侧的方向，位置细胞的位置野也逐渐变大。在解剖结构上，也是内嗅皮层背侧投射至海马背侧，内嗅皮层腹侧投射至海马腹侧。

海马神经网络可以快速存储大量不相关的事件表征，这是任何高容量情景记忆网络都必须具备的特性，而位置细胞是广泛的空间记忆网络中的一个元素。位置细胞与网格细胞、头部朝向细胞和边界细胞共存，所有这些细胞相互作用，从而产生动物位置变化的全局表述，这可以用来引导动物到环境中的特定位置。通过模块化的网格单元组织，神经网络可以生成外部环境的地图，而且这样的地图不仅仅是一个，而是数千或数百万个。这些地图是如何对位置信息的记忆发挥作用的仍有待研究，但海马体-内嗅皮层回路的研究阐明了位置信息记忆过程的部分机制。

拓展阅读 12-3

2014年诺贝尔生理学或医学奖得主John O'Keef、May-Britt Moser和Edvard Moser共同发现了大脑里的"定位系统"，使我们能在空间中定位自己的位置，并指导我们下一步的行动。他们的工作完美地在细胞层次上揭示了空间认知功能的神经基础，从根本上改变了我们对大脑导航功能的认识。1971年，John O'Keef发现了这个定位系统的第一部分，在海马中发现了位置细胞，这些细胞能标记特定的位置并且帮助大脑形成空间记忆。2005年，May-Britt Moser发现了大脑定位系统的第二部分，在内嗅皮层中发现了"网格细胞"，这些细胞为大脑提供了执行导航功能所必需的坐标系统。在运动的过程中，这两类相互联系的神经细胞一起形成了一个神经网络，帮助构建"认知地图"和执行导航功能。他们的工作极大地改变了我们对从神经网络层面上研究认知功能的理解，并且给我们研究空间记忆的形成机制提供了重要的启示。

本章小结

学习和记忆是人类赖以生存的不可缺少的重要脑功能，也是神经系统所具有的基本功能。本章介绍了学习和记忆的概念、分类及解剖学基础，脑内的记忆系统，初步探讨了学习记忆的神经机制。记忆不是单一的系统，它分为陈述性记忆和非陈述性记忆；陈述性记忆和非陈述性记忆有着不同的工作原理，陈述性记忆是有意识的回忆，非陈述性记忆则是无意识的操作；陈述性记忆和非陈述性记忆由不同脑结构支持；无论是陈述性记忆还是非陈述性记忆，记忆印迹均储存在神经通路的可塑性变化中；无论在低等动物还是高等动物，不同类型的记忆有着类似的突触和分子机制。突触的结构改变可涉及新蛋白的合成和新回路的装配，或涉及原有神经回路的拆除。Ca^{2+} 几乎参与所有形式的突触可塑性，是不同类型学习记忆的普遍特征。近年来，对记忆印迹细胞、位置细胞和网格细胞的深入研究，进一步从功能上诠释着各类学习记忆的过程及机制。

（赵延东　阮怀珍）

第十三章

神经免疫内分泌调节

主要知识点和专业英语词汇

    主要知识点：神经、免疫、内分泌三大系统的共同特征；神经免疫内分泌学的概念和研究范畴；神经内分泌对免疫系统的调节；激素对神经系统的作用；芳香化酶假说；神经系统与免疫系统之间信息传递的方式；神经内分泌与免疫系统的相互作用。

    专业英语词汇：neuroimmunoendocrinology；immunoreactive hormone；neurohormone；immune-neuroendocrine network；APUD；DNES。

    中国医学历来把人体各组织器官视为一个整体，各部分可以相互作用。例如，人的七情（喜、怒、哀、思、悲、恐、惊）、六欲（色欲、形貌欲、威仪欲、言语音声欲、细滑欲、人相欲）可以严重影响组织器官的功能，如怒伤肝、喜伤心、思伤脾、忧伤肺、恐伤肾等。西方医学虽然早就发现脑核团的毁损可以影响机体的免疫功能、抗原刺激甚至能引起神经元放电的改变等现象，但是多年来一致认为神经系统、免疫系统与内分泌系统是分离的，因为它们在解剖学位置和功能活动方面没有紧密的联系。

    20 世纪 50 年代以后，神经、免疫、内分泌之间的相关性日益得到重视。越来越多的证据表明，神经系统、免疫系统和内分泌系统并非单独存在而是相互作用、相互影响进而形成复杂的调控网络，共同维持机体的稳态和健康，如内分泌激素水平的变化与一些免疫缺陷性疾病（类风湿关节炎、干燥综合征、系统性红斑狼疮等）的发病与疗效有很明确的相关性。Morris 水迷宫实验发现，切除卵巢所致的雌激素缺乏可以导致空间学习记忆能力的明显损伤，1/3 的脑卒中患者会发生肺炎，而这是脑卒中后死亡的主要原因。1977 年，Besedovsky 根据当时的研究结果提出了免疫-神经-内分泌网络（immune-neuroendocrine network）假说。进入 20 世纪 80 年代后，神经、内分泌和免疫系统间的关系取得突破性进展（图 13-1），对于这三大系统之间的研究目前已成为神经科学和免疫学研究的热点之一，尔后逐渐发展了一门独立的边缘学科，即神经免疫内分泌学（neuroimmunoendocrinology），它是从分子水平、细胞水平、器官水平及整体水平研究神经系统、内分泌系统和免疫系统在结构和功能上相互联系的一门新兴的边缘学科。

    在神经-免疫-内分泌网络中，下丘脑是调节免疫和内分泌的高级中枢，垂体前叶既是神经内分泌的枢纽腺体，也是神经-免疫-内分泌的核心器官。下丘脑分泌的垂体激素释放激素或释放抑制激素以及垂体的外周靶腺激素通过下丘脑-垂

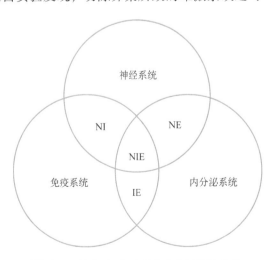

图 13-1　神经-免疫-内分泌之间的相互关系
IE，免疫-内分泌；NE，神经-内分泌；NI，神经-免疫；NIE，神经-免疫-内分泌

体-肾上腺轴（HPA轴）、下丘脑-垂体-肾上腺轴、下丘脑-垂体-甲状腺轴等途径，发挥程度不一、性质不等的免疫调节效应，各种细胞因子及胸腺激素反过来也影响或调控垂体前叶激素的分泌，从而形成神经-免疫-内分泌网络。

第一节　神经系统、免疫系统和内分泌系统的共同特性

神经递质、神经肽及激素可影响免疫细胞及免疫应答的各环节，而免疫细胞可表达多种神经递质、神经肽或激素的受体并可合成某些神经肽或激素，神经细胞及内分泌细胞可合成并分泌免疫分子（如细胞因子），且细胞因子与内分泌系统间存在相互作用的反馈联系。神经、免疫、内分泌三大系统在细胞组成、生物活性物质分泌、周期性变化、信息储存和记忆、作用途径及正负反馈调节性机制等方面存在许多共性，主要包括以下几点。

（一）相似的细胞组成

在细胞构成上，神经系统和免疫系统都是由主要功能细胞和辅助（支持）细胞组成。在神经系统，神经元是主要功能细胞，神经胶质细胞是辅助（支持）细胞；在免疫系统中，淋巴细胞是主要功能细胞，上皮性网状细胞是主要的辅助（支持）细胞。此外，某些特定的细胞类型在三大系统中均存在，如嗜铬细胞是一种神经内分泌细胞，但在脾、淋巴结、胸腺等淋巴器官中也有该细胞的存在。另外，神经组织和淋巴组织中的一些细胞有共同的胚胎起源和平行的发育过程，如巨噬细胞和某些小胶质细胞。

（二）共同的生物活性物质

神经系统、免疫系统和内分泌系统一般是通过释放生物活性物质，如神经递质、细胞因子和内分泌激素对靶细胞进行调节，三大系统可共用这些生物活性物质，作为神经递质或调制物质的神经肽与免疫分子之间在生化和功能上存在着相似性。

1. 神经组织可以产生细胞因子　当机体遭受疾病、创伤时，在中枢神经系统中可检测到免疫性细胞因子的存在，包括各种白介素及干扰素等，这些细胞因子可以来自外周血液循环，也可以由中枢神经系统的细胞合成。

2. 淋巴细胞可以产生神经递质、神经调质样物质　如脾内的巨噬细胞可以合成β-内啡肽、小鼠T辅助细胞可以合成并释放脑啡肽等。

3. 淋巴细胞可以产生激素　在病毒感染或毒素刺激下，淋巴细胞也可产生和释放内分泌激素。免疫细胞产生的激素称为免疫反应性激素（immunoreactive hormone），包括促肾上腺皮质激素、生长激素、催乳素、绒毛膜促性腺激素等。

4. 三大系统存在很多共同的受体　有研究表明，影响精神的药物如地西泮在免疫细胞也有受体位点并影响这些细胞的功能。另外，免疫细胞上也存在很多神经递质、神经调质和内分泌激素的受体，包括儿茶酚胺受体、乙酰胆碱受体、组胺受体、阿片受体、胰岛素受体、雄激素受体、雌激素受体、生长激素受体及催乳素受体等；脑组织则有IL-1、IL-2、IL-3等受体，这些细胞因子在脑内可参与催眠、神经细胞增殖、分化及中枢递质的产生和释放等过程。

（三）都具有周期性变化

神经系统、免疫系统和内分泌系统的活动都具有周期性变化，如多种神经肽、细胞因子及激素的分泌节律等。小鼠的外周血和脾内淋巴细胞的数目有明显的昼夜节律性，表现为白昼降低、夜晚上升。人类的T细胞、B细胞等也呈明显的周期性波动，也表现为昼降夜升，并与血浆中皮质醇水平呈相反的变化趋势。感染发生在不同的昼夜节律中，可以显著影响死亡率，如在白天给予小鼠脂多糖处理导致的死亡率大约为80%，而夜间期给予脂多糖的致死率仅为10%。人体研究也表明，与下午的疫苗接种相比，上午的疫苗接种可以诱导更强的抗体反应。

（四）都受到性别差异和衰老的影响

性别差异主要由遗传因素和内分泌系统中的下丘脑-垂体-性腺轴造成，但亦可对神经系统和免疫系统产生明显的影响。人或实验动物的免疫功能均有明显的性别差异，衰老可引起众多的神经内分泌改变，如生长激素分泌减少、垂体前叶对下丘脑激素的反应性降低、靶腺体对垂体激素及外周靶组织对激素的反应性下降等。在免疫系统，胸腺萎缩是衰老的突出表现，导致机体对外来抗原的反应能力减弱。

（五）类似的作用途径

神经系统、内分泌系统和免疫系统都是通过识别内外环境的变化并随之做出调节性反应的，在信息处理上都有感受、中枢处理和传出效应3个环节。神经系统借助感官可存储和记忆外界信息，免疫系统则在抗原识别等方面表现出记忆功能，两者都可借此为再次接受相同刺激时做出反应。信息在三大系统内的传递主要通过各系统的活性物质完成，并通过相似的方式发挥作用。神经系统的神经递质和调质、免疫系统的细胞因子及内分泌系统的激素都是通过与相应受体结合，导致膜内外离子的移动，进而触发细胞内的级联事件。因此，虽然三大系统识别的信息种类不同，但都是识别自己和非己，并通过相似的功能表达模式发挥作用。

（六）都具有正、负反馈调节性机制

神经、免疫和内分泌系统各自内部均存在正负反馈性调节机制，由此各系统的功能活动更趋协调、准确和精细。在病理条件下，某些反馈机制可引起机体较严重的损伤，如超敏反应等。

第二节　神经系统与内分泌系统的相互作用

神经系统和内分泌系统是调节机体活动非常重要且极其复杂的两大系统，它们各有特点又密切相关，通过神经体液调节来维持机体内环境的相对稳定。下丘脑-垂体轴是神经系统调节内分泌系统的关键结构，目前几乎所有已知的下丘脑激素的分泌都受神经系统的调节，进而影响脑垂体激素的分泌。腺垂体、内分泌腺和散在的内分泌细胞也不同程度地接受神经系统的支配，如甲状腺接受自主神经的支配、交感神经兴奋可引起甲状腺激素的释放而副交感神经则对甲状腺素的释放起抑制作用、肾上腺髓质受交感节前纤维支配。许多分泌胃肠激素的细胞，都接受迷走神经和交感神经的双重支配。

一、神经系统对内分泌系统功能的调节

（一）神经内分泌

20世纪50~60年代，有关下丘脑释放激素的发现开创了神经内分泌学的新阶段，这不但打破了神经系统和内分泌系统不可逾越的概念，而且对内分泌的认识也扩展到一个全新的领域。神经内分泌是指神经内分泌细胞能分泌特定激素并释放到血液中去的现象，属于神经系统和内分泌系统之间的相互作用，激素的作用是主要的介质。神经内分泌细胞则是指在神经组织中，形态和功能都具有神经元特征、能向细胞间液及血液中分泌激素的细胞，这类细胞分泌的激素被称为神经激素（neurohormone）。从系统发生学角度来看，神经内分泌细胞是一类特殊的细胞，它们是从神经细胞进化而来的但是又具有分泌激素的特性，低等动物只有神经细胞，进化到腔肠动物后才出现神经内分泌细胞。高等动物的神经内分泌系统主要包括下丘脑-垂体系统，哺乳类动物的松果体和肾上腺髓质同属于神经内分泌系统。

20世纪60年代中期，英国学者Pearse根据许多内分泌细胞都具有摄取胺前体脱羧并转变为胺类物质的特点，提出了胺前体摄取及脱羧系统（amine precursor uptake and decarboxylation system，APUD系统）的概念。随着研究的不断深入，人们已发现属于APUD系统的细胞有50多种，并发现此细胞系统不仅可以产生胺，许多细胞还可以产生肽。近年有研究发现，这些内分泌细胞与神经系统在生理、生化方面和形态各方面有十分密切的关系，因此又提出了弥散神经内分泌系统（diffuse neuroendocrine system，DNES）的概念，使神经内分泌系统扩展到更加广阔的领域。

（二）下丘脑对神经内分泌的调节

下丘脑以其独特的解剖结构和复杂的生理功能使之成为神经内分泌的高级中枢，作为神经系统和内分泌系统的连接点，在神经内分泌的研究中占有极为重要的地位。它不仅通过神经-神经、神经-体液通路调控垂体内分泌的相对稳定，而且通过与中枢神经系统各个区域的密切联系，和各种神经纤维、脑干网状结构、皮层边缘系统等共同调节机体的生理活动。

1. 下丘脑具有能调节垂体功能的神经内分泌细胞　下丘脑内的神经内分泌细胞既是神经元又是内分泌细胞，它们既可通过垂体门脉系统进行内分泌式的信息传递，又可通过其轴突将信息传递到其他脑区或核团。下丘脑还能通过突触联系接受中脑、边缘系统及大脑皮层等处传来的信息，从而构成中枢神经调控内分泌的桥梁。这类神经元位于下丘脑腹内侧部的下丘脑促垂体区（hypophysiotrophic area，HPA），包括室旁核、视上核、弓状核、内侧视前区和正中隆起等部位，主要分泌加压素、催产素、促甲状腺激素释放激素、生长抑素、促肾上腺皮质激素释放激素和促性腺激素释放激素等。

下丘脑神经内分泌细胞系统可归为两大类，即大细胞神经内分泌系统和小细胞神经内分泌系统。

（1）大细胞神经内分泌系统：由视上核和室旁核的大神经元、下丘脑前内侧区的一些联合神经元群及其对神经垂体的投射所组成。这些合成催产素及加压素的神经元具有大的格莫瑞（Gomori）染色阳性胞体，因而称为大细胞神经内分泌细胞。下丘脑至少存在两种类型的大细胞神经元，即加压素神经元和催产素神经元。在神经内分泌细胞中，这两种激素分别与它的载体蛋白 I 或载体蛋白 II 结合，形成蛋白-激素复合物，各自的分泌颗粒（或称前激素）沿着神经轴突由下丘脑运往神经垂体，在那里释放激素和载体蛋白。释放时，激素和载体蛋白分开，分别释放进入血液。它们不需要其他腺体作为中间环节而是直接作用于效应器官，而垂体后叶对这些激素只是起着储存和释放作用。

（2）小细胞神经内分泌系统：调节腺垂体的下丘脑肽类激素是在下丘脑促垂体区的神经元中合成，由于这些肽类神经元体积小，故被称为小细胞神经元。小细胞神经内分泌系统由散在于下丘脑底部的促垂体区（包括下丘脑腹内侧结节即正中隆起、弓状核、腹内侧核的一部分）、下丘脑腹内侧前区和视交叉等部位的小细胞神经元组成的细胞网络。这些神经元合成、转运并释放肽类激素，作为促进或抑制垂体前叶激素分泌的各种释放因子或释放抑制因子，其轴突投射到正中隆起或漏斗、末梢与门脉系统的毛细血管紧密相连，完成对垂体前叶控制的最后共同通路，成为下丘脑对垂体功能进行调节的重要组成部分。

小细胞神经内分泌系统的产物为下丘脑释放因子和释放抑制因子。一般把化学本质已经确定的物质称为释放激素，化学本质尚未确定的则称为释放因子，如催乳素释放因子、催乳素释放抑制因子、促黑激素释放因子和促黑激素释放抑制因子等。近年来，有关下丘脑释放因子和释放抑制因子以及其他神经肽的前体分子方面的研究已成为神经内分泌学中进展最迅速的领域之一。

2. 下丘脑神经元能调节腺垂体激素的释放　下丘脑能产生和分泌多种神经肽调节腺垂体的活动，如下丘脑室旁核促甲状腺激素释放激素神经元的生理功能主要是促进垂体前叶甲状腺素的合成与释放，但也促进垂体前叶催乳素的合成与释放，并影响垂体前叶生长激素和卵泡刺激素的释放；室旁核分泌的生长抑素是一种作用最广泛的下丘脑神经激素，除对垂体的生长素分泌细胞有抑制作用外，还可抑制垂体卵泡刺激素、黄体生成素、促甲状腺激素、催乳素、促肾上腺皮质激素等的分泌；下丘脑弓状核与腹内侧核的促肾上腺皮质激素释放激素释放后经门脉系统到达腺垂体，与促肾上腺皮质激素细胞膜上相应的受体结合后即可激发 cAMP 系统与钙离子系统，促进靶基因 mRNA 的转录。

（三）脑垂体对神经内分泌的调节

垂体前叶（即腺垂体）内有相当数量的 P 物质能、降钙素基因相关肽能及其共存的神经纤维，它们可和腺细胞直接形成突触并影响腺细胞的活动，从而为神经直接参与腺垂体功能的调节提供了重要科学证据。刺激垂体前叶的神经纤维可影响腺垂体分泌，而且腺垂体内的神经纤维对机体内分泌水平的变化可做出活跃的反应。下丘脑-神经垂体束的大部分神经纤维直接进入神经垂体，在神经垂体释放信息物质（催产素、加压素），通过垂体门脉系统运输至腺垂体，再通过腺垂体细胞膜上的相应受体对腺垂体中某些激素的合成和分泌发挥调节作用。脑垂体的激素分泌或储存受下下丘脑的调节，下丘脑和垂体分泌的部分激素总结于表 13-1。

表 13-1 下丘脑激素和垂体激素

下丘脑激素名称	缩　写	垂体激素名称	缩　写
生长激素释放激素	GHRH	生长激素	GH 或 STH
生长激素释放抑制激素	GHRIH		
催乳激素释放激素	PRH	催乳素	PRL
催乳激素释放抑制激素	PRIH		
促黄体激素释放激素	LHRH	黄体生成素	LH 或 ICSH
促卵胞激素释放激素	FSHRH	卵胞刺激素	FSH
促甲状腺激素释放激素	TRH	促甲状腺激素	TSH
促肾上腺皮质激素释放激素	CRH	促肾上腺皮质激素	ACTH
促黑激素释放激素	MRH	促黑激素（中间部）	MSH
促黑激素释放抑制激素	MRIH		
催产素	OT	储存和释放（神经垂体）	
加压素	VP	储存和释放（神经垂体）	

二、内分泌系统对神经系统功能的调节

已经在脑内的神经元和神经胶质细胞发现了大量的激素及其受体，包括膜受体和核受体。这些激素及其受体通过影响神经递质或调质的合成、释放、重摄取、灭活和突触后膜的敏感性，使神经调节功能更加准确和有效。这些作用有的发生在成年期，有的则发生在发育的早期阶段，从而影响一生。下丘脑作为神经-内分泌的换能器，是激素作用的靶器官，其结构和功能受到多种激素的调节。此外，大脑皮层、小脑皮层、海马等脑区也受到多种激素的调节。例如，乳腺癌的内分泌治疗（雌激素受体拮抗剂他莫昔芬、雌激素合成酶抑制剂来曲唑等）可能会影响患者的认知功能，而女性的绝经或啮齿动物的切除卵巢也可影响女性或实验动物的学习记忆等高级脑功能。

已经证明，多种激素包括雌激素、孕激素、雄激素和糖皮质激素均可影响神经元和胶质细胞的结构与功能，进而发挥对神经系统的调节作用。激素对脑的作用与对其他靶腺的作用一样是通过受体介导、在细胞水平调节的基础上进行的，这一调节主要通过膜/质受体即细胞核外受体途径及核受体途径（详见第五章）来完成的。激素对脑的作用最终都是通过影响神经的电活动及突触传递来实现的。

（一）类固醇激素与神经系统

类固醇激素包括皮质醇、皮质酮和性激素等，主要在性腺、肾上腺及胎盘等组织中合成。在血液中，大部分的类固醇激素与特异性激素结合球蛋白及白蛋白结合，少部分保持游离状态，分别调节人体各种生理及代谢过程。部分类固醇能够通过血脑屏障并聚集于脑组织的不同部位，从而调节神经系统的功能。另外，脑局部的神经元在不同发育时期也能合成类固醇激素。因此，脑内类固醇激素的来源包括两条途径：一是外周合成后通过血脑屏障进入脑内，二是神经组织原位合成。神经元是脑内类固醇激素主要的合成部位，近年发现神经胶质细胞可能也能合成类固醇。这些类固醇在脑内主要参与了对学习记忆、突触可塑性、神经保护、神经退行性变、应激、焦虑和情绪等的调节。

神经类固醇指能在脑内原位合成的类固醇激素，包括脑内自身合成的孕烯醇酮、硫酸孕烯醇酮、孕酮和异孕烯醇酮等类固醇物质。近年来，还有人提出了神经活性类固醇（neuroactive steroid）的概念，指具有通过调节配体门控离子通道而快速影响突触传递功能、能够同时在外周和中枢合成的类固醇激素。

（二）雄激素与雌激素

雄激素主要在睾丸中合成，可以较为容易地透过血脑屏障进入脑内，近年来的研究表明，脑内的神经元也能利用胆固醇从头合成雄激素。和女性更年期雌激素水平会显著下降的情况不同的是，老年男性体内的雄激素水平总体呈缓慢下降趋势。可能由于这个原因，雄激素对脑功能的影响有限，如实验动物的睾丸切除、因为宗教或别的非医学原因的睾丸切除、晚期前列腺癌患者的去势疗法等一般不会导致其学习记忆和认知等高级脑功能的显著变化，但可能会引起轻度抑郁等症状。

　　雌激素主要在性腺、肾上腺、脂肪组织等部位合成，在脑内发挥作用的主要是17β-雌二醇。与雄激素相同的是，脑内神经元甚至胶质细胞也能以胆固醇为原料，从头合成雌激素；而与雄激素不同的是，血液中的雌激素大部分与特异的结合球蛋白及白蛋白结合形成大分子复合物，从而不能透过血脑屏障；仅少部分保持游离状态的雌激素能透过血脑屏障，从而发挥对脑功能的调节作用。

　　雄激素（睾酮）是合成雌激素的前体，在雌激素合成酶即芳香化酶的催化作用下，睾酮被转化为雌激素（主要是17β-雌二醇），从而调节脑的结构和功能。芳香化酶可在脑内广泛表达，主要见于嗅球、大脑皮层、边缘区、下丘脑和小脑皮层等部位的神经元，也可见于星形胶质细胞。以往的研究认为，脑内芳香化酶的表达只见于出生前后的一个短暂时期，随后显著下降，成年后则不表达，外周雌激素是成年脑雌激素的唯一来源。近年来，随着研究技术灵敏度的提高，在成年某些脑区如海马、下丘脑也检出了芳香化酶的表达，且其不仅见于胞体也见于突触前成分。高效液相色谱证明，海马经NMDA诱导30 min后，其雌激素的量增加了一倍。

　　1. 雌激素对脑发育的作用

　　（1）脑发育的性别差异：成年哺乳动物脑结构存在性别差异，即男性（雄性）脑和女性（雌性）脑的结构并不完全相同。例如，男性脑重量大于女性脑，脑体重比和脑身高比在新生期两性并无差异，但在出生后男性脑发育快，从而致使这两项比值高于女性。成年男性下丘脑控制腺垂体分泌功能的神经核团的体积都大于女性。下丘脑表现的这种解剖学性差异不仅存在于人，也存在于鹌鹑、大鼠、豚鼠和雪貂等动物。这种情况在大鼠视前核、下丘脑内侧视前区最为典型，雄性大鼠该部位神经元密集形成一个典型的性二态核团（sexual dimorphic nucleus of preoptic area，SDN-POA），在鸟类与此对应的核团为高声区（high voice center）。无论在人类或其他哺乳动物，雄性视前内侧核的神经元数量和体积均大于雌性，而且雄性以轴-棘突触为主、雌性以轴-干突触为主。SDN-POA是在胚胎发育后期开始发育的，出生后一定时期（如大鼠出生后一周内），应用激素如雄激素、雌激素等均可改变该核团的大小。

　　（2）脑发育的芳香化酶假说：20世纪70年代初期，Naftolin根据多年的研究结果提出了脑发育的芳香化假说，即雄激素在脑发育中的作用是由芳香化酶将其转化为雌激素从而使脑雄性化的。该假说认为，在哺乳类动物，脑的基本发育形式是雌性的，神经系统开始发育时不具备性别差异（sex difference，或dimorphism），只是到了某一"关键"时相点以后脑才开始出现性别差异，其要点是：①哺乳动物脑发育基本形式为雌性的，不存在性别差异；②在发育的临界期，脑受到雄激素的刺激时出现雄性化特征；③雄激素如睾酮在脑内经芳香化酶的作用转化成为雌二醇，与神经元的雌激素受体结合形成复合物、调控靶基因转录从而使脑雄性化；④芳香化酶是雌激素合成的限速酶。

　　具体地说，在雄性，睾酮在脑中经芳香化酶催化转变为雌激素，与其受体结合后形成的复合物转位于细胞核内以调控特异性基因的转录，使脑雄性化。上述现象仅发生于出生前后一个很短的临界期，在大鼠相当于出生前后5~7天。若睾酮在临界期缺乏则会产生雌性脑。由于性激素的影响，神经元形成的数目增加，减少了正常情况下需要死亡的神经元数目，促进了细胞的生长、树突的分支、突触的发生、影响突触功能的调控及神经元的电活动，从而导致中枢神经系统出现性别差异，表现在两性脑的解剖学差异和功能、行为差异。

　　（3）脑发育的芳香化酶假说的机制：既然睾酮使脑分化为雄性脑的作用是通过转化为雌激素实现的，那么雌性胎鼠卵巢分泌的雌激素及胎盘和母体分泌的雌激素为什么不使胎鼠脑型衍变为雄性脑呢？有研究证实，雌性动物体内的α-甲胎蛋白含量远远高于雄性动物，它能和血液中的雌激素结合，阻止雌激素透过血脑屏障进入发育中的脑组织。因此，发育中的脑组织内雌激素的浓度有差异，体现为雄性脑内的雄激素浓度、芳香化酶浓度及由此产生的雌激素浓度很高，而雌性脑内的芳香化酶和雌激素浓度相对较低。例如，有研究报道，雄性小鼠海马内芳香化酶的浓度高达8 nmol/L而雌性小鼠海马内的芳香化酶浓度仅为0.5~2 nmol/L。雄性脑和雌性脑的雌激素浓度不同，导致所诱导的靶基因的转录水平不同，进而导致脑发育的性别差异（图13-2）。

　　2. 雌激素对学习记忆的调节作用　　海马是与学习记忆密切相关的脑区。有研究发现，雌激素能调节海马CA1区的突触发生，生理剂量的雌激素能诱导突触形成、海马的LTP产生，调节NMDA受体、γ-氨

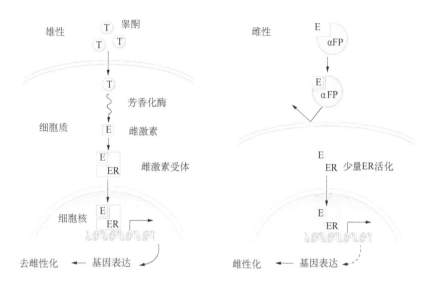

图 13-2　芳香化酶假说示意图（引自 Puts DA 等，2006）

在雄性动物体内，睾丸分泌的睾酮（T）进入神经元后被芳香化为雌激素（E），后者与其受体结合后引起脑的去雌性化；而在雌性动物体内，卵巢分泌的雌激素大部分在胞外被甲胎蛋白（αFP）结合而不能进入脑细胞内与其受体（ER）结合，最终导致脑的雌性化。αFP 基因表达异常则可导致去雌性脑即雄性脑

基丁酸受体和 AMPA 受体的表达，在一定程度上保护学习、记忆与认知功能不随年龄的老化而下降。

老年女性阿尔茨海默病患者人数是老年男性的 3 倍左右，因此雌激素缺乏被认为是导致阿尔茨海默病的主要原因之一。无论是在大鼠或小鼠，卵巢切除可以导致其空间学习记忆能力明显下降，而雌激素替代则可明显逆转卵巢切除的上述作用。大多数文献认为，雌激素可改善患者的学习、记忆与认知，缓解痴呆程度，抑制 β-淀粉样蛋白的形成、阻止阿尔茨海默病的进展。雌激素替代治疗可显著改善阿尔茨海默病导致的学习、记忆与认知功能障碍。其确切机制尚待进一步研究。

3. 雌激素对多巴胺能神经元的调节作用　帕金森病高发于男性，但是睾丸切除对电刺激诱导大鼠的旋转行为无影响。离体和在体实验均发现，雌激素对多巴胺能神经元具有保护作用，如切除卵巢可以加重电刺激诱导的旋转行为，多巴胺能神经元突起的延伸/分支及多巴胺合成酶即酪氨酸羟化酶（tyrosine hydroxylase）的表达受雌激素调节，发育中和成年黑质-纹状体系统的可塑性和活性均需要雌激素的参与。因此，雌激素被认为是多巴胺能神经元的营养因子，对脑内多巴胺能神经元的发育、可塑性与功能有重要影响，从而可能对帕金森病的发病和进程产生一定的调节作用。

4. 雌激素对其他脑功能的调节作用　脑内雌激素还能调节神经营养因子及其受体的表达，保护与治疗脑缺血，抵抗氧化损伤引起的凋亡并增加小胶质细胞对 β-淀粉样蛋白的清除；抑制氧化应激及兴奋性氨基酸等引起的毒性、促进神经损伤后的修复等。雌激素还能作用于 5-HT 能系统，促进色氨酸羟化酶、5-HT 转运体 mRNA 等的表达从而对情绪和精神状态产生影响。

5. 脑内雌激素作用的机制　雌激素的受体可以分为两类，即经典的核受体（包括 ER-α 和 ER-β）以及近年新发现的 G 蛋白偶联雌激素受体和 GPR30（又称 GPER）等。雌激素对神经系统的作用通过其膜受体和核受体进行（参见第五章）。然而，雌激素的非基因型效应和基因型效应并非截然分开进行，而是可以相互作用与整合，以全面调节神经元的功能。例如，GPR30 可以导致经典核受体及其辅助活化因子的磷酸化，诱导产生第三信使如细胞周期蛋白 D1（Cyclin D1）和 c-fos（均可作为核受体的辅助因子）等，从而也能调节基因的转录。

（三）糖皮质激素和甲状腺素

糖皮质激素对脑的作用是多方面的。它可影响脑的发育分化和下丘脑促肾上腺皮质激素释放激素和垂体促肾上腺皮质激素的分泌，并与睡眠、情绪、感觉应激和逃避行为有关。临床上，长期使用糖皮质激素可造成中枢神经系统的紊乱，表现为情绪不稳定、抑郁甚至发生自杀行为。过量的糖皮质激素还可缩短异相睡眠时间，使异相睡眠时间的百分比减少；皮质激素不足则可造成感觉功能的障碍。

甲状腺素对神经系统的结构和功能也有重要调节作用。血液中能发挥作用的甲状腺素有两种游离形式，即 T3 和 T4。在哺乳动物脑的神经元和神经胶质细胞中，T3 受体在出生前和出生后均有较高水平的表达，主要分布于海马、杏仁核和大脑新皮质，对神经系统的发育有重要作用，其作用途径主要为促进细胞的增殖、促进 MAP 和微管素的合成、增加微管的组装、促进轴突和树突的生长、促进突触的发生及髓鞘的形成等。甲状腺素功能障碍的孕鼠，其子代脑功能也受损害，表现为乙酰胆碱酯酶和多巴胺脱羧酶的活性障碍。先天性甲状腺发育不全的儿童则伴有明显的脑发育障碍（呆小症），表现为智力迟钝和长骨生长停滞。对于呆小症的治疗，时机的选择至关重要，出生后即开始甲状腺激素治疗者智商可基本上恢复正常，6~12 个月才给予治疗的儿童仅有 15% 的人智商能恢复正常。到了成年，甲状腺素对神经系统的作用在于易化儿茶酚胺的效应，表现为交感神经系统效应的亢进。

第三节　神经-内分泌系统对免疫系统的调节

即使在体内平衡的情况下，大脑也拥有充满活力的免疫环境。大脑的免疫环境由主要位于实质中的驻留细胞（即小胶质细胞）和主要位于脑膜和脉络丛中的浸润免疫细胞组成。中枢神经系统中的血管通过血脑屏障将脑与组织分开，血脑屏障控制外围化合物向中枢神经系统的转移。然而，血液和中枢神经系统之间的直接相互作用可能发生在室旁器（circumventricular organ，CVO）如最后区（area postrema，AP）、正中隆起、神经垂体、终极血管器、松果体、室旁器、连合下器和穹窿下器等。这些部位的毛细血管为高渗透性的有孔型毛细血管、没有血脑屏障，其作用是作为神经-免疫相互作用的"接头"。

免疫系统各组织、器官的神经支配和神经递质受体分布构成了神经系统参与调节免疫功能的基础。有研究发现，淋巴器官受交感和副交感神经的支配，而多数免疫细胞特别是淋巴细胞和巨噬细胞的细胞膜上存在多种神经递质受体。例如，淋巴细胞上有肾上腺素能受体、胆碱能受体、多巴胺受体、组胺受体、阿片受体等。多数情况下副交感神经可增强免疫功能，而交感神经对免疫功能主要起抑制性作用。同时，免疫细胞也有大量的激素受体甚至自身能合成某些激素，从而受到内分泌系统的调节，如具有强大抗炎症效应的糖皮质激素已经在临床应用多年。

一、神经系统对免疫系统的调节

（一）免疫组织及免疫器官上的神经支配

近年来有研究表明，在骨髓、胸腺、脾、淋巴结和肠淋巴组织的实质有大量的交感神经纤维末梢，这些神经末梢与免疫细胞直接接触，形成突触样的联系。例如，发自延髓的面神经后核、疑核、迷走神经背核等的迷走神经纤维可支配胸腺的活动。在胸腺皮质与髓质的交界处和被膜下，迷走神经、喉返神经和膈神经的乙酰胆碱酯酶表达丰富，退化胸腺中的交感神经明显少于正常的胸腺，说明胸腺的结构和功能可受交感和副交感神经活动的影响。酪氨酸羟化酶阳性神经末梢可与脾淋巴细胞形成突触样联系，乙酰胆碱酯酶阳性神经末梢也存在于淋巴结和淋巴管中，而去甲肾上腺素能神经进入淋巴结实质中绕血管周围成丛分布。

交感神经、副交感神经在免疫组织和器官的这些分布特征从形态上体现出神经系统对免疫系统的直接影响，为神经系统直接参与调节免疫细胞的功能提供了结构基础。神经纤维可能从以下几方面影响淋巴组织和器官：①调控血流；②调控淋巴细胞的分化、发育、成熟、移行和再循环；③调控细胞因子或其他免疫因子的生成和分泌；④调控免疫应答的强弱及维持的时间等。

拓展阅读 13-1　　　　　　　　　　**神经与免疫的相互作用**

中枢神经系统的免疫反应大都依赖免疫细胞分泌的细胞因子，这些因子不仅作用于免疫细胞，也作用于神经元和胶质细胞进而控制突触修剪、神经可塑性和神经保护。免疫系统的重要分子如 MHC 的表达也见于神经元和胶质细胞并可调节神经系统的功能。另外，刺激迷走神经可抑制细胞因子的释放并减轻内毒素血症和败血症的炎症反应。刺激迷走神经可影响支配脾的腹腔神经节肾上腺素能神经元，而脾内有部分 CD4[+] 的 T 细胞位于肾上腺素能神经末梢附近，能表达 β 肾上腺素能受体并分泌乙酰胆碱、活化巨噬细胞上的烟碱型受体，最终阻断前炎症因子肿瘤坏死因子-α 的产生。

资料来源：Trakhtenberg E F, Goldberg J L. Immunology. Neuroimmune communication. Science, 2011, 334（6052）：47-48.

（二）免疫细胞上的神经递质受体

神经系统对靶细胞的调节一般是通过它们释放的神经递质、神经调质或神经肽来发挥作用的，而这些物质的作用则依赖其本身与相应受体的结合，因此免疫细胞上是否存在这些物质的受体是决定神经系统能否作用于免疫细胞的物质基础。应用放射自显影、受体生化和受体分子生物学技术、放射受体分析等方法，已在免疫细胞膜上或胞内发现众多神经肽和递质的特异性受体（表 13-2）。

表 13-2　免疫细胞上的神经肽和递质的特异性受体

受体类型		免疫细胞种类
肾上腺素受体	α 受体	中性粒细胞、脾淋巴细胞（鼠）
	β 受体	单核细胞、T 淋巴细胞、B 淋巴细胞（人）
乙酰胆碱受体	M 受体	单核细胞、T 淋巴细胞（人）
	M、N 受体	淋巴细胞（小鼠）
多巴胺受体		淋巴细胞
组胺受体	H1 受体	T_H 淋巴细胞
	H2 受体	T、B 淋巴细胞
β-内啡肽受体		淋巴细胞（人）、脾细胞（大鼠）
甲啡肽受体		淋巴细胞、单核细胞、中性粒细胞

不同的神经递质、不同的脑区对免疫系统的调节作用不尽相同。例如，去甲肾上腺素对免疫功能具有双向调节作用，边缘系统的毁损多为免疫增强效应，左侧皮质的损伤可降低脾细胞数目等。另外，神经元和星形胶质细胞在某些条件下能表达主要组织相容性抗原分子从而具有抗原提呈功能，而小胶质细胞本身就具有抗原提呈功能，可参与 T 细胞激活和抗原成提。

（三）部分神经递质和神经肽对免疫系统功能的调节

1. 儿茶酚胺类递质　具有双向调节作用。去甲肾上腺素能神经末梢及肾上腺髓质释放的肾上腺素可影响各种免疫细胞及免疫功能。

2. 乙酰胆碱　具有免疫增强效应。例如，乙酰胆碱可显著增加大鼠巨噬细胞表面 I-A 抗原和 I-E 抗原的表达、直接刺激肥大细胞释放组胺。拟胆碱药物可增强细胞毒性 T 淋巴细胞杀伤肿瘤细胞的能力，与大鼠胸腺细胞表面的 M 型受体结合后可促进胞内 cAMP 的合成。胆碱能受体激动剂通过增加淋巴细胞和巨噬细胞的数量从而影响免疫功能。

3. 5-HT　既可作为神经递质，亦可由血小板及肥大细胞释放，参与对免疫反应过程的调节。5-HT 能促进 T 细胞的增殖，影响 NK 细胞活性，抑制巨噬细胞表达 I a 分子。

4. 神经肽　P 物质是常见的神经肽，与痛觉有关，但也能影响所有的免疫细胞，具有多重的生理效应。例如，其可剂量依赖性地促进人外周血淋巴细胞的增殖，促进 B 细胞分泌免疫球蛋白、刺激肥大细胞组胺的释放从而参与过敏疾病的发生和发展等。此外，阿片肽、血管活性肠肽、生长抑素、降钙素基因相关肽等神经肽类物质也对免疫系统有影响。例如，阿片肽对淋巴细胞转化、T 淋巴细胞玫瑰花环反应、自然杀伤细胞活性、多形核白细胞及巨噬细胞功能、干扰素产生等都有调节作用且可以被阿片受体阻断剂阻断。这些神经肽不仅参与神经-内分泌-免疫之间的相互调控，也与某些疾病的发生有关。

大脑调节外周免疫的主要途径见图 13-3 所示。

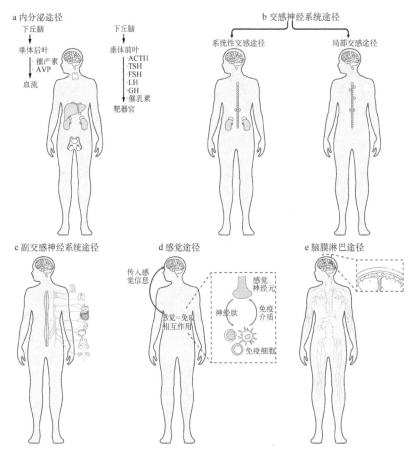

图 13-3   大脑调节外周免疫的主要途径

a. 内分泌途径，由下丘脑-垂体系统和下丘脑-垂体门脉系统组成。前者主要分泌催产素和精氨酸加压素（AVP），后者主要分泌促肾上腺皮质激素（ACTH）、促甲状腺激素（TSH）、卵泡刺激素（FSH），黄体生成素（LH）和生长激素（GH）；b. 交感神经系统（SNS）途径。由系统性交感途径和局部交感途径组成。系统性交感途径主要由肾上腺介导，可导致肾上腺素和去甲肾上腺素的全身分泌。局部交感途径由局部交感神经构成，到达身体的各个部位，包括每个免疫器官；c. 副交感神经系统途径，包括胆碱能神经途径。胆碱能神经可到达身体的各个部位，主要分泌乙酰胆碱（ACh）；d. 感觉途径，感觉神经元可以检测周围组织中的潜在威胁，直接影响周围组织中的免疫细胞（通过神经肽分泌）或将相关信息从外周组织发送到大脑；e. 脑膜淋巴途径，将免疫细胞和与大脑有关的免疫相关信号传递到外周

二、内分泌系统对免疫功能的调控

内分泌系统对免疫功能的调节主要依赖分布在免疫组织细胞上的一系列类固醇激素受体和肽类激素受体，如糖皮质激素受体、雄激素受体、雌激素受体、孕激素受体等。其中，糖皮质激素受体、盐皮质激素受体、雄激素受体等均可识别和结合 DNA 分子中的糖皮质激素反应元件序列，该序列可介导并影响靶基因的转录。激素、神经肽及神经递质等神经内分泌信息分子可借经典内分泌、旁分泌、神经分泌和自分泌途径影响或调节免疫应答，并参与某些免疫病理过程（表 13-3）。另外，一些免疫细胞自身也能合成某些内分泌激素，从而通过自分泌或旁分泌的方式作用调节免疫系统的功能。

表 13-3   内分泌激素的免疫调节作用

激素	作用	效应
糖皮质类固醇	抑制	抗体和细胞因子产生、NK 细胞活性
性激素	抑制/兴奋	淋巴细胞转化
催乳素	兴奋	巨噬细胞活化、IL-2 产生
生长激素	兴奋	抗体产生、巨噬细胞活化、IL-2 调节
催产素	兴奋	T 细胞转化
褪黑激素	兴奋	混合淋巴细胞培养反应、抗体产生
促肾上腺皮质激素	抑制/兴奋	细胞因子和抗体产生、NK 细胞活性、巨噬细胞活化

大多数激素具有免疫调节作用。多数情况下生长激素、催乳激素、甲状腺素等可增强免疫功能，而促肾上腺皮质激素释放激素、促肾上腺皮质激素、糖皮质激素、雄激素、前列腺素等具有免疫抑制作用。促肾上腺皮质激素释放激素可单独或与加压素协同刺激促肾上腺皮质激素的释放，进而刺激糖皮质激素的分泌，而促肾上腺皮质激素和糖皮质激素均具有广泛的免疫抑制效应。

1. **糖皮质激素** 对免疫功能的影响极为广泛，几乎对所有免疫细胞都有抑制作用，可通过多种途径影响免疫系统。

（1）糖皮质激素可影响胸腺的结构和功能：胸腺上皮细胞对糖皮质激素尤为敏感，糖皮质激素通过程序性细胞死亡或凋亡机制使胸腺萎缩，从而明显减少胸腺激素的分泌，降低胸苷激酶的活性。

（2）糖皮质激素对淋巴细胞功能的有调节作用：糖皮质激素可减弱 T 细胞的趋化及游走性，抑制脾 B 细胞对脂多糖的反应，减少免疫球蛋白合成细胞的数目。糖皮质激素还可抑制单核细胞转变成巨噬细胞，使巨噬细胞的抗原呈递功能减弱、IL-1 分泌减少、吞噬作用及细胞内杀伤能力被削弱；抑制抗原所致的肥大细胞脱颗粒反应，减少组胺释放，减少嗜酸性粒细胞数量，抑制其趋化反应。糖皮质激素还能改变淋巴细胞的循环和重新分布。

（3）糖皮质激素与炎性疾病关系密切：在风湿性关节炎患者中，糖皮质激素可抑制 IL-1 引起的 *IL-6* 基因表达。糖皮质激素还可抑制 MHC I 类及 MHC II 类分子的表达，从而参与免疫缺陷性疾病的发生和病程。糖皮质激素对免疫功能的抑制作用已经明确，因此在治疗过敏反应、自身免疫性疾病和抑制器官移植时的排斥反应得到了广泛的应用。

2. **生长激素** 几乎对所有的免疫细胞都具有促进分化和加强功能的作用，是腺垂体激素中极其重要的免疫调节因子，既可借助受体直接影响免疫细胞功能，也可由 IGF 介导间接作用于免疫细胞。生长激素还可影响免疫系统的各个环节，其中胸腺为其主要的免疫调节靶器官。基础及临床试验的结果表明，多因素导致的垂体缺失或垂体功能低下的疾病患者，可表现出胸腺体积和重量减少、淋巴组织萎缩、免疫反应性降低等。给予生长激素可防止胸腺进一步萎缩，并能促进胸腺激素释放，增加骨髓淋巴细胞数量，加速造血，促进生长，有利于免疫功能恢复，因此生长激素在治疗免疫功能低下及抗衰老中有广泛的应用前景。

3. **催乳素** 与生长激素相似，催乳素也对免疫功能具有正调节作用，能逆转切除垂体所致的细胞免疫和体液免疫功能下降。遗传性矮小的动物伴有催乳素的缺乏，也伴有免疫功能障碍，给予催乳素能完全纠正这些障碍。母乳喂养具有重要的免疫刺激作用，其原因可能是母乳中催乳素提高了乳腺中分泌 IgA 的细胞数目，促进淋巴细胞游走进入乳腺。

4. **促甲状腺激素释放激素** 甲状腺对免疫功能有正调控作用，能增强小鼠脾细胞对 T 细胞依赖性抗原和非 T 细胞依赖性抗原的抗体应答。

三、神经-内分泌调节免疫系统功能的机制

神经系统和内分泌系统主要通过以下几个方面调节免疫功能。

1. **调节免疫细胞的中间代谢** 免疫反应过程中的许多步骤，如巨噬细胞的吞噬作用、抗原呈递细胞将抗原呈递给 T 细胞的过程及随后的 T 细胞氧化爆发、克隆扩增、迁移等机制均是高代谢过程，对营养成分和生长因子的高度依赖性决定了它们在免疫反应的过程中特别容易受到控制中间代谢的神经递质和激素的影响。

2. **共享细胞内信号转导通路** 神经递质及内分泌激素介导的细胞内信号转导机制和免疫介质介导的细胞内信号转导机制有相通之处，这为神经递质、激素和免疫介质共同调控免疫反应提供了分子基础。例如，催乳素和 IL-2 的受体都属于细胞因子受体超家族，它们的功能活性部位具有高度保守性。这种化学结构的相似性导致它们与各自的受体结合后，均通过经典的 cAMP 途径和多种蛋白激酶的级联反应将细胞外信号传递入细胞核，继而激活转录因子，实现对细胞功能的调节。这两种由不同受体结合引发的细胞内信号转导过程涉及许多共用的酶，如酪氨酸蛋白激酶 Jak 家族的成员等，因此催乳素和 IL-2 可通过"受体混杂"和"受体对话"来协调彼此的作用。

3. 调控与淋巴细胞增殖和分化有关的细胞因子的产生　IL-1、IL-2 等细胞因子对淋巴细胞的增殖和分化有重要的作用。肾上腺素能受体激动剂可以下调抗原诱导的淋巴细胞上 IL-2 受体的表达，糖皮质激素能诱导 B 淋巴细胞上 IL-1 受体的表达，P 物质对肠道淋巴组织中 IL-2 受体的表达有促进作用，催乳素则能促进大鼠脾细胞和胸腺细胞中 IL-2 及其受体的表达。

4. 影响淋巴细胞的阳性与阴性选择　在个体的发育过程中，机体通过阴性选择使表达对自身抗原有高亲和力受体的 T 细胞前体细胞被清除，通过阳性选择使具有自身抗原低亲和力受体的 T 细胞前体细胞成为成熟的 T 细胞。这种阳性/阴性选择对于建立机体自身抗原的耐受和对外来抗原的免疫反应极其重要，而细胞凋亡是细胞选择性清除的主要方式之一。胸腺内合成的糖皮质激素能拮抗胸腺细胞上低亲和力受体与自身抗原结合后所引起的凋亡，从而促进胸腺内的阳性选择。

第四节　免疫系统对神经-内分泌的调控

神经免疫内分泌学中另一重要领域是免疫系统对神经-内分泌功能的影响，免疫细胞可产生多种激素、神经肽与神经递质或者其受体（表 13-4），从而对神经功能有多种影响，主要表现在：①免疫应答的发生和发展可影响中枢及周围神经系统的功能活动及经典激素的分泌；②神经内分泌组织和细胞可表达多种免疫因子的受体；③免疫因子借助受体发挥其对神经内分泌系统的调节作用。

表 13-4　免疫细胞及其产生的肽类激素和神经递质

免疫细胞	产生的肽类激素和神经递质
T 淋巴细胞	促肾上腺皮质激素、内啡肽、促甲状腺激素、生长激素、催乳素、甲硫内啡肽、甲状旁腺素相关蛋白、胰岛素样生长因子
B 淋巴细胞	促肾上腺皮质激素、内啡肽、生长激素、胰岛素样生长因子
巨噬细胞	促肾上腺皮质激素、内啡肽、生长激素、P 物质、胰岛素样生长因子、心房钠尿肽
脾细胞	黄体生成素、卵泡刺激素、促肾上腺皮质激素释放激素
胸腺细胞	促肾上腺皮质激素释放激素、黄体生成素、加压素、催产素
肥大细胞	血管活性肠肽、生长抑素

研究表明，IL-1 和 IL-6 都是内源性致热原，是发热的重要诱因。IL-1 和 IL-2 可以增加慢波睡眠，从而调节参与对睡眠的调节。摄食中枢和行为中枢位于下丘脑，IL-1、肿瘤坏死因子-α 和干扰素-α 对这些中枢具有抑制作用。另外，重症肌无力是一种由神经-肌肉接头处传递功能障碍所引起的自身免疫性疾病，65%～80% 的患者有胸腺增生，其中 10%～20% 伴发胸腺瘤。增生的胸腺能产生大量乙酰胆碱受体的抗体，从而阻断了乙酰胆碱的作用，因此大多数患者在胸腺切除后可获显著改善。

一、免疫功能在神经及内分泌组织中的体现

免疫系统对神经-内分泌的调节作用既存在于中枢神经系统，也存在于周围神经系统。

（一）中枢神经系统

脑内不但有星形胶质细胞和小胶质细胞等免疫辅助细胞，还存在内源性抗炎机制。中枢神经系统一方面不是完全的免疫豁免部位，另一方面脑内的免疫反应经常受抑制或受下行性调节。

1. 脑是免疫效应器官　既往认为，脑是免疫豁免器官，因为中枢神经系统缺乏淋巴系统，对抗原呈递起关键性因素的 MHC Ⅰ 类和 MHC Ⅱ 类分子在中枢神经系统的表达极低，血脑屏障限制了细胞成分和大分子物质自由出入，与其他器官相比，中枢神经系统对移植物的免疫排斥反应要慢得多。随着研究的深入，有研究者发现，中枢神经系统也有自身的免疫系统，该系统一方面在正常的生理调控过程中发挥重要的神经保护作用，另一方面还参与多种中枢神经系统疾病的病理反应，促进疾病的形成和恶化。研究发

现，神经胶质细胞可视为脑内的免疫细胞，可行使一定的免疫功能。另外，某些中枢神经部位如终纹血管器、最后区、正中隆起及弓状核等均缺乏血脑屏障，各种细胞因子和免疫球蛋白等可由此进入脑脊液影响中枢神经系统的功能。

一直以来人们都认为，人类大脑不存在淋巴系统。最近的研究已经确定，大脑硬脑膜中存在脑膜淋巴管，这些淋巴管将抗原和免疫细胞从大脑传递到淋巴结，并表达淋巴管内皮标志物如 VEGFR3、CCL21 和 PROX1。脑膜的淋巴管系统围绕大脑，将组织中过多的液体、蛋白质和免疫细胞排入外周淋巴结。在多发性硬化症小鼠模型中，该脑膜淋巴系统的消除导致中枢神经系统疾病减轻，并降低 T 细胞的炎症反应。在阿尔茨海默病的转基因小鼠模型中，脑膜淋巴管的破坏可促进脑膜中的 β-淀粉样蛋白沉积并加重 β-淀粉样蛋白的积累。因此，通过将免疫细胞和抗原从大脑转运到外周，脑膜淋巴系统会影响外周和中枢免疫反应（图 13-4）。从中枢神经系统到颈部淋巴结的淋巴引流途径具体见图 13-5。

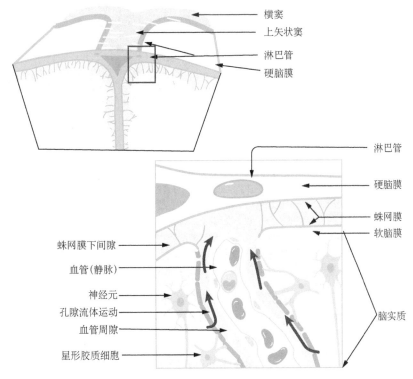

图 13-4　脑膜淋巴管的分布及其功能（引自 Louveau 等，2015）
脑血管中过多的液体、蛋白质和免疫细胞可通过脑膜淋巴管排除到外周淋巴结，从而调节脑内的免疫反应

2. 神经胶质细胞的免疫功能　神经胶质细胞是中枢神经系统主要的辅助细胞，已经证明星形胶质细胞与小胶质细胞具有免疫活性，是中枢神经系统重要的免疫细胞。

（1）星形胶质细胞：具有支持并营养神经元、调控神经递质的循环、构成血脑屏障及合成神经活性物质等功能，还具有抗原呈递和一定的吞噬能力。首先，星形胶质细胞具有多种生物活性物质的受体，其功能可受到这些活性物质的影响，从而分泌众多免疫活性成分如 IL-6、IL-1 等免疫介质或炎症介质，可参与脑内的免疫生理及病理反应。其次，星形胶质细胞也可通过表达 MHC Ⅱ 类分子参与抗原的呈递和 T 细胞的活化，产生细胞免疫，或通过表达细胞间黏附因子-1 和神经细胞黏附因子等从而参与 T 细胞的激活和抗原呈递。因此，星形胶质细胞可视为脑内的免疫辅助细胞，介导中枢神经系统的神经-免疫之间的相互作用。

（2）小胶质细胞：脑内的小胶质细胞可由发育中的骨髓单核细胞迁入和定居于中枢神经系统，也可来自神经外胚层或舌下神经核（hypoglossal nucleus）的非单核细胞/巨噬细胞。它与外周巨噬细胞有许多相同的表面标记及效应分子如 CD4、CD45、MHC Ⅰ、MHC Ⅱ、肿瘤坏死因子、IL-1、干扰素-γ 等，因此具有多方面的免疫相关功能，参与神经系统的发育和重塑，调节神经递质的合成和分解代谢，促进脂类的代

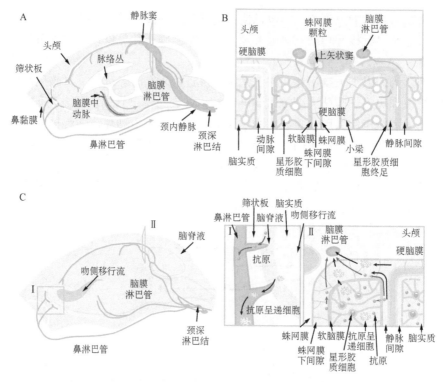

图 13-5 从中枢神经系统到颈部淋巴结的淋巴引流途径（引自 Louveau A 等，2017）

A. 小鼠颅骨脑膜淋巴管系统示意图，硬脑膜淋巴管与硬脑膜血管和颅神经并行，与静脉窦、动脉和颅神经一起通过小孔离开颅骨；也有一些淋巴管与嗅神经一起穿过筛板。向脑实质或蛛网膜下腔注入的示踪剂可通过硬膜淋巴管流入颈静脉旁的颈深淋巴结。B. 组织液和脑脊液循环的放大图，血管周淋巴引流系统通过动脉周途径将脑脊液和溶质输送到大脑，而组织液和溶质则通过静脉周淋巴途径离开大脑。脑脊液可通过蛛网膜颗粒进入静脉系统，脑脊液中的大分子和免疫细胞主要沿硬膜淋巴管进入淋巴结和颅外体循环。C. 抗原和抗原呈递细胞的中枢外引流途径，抗原和抗原呈递细胞可能通过（Ⅰ）筛板的淋巴管离开中枢神经系统，到达鼻黏膜淋巴管系统［特别是树突状细胞可能沿着吻侧移行流（或称吻侧迁移流）迁移，通过嗅球的蛛网膜下腔进入淋巴管］；或（Ⅱ）乙酰胆碱途径，到达蛛网膜下腔并通过蛛网膜下腔进入脑膜淋巴管系统并运输到颈深淋巴结。脑膜间隙内的抗原呈递细胞也可能通过脑膜淋巴管进入颈深淋巴结

谢，参与炎症、修复及介导免疫反应。在正常成年大脑中，小胶质细胞处于静息状态，呈分枝状，具有吞噬功能和一定的迁移能力，分布广泛，可以清除代谢产物及毒性物质。

拓展阅读 13-2 **小胶质细胞主动参与正常脑发育**

小胶质细胞与巨噬细胞相似，是中枢神经系统的免疫细胞，具有高度的能动性，在大脑受损时能主动向损伤脑区移动并吞食、清除死亡神经元的碎片，然而在未损伤大脑中发挥的作用仍不清楚。Paolicelli 等发现小胶质细胞在个体发育的过程中会主动吞食并清除突触成分如 PSD-95，由此产生突触修剪现象。这种突触修饰在大脑的正常发育中是不可或缺的，因此这些发现将小胶质细胞存活与突触成熟联系起来，提示小胶质细胞功能异常可导致某些神经发育紊乱中的突触异常。

资料来源：Paolicelli R C, Bolasco G, Pagani F, et al. Synaptic pruning by microglia is necessary for normal brain development. Science, 2011, 333（6048）：1456-1458.

（二）周围神经系统

多种细胞因子可诱导神经递质、神经调质及其受体的表达。例如，IL-1 诱导交感节神经元 P 物质 mRNA 的表达增加，促进乙酰胆碱的合成。一些细胞如交感神经节细胞、施万细胞等本身还能合成某些细胞因子及其受体，且这些因子的表达受到脂多糖等的刺激。

二、免疫应答对神经-内分泌的影响

免疫系统可作为中枢神经系统的感受器官，感知机体内环境的化学性和生物性动态变化，并在免疫应答过程中对神经-内分泌做出精确的调控，保障机体内环境的稳定和生理活动的正常进行。

（一）免疫应答对下丘脑活动的影响

下丘脑与脾之间可能存在直接的神经回路联系：①下丘脑室旁核→延髓迷走神经背核→脊髓侧角的交感节前神经元→交感神经腹腔节节后神经元→脾；②脾感觉神经末梢→脊神经节感觉神经元→脊髓后角神经元→孤束核→感觉中枢。抗原刺激机体后，下丘脑腹内侧核神经元的放电频率明显增加，免疫应答的高峰期该频率增加2倍以上，其增加程度与免疫应答的强度及不同阶段有关。视前区及室旁核神经元亦有类似现象，而在预先注射环磷酰胺抑制免疫应答的个体，未能观察到这些部位的放电频率变化。因此，下丘脑与免疫反应相关，中枢神经系统可感受机体内免疫功能状态并据此向免疫系统发出信号。

（二）免疫应答对交感神经活动的调节

体液免疫应答的主要器官是脾和淋巴结。免疫系统对交感神经活动的调节主要通过作用于下丘脑的自主神经中枢、免疫器官内免疫细胞与交感神经末梢的相互作用、免疫过程导致神经内分泌激素水平的改变等方式来体现。

免疫反应可调节淋巴器官内交感神经的基础活动，如无菌环境饲养的大鼠与无特定病原体环境饲养的大鼠相比，后者免疫活动基础水平高，其胸腺、脾及淋巴结中去甲肾上腺素含量则较低。而且免疫反应时，脾内去甲肾上腺素的含量也显著降低，同样证明了免疫系统能影响交感神经。

三、细胞因子对神经-内分泌的影响

细胞因子作为免疫系统重要的生物活性物质，是免疫系统参与调节神经-内分泌系统的重要媒介。部分细胞因子对神经系统的作用部位及效果见表13-5。

表13-5 部分细胞因子对神经系统的作用部位及效果

细胞因子	作用部位	作用效果
IL-1	大脑皮层	提高 γ-氨基丁酸能神经元的活动
	海马	抑制LTP，抑制钙流，改变单胺转化，引发癫痫
	下丘脑	促肾上腺皮质激素释放因子的释放，下丘脑-垂体-肾上腺轴激活，抑制促黄体激素释放激素的释放和排卵，促进催乳素合成，发热，抑制食欲，增加心率、升高血压、改变胃功能
肿瘤坏死因子	海马	抑制LTP
	下丘脑	促肾上腺皮质激素释放激素释放，下丘脑-垂体-肾上腺轴激活，抑制促黄体激素释放激素的释放和排卵，发热，抑制食欲
	蓝斑	抑制慢波睡眠
干扰素	海马	抑制LTP
	下丘脑	发热

（一）细胞因子影响神经-内分泌系统的结构基础

细胞因子影响神经-内分泌的功能需要有一定的结构基础。

（1）神经细胞及神经内分泌细胞可自身或受诱导合成多种细胞因子。

（2）神经组织细胞及神经内分泌细胞的细胞膜上有细胞因子的受体。

（3）脑内一些区域如终纹血管器、最后区、脉络丛及正中隆起等处缺乏血脑屏障，出生后早期或某些病理条件下血脑屏障发育未完善或通透性增加，这些均为外周细胞因子影响中枢神经系统提供了直接途径。

（4）在淋巴器官，由免疫细胞生成的细胞因子也可能作用于支配淋巴器官的内脏感觉神经末梢从而发挥其调节神经-内分泌功能的效应，如IL-1、IL-2等可不同程度地影响神经元的放电活动。

（二）免疫细胞产生的细胞因子作用于神经系统的途径

免疫应答过程中产生的细胞因子具有广泛的生物学作用。不同细胞因子的转运途径不同，不同脑区转运的细胞因子也具有选择性和特异性。外周感觉神经存在细胞因子的受体，因此来源于免疫细胞的细胞因子可通过与外周感觉神经上的受体结合，继而调节中枢神经的活动。由于部分脑区没有血脑屏障，来源于外周血的IL-1、IL-6等则可直接进入脑脊液和脑中作用于神经组织，从而影响中枢神经系统的功能。在病理条件下，血脑屏障遭到破坏，巨噬细胞可进入中枢神经系统发挥作用，或通过释放多种细胞因子调节中

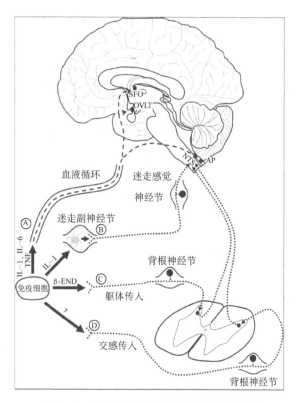

图 13-6　将信息从免疫系统传递到大脑的通路

SFO, 穹窿下器；OVLT, 终板血管器；AP, 最后区；NTS, 孤束核；β-END, β-内啡肽；TNF, 肿瘤坏死因子

枢神经系统的功能。

目前认为，细胞因子对神经系统的作用可能通过以下几条途径：①细胞因子如 IL-1 影响脑室周围的器官如穹窿下器、终板血管器、最后区。②IL-1 与受体结合后激活迷走神经，将信息传递到孤束核。③β-内啡肽可结合到躯体传入末梢产生止痛效应。④交感神经传入是否受到释放于免疫细胞的某些化合物的影响，目前尚不清楚（图 13-6）。

（三）几种重要细胞因子的神经调节作用

1. IL-1　被认为是神经内分泌系统与免疫系统之间传递信息的桥梁，起着重要的调节作用。IL-1 对多种中枢神经递质的合成及代谢有明显的影响，既影响下丘脑-垂体-靶腺体的活动，也影响交感神经的功能。在周围神经系统，IL-1 增加交感神经节 P 物质的合成，促进施万细胞的增殖。IL-1 还能提高胆碱乙酰化酶的活性而促进乙酰胆碱的合成、诱导神经生长因子的合成。IL-1 还可使甲状腺生长缓慢，抑制甲状腺激素的分泌和卵泡刺激素诱导的甲状腺细胞对碘的摄取。

2. IL-2　对免疫系统的主要功能是促进细胞毒性 T 细胞的增殖和增强细胞免疫，具有较强的神经内分泌效应。与 IL-1、IL-6 一样，IL-2 主要参与免疫反应对下丘脑-垂体-肾上腺轴系的激活。临床应用 IL-2 可刺激离体垂体前叶细胞分泌肾上腺皮质激素，升高血液肾上腺皮质激素浓度。

3. IL-6　可使小鼠海马和额叶皮层内的 5-HT 能和多巴胺能神经元活性增强，刺激胶质细胞增生，减少神经元的凋亡，从而减轻兴奋性氨基酸和脑缺血导致的脑损伤，具有神经保护作用，还具有兴奋下丘脑-垂体-肾上腺轴但抑制下丘脑-垂体-甲状腺轴的作用。

4. 干扰素　可提高人血浆中肾上腺皮质激素及皮质醇的浓度，促进成年大鼠小胶质细胞表达 MHC 抗原并刺激超氧离子的生成，影响施万细胞表达 MHC 抗原，促进黑色素合成及对抗胰岛素。

第五节　应激和帕金森病中的神经-免疫-内分泌网络

一、应激反应中的神经-免疫-内分泌网络

应激（stress）是由危险的或出乎意料的外界情况变化引起的一种情绪状态，是无法处理外界特定要求或事件的自然反应，应激反应的过程涉及神经-内分泌-免疫网络的变化。大脑中枢接受外界刺激后，信息传至下丘脑，分泌促肾上腺皮质激素释放因子，然后又激发脑垂体分泌促肾上腺因子皮质激素，使身体处于充分动员的状态，心率、血压、体温、肌肉紧张度、代谢水平等都发生显著变化，从而增加机体活动力量，以应付紧急情况。在真实或感知到外界压力的情况下，人体会产生应激反应以维持体内的平衡，这一目标是通过与中枢和外周时钟密切相关的神经和内分泌激素系统实现的。下丘脑-垂体-肾上腺轴是维持这些稳态过程的关键调节途径，皮质醇是这一途径的最终产物，它以脉冲方式分泌，脉冲振幅的变化形成昼夜节律模式。

在急性应激期间，皮质醇水平升高，虽然皮质醇的最初升高是在促肾上腺皮质激素水平大幅飙升之

后，但如果长期发生炎症性应激，促肾上腺皮质激素水平会恢复到接近基础水平，而皮质醇水平由于肾上腺敏感性的增加而保持升高。在慢性应激状态下，下丘脑-垂体的激活导致其从促肾上腺皮质激素释放激素为主转变为精氨酸加压素为主，皮质醇的代谢降低从而导致其水平升高（图13-7）。皮质醇水平的急性升高有利于促进适者生存，作为战斗或逃跑反应的一部分。然而，长期暴露在压力下会导致有益效果的逆转，长期接触皮质醇变得不适应，这会导致一系列问题，包括代谢综合征、肥胖、癌症、精神健康障碍、心血管疾病和感染易感性的增加。

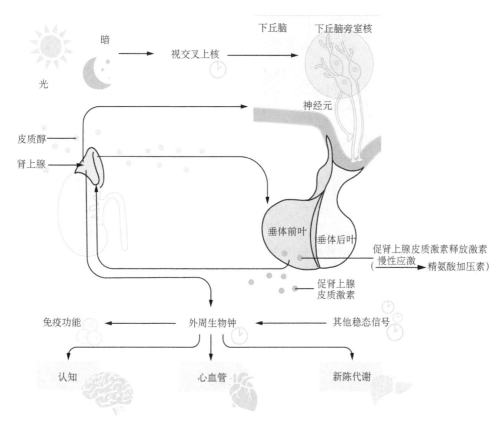

图 13-7　皮质醇对中枢和外周节律的协同调节作用（引自 Russell 等，2019）

中枢的时钟核团交叉上核接受光-暗信号的刺激，影响下丘脑-垂体-肾上腺轴和交感-肾上腺髓质通路的活性，导致皮质醇的节律性（circadian）产生。皮质醇激活外周组织的糖皮质激素受体，同步化外周时钟和下游的新陈代谢、心血管系统、神经通路和免疫通路。其他因素如食物、温度和社交也能影响生物钟节律，并改变这些下游通路的输出

二、帕金森病中的神经-免疫-内分泌网络

帕金森病是一种以黑质多巴胺能神经元变性为特征的进行性神经退行性疾病。导致帕金森病的主要原因是黑质-纹状体通路多巴胺的缺乏，神经-免疫-内分泌网络失衡在其中发挥了重要的作用。事实上，除了经典的运动症状外，神经-免疫-内分泌网络失衡还可以作为帕金森病患者胃肠、神经精神、昼夜节律、睡眠障碍等非运动症状的基础。此外，视网膜间脑/中脑松果体轴（RDMP 轴）多巴胺-褪黑激素失衡也为多巴胺替代治疗过程中的运动并发症提供了新的可能。

帕金森病的病理过程与神经炎症和神经内分泌障碍有关。神经炎症是促炎性遗传因子、环境毒素诱导的炎症、多巴胺耗竭和 α-突触核蛋白积累的汇聚点，这些因素共同参与了帕金森病发病过程中的神经炎症事件。另外，下丘脑多巴胺能神经网络功能障碍、昼夜节律紊乱和脑-肠轴介导的病理性传播作为神经内分泌节点，将神经和内分泌系统整合到帕金森病的症状中，多巴胺和褪黑素是神经-免疫-内分泌网络的连接物（图 13-8）。

中枢神经炎症的主要作用是清除有害物质和中和外源性损伤，然而在神经元退行性变中炎症反应既可以促进也可以抑制神经退行性变过程，是基因与环境之间复杂相互作用中的一个连接体，使易感人群易患

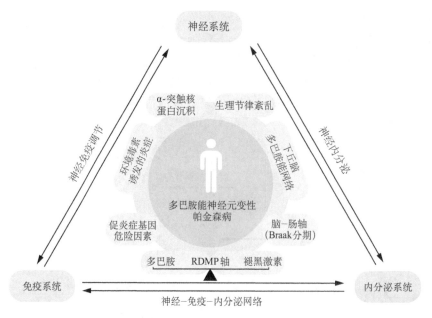

图 13-8　帕金森病的神经-免疫-内分泌网络（引自 Shen Y 等，2017）

RDMP 轴：视网膜间脑/中脑松果体轴

帕金森病。密切调节的神经炎症可以中和致病诱因、阻止神经退行性变过程，而失调或持续性炎症则可能导致包括帕金森病在内的一系列神经退行性变。因此，失调性神经炎症被认为是遗传危险因素、环境、多巴胺和 α-突触核蛋白复合物等诸多因素的一个会聚点，在帕金森病的发病和发展中起着幕后推动者的作用。多巴胺是连接神经系统和免疫系统的桥梁，因为几乎所有的免疫细胞，包括小胶质细胞、淋巴细胞、树突状细胞等都能表达多巴胺的两类受体（D1 和 D2）。通过与相应的受体结合，多巴胺及多巴胺能激动剂能调节免疫细胞的活化、增殖与细胞因子分泌等活动。另外，多巴胺还能通过交感神经支配淋巴组织，证明多巴胺确实具有免疫调节功能。

　　与帕金森病炎症相关的基因有 α-突触核蛋白（被认为是帕金森病神经炎症的始动因素）、富含亮氨酸的重复激酶 2（leucine-rich repeat kinase 2，*LRRK2*）、*Parkin*、*DJ-1*、跨膜的溶酶体 P5-型 ATP 酶（*ATP13A2*）、*PINK1* 等。与帕金森病神经炎症有关的核受体包括核受体相关受体 1（Nurr1）、过氧化物酶体增殖剂激活受体（PPAR）、糖皮质激素受体和视黄酸受体等。与帕金森病相关的环境毒素主要有脂多糖和 MPTP（图 13-9）。脂多糖是一种内毒素，当其作用于人类或动物等其他生物细胞时，就会表现出多种的生物活性，其生理作用是通过存在于宿主细胞的细胞膜表面的 Toll 样受体 4 而体现的。MPTP 是一种神经毒素，能够通过破坏黑质中的多巴胺能神经元而导致类似于帕金森病的症状，广泛运用于帕金森病各种动物模型的研究。脂多糖可被小胶质细胞 Toll 样受体 4 特异性识别，促进小胶质细胞活化，激活小胶质细胞表型和功能进而激活下游的促炎通路，引发神经炎症，导致多巴胺能神经元死亡。MPTP 首先被星形胶质细胞代谢成 MPP$^+$，然后通过多巴胺转运体进入多巴胺能神经元，最终导致线粒体损伤、反应性小胶质细胞增生和神经元死亡。

　　另外，帕金森病在男性的发病率大约是女性发病率的 2 倍，这种差异主要是由于环境差异、激素及其受体水平差异和遗传差异导致的黑质-纹状体多巴胺能系统的性别差异造成的。各种性激素尤其是雌激素对帕金森病的病理有着重要的影响并可能是导致帕金森病性别差异的主要因素，雌激素对依赖多巴胺转运子的多巴胺摄入具有很强的调节作用（图 13-10）。神经毒素是临床帕金森病的危险因素，在对线粒体呼吸产生损害作用之前也必须通过多巴胺转运子进入多巴胺能神经元，伴随着过量的氧化应激。雌激素的保护作用可能是通过抑制多巴胺转运子来实现的，性腺完整的雌性大鼠在动情间期（低内源性雌二醇水平）与动情前期（高内源性雌二醇水平）相比，纹状体多巴胺水平显著升高，这与在动情前期和动情间期给予神经毒素时纹状体多巴胺的消耗更大相吻合。

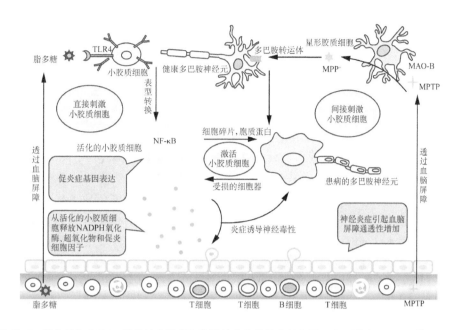

图 13-9　脂多糖和 MPTP 诱导的小胶质细胞活化和多巴胺能神经元死亡（引自 Shen Y 等，2017）
TLR-4，Toll 样受体 4；NF-κB，核因子 κB；MAO-B，单胺氧化酶 B

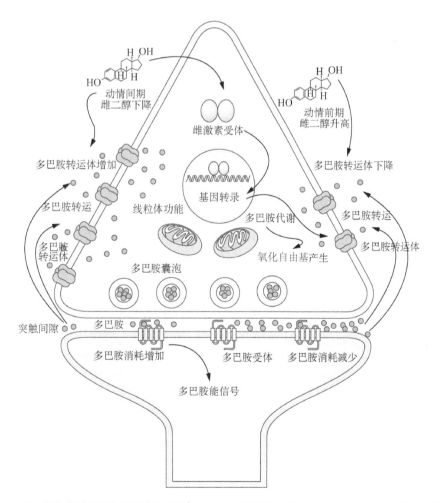

图 13-10　雌激素对依赖多巴胺转运子的多巴胺摄入的影响（引自 Jurado-Coronel JC 等，2018）

　　多巴胺转运子依赖性多巴胺从突触间隙重摄取后，神经元内多巴胺代谢导致氧化自由基的产生，这具有潜在的破坏作用，其失调可能导致帕金森病的神经退行性变

本章小结

　　本章主要介绍了神经-免疫-内分泌网络的组成及其相互关系及神经免疫内分泌学的概念。神经系统、免疫系统和内分泌系统三者并非孤立地发挥作用，而是借助于神经递质、细胞因子和内分泌激素，将三者联系成一个有机的整体，其作用基础还包括这些分子的相应受体的交叉分布。

　　从免疫系统到神经-内分泌系统最著名的传递通路是细胞因子的体液途径，其次是通过迷走神经的传入神经传递通路。从中枢神经系统到免疫系统的传出信号可以通过神经内分泌或自主神经系统进行。神经系统和免疫系统有可能进行交流因为它们共享一套生物化学语言，包括配体和受体、神经递质、神经肽生长因子、神经内分泌激素和细胞因子，这意味着作为免疫调节器官的脑也参与了免疫反应。通过体液途径和神经途径，中枢神经系统对先天性免疫反应进行调节。神经内分泌应激和交感及副交感神经系统通常在全身及局部水平抑制先天性免疫反应，而外周神经总是增强局部的先天性免疫反应。

（张吉强）

第十四章

神经信息处理与应用

主要知识点和专业英语词汇

主要知识点：神经信息学的基本概念、常用的研究方法和工具；脑机接口的概念；脑机接口的基本结构及发展现状；脑信号采集技术；脑机接口技术的发展方向。

专业英语词汇：neuroinformatics；electrocorticography；electroencephalogram；blood oxygen level dependence；magnetic resonance imaging；transcranial direct/alternating current stimulation；transcranial magnetic stimulation；deep brain stimulation；optogenetics；chemogenetics；brain computer interface；DBS。

神经信息学（neuroinformatics）是神经科学与信息科学的交叉学科，既综合利用工程学及信息科学的方法和工具研究神经科学，同时又借鉴神经科学的研究成果促进信息科学的进步。不仅如此，神经信息学还可以把神经科学数据综合起来，用计算机建立脑内功能过程、结构的模型及三维图，使这些结果和原始数据能够通过网络得到共享，最后抽象地描述出脑内的计算原理，建立模型并在芯片上加以实现，从而构建出基于智能脑的人工智能原理和新一代计算机模型。

第一节 神经信息处理概述

从较为宽泛的角度理解，任何与神经功能和结构有关的数据都可能包含着相关神经信息。神经元产生的动作电位可能与特定的感知或者行为相关，而突触结构上的改变可能意味着新的记忆正在形成。一百多年来，神经科学家已能从多种角度研究神经过程，小至生物大分子、亚细胞结构、单个神经元、神经通路，大至整个神经系统，涉及了诸如分子生物学、解剖学、生理学、心理学等不同的学科。尽管研究越来越深入、越来越专门化，但几乎没有一个科学家或实验室能够精通脑科学的全部领域，致使学科之间的信息交流不够及时，成果不能共享，因而重复性研究经常出现。信息科学的进步使上述问题的解决成为可能。信息科学与神经科学的交叉诞生了一门新的学科——神经信息学。

神经信息学是利用现代化信息工具，将有关脑的不同层次研究数据进行分析、处理、整合与建模，建立神经信息数据库和有关神经系统所有数据的全球知识管理系统，以便从分子水平到系统水平研究脑、认识脑、保护脑和开发脑。

一、神经电信号

现代神经科学研究认为，神经元电信号是神经信息传递的基础，因此神经电信号是目前神经信息处理研究中最为常见的数据。作为神经生理学研究的金标准，神经电信号是一大类信号的总称。基于信号来源及尺度的差异，通常我们可以将神经电信号分为膜电位、动作电位、局部场电位及脑电信号等。其中，单个细胞内的膜电位信号是这一系列信号的源头。

细胞内膜电位（membrane potential）是指以细胞外液作为参考基准记录到的细胞内液的电位水平。膜电位水平的高低取决于进出细胞膜的各类带电离子的总和。更多的阳离子（如钠离子）进入细胞内或者阴离子（如氯离子）离开细胞，都会导致细胞膜电位的升高，反之亦然。

与膜电位直接相关神经电信号有两个，一个是动作电位信号，一个是局部场电位信号。当膜电位上升超过动作电位的发放阈值（firing threshold）时，神经元会产生动作电位（也称为峰电位）。一般认为，神经元中的动作电位具有"全或无"的特点，其振幅和时程是固定不变的。但这种描述其实并不是非常准确。当神经元以"爆发"（burst）模式在短时间内大量发放动作电位时，单个动作电位的波形可能会发生畸变。

局部场电位（local field potential，LFP）是指以某个离记录位点较远的点作为参考基准记录到的细胞外液环境的电位水平变化。细胞内外总的带电离子在短时间内可以近似认为不变，所以当各类带电离子进出细胞膜使膜内电位发生改变时，邻近细胞膜的胞外电位水平也会相应产生变化。当一群邻近细胞的膜电位改变时，其对细胞膜外电位水平产生的影响在空间和时间上叠加之后，就形成了我们记录到的局部场电位。因此，局部场电位反映的是一群神经细胞所构成的局部神经网络的活动总和。因为多个神经元活动是此起彼伏的，所以局部场电位是一个在较长时间过程中缓慢变化的电压信号，比动作电位去极化过程中的"尖峰"时间（1~2 ms）长得多。

当我们把记录电极从特定位置的脑组织移动到头皮表面时，记录到的信号就是这一点的头皮脑电信号，此反映了离头皮最近的脑组织的活动特性。如果把电极放到颅内的皮层表面，则相应的记录称为皮质电图（electrocorticography，ECoG）。在物理上，脑电图（electroencephalogram，EEG）是 ECoG 经过颅骨的低通滤波后的结果。关于脑电（EEG/ECoG）的形成原理虽有较多的研究，但目前仍未完全阐明。当前人们普遍认为，脑电主要是由大脑皮层锥体细胞主顶树突的突触后电位总和形成。由于脑电信号经过了脑膜和颅骨的衰减，其信号幅度和信噪比要远低于在脑组织中记录到的动作电位或局部场电位。

二、神经活动相关信号

神经活动相关信号特指神经电活动之外的、但与神经电活动之间存在联系、能间接反映神经元电活动的一系列生物信号。相比于神经电信号，这些信号存在着各自的特点，在基础研究和临床诊疗上拥有传统神经电信号所不具备的独特优势。

（一）钙信号

细胞内 Ca^{2+} 的浓度与动作电位传导的过程密切相关。当动作电位通过突触前神经元的轴突传导到突触时，突触前膜对 Ca^{2+} 的通透性增加，胞外 Ca^{2+} 即进入突触前神经元的轴突末梢，促使突触囊泡形成。在此过程中，突触前神经元细胞内 Ca^{2+} 的浓度会出现数十倍的改变。由于细胞膜内外 Ca^{2+} 水平差别极大（在哺乳动物约 10^4 倍），相比于无处不在的神经电信号，钙信号更容易在神经元的功能、形态及回路结构之间建立起联系。基于各类荧光钙信号的记录已经成为神经科学研究中不可或缺的关键技术手段之一。

（二）血氧信号

神经活动增加导致局部血流量、血容量和需氧量的增加，此过程称为神经血管偶联（neurovascular coupling）。虽然这种血氧水平依赖（blood oxygen level dependence，BOLD）信号确实与"放电"的神经细胞数目相关，但有研究发现，其与细胞外的局部场电位关系更紧密。对 BOLD 信号的准确解释，关键在于充分描述引起血流动力学反应的潜在神经活动的性质。尽管最近与之相关的文献有所增加，但神经元和血管之间通信信号的性质和起源在很大程度上仍是未知的。目前，在临床上广泛使用的脑功能磁共振成像（magnetic resonance imaging，MRI）就是依赖于对脑中 BOLD 信号进行的检测。

（三）脑磁信号

根据麦克斯韦方程组，变化的电场产生磁场。当动作电位沿细胞膜到突触时，囊泡中的神经递质释放到突触间隙中，产生突触后电位。突触后电位的时空跨距明显大于动作电位，单位面积（数平方厘米）数千个锥体细胞几乎同步发放的神经冲动能够形成集合电流，并产生与电流方向呈正切方向的脑磁场。将头颅作为球形导体在颅外与之呈正切方向均能检测到脑磁信号。脑磁信号强度明显强于头皮信号，并且磁场为空间探测不受头皮电位变化干扰，因此脑磁信号能做到高度准确的空间定位，可以相当精确地处理脑功能信号在不同脑区和核团之间的传递过程。在颅外能够检测 5 mm 范围内的脑功能活动区，其时相分辨可达到 1.0 ms。这是脑电图无法做到的。

（四）神经递质信号

神经递质是神经元之间或神经元与效应器细胞（如肌肉细胞、腺体细胞等）之间传递信息的化学物质。神经递质信号虽然是神经信息电化学传递过程中关键的信使，但传统的基于生化检测的方法无法实现单个细胞水平的递质检测，且检测特定神经递质的特异性不够高，时间和空间精度也较差。最新开发的多巴胺、乙酰胆碱、去甲肾上腺素等多种新型探针，可以实时精确地检测神经递质的动态变化。研究者可通过转染、病毒注射及构建转基因动物等手段，将探针表达在多种细胞、小鼠脑片或者活体果蝇、斑马鱼、小鼠等模式动物中，将"难以捉摸"的化学信号变成直观、易测的荧光信号，这使得监测神经递质的动态变化变得更加简单。新型成像探针的出现将使得相关神经回路的研究更加简捷高效，同时也为今后大规模开发其他神经递质、神经调质探针奠定了扎实的研究基础。

第二节　脑信号采集技术

神经信息学研究离不开源于脑的实验数据，本节主要介绍常用的脑信号的采集技术的原理和主要应用领域。

一、神经元动作电位采集技术

对于动作电位的记录，最经典的方式是使用玻璃微电极对细胞内膜电位进行记录。神经生理学经典实验之一的枪乌贼巨大轴突记录使用的就是这种胞内记录技术。这种方法能够同时记录到细胞膜内阈下反应和动作电位信号，是神经生理研究的重要手段。基本的思路是使用非常尖锐的中空玻璃微电极穿过细胞膜，利用电极内填充的电极内液（如 1~3 mol/L KCl 溶液）构成导电回路，并记录细胞内和细胞外参考点之间的电位差。这种方法原理上很简单，但在实际使用中却存在各种小问题。例如，玻璃微电极制备和使用要求较高，在使用过程中会对细胞膜的完整性产生损害从而导致记录时长有限等。诸多不便使得这种方法在后续研究中逐步被更为高效的细胞内记录技术，如膜片钳实验技术和胞外记录技术取代。

（一）细胞内记录技术

细胞内记录技术是电生理学技术的重要组成之一。利用细胞内记录技术，人们得以研究单一神经元的功能活动、神经元膜电位的主动与被动特性及特定神经元在神经回路中的位置和作用等。在膜片钳技术问世以前，采用尖电极进行细胞内记录是获取这些信息的唯一手段。盲法在体膜片钳技术方法成功率较尖电极细胞内记录低，因此记录活体动物的膜电位活动，采用在体细胞内记录方法仍然是非常有价值的方法。

通过在体记录神经元在刺激条件下所产生的细胞内反应，可以细致地了解到神经元膜的被动特性与主动反应。通过记录个别神经元在有关神经网络活动中的突触反应，可以准确地分析出有关神经元在回路中所起的功能作用。在细胞内记录的基础上向细胞内注入示踪剂或荧光染料，不但可以清楚地看到有关神经元的细微结构，而且可以将神经元的结构与功能联系起来。

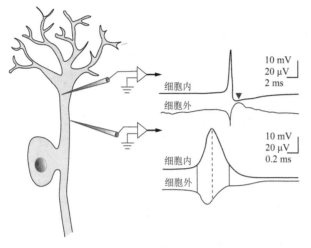

图14-1　神经元动作电位采集技术基本原理

（二）细胞外记录技术

目前，大部分的神经元动作电位采集技术都是基于细胞外记录。因为在短时间内细胞膜附近的各类离子总和可以近似认为不变，所以当神经元由于阴阳离子流动导致膜内电位产生改变时，细胞膜外邻近区域的电位会产生反向的改变。图14-1展示了神经元动作电位采集技术的基本原理，并对比了细胞内外记录技术得到的动作电位波形差异。以细胞外记录技术为主，从以下3个方面对神经元动作电位信号的提取和处理进行介绍。

1. 细胞外记录电极的设计和制作　根据用途不同，细胞外记录电极可以分为急性电极和慢性电极两大类。前者用于短期（数小时）记录，而后者用于长期（数日至数月）慢性记录。图14-2展示了两种具有代表性的胞外记录电极。相较于急性电极，慢性电极要求有更良好的生物相容性和抗腐蚀能力，以实现对生物脑组织神经电活动的长期且稳定的记录。同时，在选材和表面涂层上，其不能引起生物组织强烈的排异和免疫反应，避免脑组织受损或者信号质量的下降。在保证电极小型化和高信噪比的同时，要求记录通道越多越好，以便尽可能多地对神经元活动进行监测。这就对电极的材料、设计及制作提出了很高的要求。目前，国内外研究机构利用纳米技术修饰的电极已经很好地解决了生物相容性和抗腐蚀能力的问题，能够满足神经元动作电位采集的要求。通过选材上的设计，某些植入式电极甚至可以在强磁场环境下的正常使用（如配合MRI）。

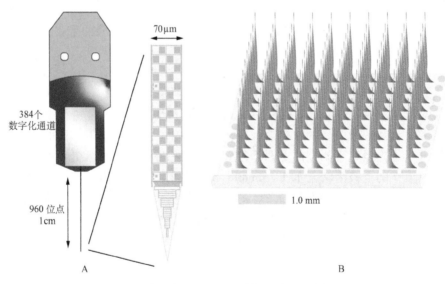

图14-2　急性电极（A）和慢性植入式平面电极（B）

2. 微电极的埋植及护理　脑部微电极的植入是一项非常精细的工作。不当的植入过程可能会有大出血、感染等一系列风险。在实验动物中，通常会借助显微外科手术和立体定位设备来完成电极的植入。除此之外，在人脑中植入电极通常还需要在术前对植入区域附近的脑区进行MRI检查，以充分了解植入区域附近的血管和组织，评估植入过程的风险并尽可能回避主要血管以减轻手术本身所带来的伤害。电极植入创伤和炎症反应会导致脑组织水肿，造成电极无法和周围的神经元形成紧密接触。水肿消失之后，胶质细胞活化所导致的黏附也会降低电极拾取信号的能力。虽然目前的研究已经从材质和表面修饰等多个方面对植入微电极进行了改良，但目前植入式电极在临床应用时所面临的一个主要问题仍然是电极的生物相容性不佳导致的长期使用性能下降。

3. 神经电信号的放大和处理 生物的神经信号是非常微弱的，其幅度只有数十到数百微伏。这么小的信号不但无法满足后期处理的需求，其抗干扰的能力也很差。所以，有必要对其进行信号放大和滤波等预处理，以消除无用的背景噪声和干扰。目前的神经元峰值电位采集系统已经具备了很好的放大和抗干扰能力，不需要在专门的屏蔽室内进行采集。单个电极可同时捕获邻近的多个不同神经元的动作电位互动，因此预处理之后记录信号还需要经过阈值选取、动作电位波形分类等流程将其还原成单个神经元的活动。分类的质量好坏直接关系到记录到的神经元电活动是否可靠。主成分分析（principle component analysis）、独立成分分析（independent component analysis）、K-means 聚类等都是动作电位波形分类中常用的手段。

二、脑电信号的特征和采集技术

脑电信号源于脑内大量神经元的协同或者同步化电活动，因此脑电信号可以直接反映脑内神经元的整体状态，如是否有意识、是否可以感受到特定的刺激等。贴附式电极记录的头皮脑电信号对设备及操作的要求较低，因此是目前使用最为广泛的神经电信号。临床研究表明，脑电活动是一种连续的电活动，其强度和模式由大脑不同部位神经组织的兴奋程度决定，与睡眠、觉醒状态和癫痫、精神分裂症等神经系统疾病密切相关。例如，在癫痫大发作时可以观察到具有特征模式的脑电信号。但总体上说，即便在同一个个体中，脑电信号在大多数时候也是不规则的，很难在脑电信号中辨别出具体的模式。根据脑电信号产生的源头，我们可以将其进一步细分为自发脑电信号与诱发脑电信号。自发脑电信号常被用于临床诊断，而基于诱发脑电信号的脑机接口技术则是目前非侵入式脑机接口技术的主流。

脑电信号的空间分辨率不高，通常以平方厘米作为尺度，而其时间分辨率较高，以毫秒为尺度。脑电信号空间分辨率较低的原因主要是脑电信号的信号源也就是皮层神经元的活动与记录电极之间存在着多种物质，如脑脊液、硬脑膜、颅骨、头皮等。这些具有不同物理特性的组织之间构成了复杂的电阻及电容回路，导致头皮脑电信号在传播时经过了复杂的空间滤波，从而使得我们难以对原始信号进行精确的位置溯源。在时间尺度上，脑电信号虽然可以轻松达到毫秒级的分辨率，但在组织滤波效应的作用下，高频成分几乎损失殆尽，所以在实际应用中并不需要采用很高的采样率对其进行数据采集。相比于毫伏尺度的单个神经元胞内膜电位信号，从头皮表面记录的脑电信号的强度为 $0 \sim 200$ μV，其频率从几秒钟出现一次（<1 Hz）到每秒 50 Hz 或更多。脑电信号幅度很小，所以很容易被其他电信号干扰，如常见的交流供电（50 Hz）、肌肉收缩所导致的眼电、肌电信号等都有可能在记录的脑电信号中产生伪迹。

根据脑电信号频率成分的不同，即信号变化的快慢程度，又可以将其细分为 α 波、β 波、γ 波、θ 波和 δ 波。以 α 波为基准，可将比 α 波慢的 θ 波与 δ 波统称为慢波，而将比 α 波快的 β 波和 γ 波统称为快波。在不同的文献资料中，特定波段的频率范围大致相同，但存在细微差异。依据和田丰治分类法，α 波的典型频率为 8~13 Hz，β 波的典型频率为 18~30 Hz，γ 波的典型频率高于 31 Hz，θ 波的典型频率为 4~7 Hz，δ 波的典型频率为 0.5~3 Hz。依据 Walter 分类法，α 波的典型频率为 8~13 Hz，β 波的典型频率为 14~25 Hz，γ 波的典型频率高于 26 Hz，θ 波的典型频率为 4~7 Hz，δ 波的典型频率为 0.5~3.5 Hz。本书主要参考 Walter 分类法。

α 波在几乎所有正常成年人的脑电图中都可以看到，特别是当个体处于清醒和静止状态时尤为明显。不同记录位点的 α 波幅度有明显差异，通常枕叶区域记录到的 α 波信号最强，但也可以从顶叶和额叶区域记录到较为微弱的 α 波。α 波的电压幅度典型值约为 50 μV。α 波会在深度睡眠期间消失；而当受试者处于清醒状态且注意力集中到某种特定类型的精神活动上时，α 波会被 β 波取代。例如，视觉刺激会导致 α 波立即停止，并产生电压较低且非同步化的 β 波。研究发现，如果切断大脑皮层与丘脑之间的联系，α 波就会彻底消失。反之，如果在丘脑网状核或丘脑深处施加电刺激，可以在丘脑-皮层系统中产生 8~13 Hz 的脑电信号，即 α 波的典型频率。因此，目前一般认为 α 波是丘脑-皮层系统自发反馈振荡的结果，其中也可能包括丘脑网状核激活系统。这种低频率的同步化振荡可能会导致数以百万计的皮层神经元的同步激活进而产生 α 波。

β 波主要出现在大脑顶叶和额叶区域的特定激活过程中。β 波与神经功能的兴奋程度高度相关。例如，积极思考或者饮用咖啡、茶等具有提神效果的饮料都会导致 β 波信号增强。强烈 β 波的出现可能与过度的压力和焦虑状态相关。

γ 波是一种快速振荡波，通常在有意识的感知过程中产生。由于颅骨等组织的高频滤波效应，头皮表面虽然能检测到 γ 波，但振幅很小且易受肌电信号伪迹干扰。因此，与其他慢波相比，在研究中，γ 波长期被低估。颞叶位置的 γ 波活动与记忆过程有关。有研究报告指出，γ 波活动参与了注意力、工作记忆和长时程记忆过程。此外，γ 波还与多种精神疾病有关，如精神分裂症、幻觉、阿尔茨海默病和癫痫等。有研究发现，阿尔茨海默病患者的脑电信号中普遍缺乏 γ 波，尤其是 40 Hz 左右的信号缺失严重。

θ 波在儿童的顶叶和颞区较为常见，在成年人中则通常出现在特定的负面情绪或者压力条件下如失望和沮丧也可出现。在一些神经系统退行性疾病中，θ 波也较为常见。因此，稳定明显的 θ 波也可以作为脑功能异常或者脑发育不成熟的标志。

与其他脑电信号相比，δ 波的幅度要大得多，能达到其他类型的脑电信号的 2~4 倍。δ 波通常发生在很深的睡眠、婴儿期和严重的脑器质性疾病中。研究发现，切断丘脑到大脑皮层的纤维束可以阻断丘脑对皮层的激活从而消除 α 波，但并不能阻断皮层的 δ 波。这说明，皮层神经系统可以不依赖丘脑输入，仅靠皮层网络就可以发生某种同步化活动机制从而引起 δ 波。

虽然从整体上说脑电信号的空间分辨率相比于后续即将介绍的 MRI 较低，但是由于脑的高级功能多是在细胞群尺度上的整体功能体现，许多认知与临床症状都能够在较大空间尺度上体现出来，所以脑电图目前仍然是科研工作者和临床医生常用的研究和诊断手段之一。

三、脑功能磁共振成像技术

功能磁共振成像（functional magnetic resonance imaging, fMRI）是基于 MRI 技术开发的一种可用于研究脑组织学结构及功能变化的成像方法。传统 MRI 通常用于提供人体内部结构的静态图片，而 fMRI 则可以用于动态评估代谢过程。目前，临床上较为普遍使用的功能成像技术有弥散加权磁共振成像法（diffusion-weighted imaging, DWI）、灌注加权磁共振成像法（perfusion weighted imaging, PWI）、磁共振波谱（magnetic resonance spectroscopy, MRS）及 BOLD 等。其中，基于 BOLD 信号的 fMRI 目前应用得最为广泛。血液中氧的载体是红细胞中的血红蛋白分子。利用去氧合血红蛋白比氧合血红蛋白更有磁性这一事实，fMRI 可以生成大脑不同横截面的脑功能图像。这些图像可以展示在执行具体任务时，特定脑区的活性增强或者减弱。其基本原理在于通过检测执行观察、思考等具体任务时，特定脑区中由于神经元活动水平增高而产生的血氧水平变化来间接测量大脑中的神经元活动。神经元发挥功能时需要消耗更多的氧气，这些氧气通过血液送达大脑。神经元活动引起局部毛细血管的扩张，导致高含氧血的流量增加，取代含氧少的血。由于血流动力学反应相对缓慢，BOLD 信号通常出现在神经元活动之后的几百毫秒，在 3~6 s 后达到峰值并在 20 s 之后回落到基线水平。

相较于脑电信号，fMRI 的空间精度要高得多，可以对立方毫米尺度上的神经组织进行记录研究。除此之外，fMRI 的突出优点还在于它能够检测大脑深部神经活动的变化，如在基底神经节、小脑和海马体处的神经活动。但是 fMRI 的时间分辨率较低，通常在数秒到数分钟之间。这主要是因为 BOLD 信号本身是基于血流信号对神经元活动的间接反应。由于 BOLD 信号需要数秒钟的时间才能产生和检测到，这意味着基于 fMRI 的脑机接口研究只适用于对时间精度要求不高的控制。

四、其他脑功能记录技术

（一）脑磁图技术

临床上用于成像的脑诊断方法一般分为两类：解剖学和功能性。计算机断层成像（computed tomography, CT）和 MRI 是最常见的解剖成像，而正电子发射断层扫描（positron emission tomography, PET）和 fMRI 则是功能成像的代表。作为功能成像方法中的一员，脑磁图（magnetoencephalography, MEG）与其他同类测试有很大的不同。大多数临床影像中心提供的脑功能测试都是间接测量。例如，依赖于耗氧量的 fMRI、基于葡萄糖摄取的 PET 及反映血流变化的单光子发射计算机断层成像术（single-photon emission computed tomography, SPECT）。与这些方法不同，MEG 是直接测量神经元活动。在细胞水平上，大脑中单个神经元的活动会导致 Na^+、K^+、Ca^{2+}、Cl^- 等穿过细胞膜。依据麦克斯韦方程组，这种缓慢的离子电流流动也会产生磁场的改变。虽然由单个神经元活动产生的磁场大小几乎可以忽略不计，但当某一区域的神经元群体因为执行特定功能而产生同步化放电时，大量神经元在局部区域内一起激发的电磁效应会产生一个可测量的磁场改变。这些由神经元产生的神经电磁信号是极其微小的，大约相当于地球磁场强度的十亿分之一。因此，MEG 的设备和检测必须要在具备磁场屏蔽功能的房间内开展以减少地磁扰动所产生的干扰。不仅如此，MEG 还需要使用对磁场变化非常敏感的专用设备——超导量子干扰装置（superconducting quantum interference device，SQUID）来实现对极微弱磁场信号的测量。SQUID 传感器浸没在一个大约-269 ℃的大型液氦冷却装置中以保持超导状态下的绝对抗磁性。在此条件下，SQUID 装置可以检测和放大距离传感器几厘米远的神经元产生的微弱磁场变化。在头盔内放置 300 多个这样的专用传感器阵列，可提供具有高分辨率能力的全头部覆盖。通过分析这些传感器记录的信号模式，可以推断出信号源的位置、强度和方向。

与 EEG 一样，MEG 可以直接记录神经元活动水平随时间的变化。MEG 传感器数量较多且其他生物组织对磁场信号影响较小，因此建模物理较简单，所以 MEG 具有很高的空间分辨率。与 PET 和 fMRI 相比较，MEG 可以实现对以毫秒为单位对神经元活动进行测量。因此，MEG 同时兼具高时间和高空间分辨率。作为一种非侵入性技术，MEG 很适合用于研究人脑活动。MEG 扫描是无创和无痛的，并且不需要注射放射性药剂或处于强磁场环境，因此 MEG 对儿童和成人都是安全的。与 CT、MRI 成像等检测方式不同，MEG 设备在使用中是非常安静的，几乎不会产生幽闭恐惧症的感觉。因此，在 MEG 测试过程中，可以长时间连续记录清醒和睡眠时的脑部活动。

近几年，基于无自旋交换弛豫（spin-exchange relaxation free，SERF）技术的原子磁力计（optically-pumped magnetometer，OPM）得到迅速发展。基于该技术更易实现 MEG 系统的小型化，从而扩展 MEG 技术的应用范围。英国诺丁汉大学影像中心作为 MRI 技术的诞生地，在 2017 年建立了完全基于常温原子磁力计的脑磁图信号记录和空间溯源定位的方法。这一新技术的进展有望大幅降低脑磁图的临床综合使用成本，可降低 2/3 以上，从而更好地造福广大患者。

（二）近红外光学成像

近红外光谱（near-infrared spectroscopy，NIRS）是一种使用电磁波谱近红外区域（780～2 500 nm）的光谱方法。典型的应用领域包括医疗和生理诊断和研究，如血糖、脉搏血氧、功能神经影像学、运动医学等。其中，功能性近红外（functional near infrared，fNIR）成像特指将其用于测量大脑中由于神经元活动增强而引起的血氧水平变化的光学技术。与 fMRI 类似，fNIR 的成像原理也是基于含氧血红蛋白和缺氧血红蛋白比例改变所引起的血液对近红外光吸收率的改变，提供了另一种通过血氧饱和度间接测量大脑活动的方法。

由于红外光穿透能力强，所以贴附在头皮上的红外光发射器所发射的红外光在透过颅骨后，一部分被脑组织吸收，另一部分则反射回来并被红外探测器检测。脑组织吸收红外光的量主要是由血液中的含氧量决定。例如，鲜红色的动脉血含氧血红蛋白浓度越高，对红外光的吸收越明显，暗红色的静脉血则相反。因此，利用头皮表面分布的发射器和接收器，我们可以依据血氧含量变化，构造大脑表面神经元活动图谱。但由于红外光的穿透深度毕竟有限，因此 fNIR 只适用于检测靠近颅骨如皮层表面的神经元活动，而不像 fMRI 一样能够对大脑的深部区域进行成像。另一方面，fNIR 在使用上较 fMRI 简便得多：受试者不需要躺在巨大的扫描器中，而只需要像 EEG 一样带上特制的检测帽/头盔。尽管 fNIR 成像比 fMRI 和 PET 的空间分辨率低，但由于其原理简单且设备价格比 fMRI 和 PET 要便宜得多，并且跟 EEG 设备一样便携，所以目前应用领域正迅速扩大。

一些研究团队已经开始探索如何用 fNIR 成像技术来替代 EEG 用于脑机接口类研究。由于 fNIR 成像是基于光学测量而非电测量，所以与 EEG 相比，它不易受肌电伪迹等干扰的影响。而 MEG 和 fMRI 虽然受此类干扰影响较小，但都需要庞大昂贵的设备。相较于这些方法，fNIR 能够捕捉血液动力学反应来反映神经功能，并且不易受到这些信号的干扰。所以，fNIR 这一技术被认为可以作为 EEG、MEG 和 fMRI 的替代，从而开发出具有更好的实用性和用户友好的脑机接口系统。尽管基于 fNIR 的脑机接口是有前景的，但它最终能否达到类似 EEG 脑机接口性能标准，并成为可行的非侵入式脑机接口技术仍然需要进一步的检验。

（三）PET

PET 是一种通过对放射性标记物的检测来实现对血流、代谢、神经递质和生理功能指标的测量技术。该技术的基本原理是在将少量放射性示踪剂注入外周静脉后，检测不同组织中的放射性强度。根据用途不同，示踪剂分别含有 ^{15}O、^{18}F、^{11}C 或 ^{13}N 等短半衰期的放射性同位素，通常以静脉注射的方式给药。PET 扫描通常需要 10~40 min 完成，总的放射性暴露剂量与常规 CT 相似。PET 的一个常见用途是测量身体不同部位的葡萄糖消耗率，即代谢率。放射性标记的葡萄糖类似物〔例如，^{18}F 标记的脱氧葡萄糖（fluorodeoxyglucose，FDG）即 ^{18}F-FDGI 的积累可以用来衡量葡萄糖在不同组织中的消耗率。由于脑组织发挥功能时需要消耗大量的氧和葡萄糖，PET 可以通过观察大脑不同部位的血流和耗氧量来了解脑卒中和痴呆情况，或者研究脑组织对特定刺激的反应。类似的，PET 也可以被用来跟踪特定化学神经递质在脑内的变化情况，如帕金森病中多巴胺的变化。此外，PET 可以根据恶性肿瘤葡萄糖代谢速度比良性肿瘤快的特点，来区分良性肿瘤和恶性肿瘤。也可以通过 PET 全身扫描对癌症进行分期。

PET 的空间分辨率与 fMRI 相近，但时间分辨率更低，约为几十秒。相比于其他的脑功能检测方法，PET 最主要的缺点是需要将放射性化合物注射到体内，而且这些放射性元素的衰减很快。例如，半衰期最长的 ^{18}F 的半衰期仅为 108 min。这限制了利用 PET 开展脑功能研究的范围。因此，虽然有研究尝试将其应用于脑功能研究，但总体说来 PET 并不是非常适合。

（四）钙成像技术

在生物有机体中，Ca^{2+} 是一类重要的第二信使，参与调控各种各样的胞内信号。这些胞内信号几乎在每种类型的细胞中都存在，且在很多功能方面有重要作用。例如，对心肌细胞收缩的控制，以及从细胞增殖到细胞死亡整个细胞周期的调节等。在哺乳动物的神经系统中，Ca^{2+} 是一类特殊的神经元胞内信号分子。在静息状态下，大部分神经元的胞内 Ca^{2+} 浓度为 50~100 nmol/L，而当神经元活动的时候，胞内 Ca^{2+} 浓度能在 20~30 ms 内上升 10~100 倍，增加的 Ca^{2+} 对于包含有神经递质的突触囊泡的胞吐释放过程必不可少。也就是说，神经元的活动与其内部的 Ca^{2+} 浓度密切相关，神经元在放电的时候会产生一个短暂的 Ca^{2+} 浓度高峰。神经元钙成像技术的原理就是借助钙离子浓度与神经元活动之间的严格对应关系，利用特殊的荧光染料或者蛋白质荧光探针（Ca^{2+} 指示剂），将神经元当中的 Ca^{2+} 浓度通过荧光强度表现出来，从而达到检测神经元活动的目的。

现在广泛使用的 Ca^{2+} 指示剂有化学性 Ca^{2+} 指示剂和基因编码 Ca^{2+} 指示剂。化学性 Ca^{2+} 指示剂（也称为钙荧光染料）指的是可以螯合 Ca^{2+} 的小分子，所有这些小分子都基于乙二醇双四乙酸的同系物氨基苯乙烷四乙酸（BAPTA），BAPTA 能够特异地和 Ca^{2+} 螯合，而不会和 Mg^{2+} 螯合，所以被广泛用作 Ca^{2+} 螯合剂。现在使用较广泛的化学性 Ca^{2+} 指示剂有 Oregon Green-1、fura-2、indo-1、fluo-3、fluo-4、Cal520 等。基因编码 Ca^{2+} 指示剂是来自绿色荧光蛋白（GFP）及其变异体（如循环排列绿色荧光蛋白、黄色荧光蛋白、青色荧光蛋白）的荧光蛋白，与钙调蛋白和肌球蛋白轻链激酶 M13 域融合。现在使用较广泛的基因编码 Ca^{2+} 指示剂有 GCaMP、RCamp、Pericams、Cameleons、TN-XXL 和 Twitch 等。其中，GCaMP 6 由于超强的敏感度，现在被广泛应用于在体钙成像研究。不论采用哪一类 Ca^{2+} 指示剂，总体上成像记录过程是非常类似的。包含 Ca^{2+} 指示剂的细胞可以通过荧光显微镜（fluorescence microscope）或者双光子显微镜（two photon microscope）捕捉、记录图像。

第三节　脑功能调控技术

一、经颅电刺激技术

用于脑功能调控或者治疗目的的电刺激技术已经出现并发展了数百年。目前，主要有以下 3 种方法广泛用于研究和临床应用：经颅直流电刺激（transcranial direct current stimulation，tDCs）、经颅交流电刺激

（transcranial alternating current stimulation，tACs）及经颅随机噪声电刺激（transcranial random noise stimulation，tRNs）。这3种方法都是基本无痛苦的，可以用于调节自发神经活动或与认知任务关联的神经活动。其中，经颅直流电刺激是目前研究和应用较多的一种方法。

经颅直流电刺激可以通过传递电信号来刺激和激活神经元。直流电刺激导致的电场变化可以使得神经元的静息膜电位呈现去极化或超极化状态。经颅直流电刺激的主要参数包括作用位置、电极极性、电流强度和刺激时间等。根据电极放置方法不同可以有阴阳两种极性的经颅直流电刺激。两者效果通常相反。阳极经颅电刺激（A-tDCs）被认为能够引起静息膜电位的去极化进而提高大脑皮层的兴奋性，而阴极经颅电刺激（C-tDCs）则会引起静息膜电位的去极化并降低神经元的兴奋性。神经元兴奋性变化的持续时间取决于刺激的时间及刺激的强度。随着刺激持续时间的增加或电流强度的增加，刺激的效果也会增加。目前，经颅直流电刺激已经被用于镇痛、辅助脑卒中患者的康复学习、提高阿尔茨海默病患者的认知表现及调节抑郁症患者的情感神经回路等方面。

二、经颅磁刺激技术

与经颅电刺激类似，经颅磁刺激（transcranial magnetic stimulation，TMS）技术也是一种非侵入性的脑部刺激方法。依靠电磁感应原理，经颅磁刺激使用一个放置在头皮上的绝缘线圈，将可控磁场能量集中在目标大脑区域。线圈产生的短暂磁脉冲可以无痛地通过头骨并进入大脑。经颅磁刺激产生的磁场脉冲与MRI机器产生的脉冲类型和强度大致相同，具有很好的生物安全性。当这些磁场脉冲被快速连续地重复施加时，这种技术又被称为重复TMS（repeated TMS，rTMS）技术。重复经颅磁刺激可以在大脑活动中产生更持久的影响。

经颅磁刺激已被证明是一种安全和耐受性良好的治疗方法，对于那些没有从抗抑郁药物中获益或因副作用而不能耐受抗抑郁药物的抑郁症患者来说是一种有效的治疗方法。虽然经颅磁刺激被普遍认为是安全的，但与单次或成对的诊断性经颅磁刺激相比，治疗性复重经颅磁刺激的风险仍会增加。不良反应的发生概率一般随着较高频率的刺激而增加。经颅磁刺激最大的直接风险是昏厥，但这并不常见。其他不良反应包括短期不适、疼痛、短暂的躁狂症、认知改变、听力损失、工作记忆受损，以及在心脏起搏器等植入装置中诱发电流。在实际应用中，经颅磁刺激并不局限于脑组织的刺激，外周神经-肌肉同样可以使用磁刺激进行调控。

三、脑深部电刺激技术

脑深部电刺激（deep brain stimulation，DBS）技术，又称脑起搏器技术。该技术是利用高频电刺激来抑制脑内特定的神经核团神经元的异常电活动，从而达到治疗疾病的目的。目前，利用脑深部电刺可以治疗帕金森病、原发性震颤、癫痫、扭转痉挛等。对于原发性帕金森病，脑深部电刺激治疗能很好地改善患者的震颤、强直、运动迟缓和异动症状，另外，可以帮助减少患者用药剂量、减轻药物副作用、提高生活质量。脑深部电刺激作为一种成熟的治疗方式，目前已在美国、欧洲、日本、中国等国家批准用于治疗帕金森病患者。我国目前应用脑深部电刺激治疗的帕金森病患者数量居世界前列。

四、各类遗传调控技术

除了前述的传统脑功能调控技术之外，近10年来以光遗传学、化学遗传学、磁遗传学为代表的遗传调控技术逐渐成为新一代的调控技术研究热点。在神经科学研究中，光遗传技术和化学遗传学技术目前已经得到了广泛的使用，其可靠性和有效性已经过反复的验证。与之相比，磁遗传学技术虽然也有一些研究报道并引起过学术争论，但其有效性目前并没有得到证实。

（一）光遗传学技术

光遗传学是近几年正在迅速发展的一门整合了光学、软件控制、基因操作技术、电生理等多学科的生物工程技术学科。光遗传技术（optogenetics）主要原理是采用基因操作技术将光感基因（如 *ChR2*、*NpHR3.0*、*ArcT* 等）转入神经系统中特定类型的细胞中进行特殊离子通道或 G 蛋白偶联受体的表达。这些光敏离子通道在不同波长（472 nm 的蓝光及 580 nm 的黄光）的光照刺激下会分别对阳离子或者阴离子的通过产生选择性，从而造成细胞膜两边的膜电位发生变化，达到对细胞选择性兴奋或者抑制的目的。

光遗传技术具有独特的高时空分辨率和细胞类型特异性两大特点，克服了传统手段控制细胞或有机体活动的许多缺点，能对神经元进行非侵入式的精准定位刺激操作从而彻底改变了神经科学领域的研究状况，为神经科学提供了革命性的研究手段。应用研究领域涵盖多个经典实验动物种系（果蝇、线虫、小鼠、大鼠、绒猴及食蟹猴等），并涉及神经科学研究的多个方面，包括神经回路基础研究、学习记忆研究、成瘾性研究、运动障碍、睡眠障碍、帕金森病模型、抑郁症和焦虑症动物模型等的应用。未来，光遗传技术还有可能发展出一系列脑疾病的新疗法。

（二）化学遗传学技术

化学遗传学（chemogenetics）技术是化学药物和基因技术结合的产物，泛指通过基因技术改变生物体蛋白，然后探索突变蛋白和化学药物分子的相互作用。而特定药物激活的受体技术是神经科学家最常用的操纵神经元反应的化学遗传学技术。具体来说，人工设计一种蛋白受体，并通过病毒载体让这种受体在神经元内表达，这种受体只专一地结合特定的人工设计的药物，与之结合后可激活或抑制神经元放电。药物代谢完后，神经元的功能又会恢复。与光遗传技术中广泛使用的光纤不同，化学遗传学技术使用的药物可以通过简单的方式摄入，如肌肉、静脉、腹腔或皮下注射甚至口服。药物进入血液后穿过血脑屏障进入脑组织，最终跟人工设计的蛋白受体结合从而起作用。在神经科学研究中，CNO-hM4Di/hM3Dq 系统目前的应用最为广泛。CNO 是特定药物激活的受体技术中人工设计的药物。而 hM4Di 和 hM3Dq 是人工设计的蛋白受体，是经过突变的人源毒蕈碱型受体。毒蕈碱型受体是神经递质乙酰胆碱的内源受体，广泛存在于动物体内。毒蕈碱型受体是一种 G 蛋白偶联受体，当乙酰胆碱和毒蕈碱型受体结合时，受体被激活，构象改变，进一步激活偶联的 G 蛋白，G 蛋白再引发下游反应，最终激活或者抑制神经元。乙酰胆碱是激活还是抑制神经元则取决于毒蕈碱型受体的具体亚型。如果是 M4 型毒蕈碱型受体，与之偶联的是 Gi 蛋白，Gi 蛋白的后续反应最终会抑制神经元。如果是 M3 型毒蕈碱型受体，与之偶联的则是 Gq 蛋白，Gq 蛋白的下游反应最终会激活神经元。

第四节　脑机接口技术

脑机接口（brain computer interface，BCI）是近年发展起来的、不依赖大脑的正常输出通路（即外围神经和肌肉组织）就可以实现人脑与外界（计算机或其他外部装置）直接通信的系统。脑机接口技术是一种涉及神经科学、信号检测、信号处理、模式识别、控制理论等多学科领域的交叉技术。脑机接口系统的研究不但有助于理解大脑的工作原理，而且在康复治疗、特种作业、军事应用等领域也有着十分重要的应用价值。

一、脑机接口的基本结构

基于各种不同情况下的需求，科技人员已经设计出多种可以在实验室中进行演示的脑机接口系统。原理上，脑机接口系统一般由神经信号源、信号获取、信号处理及转换、命令输出等功能模块组成。神经信号源是脑机接口系统中能够用到的各种神经信号。信号获取模块的功能是检测包含有某种特性的神经活动信号。信号处理模块的作用是对采集的信号进行处理分析，把连续的模拟信号转换成用某些特征参数（如幅值、功率谱密度等）表示的数字信号，以便于计算机的读取和处理，并对这些特征信号进行模式分类，确定其对应的神经活动。命令输出模块是根据信号分析、分类之后得到的特征信号产生驱动或控制命令，对输出装置进行操作或直接输出表示患者意图的字符，达到与外界交流的目的。其中，信号处理与转换模块作为连接信号获取和命令输出的中间环节，是脑机接口系统的重要组成部分。在训练强度不变的情况下，改进信号处理与转换的算法，可以提高分类的准确性，以提高脑机接口系统的性能。脑机接口系统的输出装置包括字符选择、神经假肢的运动及对其他设备的控制等。

二、脑机接口技术的发展现状

传统上，脑机接口技术可以分为以头皮脑电为代表的非侵入式脑机接口系统和以植入电极技术为代表的侵入式脑机接口技术。非侵入式脑机接口系统因为技术难度较小，曾经是脑机接口的主流。但伴随着电极材料和相关技术的进步，脑机接口的主流目前正在逐渐过渡到信噪比和特异性等关键指标更为优异的侵入式脑机接口。并且，在侵入式脑机接口的研究和应用方面也已经从过去的实验动物逐渐扩展到人体试验。此外，根据脑机接口信息传入传出的方向不同，脑机接口又可以分为"脑控接口"和"控脑接口"。脑控即采集并解读脑内信息用于控制外部设备。控脑即通过改变神经元活动模式的方法来调控大脑状态。理想状态的脑机接口应该可以同时完成双向的信息流传递，但受限于现有技术条件，目前的脑机接口仍然以脑控接口为主。在本节中，我们将以几个代表性的脑机接口研究成果作为案例对脑机接口的发展现状做简要介绍。

2008 年，美国匹兹堡大学的科学家宣布实现了让猴子用"意念"控制机械手臂的运动。在这项发表于 Nature 的研究中，实验人员将两块微电极阵列植入恒河猴大脑的运动皮层，来采集负责手臂运动与手指运动的神经元活动信号。采集到的动作电位信号经过计算机的实时处理转换成电动假肢的控制命令，从而控制机械臂的运动及机械臂前端抓取器的抓取动作。经过一段时间的训练，手臂被束缚的猴子学会了用自己的运动皮层神经信号直接控制假肢的运动，抓取食物喂到自己的嘴里。在此过程中，猴子对抓取力度和假肢运动轨迹的控制达到了很高的准确度和成功率。美国 CBS 新闻网最受欢迎的电视节目 "60 minutes"（60 分钟）对项目负责人 Andrew Schwartz 教授进行了专访。在专访中，记者问了 Schwartz 教授一个问题："人类有没有可能做同样的事情？"2012 年底，Schwartz 教授团队成功地在一位高位截瘫的患者身上完成了脑机接口，使得患者在瘫痪数十年后每次完成了自主进食，完美地回答了此前记者的提问。

在 2014 年巴西世界杯上，杜克大学的 Miguel Nicolelis 教授完成了与 Schwartz 教授相仿的成就。他设计的 "动力外骨骼"让一个下身瘫痪的少年靠大脑控制机械骨骼的运动，并完成了世界杯的开球仪式。这说明脑机接口技术不仅能用来控制手臂手指的运动，也能用来控制下肢的运动。但这些脑机接口尝试都存在着一个不可忽视的不足：受术者必须依赖于昂贵且不易移动的机械假肢来完成脑机接口的使用。与此同时，瘫痪患者自身健全的肢体却无法发挥任何作用。

2016 年，俄亥俄州立大学的 Chad Bouton 教授带领团队人员在一位名为伊恩伯克哈特（Ian Burkhart）的男子身上完成了首例名为"神经旁路"（neural bypass）的脑机接口技术。在前人的基础上，他们在这位因事故导致上肢瘫痪的患者手臂上安装了电刺激阵列，并将原本用于控制机械假肢的信号以特定的刺激强度，持续时间和顺序来激活运动神经终末。在神经旁路技术的支持下，Ian Burkhart 得以成功地依靠自己的手来完成一些简单的动作（如倒咖啡、刷信用卡）。这项突破性的工作也发表当年的 Nature 上并引起轰动。

除此之外，我国研究人员在脑机接口领域也取得了不俗的进展。2020 年 1 月 16 日，浙江大学求是高等研究院"脑机接口"团队宣布，其与浙江大学医学院附属第二医院神经外科合作完成了国内第一例植入式脑机接口临床研究。患者可以完全利用大脑运动皮层信号精准控制外部机械臂与机械手实现三维空间的运动，同时首次证明高龄患者利用植入式脑机接口进行复杂而有效的运动控制是可行的。这项成果也代表我国的脑机接口技术已经跻身世界先进水平。

三、脑机接口技术的未来发展趋势

经过数十年的发展，脑机接口技术已经从理论研究逐步走向了转化应用。由于可以预见的巨大市场，现在已经有越来越多的商业公司开始投入这一领域的研发中，与数十年前完全由科研院所推动的局面相比已经发生了翻天覆地的改变。除了前文介绍的院校研究之外，目前已经出现了一大批以 Neuralink、BrainGate 为代表的从技术发展角度在领域内领先的高科技脑机接口公司。脑机接口技术自身正处于一个高速变革期：记录电极的数量从传统的数十个向着数千个发展，接口方式从有线传输向无线传输转化，从高精尖理论研究向着未来的日常用品定位使用过渡。脑机接口设备虽然目前仍存在自适应性较差、反馈调控手段较少、有安全隐患等诸多问题，我们仍有可能预见在不远的未来看到消费品级的脑机接口设备进入人们的日常生活。受限于篇幅，本节将以 Neuralink——一个目前虽然尚并不成熟但具有代表性的脑机接口产品作为代表，对未来的脑机接口技术发展趋势进行介绍。本节所介绍的内容参考了发表的论文及部分公开展示的视频和图片资料。

相比于此前的脑机接口技术，Neuralink 最大的创新在于使用了线型柔性电极（图 14-3A）。柔性电极本身并不是新概念，目前临床上使用较多的皮层电图也是采用了柔性电极材料。但 Neuralink 创新性地使用了线型柔性电极，并在此基础上设计了类似缝纫机的电极植入机器人（图 14-3B），使得电极的植入过程极大地被简化。柔性电极材料和电极植入机器人的使用使得植入过程对脑组织的损伤大大减小（图 14-4A）。2019 年发布的原型植入机器人还只能用于大鼠脑组织电极植入，而 2020 年 8 月公布的新一代植入机器人则可在大动物（如猪）的脑组织中完成自动植入，实现对数千个神经元的在体记录。Neuralink 甚至宣称，采用手术机器人做设备植入，无须全身麻醉，全程不超过 1 h，手术当天就能离开医院。

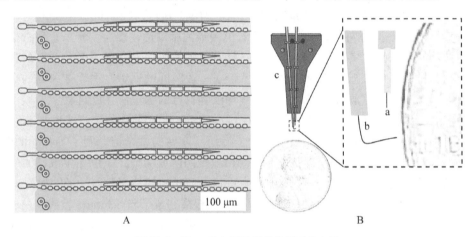

图 14-3　Neuralink 所使用的线型柔性电极

A. 线型柔性电极，每一根线轴上排布 32 个独立的记录电极，彼此间隔约 20 μm；B. 用于置入线型电极的电极植入机器人的"缝纫机"针头

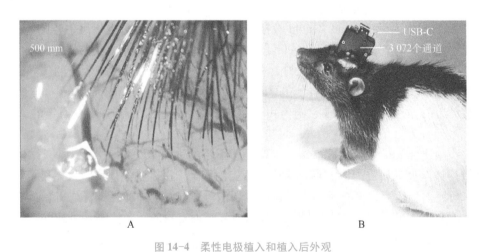

图 14-4　柔性电极植入和植入后外观

A. 大量柔性电极植入后脑组织表面能看到微量出血点；B. 记录系统在大鼠头部植入后留有一个 USB-C 的有线接口

除了电极和植入方式的革命性改动，Neuralink 的另外一个重要进展是相比于传统植入器件，其首次实现了的微型化和无线传输设计。2019 年首次发布的柔性电极版本使用了与手机类似的 USB-C 微型接口（图14-4B），最大支持 3 072 个通道的有线数据传输。2020 年的最新版本 Link0. 9 则将模拟数据采集，无线充电和无线传输电路集中到了一个 23 mm 直径的圆片上，可同步采集并传输 1 024 个通道的神经电活动。

之前的侵入式脑机接口技术风险较大，患者需要在医生和专家的监督下完成高风险的手术，所以脑机接口技术一直是少数高端实验室才能驾驭的高难度研究方法。而 Neuralink 则试图创造一种更接近消费电子设备的植入物，比现有产品更小、更便宜，对脑组织的影响更小，可以处理更多的大脑数据。虽然现在有不少国内外专家对 Neuralink 系统的未来发展仍持怀疑态度，认为它无法解决困扰神经科学研究者多年的神经信号编解码问题。但不可否认的是，Neuralink 的大胆尝试从技术层面上给对脑机接口技术感兴趣而无力参与的一般研究人员和普通人提供了一种参与研究的可能性，并且为大量因为脑功能障碍而丧失自理能力的患者提供了新的希望。

本章小结

本章介绍了神经信息处理的基本概念与目前主流的应用方向。神经信息学的本质是用信息科学的方法和工具研究神经科学，无论是测量还是调控都基于最基本神经元活动的生物学原理。本章比较详细地对比了多种记录及调控手段，了解这些方法背后的基本原理与应用场景有利于医学专业的学生掌握神经信息学的研究方向和研究热点。

作为扩展，本章还介绍了神经信息学的一个成功的应用——脑机接口技术。脑机接口技术涉及范围很广并且有很多更专业的资料对其进行描述，所以本章着重介绍的是目前最新的研究进展。通过脑机接口技术的学习，人们可以更深刻地体会神经信息及神经工程领域的最新进展，为以后创新性的医学学习和临床研究提供参考。

（周　艺）

第三篇

主要疾病的神经生物学基础

第十五章

中枢神经的损伤与再生

主要知识点和专业英语词汇

主要知识点：中枢神经损伤后神经元的胞体反应；神经元轴突的反应；胶质细胞对中枢神经再生的影响；中枢神经损伤后的修复策略；中枢神经损伤后再生困难的原因；神经干细胞在中枢神经损伤修复中的应用。

专业英语词汇：primary injury；secondary injury；degeneration；regeneration；trans-synaptic degeneration；glial scar；Wallerian degeneration。

无论是在基础研究领域还是在临床治疗方面，神经系统损伤后的修复与再生一直引人关注。周围神经系统损伤后可以再生，并且在功能上可以得到较好的恢复，但这种再生和功能恢复在中枢神经系统中却很难实现，至今没有取得突破性进展。中枢神经系统再生困难并非单纯由于受损神经元的再生能力不足，还与胶质细胞、局部微环境等有关，如中枢神经系统髓鞘中的突起生长抑制成分等。

19世纪末期人们发现，低等脊椎动物如鱼类和两栖类动物的外周和中枢神经均可再生，但哺乳动物中枢神经损伤后不能再生。20世纪70年代以来，随着相关学科理论与技术的进步，有研究已经发现，成年哺乳动物的中枢神经仍有较大的可塑性（plasticity），在适宜的环境中，损伤的中枢神经也是可以再生的。由于发现哺乳动物中枢神经系统可以再生的潜能，如何促进中枢神经损伤后的修复与再生成为基础及临床研究的热点。

一般将神经元损伤后的病理反应称为神经元变性或溃变（degeneration），这是一种退行性改变。周围神经被切断后，神经纤维的远侧段发生崩解，从断端到神经终末全部崩溃瓦解至最后消失。随后发现，被切断的神经纤维的近侧断端很快形成生长锥（growth cone），并出芽生长，沿变性的远侧段留下来的中空神经膜管（Büngner带）向末梢方向的靶结构生长，形成新的神经末梢与靶结构重新连接，并形成新的突触而恢复其功能。这种恢复性变化称为神经再生（regeneration）。

周围神经系统和中枢神经损伤后均可发生一系列损伤反应，两者既相似又不同，因而损伤后的临床处理也存在差异，促进再生的研究也各有侧重。下文将重点围绕中枢神经损伤后的反应、再生的基本过程、影响再生的因素及促进再生的临床策略与研究进展几个方面分别进行阐述。

第一节　中枢神经损伤概述

中枢神经在损伤后难以再生，其再生困难的原因还未完全阐明。1906年诺贝尔生理学或医学奖获得者、西班牙著名的神经组织学家Cajar曾断言哺乳动物中枢神经不具备再生能力。直到1958年，Liu和

Chambers 第一次证实成年哺乳动物中枢神经损伤后仍具有可塑性后，才使研究者重新将目光聚焦在中枢神经损伤后的再生修复问题上来，遗憾的是，在临床治疗中尚未能取得突破性的疗效。目前认为，中枢神经不能成功再生的原因可归结为两个方面，一方面与神经元的内在属性（intrinsic neuronal properties）有关，另一方面则与中枢神经损伤后的局部微环境密不可分。如何促进中枢神经再生、提高损伤修复的临床治疗效果，是神经科学研究者迫切需要解答的问题。

一、中枢神经损伤的类型

中枢神经系统由脑和脊髓组成，中枢神经损伤指的就是脑和脊髓的损伤，临床上大致可以将其分为创伤性损伤和非创伤性损伤。创伤是最主要的中枢神经损伤类型，主要包括创伤性脑损伤和创伤性脊髓损伤。交通事故、高空坠落、暴力打击、火器伤及运动损伤是造成中枢神经创伤性损伤的主要原因。非创伤性损伤主要包括急性脑血管疾病、由心肺功能障碍引起的缺氧缺血性脑损伤及缺血缺氧后的再灌注损伤。

（一）创伤性损伤

创伤性损伤可分为原发性损伤和继发性损伤。原发性损伤（primary injury）是指中枢神经系统局部组织变形和创伤能量传递所致的初始机械性损伤。原发性损伤在外力作用时即可发生，无法阻止或逆转，如脑（脊髓）挫裂伤等。原发性损伤可造成细胞膜裂解、血管损伤、出血、局部缺血及栓塞，形成以损伤中心区域出血性坏死为特征的损害，并可扩大为继发性损伤。继发性损伤（secondary injury）是指由原发性损伤激发的瀑布式级联反应过程，可促使神经细胞加重损伤甚至死亡，导致损伤区域进行性扩大。继发性损伤主要包括血管损伤后的出血、缺血和再灌注损伤，以及钙超载、兴奋性氨基酸毒性、氧化自由基损伤、炎症和免疫反应损伤、细胞凋亡、星形胶质细胞反应等。继发性损伤通过适当治疗可能得到阻断、减轻甚至逆转。如何减少继发性损伤造成的神经元死亡，为中枢神经再生保存更好的组织学结构已经成为当前中枢神经再生研究领域的一个热点。

（二）非创伤性损伤

非创伤性损伤最常见的就是急性脑血管疾病，又称脑卒中（stroke），俗称为中风（apoplexy），主要包括缺血性脑卒中（如脑梗死等）和出血性脑卒中（如脑出血等）。慢性脑血管疾病主要包括脑血管动脉硬化症和血管性痴呆。慢性脑血管疾病的起病和发展比较缓慢，所以危害性较大的是急性脑血管疾病，后者也是神经科学研究的焦点之一，阐明其机制将有利于开展有效的治疗和科学的预防。

二、中枢神经损伤后的反应

神经系统结构和功能的基本单位是神经元，神经元的基本结构包括胞体和突起两部分。因此，神经损伤后的改变主要涉及神经元的胞体反应和突起反应两个方面。

（一）胞体反应

神经损伤后的神经元胞体将对损伤产生一系列反应，包括功能、结构和生物分子组成的改变。神经元胞体是神经元的代谢、营养中心，对胞体的直接损伤常导致神经元死亡，而轴突损伤则会逆行性引起神经元胞体变性。损伤后急性期的典型形态特征为神经元胞体肿胀变圆，胞质中央尼氏体溶解消失，细胞核偏位（即细胞核从中央移向细胞的一边），线粒体肿胀，高尔基体崩解分散，大量游离核糖体散在分布于胞体周边，突触末梢减少等（图15-1）。同时，神经元内还随之发生大量的生化反应改变，如细胞器膜结构的通透性改变、细胞因子释放等。尼氏体消失与粗面内质网脱颗粒有关，游离核糖体使神经元蛋白质合成

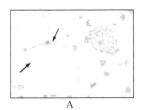
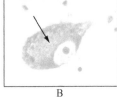
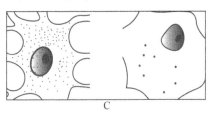

图 15-1　神经元受损后的胞体反应

A. 细胞肿胀、核偏位；B. 核周染色质溶液；C. 损伤前后胞体变化示意图

代谢增强，早期病变是可逆的。根据神经损伤的部位和程度，受损神经元的命运可能是死亡，也可能是存活乃至完全恢复。一般来讲，轴突损伤的部位离胞体距离越近，神经元受损越严重，死亡、消失的神经元数量也就越多。

（二）突起反应

1. 受损轴突的顺行性改变　通常，一个神经元有多个树突和一个轴突。神经元轴突损伤后也出现轴突肿胀和轴浆运输障碍，其远侧段发生顺行变性（anterograde degeneration），是英国医生 Waller 于 1850 年首次发现的这种现象，因此也称为沃勒变性（Wallerian degeneration）（图 15-2）。沃勒变性是指轴突断裂后，损伤处远侧段神经纤维因脱离了胞体的营养和代谢支持而发生的溃变过程，包括髓鞘崩解、分离，胶质细胞增生，免疫细胞浸润吞噬清除纤维和髓鞘的碎屑等一系列过程（图 15-3）。周围神经和中枢神经损伤后均可发生沃勒变性。

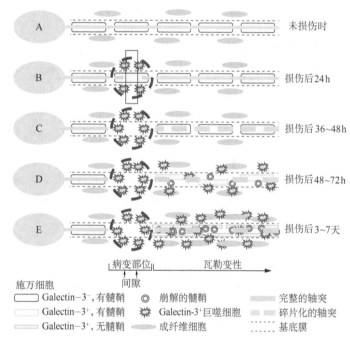

图 15-2　沃勒变性示意图（引自 Rotshenker S, 2011）

完整的（A）和受损并发生沃勒变性的周围神经的一些细胞特征（b~e）。A. 完整的成髓鞘细胞、施万细胞包绕完整的轴突，成纤维细胞散在分布于神经纤维之间。B. 创伤性损伤部位立即发生组织损伤（圆形标记），近侧和远侧神经残端之间可能形成一个间隙（矩形）。损伤后 24 h 内损伤部位 Galectin-3$^+$巨噬细胞集聚。C. 损伤后 36 h，可检测到发生沃勒变性而使结构破坏的轴突。D. 损伤后 48~72 h，沃勒变性过程中，募集的 Galectin-3$^+$巨噬细胞参与髓鞘崩解，施万细胞开始表达 Galectin-3$^+$。E. 损伤后 3~7 天，Galectin-3$^+$的巨噬细胞和施万细胞开始清扫在沃勒变性过程中变性的髓鞘，施万细胞进一步增殖并形成 Büngner 带。Galectin-3，半乳糖凝集素-3

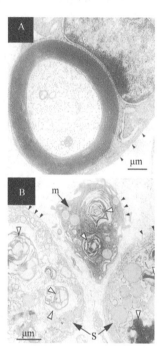

图 15-3　正常及发生沃勒变性的周围神经髓鞘（电镜图）（引自 Rotshenker S, 2011）

A. 被基板（黑色三角）包围的施万细胞在完整的轴突周围形成髓鞘；B. 损伤后 7 天未检测到轴突，施万细胞（S）和巨噬细胞（m）位于基底板鞘（黑色箭头）内，胞质中含有髓鞘碎片和脂滴（白色三角）

发生沃勒变性时，神经纤维变性的速度取决于其直径的大小，较粗的神经纤维变性速度较快。以周围神经损伤为例，沃勒变性具体过程如下：①线粒体首先在损伤处和郎飞结处堆积，数小时内线粒体、细胞骨架蛋白发生崩解，溃变成碎片。②伤后数小时内出现髓鞘破坏的征象。首先出现施-兰切迹扩大，髓鞘退缩，至 36~48 h，髓鞘崩溃。髓鞘崩解物引起巨噬细胞和施万细胞的吞噬反应而被清除。③损伤后第 4 天，变性神经纤维内肥大细胞数量显著增加，释放组胺和 5-HT，增加毛细血管通透性，使血液中的单核细胞更易透过毛细血管募集到损伤部位。④伤后 1 个月左右，损伤远端的轴突与髓鞘成分完全消失。施万细胞填充损伤部位，并提供营养成分，建立轴突再生环境。

2. 受损轴突的逆行性改变　神经元受损轴突的近侧段发生逆行性变性（retrograde degeneration），一般局限于一个郎飞结，损伤严重时可有数个髓鞘郎飞结崩解，其变性改变与远侧段的神经纤维沃勒变性相同。损伤区近端神经纤维的断端呈颗粒变性、坏死，神经纤维断端回缩，起初有轴浆漏出，随着断端的封合，顶端不断聚集轴浆转运过来的物质，如线粒体、滑面内质网、细胞骨架成分等，形成球状膨大肿胀，这些聚集的物质将参与生长锥的形成。

轴突萎缩的可能机制有：①急性轴突退行性萎缩，回缩发生在损伤后的第 1 个小时内，由 Ca^{2+} 介导并导致末梢球或生长锥的形成。②慢速轴突萎缩，轴突末端从损伤部位开始缓慢地渐进性回缩，可能与轴突终末持续肿胀并形成轴突泡有关。③进行性轴突萎缩，轴突从损伤部位开始持续回缩。这可能与轴突的持续肿胀、轴膜的崩解、Ca^{2+} 内流和急性轴突退行性回缩机制的再激活有关。④巨噬细胞介导的轴突萎缩，发生在巨噬细胞与轴突末端形成接触时，通过一种基质金属蛋白酶介导的机制，这种轴突萎缩造成轴突回缩可显示营养不良的轴突末梢，也可能形成末梢球（图 15-4）。

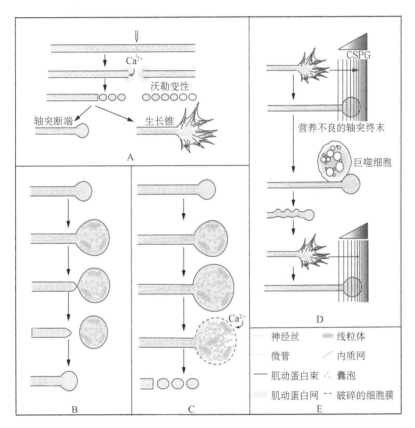

图 15-4　轴突萎缩的可能机制（引自 Hill CE, 2017）

A. 急性轴突退行性萎缩；B. 慢速轴突萎缩；C. 进行性轴突萎缩；D. 巨噬细胞介导的轴突萎缩；E. 图例。图中显示营养不良终末及末梢球；CSPG，硫酸软骨素蛋白多糖

第二节　中枢神经损伤

一、中枢神经受损后的胞体反应

在神经元发生急性损伤时，继发性损伤的病理过程在决定损伤严重程度和临床预后中扮演了重要角色。继发性损伤会加重原发性损伤的程度，包括局部微循环障碍、谷氨酸介导的兴奋性毒性、氧化应激、炎症反应、神经元凋亡和钙超载等。另外，与周围神经不同的是中枢神经系统在损伤后还会发生神经元的跨神经元变性。

（一）跨神经元变性

周围神经损伤后神经元发生沃勒变性和逆行变性一般只局限于受损神经元本身，而不会跨越突触累及邻近的神经元，但中枢神经损伤后则不同。神经元损伤后，其变性及坏死范围跨越突触，进而引起相邻上一级或下一级神经元轴突及胞体发生继发性变性和坏死的现象，这种现象称为跨神经元变性（transneuronal degeneration）或跨突触变性（trans-synaptic degeneration）（图 15-5）。跨神经元变性是作为中枢神经损伤后的一种病理改变，提示着损伤范围的扩大化，进而提示临床预后不良。

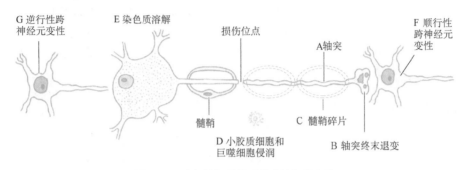

图 15-5　中枢神经受损后的跨神经元变性

A~D. 受损神经元轴突的沃勒变性；E. 受损神经元发生胞体肿胀、核偏位、染色质溶解；F. 在中枢神经系统中，与受损神经元形成突触联系的下一级神经元发生顺行性跨神经元变性；G. 与受损神经元形成突触的上一级神经元发生逆行性跨神经元变性

根据跨神经元变性的方向，跨神经元变性可以分为顺行性跨神经元变性（anterograde transneuronal degeneration）和逆行性跨神经元变性（retrograde transneuronal degeneration）。与受损神经元联系的下一级神经元发生的继发性变性为顺行性跨神经元变性，与受损神经元联系的上一级神经元发生的继发性变性为逆行性跨神经元变性。跨神经元变性的诊断需要排除诸多情况。一方面，跨神经元变性并非发生于所有中枢神经损伤后，更常见于较严重的中枢神经损伤后。另一方面，跨神经元变性的发生也随时间发生变化，这都增加了跨神经元变性的诊断与鉴别诊断难度。

（二）钙超载

Ca^{2+} 对维持神经元的正常代谢过程和生理功能极为重要。中枢神经损伤时，由于膜通透性的改变及 Ca^{2+} 通道和钙泵功能异常，Ca^{2+} 迅速从组织间液进入细胞内，线粒体和内质网的 Ca^{2+} 也从钙库中释放，使胞质游离 Ca^{2+} 急剧增加，从而发生钙超载。钙超载的同时还伴随 Na^+、Cl^- 增多和 K^+ 减少，令神经元结构和功能受损，从而使细胞水肿；钙超载可改变磷脂酶 A2、蛋白水解酶、黄嘌呤氧化酶、核酸酶等的活性，从而导致细胞骨架降解、脂质过氧化增强、DNA 断裂、线粒体能量代谢障碍等，最终发生细胞死亡；最初的损伤导致 Ca^{2+} 迅速流入轴突，激活钙蛋白酶系统、c-Jun N-末端激酶（JNK）系统及 Akt 信号途径来发挥促凋亡功能，造成轴突变性和神经元凋亡。已有研究表明，引发急性轴突变性的主要事件之一是轴突内 Ca^{2+} 的流入，而当 Ca^{2+} 流入被抑制时可显著减轻轴突变性。

（三）兴奋性氨基酸毒性

谷氨酸是一种兴奋性神经递质，生理状态下谷氨酸在中枢神经系统的神经元发育、突触可塑性和学习记忆中发挥重要作用。如果谷氨酸出现产生及运输的异常，那么将导致神经元兴奋性毒性甚至引起神经元死亡。兴奋性毒性的概念是 Olney 在 1969 年首次提出的，发生于多种神经系统疾病的继发性损伤中，如脑缺血、脑损伤和神经退行性疾病。兴奋性毒性突触间隙的谷氨酸浓度升高至神经毒性水平，可以由神经元内 Ca^{2+} 介导的囊泡过度释放导致，或由星形胶质细胞的谷氨酸摄取功能损伤引发达到毒性浓度的谷氨酸过度激活谷氨酸受体，导致离子稳态被打破，从而引起谷氨酸介导的神经毒性作用。谷氨酸受体可以分为离子型受体和代谢型受体两大类，离子型受体包括 3 类，即 NMDA 受体、AMPA 受体和 KA 受体。NMDA 受体的过度激活反过来可以加速钙超载，与细胞坏死密切相关。同时，AMPA 受体和 KA 受体的过度激活则会引起细胞内 Na^+ 集聚从而诱发细胞凋亡。谷氨酸介导的兴奋性毒性还可使海马内神经元发生自噬。因而，通过破坏离子稳态，谷氨酸介导的兴奋性毒性在继发性损伤中发挥主要的作用。另外，由于损伤后细胞膜通透性增加，Ca^{2+} 浓度升高，胞质内大量谷氨酸释放，引起兴奋性毒素作用，使细胞膜表面 Ca^{2+} 通道进一步开放，从而形成恶性循环。

（四）氧自由基的产生及损害

氧自由基是一类具有高度化学反应活性的含氧基团，主要有超氧阳离子和氢氧自由基，正常情况下它们可以被体内的酶系统迅速分解。超氧化物歧化酶、辅酶 Q、谷胱甘肽、维生素 E 等多种物质都可以使氢氧自由基氧化成水。中枢神经损伤后，一方面造成体内酶系统的保护作用减弱，另一方面细胞内黄嘌呤氧化酶、金属离子、前列腺素及儿茶酚类物质还能增加氧自由基的产生，最终氧自由基产生过多造成过氧化损伤。氧自由基可与神经元膜上的受体、激酶等蛋白质分子的硫基、蛋白质肽键发生反应，改变其生物活性，并影响它们的结构和功能，如脑损伤时脑水肿的发生与氧自由基使血脑屏障发生过氧化损伤、通透性增高有关。谷胱甘肽具有抗氧化作用，具有活性巯基（-SH），可参与机体多种重要的生化反应，保护体内重要酶蛋白巯基不被氧化、灭活。同时，谷胱甘肽通过巯基与体内的自由基结合，可直接使自由基还原成酸性物质，从而加速自由基的排泄，对抗自由基对重要脏器的损害。神经元内合成谷胱甘肽的主要底物是半胱氨酸，通过谷氨酸-半胱氨酸转运体来摄取。在细胞外谷氨酸水平高的情况下，谷氨酸-半胱氨酸转运体被抑制，半胱氨酸不能被转运入神经元从而加重氧化损伤。

（五）缺氧缺血性损伤

原发性损伤可导致部分神经元直接死亡，继发性损伤则会引起更大量的神经元死亡，其中一个主要的触发因素是损伤后继发性缺氧缺血所致的一系列分子和细胞水平的级联反应，从而导致整个神经元不可逆死亡。神经缺血和缺氧通常伴随着氧化应激，其中活性氧的产生可导致谷氨酸转运体低表达，从而降低谷胱甘肽水平，加重氧化损伤。同时，钝性外伤剪切力可令神经元胞体、血管床发生原发性和继发性损伤，二者都存在缺氧缺血引起的神经损伤，主要表现为代谢应激、离子紊乱、生物化学及分子生物学级联反应，最终导致神经元死亡。缺氧缺血在原发性损伤和继发性损伤中存在机制的相似性，因而缺氧缺血后神经保护治疗策略对外伤所致神经细胞损伤也有效。

二、中枢神经受损后的突起反应

中枢神经轴突损伤后早期，断端两侧的轴突均发生变性崩解。其中，断端远侧的轴突发生沃勒变性，与胞体相连的近端轴突发生逆行性变性，通常只累及少数郎飞结。在轴突切断后的几小时内，髓鞘开始肿胀、断裂，最后崩解为脂质颗粒。损伤后轴浆运输中断，引起受损轴突近侧断端内神经丝蛋白等物质的大量堆积，形成回缩球。

三、中枢神经损伤后胶质细胞的反应

中枢神经轴突的髓鞘由少突胶质细胞构成，少突胶质细胞缺乏周围神经系统施万细胞那样的吞噬活性。同时，中枢神经系统小胶质细胞向吞噬细胞转变的延迟也无助于轴突和髓鞘碎片的清理，不利于再生微环境的改善。另外，中枢神经损伤引起星形胶质细胞活化，形成胶质瘢痕（glial scar）阻止再生。

（一）少突胶质细胞的反应

少突胶质细胞是中枢神经系统的成髓鞘细胞，目前许多证据表明少突胶质细胞及其髓鞘成分是中枢神经难以再生的重要原因之一。中枢神经损伤后的功能丧失，在一定程度上与少突胶质细胞的死亡和轴突脱髓鞘有关。损伤后残余的神经纤维，如果发生脱髓鞘则难以传递神经冲动，导致感觉运动功能的障碍。

1. 髓鞘相关抑制性分子调节神经元细胞骨架蛋白解聚　髓鞘相关抑制性分子主要包括勿动蛋白（Nogo）（分为 Nogo-A、Nogo-B、Nogo-C 3 种亚型）、MAG、OMgp 等。Nogo 是最早被发现的髓鞘抑制分子，Nogo 及其受体被研究得最多并了解得更为清楚（图 15-6）。

（1）Nogo-66/NgR1 信号通路：Nogo-66 位于 Nogo-A 的 C 末端，Nogo-66、MAG 和 OMgp 都能结合 GPI-锚定的 Nogo 受体 NgR1。NgR1 及其共受体 p75NTR 和 LINGO-1 介导抑制效应，通过激酶依赖的信号通路激活小 GTP 酶 RhoA，从而调控肌动蛋白和微管的解聚，抑制轴突生长和生长锥的延伸。中枢神经损伤后可以观察到 Nogo-A 的表达上调，但这种上调主要出现在损伤后期，随着神经组织及结缔组织修复

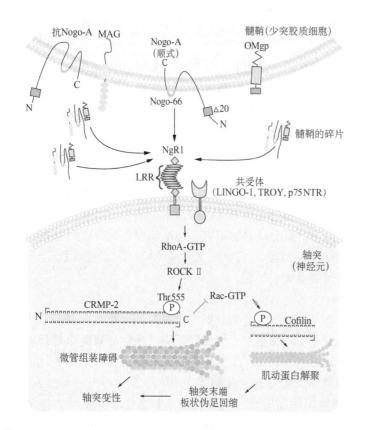

图 15-6　Nogo 受体（NgR1）依赖的信号级联通路（引自 Kim MJ, 2018）

MAG，髓鞘相关蛋白；Nogo，勿动蛋白；OMgp，少突胶质细胞髓鞘相关蛋白；RhoA，小 GTP 酶；LRR，亮氨酸富集区；Cofilin，肌动蛋白解聚因子；CRMR2，塌陷反应调节蛋白-2

加快，特别是少突胶质细胞的增生，Nogo-A 的表达升高，对神经纤维生长的抑制作用明显加强。Nogo-A 抗体可以促进大鼠脊髓损伤后神经元轴突再生。除对轴突生长的抑制作用外，Nogo-A 表达的上调还可阻碍脑损伤大鼠认知功能的恢复，使用 anti-Nogo-A（抗 Nogo-A）抗体则可促进该恢复过程。

（2）amino-Nogo-A/S1PR2 信号通路：最近有研究表明，在 Nogo-A 的 N 末端（amino-Nogo-A，290-562 aa）存在一个功能结构域，即 Nogo-A Δ20，它对于抑制氧化应激导致的神经元死亡有不可缺少的作用。amino-Nogo-A 结合鞘氨糖-1-磷酸受体 2（sphingosine-1-phosphate receptor 2，S1PR2），一个 7 次跨膜的 G-蛋白偶连受体，Nogo-A Δ20 依次激活 G-蛋白、RhoGEF LARG 和 RhoA，从而抑制轴突的生长和成纤维细胞的扩散。目前，还不确定 NgR1 和 S1PR2 这两个受体及其相关的共受体是单独发挥作用还是以复合物的形式发挥作用。

2. 少突胶质前体细胞的潜在功能　少突胶质前体细胞是成年中枢神经系统内增殖最为活跃且分布最广的一类前体细胞，正常生理状态下可以分化为少突胶质细胞，参与髓鞘形成。中枢神经损伤时，少突胶质前体细胞能迅速对损伤做出反应。少突胶质前体细胞不仅能分化为少突胶质细胞参与损伤后很长时间内的髓鞘再生，有助于神经功能的保存。少突胶质前体细胞还能分化为星形胶质细胞填补损伤造成的组织缺损，参与胶质瘢痕的形成抑制轴突再生。全面深入地了解少突胶质前体细胞的特性将有助于拓宽思路，发现更多有助于促进中枢神经再生的通道。

（二）星形胶质细胞的反应

在成年中枢神经系统中，星形胶质细胞不仅对神经元有营养支持作用，参与构成血脑屏障，还参与合成神经元能量代谢和神经递质，能通过 ATP 和谷氨酸介导胶质细胞-神经元的信息传递。但是中枢神经损伤后，星形胶质细胞的迅速增殖虽能避免周围组织受损伤的影响，但同时也会形成胶质瘢痕阻碍神经再生。对于星形胶质细胞这种双刃剑的作用，可从以下 5 个方面来理解。

1. 血脑屏障的破坏影响星形胶质细胞的行为　中枢神经损伤通常会造成血脑屏障的破坏，最终影响星形胶质细胞的行为。值得注意的是，脉管系统附近的星形胶质细胞的脚板与内皮细胞直接接触，它们一旦被破坏就会引起反应性胶质增生。血脑屏障的破坏为可溶性的血浆蛋白、纤维蛋白原打开了流入的通道，并通过 TGF-β 信号通路激活星形胶质细胞，形成胶质瘢痕。值得注意的是，胶质增生也可能打断星形胶质细胞和中枢神经脉管系统之间的相互作用，从而加重损伤反应。胶质瘢痕形成后可以隔绝受损组织与周围正常组织。在胶质瘢痕的核心区域成纤维细胞样细胞的数量超过了星形胶质细胞，星形胶质细胞的蛋白表达谱发生变化，离损伤中心近的星形胶质细胞 GFAP 和 S100β 表达上调，部分星形胶质细胞重新表达胚胎期的蛋白如波形蛋白和巢蛋白，从而有利于星形胶质细胞从损伤中心区向半影区移动。

2. 损伤诱导胶质瘢痕的形成　损伤诱导表达的一些活性分子可以触发反应性的胶质增生，如 CNTF、IL-6、TGF-α、FGF-2 和表皮生长因子，都能促进星形胶质细胞增殖，参与形成胶质瘢痕。神经炎症也是胶质瘢痕形成的重要影响因素，损伤后数分钟内即可有炎症反应，接着便是反应性胶质增生，与小胶质细胞/巨噬细胞聚集密切相关。

3. 胶质瘢痕抑制再生　胶质瘢痕的抑制性与细胞外基质中的硫酸软骨素蛋白多糖有关，这是由成熟的反应性星形胶质细胞分泌的，用软骨素酶可以对其进行降解，从而为再生创造条件。

4. 胶质瘢痕中星形胶质细胞的有利影响　胶质瘢痕的存在有力地阻止了损伤反应向周围组织的扩散，有效地挽救了血脑屏障的破坏，减少了白细胞的渗出，降低了周边组织中神经元的死亡，减轻了神经功能的缺失。反应性星形胶质细胞也可以分泌有利于轴突再生的细胞外基质，如层粘连蛋白和纤连蛋白；产生谷胱甘肽，防止神经元遭受一氧化氮的神经毒性；分泌胶质源性神经营养因子，减轻炎症反应的损伤。

5. 星形胶质细胞对其他胶质细胞的影响　生理状态下，星形胶质细胞释放白血病抑制因子促进少突胶质细胞成髓鞘，表达 GFAP 调控髓鞘的生成。轻度的胶质增生对成髓鞘和少突胶质细胞增殖有利。具体表现为：①损伤后星形胶质细胞轻度增生活化，分泌细胞外基质，调节少突胶质前体细胞分化，重新生成髓鞘。②星形胶质细胞分泌细胞因子，影响小胶质细胞和巨噬细胞的免疫功能。③星形胶质细胞释放 ATP，通过嘌呤能受体激活小胶质细胞，从而改变小胶质细胞功能。

（三）小胶质细胞的反应

小胶质细胞是中枢神经系统的免疫细胞，机体发生中枢神经损伤时，受到内源性或外源性因素侵袭，小胶质细胞迅速激活并聚集到损伤位点周围，同时分泌多种因子。小胶质细胞的作用是清理细胞碎片并协调神经修复进程，但小胶质细胞的过度活化将阻碍受损中枢神经的恢复甚至加重其损伤。中枢神经损伤后早期炎症反应主要由小胶质细胞和巨噬细胞介导，包括血管通透性增加、炎性细胞浸润及炎症介质的释放等，调控及减轻炎症反应有助于神经功能的恢复。有研究发现，通过补体途径也能影响炎症。小胶质细胞活化对中枢神经损伤有正反两方面的作用，适度的炎症反应可能会有利于中枢神经系统的再生修复。

1. 反面作用　①损伤部位小胶质细胞和巨噬细胞延迟浸润可导致髓鞘崩解产物不能及时清除，从而抑制神经再生；②损伤灶局部的炎症因子、氧自由基、兴奋性氨基酸等也可造成继发性神经元胞体和轴突的损伤。

2. 正面作用　①补体适当活化可以促进神经元存活和重塑，参与宿主对病原体的防御反应，与效应细胞膜受体相互作用（如 C1q 等）；②补体活化能启动局部炎症反应，最终发挥神经保护效应（如 C3a 等）；③炎症反应中小胶质细胞和巨噬细胞也可分泌一些促神经再生的因子（如神经生长因子等）；④小胶质细胞和巨噬细胞具有降解蛋白聚糖的功能，并且还能诱导其他细胞降解蛋白聚糖从而减少其对再生的抑制。

（四）室管膜细胞的反应

成年哺乳动物脊髓中央管周围存在内源性的脊髓干细胞，室管膜壁龛中的干细胞对损伤后的恢复结果起着决定作用。损伤时，这些细胞启动增殖并产生新的不同种类的神经元，也可能产生胶质细胞，参与胶质瘢痕的形成。在成年脊髓中，具有干细胞潜力的细胞局限于中央管周围的室管膜细胞层。室管膜细胞可被外伤激活，进行自我更新并分化为星形胶质细胞和少突胶质细胞。有研究结果提示，青少年期的脊髓更易发生自我修复，当其他脊髓自我修复机制不足以限制损伤位点的破坏时，对室管膜细胞和其他胶质细胞群的调节可能是促进脊髓在损伤后修复的一种方法。总之，室管膜细胞是成年脊髓中的内源性干细胞，对它的研究还远远不够。

四、中枢神经损伤的特点

中枢神经损伤常导致脊髓或脑功能的丧失。与周围神经相比，中枢神经损伤后难以再生，常表现出以下特点：①中枢神经的成髓鞘细胞是少突胶质细胞，神经纤维周围无施万细胞，神经纤维受损后碎片清除缓慢。②中枢神经纤维受损伤时，小胶质细胞反应的延迟不能快速有效地清除受损的轴突及其髓鞘的碎片以营造有利于再生的环境。③中枢神经无施万细胞形成的基膜管（Büngner 带），不能引导再生轴突到达目的地。④星形胶质细胞快速增生，在损伤区形成致密的胶质瘢痕，大多数再生轴突新芽不能越过此物理屏障。⑤星形胶质细胞合成硫酸软骨素蛋白多糖等细胞外基质分子，阻止轴突再生。⑥少突胶质细胞及其髓鞘崩解成分对中枢神经再生有较强的抑制作用。中枢神经与周围神经损伤后反应的比较具体见表 15-1。

表 15-1　中枢神经与周围神经损伤后反应的比较

	中枢神经系统	周围神经系统
成髓鞘细胞	少突胶质细胞	施万细胞
成髓鞘过程	多个突起包绕不同轴突	单个突起包绕一个轴突
再生轴突	无膜管引导	有膜管引导
巨噬细胞募集	慢，清扫不力	快，可清除碎片
吞噬细胞转换	小胶质细胞激活慢	巨噬细胞激活迅速
跨神经元变性	顺行性或逆行性变性	无
沃勒变性	有	有

第三节　中枢神经损伤后再生

中枢神经损伤后难以再生的原因除了神经元自身特性外，中枢神经系统还存在不利于神经再生的微环境，胶质细胞在其中扮演了非常重要的角色。

一、神经元胞体及突起的再生反应

（一）神经元胞体的再生反应

神经元轴突损伤后，急性期反应的形态特征为整个神经元胞体肿胀，细胞核从细胞质中央移向周围，尼氏体溶解消失。然而急性期后，能够恢复的神经元在轴突再生过程中始终保持肥大，游离核糖体及内质网等细胞器增加，以合成与细胞代谢、修复相关的蛋白质。如果神经元不能恢复，许多细胞将缓慢萎缩或崩解死亡。

成年哺乳动物中枢神经系统的神经元并没有完全丧失再生的能力，某些成年期神经元受损后轴突具有一定的再生能力，但在损伤后中枢的抑制性微环境下，受损轴突难以再生。与之相反，胚胎期的神经元通常具有强大的再生能力，且这种再生能力随着发育而逐渐减退直至消失。神经元胞体内 cAMP 的浓度随着发育而降低，cAMP 能通过激活蛋白激敏 A 介导的信号通路，使神经元保持在旺盛的生长状态。神经营养因子可以通过提高细胞内 cAMP 浓度来激活下游信号通路。如果把胚胎期神经干细胞植入受损的大鼠脊髓内，即使周围充斥着各种抑制生长的因子，它们仍然可以增殖分化，并且将轴突延伸到未损坏部位，作为神经信号转导的桥梁，从而促进功能性恢复。有研究显示，PTEN 蛋白可通过拮抗酪氨酸激酶等磷酸化酶的活性而抑制肿瘤的发展，敲除 PTEN 基因能够激活 mTOR 下游通路，活化核糖体合成蛋白的能力，从而保证了轴突生长中所需的大量新蛋白的合成。PTEN 基因敲除和其他已知的促进再生的条件相结合能起到非常好的协同作用。中枢神经元要重启生长程序，毫无疑问，需要内外因素的协调。

（二）神经元突起的再生反应

轴突损伤端的 Ca^{2+} 内流将激活磷脂酶 A2，磷脂酶 A2 介导轴突断端形成生长锥，再生纤维的生长锥释放一种蛋白酶溶解基质，为介导断端近侧的轴突出芽创造一种微环境，生长锥还可以对轴突生长起导向作用。组蛋白脱乙酰酶可通过对微管的去乙酰化来促进轴突的再生。中枢神经系统神经元的再生还受髓鞘中抑制成分（如 Nogo、MAG、OMgp 等）的影响。周围神经系统中不存在这些抑制分子，所以生长锥得以延伸，再生的轴突得以顺利出芽。

（三）神经元自身特性对再生的影响

中枢神经损伤后，神经元自身的反应是再生困难的原因之一。①神经元中表达再生相关分子［如生长相关蛋白-43（growth associated protein-43，GAP-43）］、细胞骨架蛋白等只能短暂升高而不能持续表达，难以维系神经元再生的需要。②神经元的再生能力随年龄增长不断降低。③中枢神经系统神经元随年龄增长对抑制分子的敏感性却持续升高，更加不利于有效再生。④中枢神经系统神经元受损后的再生反应与周围神经系统不同，条件性损伤可以赋予神经元更强的再生能力，但具体机制还不完全清楚。

二、胶质细胞对再生的影响

目前，有研究认为，中枢和周围神经系统中胶质细胞组成的差异是造成中枢神经损伤后再生困难的重要原因。有针对性地消除胶质细胞的不利影响是促进中枢神经再生的重要前提。

（一）少突胶质细胞与髓鞘

少突胶质细胞在中枢神经损伤后有增殖反应，但这只是暂时性的，同时，髓鞘蛋白表达改变也较少。用特异性抗体可以中和部分抑制分子的活性，一方面可封闭相关的抗原位点或受体，另一方面可能通过炎症反应破坏髓鞘的抑制性分子。

（二）星形胶质细胞与胶质瘢痕

中枢神经损伤后增殖的反应性星形胶质细胞占 1%~6%，并且仅限于损伤部位。星形胶质细胞增生、突起相互交织最终形成胶质瘢痕，GFAP 染色呈强阳性。炎症细胞和成纤维细胞在胶质瘢痕的形成中也起了很重要的作用。星形胶质细胞反应可以影响随后的神经再生，可能原因有：①不能提供适当的神经再生的基质；②不能产生足够的分子诱导支持轴突再生；③合成抑制轴突延伸的因子；④胶质瘢痕的机械阻挡作用。

中枢神经损伤造成的空洞随着炎症细胞与反应性星形胶质细胞和其他胶质细胞的相互作用而不断扩大。胶质瘢痕的区域与抑制性细胞外基质分子的上调有关，围绕损伤中心这些分子随浓度梯度改变呈放射状分布（如蛋白多糖等），而强烈的炎症反应会导致在原发性损伤中没有受损的轴突发生一系列继发性损伤，从而使不易发生髓鞘重建的邻近轴突发生一系列继发性的脱髓鞘的级联性反应。发生强烈炎症反应的区域抑制分子的浓度上升，营养不良的神经元产生无效的球状神经末梢，最终再生失败。

中枢神经的直接损伤及顺行性和（或）逆行性的轴突溃变均可引起星形胶质细胞反应。损伤一侧大脑皮层不仅有同侧大脑的胶质细胞反应，而且在对侧也会有一定的胶质细胞反应，两侧大脑皮层的纤维联系是胶质细胞反应向对侧扩散的原因之一。胶质细胞反应也可以由细胞因子等分子激活，它们主要由星形胶质细胞本身、小胶质细胞及侵入的炎症细胞产生，有些为血浆渗入。这些因子在损伤部位含量较高并可在中枢神经系统扩散，引发胶质细胞反应。损伤部位血脑屏障破坏、巨噬细胞侵入还可导致胶质细胞硫酸软骨素蛋白聚糖的合成增加。

（三）小胶质细胞与炎症反应

中枢神经损伤后的早期炎症反应有两种细胞组分，即小胶质细胞和来源于外周血液的巨噬细胞。中枢神经损伤后，有限的、延迟的小胶质细胞和巨噬细胞募集导致髓鞘碎片不能及时清除是中枢神经再生困难的原因之一，具体看来：①中枢神经系统的少突胶质细胞缺乏周围神经系统中施万细胞那样的吞噬特性；②中枢神经损伤后募集巨噬细胞的速度和数量远不如外周神经，外源性巨噬细胞难以迅速进入损伤区，单靠小胶质细胞的激活难以迅速、彻底地清除受损的轴突和髓鞘残余物；③中枢神经损伤后小胶质细胞向吞噬细胞转变延迟不利于清理轴突和髓鞘崩解碎片，最终将影响中枢神经再生。

由此可见，虽然中枢神经与周围神经损伤后轴突和髓鞘的反应是相似的，但损伤后细胞环境存在着巨大差异。炎症反应对于中枢神经再生的作用是双向的，不但可以造成继发性神经元损伤，也可以通过降解髓鞘组分促进神经再生。此外，巨噬细胞还具有降解蛋白聚糖的功能，并且还能诱导其他细胞降解蛋白聚糖。因此，只有适时、适当强度的炎症反应才对中枢神经再生修复有利。

第四节　促进中枢神经损伤后再生的策略

成年哺乳动物中枢神经系统轴突损伤后再生困难，往往导致严重的神经功能缺失。中枢神经损伤后神经元的再生不仅受到自身属性的影响，还与胶质细胞的反应和损伤局部的微环境密切相关。因此，中枢神经损伤修复策略（图15-7）应多渠道联合才能解决这个难题，从而为进一步开展中枢神经损伤修复研究提供新的思路。

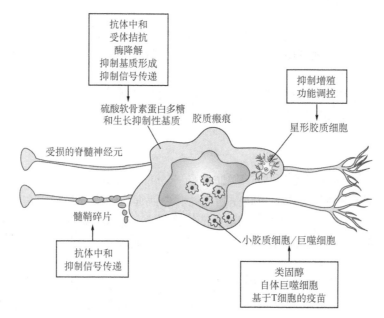

图 15-7　中枢神经损伤后的修复策略（引自 Rolls A，2009）

损伤位点重要的成分包括髓鞘碎片、星形胶质细胞形成的胶质瘢痕、活化的局部小胶质细胞和从血管侵入的免疫细胞、硫酸软骨素蛋白多糖和生长抑制性基质等成分。以上所提及的损伤部位的组成都可能成为干预和治疗的靶点。多数干预可以通过考虑最有利于瘢痕组织和选择最优的时间窗来进行优化。图示为每一个靶点和可能用到的干预措施

一、神经营养因子与中枢神经损伤修复

神经损伤可以上调神经营养因子的基因表达，产生的神经营养因子通过靶源性、自分泌、旁分泌的方式与特定受体结合，激活各种信号转导通路，促进受损神经再生。神经营养因子除了靶源性作用模式外，还可能通过局部的自分泌和（或）旁分泌方式发挥其生物活性。目前，已发现了多种促进神经损伤修复的营养因子，其中一些兼有营养和导向两种作用，因此应用神经营养因子进行神经损伤修复治疗有重要的理论及实践意义。

神经营养因子的临床应用方式包括用机械微泵装置直接注入、活性蛋白因子包裹后制备脂质体的脑内给药，在损伤部位或蛛网膜下腔的局部注射给药，全身性给药和体内、体外转基因治疗等方法。其中，利用基因工程手段改造基因序列，以及利用蛋白修饰手段增加神经营养因子通过血脑屏障的能力具有较好的应用前景。寻找调控神经营养因子及其受体的表达或启动信号转导的小分子物质，通过激活磷酸化的信号转导途径，从而起到与神经营养因子类似的有益作用，这些尝试可为治疗中枢神经损伤提供新的途径。

神经营养因子局部注射等常规给药方式有药物作用持续时间短、须反复给药、药物难以透过血脑屏障等缺陷，临床上效果有限。神经营养因子在临床应用中也应考虑选择性、免疫反应等问题。尽管神经营养因子的基因治疗在载体的安全性和有效性方面已取得一些进展，但重组神经营养因子的生产和纯化、基因编辑后的长期表达及免疫排斥反应等许多问题还须解决。神经营养因子除具有神经保护功能以外，还会影

响脑的其他高级功能，调节非神经系统器官，尤其是免疫系统和心血管系统的功能。因此，临床应用神经营养因子需要考虑已知及潜在的副作用，以减少不必要的损伤。

二、轴突生长抑制因子与中枢神经损伤修复

成年哺乳动物中枢神经损伤后难以再生，其中重要的原因之一在于中枢神经系统髓鞘限制轴突生长的特性使神经再生失败。过去几年，人们对中枢神经系统髓鞘抑制成分的认识有了巨大的进步，自从有研究证实中枢神经髓鞘存在轴突生长的抑制性蛋白 NI-35/250 后，至今已发现了 Nogo、MAG、OMgp 和脑衰蛋白（collapsin）等多种抑制性蛋白。中枢神经髓鞘抑制性蛋白在发育早期主要参与引导轴突生长，调控轴突生长方向，协助构建精确的神经网络；在成体，损伤可以诱导它们重新表达或表达增加，对中枢神经再生造成不利的影响。

应用 Nogo 抗体 IN-1 和它的衍生物可以增加脊髓半横断后功能的恢复，但脊髓完全横断及顿挫伤后未显示出 Nogo 抗体可以引起皮质脊髓束再生，说明中枢神经再生需要多因素协同作用，仅拮抗 Nogo 一种抑制分子的效果是有限的。关于轴突生长抑制因子在神经损伤修复中的作用，还有待更深入的研究。

但是，在中枢神经损伤修复策略中，轴突抑制因子的作用不容忽视，目前可以通过两种途径克服抑制因子的作用。

1. 用抗体特异性中和其抑制作用 用髓鞘相关肽对中枢神经损伤的小鼠或大鼠进行主动免疫或被动免疫，都能引起 T 细胞介导的保护性的自身免疫反应，这种反应通过减轻损伤后的退变而促进损伤的修复。在脊髓不完全损伤后，用各种髓鞘相关肽（包括来自 Nogo-A 的肽段）进行的免疫，可引起 T 细胞介导的反应，从而促进轴突再生。抗体的产生需要一定时间，而 T 细胞在损伤后短时间内就可提供保护作用。这个研究结果为脊髓损伤后的治疗带来很好的前景，因为 T 细胞的作用比抗体更加持久，且不会对髓鞘相关蛋白的正常生理功能造成影响，也可降低引发自身免疫性疾病的可能性。

2. 阻断受体介导的信号传递通路 用拟似物或受体拮抗剂（如 NEP1-40、NgR310）和针对受体的抗体（如 anti-NgR）可以阻断由 NgR 介导的中枢神经髓鞘抑制分子 Nogo、MAG 和 OMgp 的信号传递，维持神经元存活并促进轴突生长。

三、组织工程在神经损伤修复中的作用

（一）神经干细胞的应用

神经干细胞具有自我更新和分化的潜能，可以分化成特定细胞参与正常死亡细胞的更新或神经系统损伤修复。利用神经干细胞的治疗策略可以从以下 3 个方面考虑：①应用细胞因子和微环境调控诱导自身神经干细胞向特定细胞类型分化。②应用外源性神经干细胞进行移植，补充缺损的神经元或成髓鞘的少突胶质细胞。③利用外源性基因修饰神经干细胞并移植到损伤部位，使它们稳定表达细胞因子促进宿主移植局部神经再生。

尽管神经干细胞为中枢神经损伤修复治疗带来了新的希望，但是神经干细胞应用于临床前还有诸多问题需要解决。例如，神经干细胞的来源问题，怎样进行神经干细胞的大量分离纯化、扩增和储存，如何在损伤部位长期与宿主组织整合，如何调控神经干细胞向特定细胞分化而又不过度增殖，等等。随着神经干细胞研究理论的不断更新和发展，神经干细胞应用于脑血管意外、脊髓损伤、帕金森病等中枢神经系统疾病治疗的研究一定会取得突破性进展。

（二）施万细胞的应用

施万细胞是形成周围神经髓鞘的胶质细胞。移植的施万细胞可在中枢神经系统内存活、增殖、迁移和分化，它可以分泌多种神经营养因子、细胞黏附分子及细胞外基质促进中枢轴突再生，然后在中枢神经系统形成髓鞘。另外，施万细胞可以在体外培养、纯化和大量扩增，以便进行自体细胞移植，避免了胚胎来源细胞伦理学方面的问题。

（三）嗅鞘细胞的应用

在哺乳动物中，嗅神经元终身具有再生能力。有研究发现，嗅鞘细胞是一种包裹嗅神经轴突的特殊胶

质细胞，它起源于嗅基底膜，包绕着嗅神经轴突穿过中枢神经系统，并释放出许多神经营养因子物质及与轴突生长有关的分子，为嗅神经元轴突提供合适的环境。移植嗅鞘细胞可能有助于改善中枢受损轴突所处的微环境，从而促进中枢神经再生。

四、神经保护剂及生物材料在损伤修复中的应用

（一）神经保护剂及其作用

神经保护是指在中枢神经系统急性损伤或者慢性损伤发生前或发生后的早期，采用药物治疗或者某些处理，将神经损伤程度降低的一种治疗策略。神经保护的目的在于减轻神经元功能障碍，减少神经元死亡，最大限度地维持神经网络的完整性。避免或减轻缺血、缺氧及再灌注损伤以保护神经元免于死亡是中枢神经损伤治疗的关键措施之一。

根据神经损伤后的神经元反应特性，常用的神经保护剂包括兴奋性氨基酸拮抗剂（抑制离子通道的激活，减轻兴奋性毒性），Ca^{2+}通道阻滞剂（阻止Ca^{2+}内流，改善脑血流），神经节苷脂（对抗兴奋性氨基酸，修复神经元细胞膜等），阿片受体拮抗剂（拮抗内源性阿片肽，改善血流等），NOS抑制剂（减小一氧化氮毒性），抗氧化剂及自由基清除剂（抗氧化损伤），血小板激活因子拮抗剂（防止血管痉挛和血栓形成等），皮质类固酮（对抗炎症，改善血流等）。

（二）生物材料在神经损伤修复中的应用

生物材料的开发是目前神经损伤修复研究中的热门领域。生物材料可分为天然材料和人工合成材料，用于神经损伤修复的生物材料主要有水凝胶、纳米纤维等。其中，水凝胶在中枢神经修复中最受欢迎，研究也最为广泛。水凝胶是高分子通过物理或化学作用相互交联形成的网络支架，富含水分，具有多孔结构，有利于物质交换、细胞依附及其突起的生长延伸。水凝胶可通过调节交联度达到与脑和脊髓组织相当的生物物理学特性。

水凝胶可以分为天然高分子水凝胶和人工合成分子水凝胶，其中天然高分子水凝胶包括透明质酸水凝胶、壳聚糖水凝胶、海藻酸水凝胶、胶原水凝胶、琼脂糖、甲基纤维素等；人工合成分子水凝胶包括聚甲基丙烯酸羟乙酯、聚乙二醇、聚乳酸-羟基乙酸共聚物（图15-8）。除水凝胶以外，静电纺丝支架（天然纤维支架、合成纤维支架）、自组装多肽支架等也具有相当好的应用前景。联合生物材料与神经干细胞移植促进中枢神经再生在动物损伤模型中已进行了尝试，并将成为促进中枢神经再生的重要发展方向。

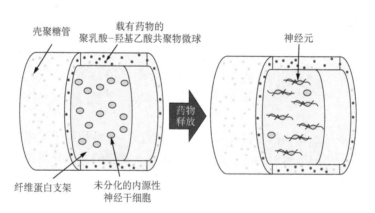

图15-8　生物材料在脊髓横断损伤修复中的应用

内源性神经干细胞被种植在壳聚糖管道内的纤维蛋白基质上，载有药物的聚乳酸-羟基乙酸共聚物微球在局部持续释放促进分化的因子，从而促进内源性神经干细胞优先分化为神经元

综上所述，由于中枢神经再生困难的原因相当复杂，损伤修复策略应至少包括以下几个方面：①保护残存的神经元和轴突，避免或者减轻继发性损伤，为神经再生提供营养因子支持；②应用适当的细胞及组织工程材料桥接损伤区域，抑制胶质瘢痕的形成，改善移植物-宿主交界面，并且拮抗轴突生长抑制蛋白，为轴突再生提供有利的微环境；③轴突生长锥能够识别相应的靶神经元并建立起新的有功能的突触。证明功能性再生可以通过以下途径：①联合应用多种功能分析法客观评估再生实验结果，如行为学描述性实验

和形态学分析；②电生理和药学实验用于评价功能和再生通路的特异性；③恢复后再次损伤可以证明已有功能性恢复所起作用。

五、中医药在促进中枢神经再生中的应用

黄芪具有清除自由基、抵抗脂质过氧化反应等作用。其含有微量元素硒，硒能提高血中环磷腺苷的浓度，有利于神经细胞的增殖和施万细胞的生长。当归有较强的抗凝血、抗氧化作用，能够增强机体的免疫功能，对缺血损伤更具有保护作用。人参、丹参、党参这 3 种参均具有促进蛋白质合成、促进神经再生等作用。

本章小结

中枢神经再生困难的原因至少有以下几个方面：①中枢神经损伤后神经元极易死亡；②中枢神经损伤后的局部微环境中存在多种抑制再生的因子；③神经元的内在生长能力弱。因而中枢神经损伤修复需要具备 3 个基本条件：①损伤区有存活的神经元；②损伤局部有营养因素、细胞外基质等引导轴突再生的微环境；③再生的轴突必须穿越胶质瘢痕并沿正确途径延伸到达损伤区的远侧段并与相应靶点建立特异性功能联系。

随着神经再生基础和临床研究的不断深入，中枢神经损伤修复的研究有望取得新的进展，为脑卒中、脊髓损伤等神经损伤疾病的临床治疗提供新的思路和方法。但是，要实现中枢神经损伤后的修复与再生依然困难重重，需要解决的问题仍然很多。所以，中枢神经损伤再生是一项艰巨的系统工程，需要更多的基础和临床科研工作者去不断探索。

（邓其跃）

第十六章

阿尔茨海默病

主要知识点和专业英语词汇

主要知识点：脑老化与早期阿尔茨海默病的鉴别；阿尔茨海默病脑组织的病理形态改变；阿尔茨海默病的组织病理特征；阿尔茨海默病的分子遗传学；阿尔茨海默病的神经生物学机制和动物模型。

专业英语词汇：senile plaques；neurofibrillary tangles；β-amyloid protein。

阿尔茨海默病（Alzheimer's disease，AD）是最常见的神经退行性疾病，以进行性记忆下降和认知功能减退为特征，并伴有各种精神症状和行为障碍，直至日常生活能力完全丧失。AD 是老年期最常见的慢性疾病之一，其发病率随年龄增长急剧增高，世界卫生组织估计，65 岁以上的人群中 AD 的发病率为 5% 左右，85 岁以上老年人中 AD 的发病率高达 30%。由于 AD 患者伴有严重的记忆、认知功能障碍，而且生活难以自理，这不但严重影响患者的生活质量，也给患者家庭和社会带来沉重的负担。因此，有关 AD 的基础和临床研究是全球神经科学工作者极其关注的研究课题，很多医药公司也投入巨资进行相关药物的研发。尽管目前的基础研究和临床转化成果离我们完全揭示 AD 的发病机制及治愈 AD 还有很长的路要走，但是随着神经科学理论和技术的快速发展，世界各国在加大对 AD 研究的投入，相信在不远的将来科学家将会逐步阐明 AD 的病因，并最终找到有效治疗和缓解 AD 的药物和治疗手段。

第一节　阿尔茨海默病概述

一、AD 的发现历史

1906 年，德国医生阿尔茨海默（Alois Alzheimer）在德国西南部精神病学年会上报告了一例特殊病例，一位名叫 Auguste Deter 的 51 岁已婚妇女患有严重的记忆和认知障碍，还表现出幻觉、妄想等心理障碍，尸检中发现该患者大脑明显萎缩，其通过 Golgi 镀银染色法发现此患者大脑皮层有两个主要病理特征，一是在神经元之间有大量斑块沉积，二是神经元中出现大量异常扭曲的纤维。1910 年，德国精神病学家 Emil Kraepelin 首次将其命名为"阿尔茨海默病"。20 世纪 80 年代，研究人员相继发现，大脑内斑块的主要成分是 β 淀粉样蛋白（β-amyloid protein，Aβ）（后文均用 Aβ 蛋白），而 Tau 蛋白的异常磷酸化是神经元内纤维缠结形成的关键因素。这些发现可以说是 AD 研究中的里程碑事件，也奠定了后续 AD 研究、诊断、药物研发和治疗的基础。

二、AD 与正常老化

早期 AD 由于症状不明显，不容易与正常衰老的老人相辨别，因此早期 AD 就诊率不到 5%。AD 和正常脑老化是两个不同的概念，性质不一样。脑老化是一个自然的、缓慢的生理变化过程，而 AD 是一种神经系统退行性疾病，有特定的病因和病理表现，AD 患者记忆和认知能力下降是一个加速的过程。生理的衰老不会发展到无法正常生活的状态，AD 患者在晚期生活无法自理，甚至完全失去记忆力、逻辑思维能力和语言能力等。表 16-1 列举了正常脑老化和早期 AD 行为表现上的一些区别，如果出现表 16-1 中 AD 的几种现象，应该及时到医院就诊，以明确诊断。

表 16-1　正常脑老化与早期 AD 的行为表现

例子	正常脑老化	早期 AD
记忆	偶尔会忘记刚刚说的话和做的事，但是经过提醒能够想起来	刚刚说完的话和做完的事，马上就会忘记，经过提醒也记不起来
物品	忘记鞋子摆的地方，但是可以通过理性分析，到合适的地方寻找	会把鞋子放在冰箱里，也会到冰箱和洗衣机里找鞋子
日期	偶尔想不起来日期，但是可以通过看日历和手机的方法搞清楚	想不起日期，也想不到用什么方法可以解决问题
算数	时常会出现小错误，慢一点出错就少了	完全无法进行算数应用题的计算，即使非常简单的问题
记人	有时记不住人名，需要慢慢回忆	记不住人名，而且对社交有恐惧感
性情	一直没有大的变化	剧烈变化，以前沉静的人变得非常焦躁甚至暴躁
幻想	不存在幻想和妄想的问题	常常怀疑子女藏自己的东西，有时甚至指责子女偷自己的东西
方向	虽然健忘，但是不会找不到家	偶尔会找不到回家的路
谈话	有时找不到合适的词语	有时讲话完全没有逻辑，语无伦次

尽管正常脑老化也伴随着大脑的萎缩、重量减轻、脑回变薄、脑沟增宽、脑室扩大等变化过程，但是 AD 患者的这些变化非常显著，从图 16-1 可以看出他们的明显差别。从组织病理学看，AD 患者脑内有特征性的 Aβ 蛋白沉积和神经元纤维缠结。正常衰老不需要治疗，而 AD 应该尽早干预和治疗，从而减缓病情发展。

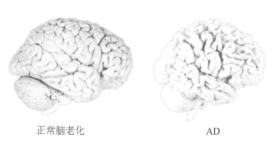

正常脑老化　　　　　　　　　　AD

图 16-1　正常脑老化与 AD 的脑组织病理

第二节　阿尔茨海默病的病理和发病机制

一、AD 的病理特征

（一）大体形态学变化

典型的 AD 患者大脑肉眼观察可见体积明显缩小和重量显著减轻，比同龄正常脑标本的体积减小 10% 以上，重量减轻 20% 以上。因此，AD 的脑萎缩是一种病理性萎缩。另外，AD 还可见脑沟加深、变宽，脑室扩大及脑回萎缩，尤其以颞叶海马区、前额叶等萎缩最为明显。也有一些 AD 患者没有明显的脑萎缩表现，尽管组织切片证实了 AD 的诊断。

（二）组织病理学变化

AD 组织病理学的典型表现为细胞外的 Aβ 蛋白斑块和细胞内的神经原纤维缠结，此外还有颗粒空泡变性、神经元和突触缺失、胶质细胞增生等变化。

1. 老年斑（senile plaques, SP）　是 AD 脑内最主要病理特征之一，也称神经炎性斑。用 Golgi 镀银染色很容易显示，过往也称为嗜银斑。老年斑主要见于与认知功能相关的区域，如内嗅皮层、海马、前额叶，以及皮层下核团如杏仁核、基底前脑等。老年斑是一种直径为 50~2 000 μm 的球形结构，位于细胞外，Golgi 镀银染色显示斑块中心是均匀的嗜银团块，刚果红染色呈阳性反应，其核心成分是 Aβ 蛋白，球形结构周围由变性的轴突、树突、胶质细胞等组成（图 16-2）。老年斑在 Golgi 镀银染色下可分为早期斑、成熟斑和终末斑 3 种类型。早期斑主要由来自突触前扭曲的轴突与少量 Aβ 蛋白组成，成熟斑中心由 Aβ 蛋白组成核心，周围由变性的神经突起末梢、胶质细胞突起构成。终末斑主要由致密的 Aβ 蛋白组成。Aβ 蛋白是淀粉样前体蛋白（amyloid precusor protein, APP）经过淀粉样酶切途径而产生。分泌的 Aβ 蛋白中大约 90% 是 Aβ 40，10% 是 Aβ 42 和 Aβ 43，后两者极易纤维化，有神经毒性，过量的 Aβ 42 和 Aβ 43 聚集就形成了老年斑和淀粉样斑块。

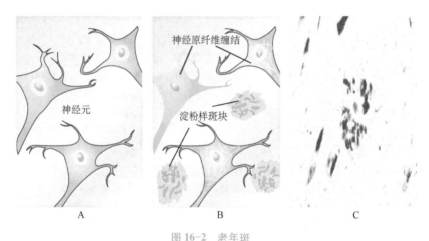

图 16-2　老年斑

A. 正常脑组织示意图；B. AD 脑组织神经元胞外的老年斑；C. Golgi 镀银染色显示的老年斑

2. 神经原纤维缠结（neurofibrillary tangles, NFT）　是 AD 的另一个主要病理特征，在神经元的胞体中出现增粗的、嗜银的神经原纤维，其主要成分是异常磷酸化的 Tau 蛋白。神经原纤维是神经元胞质内的丝状结构，包括微管和神经丝。正常情况下，Tau 蛋白与微管结合，从而维持细胞骨架的稳定。在 AD 脑内，Tau 蛋白发生异常磷酸化，一方面与 MAP-1、MAP-2 等 MAP 竞争性结合微管，使微管解聚、崩解；另一方面它与微管蛋白结合力下降，容易从微管上脱落，相互聚集，形成具有神经毒性作用的纤维状物质，即神经原纤维缠结，如图 16-3 所示。神经原纤维缠结在脑内的分布以海马最多，其次是杏仁核、内侧隔核和颞叶，晚期可扩展到额叶和颞顶联合皮层。根据受累神经元的类型和所在脑区的不同，神经原纤维缠结可呈现不同形态。在海马锥体细胞中，神经原纤维缠结常呈线轴样或火炬样，而在杏仁核等其他核团中呈紧密缠绕的绒球样。神经原纤维缠结在神经元胞质中用 Golgi 镀银染色可清晰显示，缠结多见于新皮质的锥体细胞，电镜下可见神经原纤维缠结由变性双股螺旋纤维成束密集排列的纤维结构组成，而变性的双股螺旋纤维由过度磷酸化的 Tau 蛋白组成。

尽管老年斑和神经原纤维缠结在无症状的老年人中也存在，但是 AD 患者脑内大脑皮层、海马和杏仁核中大量增加。因此，尸检中存在大量的缠结和斑块就是 AD 的确诊标准。

3. 其他病理改变　在 AD 神经元内可见颗粒空泡变性，由胞质内成簇的空泡组成，空泡直径 3~5 μm，内含小颗粒，可用 HE 染色，选择性地见于海马和颞叶，AD 患者脑内颗粒空泡变性的程度远高于同龄正常老年人。

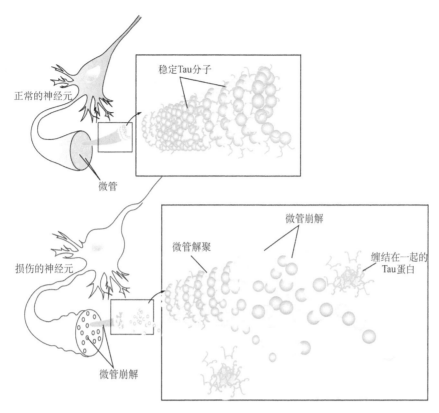

图 16-3 神经原纤维缠结形成的模式图

神经元丢失也是 AD 的一个重要病理变化。神经元数量减少及神经胶质细胞数量增加是正常脑老化过程中的一个现象。AD 患者神经元丢失不是均匀一致的，存在着区域和细胞类型的差别。在大脑皮层，神经元丢失主要发生在颞叶，海马角和杏仁核神经元丢失也比较明显。从神经元性质来说，以胆碱能神经元丢失较为严重。突触丢失也是 AD 常见的病理改变，AD 新皮质的突触前终末密度平均下降 45% 左右，AD 患者突触密度在老年斑区明显降低，突触密度下降和认知功能障碍有密切相关性。

二、AD 的神经生物学机制

自发现 AD 百余年来，科学家和临床医生对 AD 的病因和发病机制进行了持续深入的探讨，提出了各种学说如 β 淀粉样蛋白学说、Tau 蛋白异常磷酸化学说、胆碱能损伤学说、神经炎症反应学说、自由基损伤学说等，其中 β 淀粉样蛋白学说和 Tau 蛋白异常磷酸化学说被认为是 AD 研究中的具有重要科学价值的两种学说，过往几十年 AD 的基础、临床和药物研发也主要围绕它们进行。

（一）β 淀粉样蛋白学说

20 世纪 30 年代，Divry 利用刚果红染色使 AD 患者脑切片上沉积的斑块显色，并指出老年斑的主要成分是一种能被刚果红染色的淀粉样蛋白。Glenner 等在 20 世纪 80 年代完成此蛋白的分离、纯化和测序，并证实它是由 39~43 个氨基酸组成的具有 β 皱褶层结构的多肽，称为 β 淀粉样蛋白（Aβ 蛋白）。20 世纪 90 年代初，英国生化学家 Hardy 和 Higgins 提出的 β 淀粉样蛋白学说认为，Aβ 蛋白在大脑皮层和海马沉积并缓慢形成老年斑是 AD 病理的诱发因素，AD 患者脑内 Aβ 蛋白大量沉积，从而导致神经胶质细胞炎症反应、神经细胞丢失和突触异常等一系列的神经损害，进而产生脑萎缩及各种认知功能障碍。

Aβ 蛋白是由 39~43 个氨基酸组成，其中 80%~90% 是 Aβ 40，10%~20% 是 Aβ 42，后者极易纤维化，有神经毒性，老年斑中的 Aβ 蛋白主要由过量的 Aβ 42 聚集形成。

1. 脑内 Aβ 蛋白的形成 Aβ 蛋白是由 APP 经过一系列酶解形成的。APP 广泛存在于全身各组织细胞膜上，在脑组织表达最高。由 21 号染色体上的 APP 基因编码，含有多个功能区的跨膜糖蛋白，包括一条较长的细胞外 N 端，一个单次跨膜结构域和一条较短的细胞内 C 端，其胞内域和胞外域均可结合蛋白，从而调节细胞的生理过程。APP 不仅是 Aβ 蛋白的来源，其自身也有多种生理功能，如具有营养功能，可促进神经突起生长，还可通过促进突触可塑性来影响学习记忆功能，也有细胞抗氧化作用等。

APP 的分解有分泌酶和溶酶体两条途径，其中分泌酶途径是主要的分解方式，包括 α-分泌酶、β-分泌酶和 γ-分泌酶 3 条水解途径。其中，通过 α-分泌酶水解途径是不产生 Aβ 蛋白的，也称为非 Aβ 蛋白源性途径（图 16-4）。

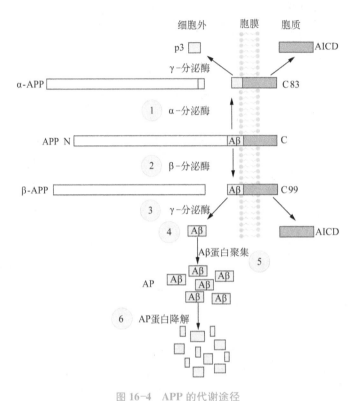

图 16-4　APP 的代谢途径

APP，淀粉样前体蛋白；Aβ，β 淀粉样蛋白；AICD，APP 细胞内结构域

（1）α-分泌酶水解途径：α-分泌酶是第一个被鉴定的能够加工 APP 的蛋白酶，它能够在 Aβ 蛋白序列的中间切割 APP，因此能够防止产生病理相关的 Aβ 蛋白。α-分泌酶水解途径是 APP 的主要代谢途径，在正常状态下，大部分的 APP 通过该代谢途径分解。经过 α-分泌酶和 γ-分泌酶的连续切割。首先，在 APP 的 687 和 688 氨基酸残基之间，即 Aβ 蛋白第 16 位和第 17 位之间经 α-分泌酶水解产生一个可溶性的 N 端片段 α-APP 和一个 C 端片段，即含 83 个氨基酸的 C83 多肽。α-APP 释放到脑脊液和细胞间基质，对神经元的可塑性和存活起重要作用。C83 多肽经 γ-分泌酶作用，可生成分子量为 3 000 Da 的 P3 多肽和 APP 细胞内结构域（APP intracellular domain，AICD），两者均迅速被降解。由于水解部位在 Aβ 蛋白分子内，产生的两个片断都不含完整的 Aβ 蛋白，不具备形成淀粉样沉淀的能力。因此 α-分泌酶水解途径也称为非 Aβ 蛋白源性途径。

（2）β-分泌酶水解途径：即 Aβ 蛋白源性途径，是 APP 代谢的次要途径，大约占总代谢的 10%。作为公认的 β-分泌酶，β 位-APP 切割酶（β-site amyloid precursor protein-cleaving enzyme-1，BACE-1）于 1999 年首次得到鉴定。BACE-1 在机体多种细胞类型中的表达量很低，但其在神经元中高表达，这些特性使其与 AD 的发病关系密切，在 AD 患者中，BACE-1 的表达水平和酶活性均明显升高。

在 Aβ 蛋白序列的第 1 位氨基酸部位，APP 经过 BACE-1 水解，产生分子量为 12 kDa 的可溶性的 N 端片段（sAPPβ）和由 99 个氨基酸组成的跨膜 C 端片段 C99。C99 随即由 γ-分泌酶切割以释放 AICD 和不同长度的 Aβ 蛋白。如果在缬氨酸 711 和异亮氨酸 712 之间切割则形成短的 Aβ 40；如在丙氨酸 713 和苏氨酸 714 之间切割则产生长的 Aβ 肽 Aβ 42，其中 Aβ 40 占 80%~90%，Aβ 42 占 10%~20%。Aβ 40 和 Aβ 42 是 Aβ 蛋白的两种主要成分，细胞产生的 Aβ 40 远多于 Aβ 42，但 Aβ 42 易于聚集形成淀粉样蛋白，对其周围的神经元和突触具有毒性作用。

细胞膜的 APP 也可被溶酶体内吞，形成多种 C-末端衍生物，有些产物可进一步加工成完整的 Aβ 蛋白，此即 APP 的溶酶体降解途径。

BACE-2 是 BACE-1 的同源蛋白，人类 BACE-2 与 BACE-1 具有 75% 的同源性，两者有 64% 的氨基酸序列相似，且它们的亚细胞定位差不多。但是，BACE-2 在脑内的表达量远低于 BACE-1，且主要集中于胶质细胞中。BACE-2 在 APP 中的作用尚不清楚，可能也参与 APP 的代谢。

（3）γ-分泌酶水解途径：上文已提到，α-分泌酶和 β-分泌酶切割 APP 所产生的短的 C 端片段由 γ-分泌酶进一步降解处理。γ-分泌酶的切割位点并不固定，因此能够产生 39～43 个氨基酸的不同长度的 Aβ 蛋白，其中 Aβ 蛋白最主要的存在形式是具有 40 和 42 个氨基酸的 Aβ 40 和 Aβ 42。γ-分泌酶对 APP 的作用决定 Aβ 40 和 Aβ 42 的生成比例，正常情况下脑组织主要生成 Aβ 40，而在 AD 时 Aβ 42 的生成量增多。γ-分泌酶是一种膜嵌入的天冬氨酰酶，与 α-分泌酶和 β-分泌酶不同的是，γ-分泌酶切割是由一个大型的蛋白酶复合体来完成的，这个蛋白酶复合体包括 4 种蛋白组分，分别是早老蛋白（presenilin, PS）、Pen-2、呆蛋白（nicastrin）、Aph-1。其中，PS 被认为是 γ-分泌酶蛋白复合体中唯一具有蛋白酶活性的组分。PS 异常会导致 γ-分泌酶在切割 APP 时产生过量的 Aβ 42。PS 基因在 20 世纪 90 年代中期被克隆和鉴定，在相当一部分家族性 AD 患者中，PS 基因均有突变现象，表明其在 AD 发病中的重要作用，其中 PS-1 基因突变是造成早发家族性 AD 的主要原因。

γ-分泌酶复合体是由这 4 种蛋白组分通过连续步骤组装而成。呆蛋白和 Aph-1 先形成一个亚复合体，随后加入 PS、Pen-2 形成最终的复合体。呆蛋白、Pen-2、Aph-1、PS 之间是相互作用、相互调节的关系。清除呆蛋白会导致 Pen-2、Aph-1、PS-1 含量降低，下调呆蛋白、Pen-2、Aph-1 也会影响 PS-1 的切割并导致 γ-分泌酶对 APP 的切割受损。PS、呆蛋白、Aph-1 和 Pen-2 结合在一起可形成一个稳定的复合物，从而使 γ-分泌酶的活性提高，以上 4 个组分只有其中任意 3 个相结合时不能增加 γ-分泌酶对 APP 的降解活力。除了切割 APP，γ-分泌酶还能对其他的一些单次跨膜蛋白的跨膜结构域进行切割，其中 Notch 蛋白是 γ-分泌酶最重要的底物之一。通过 γ-分泌酶切割，Notch 蛋白可释放 Notch 蛋白细胞内结构域（NICD），NICD 可激活许多与发育有关基因的转录。去掉 PS-1、呆蛋白或 Aph-1 的小鼠可出现 Notch 蛋白缺陷类似的致死性表型和神经管形成缺陷。

2. Aβ 蛋白的代谢　Aβ 蛋白在中枢神经和外周神经均存在，大多与侣伴蛋白分子结合，少数以游离形式存在，生理情况下，脑内游离态的 Aβ 蛋白比血浆中的浓度高 6 倍，脑脊液中 Aβ 40 比 Aβ 42 的含量高 10 倍，血浆中 Aβ 40 比 Aβ 42 的含量高 1.5 倍。家族遗传性 AD 因易感基因突变会引起 Aβ 42/Aβ 40 值增大或者 Aβ 蛋白总量增加，这类 AD 比例很小（低于 5%），大多数 AD 属于散发型，其 Aβ 蛋白的积聚可能主要是由清除功能障碍造成的。

Aβ 蛋白的运输主要通过受体介导的 Aβ 蛋白跨血脑屏障来完成，相关受体有晚期糖基化终末产物受体（receptor for advanced glycation endproducts，RAGE）和低密度脂蛋白受体相关蛋白-1（LDL receptor-related protein-1，LRP-1）等。RAGE 主要表达于脑血管内皮细胞的腔内侧，将血液中 Aβ 蛋白运输到脑内。LRP-1 定位在脑血管的腔外侧，可将脑内的 Aβ 蛋白运到血液中。RAGE 是细胞表面分子免疫球蛋白超家族成员之一，有多种配体，包括晚期糖基化终产物、S100 蛋白、Aβ 蛋白等。RAGE 与 Aβ 蛋白相互作用，不仅介导 Aβ 蛋白由血液入脑的跨血脑屏障运输，还能诱导促炎症因子、内皮素-1 等的表达，从而造成神经炎症反应和脑血流量减少，诱导细胞凋亡。在脑内，RAGE 通常低水平表达于内皮细胞、神经元，AD 患者中 RAGE 的表达量显著增加。与 LRP-1 等多数受体不同，RAGE 与配体间有正反馈调节。例如，配体 Aβ 蛋白的浓度升高，LRP-1 表达下降，但 RAGE 的表达相应上调，这种机制在 AD 中可能会造成恶性循环，从而加重 Aβ 蛋白在脑内的沉积。

Aβ 蛋白可被多种酶降解，其中主要包括脑啡肽酶和胰岛素降解酶两种，它们都是锌依赖性金属内切蛋白酶。脑啡肽酶是一种位于细胞表面的胞外酶，主要裂解分子量小于 5 kDa 的寡肽。它是 Aβ 蛋白降解的限速酶，转染脑啡肽酶基因能显著减少 AD 小鼠脑内淀粉样蛋白的沉积。而脑啡肽酶基因敲除或活性受抑会导致 Aβ 蛋白聚集增多和小鼠记忆下降。胰岛素降解酶对胰岛素的亲和力比 Aβ 蛋白高 20 倍，但它水解胰岛素的速率非常慢，因此胰岛素成为胰岛素降解酶降解 Aβ 蛋白的一种有效抑制剂，这样，高胰岛素血症和 Ⅱ 型糖尿病患者可能成为 AD 的易感人群。在 AD 患者脑内，上述两种酶的表达水平和反应活性都会受到抑制，从而使得 Aβ 蛋白降解减少，进而促进 AD 的发展。

3. Aβ 蛋白的神经毒性作用及机制　多种因素造成的脑内 Aβ 蛋白增多、沉积可启动如下一系列复杂的连锁反应：①多种因素：作用于神经元，逐渐形成弥散的 Aβ 蛋白斑块，即神经炎性斑。②激活小胶质细胞和星形胶质细胞参与炎症反应，出现胶质增生，从而引发炎症反应。③损害线粒体引起能量代谢障碍，氧自由基生成过多，从而导致氧化应激损害。④激活细胞凋亡途径，介导细胞凋亡。⑤激活蛋白激酶，促进 Tau 蛋白异常磷酸化，形成胞内神经原纤维缠结。⑥损害胆碱能神经元，导致胆碱能系统的病变。

4. β 淀粉样蛋白学说小结　综上所述，β 淀粉样蛋白学说认为，Aβ 42 在脑内皮层、海马等部位的异常聚集和沉积是 AD 发病的主要原因。正常生理情况下，在 α-分泌酶、β-分泌酶、γ-分泌酶及 Aβ 蛋白水解代谢酶的共同作用、相互调节下，脑内 Aβ 蛋白的产生和聚集处于一种动态平衡的状态。当 *APP*、*PS-1*、*PS-2* 基因突变导致 Aβ 42 的产生异常增加，或者由于 *APOE4* 基因突变导致 Aβ 蛋白水解酶异常引起蛋白清除障碍时，Aβ 蛋白的产生和清除之间的平衡就会被打破，从而导致 Aβ 蛋白在脑组织内的异常沉积。过量的 Aβ 蛋白具有神经毒性，可引发突触损伤、胶质细胞过度活化、炎症反应、递质丢失、细胞因子和激酶活化等一系列改变，脑内这些改变相互作用可导致神经元轴浆运输功能受损，进而引起神经元广泛丢失，导致临床上表现为以进行性记忆和认知功能障碍为主的 AD 症状。

β 淀粉样蛋白学说的核心观点是，Aβ 蛋白脑内代谢异常是 AD 发生、发展的始发和关键因素。支持该学说的证据集中在过量 Aβ 蛋白沉积与 AD 病理过程的内在关系。一是几乎所有 AD 患者，不论是家族性还是散发性，脑内都有 Aβ 蛋白斑块沉积；二是 *APP*、*PS-1*、*PS-2* 基因突变导致的 Aβ 蛋白增多被认为是家族性 AD 发生的原因，*APOE4* 基因突变导致的 Aβ 蛋白清除障碍被认为是散发性 AD 的主要原因。动物实验也证实，通过过量表达 *APP* 基因或直接脑内注射 Aβ 蛋白都可以不同程度地模拟 AD 的特征性病理改变。此外，AD 发病的其他假说如遗传假说、Tau 蛋白异常磷酸化学说、胆碱能损害学说等均与 Aβ 蛋白代谢紊乱有关，也从不同侧面支持 β 淀粉样蛋白学说。

在 AD 发病机制中，β 淀粉样蛋白学说已被公认为是最经典的学说。大量研究充分肯定了 Aβ 蛋白在 AD 发病中的核心地位，主流学说认为没有 Aβ 蛋白的产生和沉积就不会有 AD 的发生。尽管如此，关于 β 淀粉样蛋白学说，目前，研究界仍有不少质疑意见。按照该学说，如果抑制和清除过量产生和沉积的 Aβ 蛋白，那么就应该可以缓解 AD 的发生、发展。遗憾的是，迄今根据此原理进行的无数次药物和临床试验都没有取得成功。因此，AD 的发病机制仍然需要科学家继续深入探讨。

（二）Tau 蛋白异常磷酸化学说

神经原纤维缠结是 AD 的另一个特征性的病理改变，过度磷酸化的 MAP 如 Tau 蛋白构成了其主要成分。Aβ 蛋白和 Tau 蛋白是 AD 研究和药物开发的两个重要靶点，随着近期以 Aβ 蛋白为靶点的一些药物的临床研究相继失败，不少研究者将焦点转向 Tau 蛋白。

Tau 蛋白是 1975 年发现的一种 MAP，对微管功能的维持具有重要意义，存在于机体的多个器官中，大脑的 Tau 蛋白主要分布在额叶、颞叶、海马和内嗅皮层等部位。分布在中枢神经系统的 Tau 蛋白是一种低分子量的 MAP，人类的 *Tau* 基因位于染色体 17q21 上，由 17 个外显子和 16 个内含子组成，能产生 6 种以上 Tau 蛋白亚型。

Tau 蛋白的主要功能包括两个方面，一是促进微管的形成，Tau 蛋白结合的微管蛋白可作为微管组装早期的核心，促进其他微管蛋白在此核心上延伸聚集形成微管。二是保持微管的稳定性，脑中 Tau 蛋白有 6 种同工异构体，每个异构体靠近 C 端都有 3 个或 4 个与微管结合的重复区，重复片段可以结合微管，促进微管自聚集和稳定微管。

Tau 蛋白正常磷酸化是调节其与微管相互作用的重要因素，是维持其生物学功能的必要条件。Tau 蛋白结合微管的能力主要由丝氨酸和苏氨酸指导的磷酸化来调节。Tau 蛋白为含磷酸基蛋白，生理情况下神经元 Tau 蛋白分子含 2~3 个磷酸基，其磷酸化处于较低水平。AD 患者脑内的 Tau 蛋白则有过度磷酸化现象，每分子 Tau 蛋白可含 5~9 个磷酸基。Tau 蛋白磷酸化可促进微管的组装，异常的过度磷酸化则通过降低 Tau 与微管的结合、降低稳定能力而干扰其正常生理功能。例如，过度磷酸化的 Tau 蛋白与微管蛋白的结合能力降至正常的 1/10，丧失促进装配微管的功能，还可与微管蛋白竞争结合正常 Tau 蛋白及其他大分子 MAP，并从微管上夺取这些蛋白，使正常的微管解聚，形成神经原纤维缠结，从而损伤神经元。病理性 Tau 蛋白所导致的功能缺失能够被去磷酸化恢复。蛋白激酶和磷酸酶之间的失衡是导致过度磷酸化的关键因素。

磷酸化是在蛋白质的各种氨基酸上加入一个磷酸基团，其中丝氨酸发生磷酸化修饰较多，其次是苏氨酸。酪氨酸在某些情况下也可发生。Tau 蛋白具有 30 个以上的磷酸化位点。Tau 蛋白的磷酸化受蛋白激酶和磷酸酶的双重调节，前者使蛋白质磷酸化，而后者是使其去磷酸化。磷酸化和去磷酸化两种作用的平衡程度决定 Tau 蛋白磷酸化程度，因此，蛋白激酶和磷酸酶系统的调节失衡是导致 Tau 蛋白异常磷酸化的直接原因。

有多种蛋白激酶参与 Tau 蛋白的异常磷酸化过程，糖原合成酶激酶-3（glycogen synthase kinase-3，GSK-3）、蛋白激酶 A、细胞周期素依赖蛋白激酶-5（CDK-5）和 MAPK 是其中最重要的蛋白激酶。GSK-3 是一种多功能酶，有 GSK-3α 和 GSK-3β 两种同功异构体，参与肿瘤、AD 等多种疾病生物学过程的发生、发展。蛋白激酶 A 可以通过多种途径参与 AD 的发病。CDK-5 虽然在机体组织中均有表达，但是其只在脑内有活性。有研究表明，这些酶的过度表达和活性的增强，会使 Tau 蛋白过度磷酸化和聚集，从而导致神经元坏死和神经变性。抑制这些酶的活性（如应用锂剂可以抑制 GSK-3）可以减少 Tau 蛋白的过度磷酸化。

哺乳动物蛋白磷酸酶分为 PP-1、PP-2A、PP-2B、PP-2C 和 PP-5 五类。PP-2A、PP-2B 在抑制 AD 患者脑内 Tau 蛋白过度磷酸化中起关键作用。AD 患者脑内 PP-1、PP-2A、PP-2B 的活性均低于正常老人。有研究显示，PP-1、PP-2A 抑制剂可引起大鼠海马神经元突触和树突丢失，且伴有 Tau 蛋白的过度磷酸化。目前认为，AD 患者脑内磷酸酶活性降低可能是引起 Tau 蛋白异常过度磷酸化的主要原因。PP-2A、PP-2B 可一定程度地恢复 Tau 蛋白促进微管组装作用。

AD 患者脑中 Tau 蛋白分为 C-tau，P-tau，PHF-tau 3 种类型，C-tau 的生物活性同于正常 Tau 蛋白，P-tau 是易溶型异常磷酸化 Tau 蛋白，占异常磷酸化 Tau 蛋白的 40%，虽然还未聚集形成双股螺旋样纤维（PHF），但已没有正常的生物活性，能阻断正常 Tau 蛋白和其他微管相关的蛋白连接，引起微管解聚、崩溃，从而导致过度磷酸化的 Tau 蛋白自身聚集形成双股螺旋纤维丝，使神经元微管结构广泛破坏，发生退行性变。PHF-tau 是不溶型异常过度磷酸化的 Tau 蛋白，是右螺旋盘绕的双螺旋丝结构，是神经原纤维缠结的主要成分。

糖基化也是 Tau 蛋白的一种重要翻译后修饰，指在特定糖基转移酶作用下，将糖基以共价键的形式连接到蛋白质分子形成糖蛋白的过程。Tau 蛋白糖基化包括 N-糖基化和 O-糖基化两种，O-糖基化是正常 Tau 蛋白的糖基化形式。异常的 N-糖基化可能是 Tau 蛋白形成神经原纤维缠结的诱因，因为神经原纤维缠结中存在大量 N-糖基化 Tau 蛋白，去除 N-糖基化 Tau 蛋白后神经原纤维缠结的程度显著下降。

Tau 蛋白的异常磷酸化和糖基化两种修饰的相互关系尚不清楚。Tau 蛋白异常磷酸化修饰与神经原纤维缠结的形成和维持其稳定性有关。而糖基化修饰作用是维持神经原纤维缠结的周期性螺旋结构的稳定。Tau 蛋白过度磷酸化后结构性质的改变更易发生糖基化修饰，两种修饰相互作用促进神经原纤维缠结的最终形成。

除异常磷酸化和糖基化之外，Tau 蛋白异常翻译后修饰还包括乙酰化、截断、肽脯氨酸异构化、泛素化等，它们与 AD 的病程也有密切的关系。

（三）其他学说

1. 胆碱能损伤学说　　AD 患者脑内神经递质系统发生明显的变化，尤以胆碱能系统改变最为明显。乙酰胆碱广泛分布于基底前脑、纹状体、边缘系统和脑干等中枢神经系统部位，可调节心血管活动、摄食、感觉、运动等多种生物学功能，还对学习记忆和认知功能有调节作用。胆碱乙酰转移酶是乙酰胆碱生成的限速酶，它催化乙酰辅酶 A 的乙酰基与胆碱结合生成乙酰胆碱。其储存在突触囊泡内，通过释放到突触间隙与受体结合发挥作用，最后被乙酰胆碱酯酶水解。相关的具体作用见本书第二章第二节"重要的神经递质"。

基底前脑是胆碱能神经元集中的中枢部位，是大脑皮层胆碱能神经支配的主要来源。在 AD 患者脑内，Aβ 蛋白沉积、神经营养因子的缺乏、炎症、氧化应激等因素导致基底前脑及相关脑区胆碱能系统逐渐出现变性，胆碱能神经元丢失，乙酰胆碱转移酶的活性明显低下，最终导致乙酰胆碱减少，出现进行性的记忆和认知功能障碍。

Davies 和 Maloney 于 1976 年首次提出 AD 的胆碱能损伤学说来解释 AD 的发病机制，基于此学说，AD 的治疗策略包括增加乙酰胆碱合成、促进突触前乙酰胆碱释放、抑制胆碱酯酶减少乙酰胆碱水解等。其中，胆碱酯酶抑制剂在临床得到了广泛的应用。由于对 AD 发病机制的认识尚不明确，目前基于胆碱能学说的治疗目的主要是改善临床症状和保护胆碱能神经。例如，美国食品药品监督管理局（Food and Drug Administration，FDA）批准了 4 个乙酰胆碱酯酶抑制剂治疗 AD，其主要适用于轻、中度 AD 患者。重度患者由于其脑内胆碱能神经损害过于严重，可释放乙酰胆碱的神经元严重不足，该类药物难以发挥作用。

2. 神经炎症反应学说　神经炎症是发生于神经组织的炎症，可由多种因素导致，如神经系统感染、创伤性脑损伤、有毒代谢产物、氧化应激等，由于血脑屏障的存在，参与中枢神经炎症反应的主要是小胶质细胞和星形胶质细胞。外周的免疫细胞伴随着血脑屏障破坏也可参与脑内炎症反应。有研究表明，AD 发病过程中伴随着一个缓慢的炎性病理改变过程，AD 患者脑内有活化的小胶质细胞和星形胶质细胞及一系列免疫产物，在成熟的老年斑周围可见大量增生和活化的小胶质细胞，星形胶质细胞分布在小胶质细胞的外周。

尽管多种因素可导致胶质细胞活化，从而引起神经炎症反应，现在认为 Aβ 蛋白沉积和 Tau 蛋白异常磷酸化是导致胶质炎症反应的主要机制，它们可导致小胶质细胞活化和增殖，并分泌过量的炎性因子，介导炎性损伤。Aβ 蛋白可被小胶质细胞和星形胶质细胞膜上的补体受体和细胞因子受体识别，促进炎性因子和趋化因子的合成和分泌。Tau 蛋白异常磷酸化所形成的神经原纤维缠结本身具有招募胶质细胞的特性，活化的胶质细胞释放的炎性因子可造成神经元损伤，导致纤维缠结加剧，形成恶性循环，使炎症反应更为严重。除 Aβ 蛋白和 Tau 蛋白异常磷酸化外，AD 进程中其他一些病理改变如神经元死亡、突触丢失、血脑屏障破坏等均可使胶质细胞活化和引起神经炎症反应。

AD 作为一种长期慢性、渐进性的神经变性疾病，神经炎症反应贯穿其始终。尽管持续性的炎症反应是导致神经变性的主要因素之一，但是越来越多的证据表明，胶质细胞活化的本身具有清除 Aβ 蛋白、神经原纤维缠结，以及促进神经发生、新生突触形成和突触可塑性等积极意义。

抗感染治疗在防治 AD 中显示出积极作用。早期的流行病学分析发现，长期使用非甾体抗炎药可降低 AD 的发病风险。在 AD 发生的早期阶段，没有广泛的 Aβ 蛋白沉积之前，应用非甾体抗炎药可能通过抑制 β-分泌酶和 γ-分泌酶活性减少 Aβ 蛋白的产生，从而延缓病程进程。斑块已明显形成时应用非甾体抗炎药可抑制胶质细胞活化，从而减轻其对 Aβ 蛋白的清除作用，导致斑块内 Aβ 蛋白持续释放，增加对神经元的毒性作用。这表明非甾体抗炎药在 AD 发病中具有双向作用。如何选择适合类型的抗炎药和治疗时间窗，发挥活化的胶质细胞脑修复功能又避免神经损伤作用，需要进一步实验研究。

此外，与 AD 发病有关的其他学说还有氧化应激学说、糖代谢异常学说、脂质代谢紊乱学说、线粒体损伤学说等。尽管目前离阐明 AD 的发病机制还为时尚早，但在所有这些理论当中，β 淀粉样蛋白学说和 Tau 蛋白异常磷酸化学说是目前研究最多、公认程度较高的两种学说。

三、AD 的遗传学机制

流行病学研究表明，家族史是 AD 的一个重要的危险因素。遗传学研究发现，AD 主要以家族性和散发性两种方式存在，家族性 AD 与常染色体突变相关。家族性 AD 根据症状出现时间，以 65 岁为分界线分为晚发性 AD 和早发性 AD。相比散发性 AD，家族性 AD 病情进展更为迅速，难以预防，占总 AD 患者数量的 3%～5%。

目前发现，AD 发病的候选基因有近百种，其中明确与家族性 AD 发病有关的基因有 3 个，分别是位于 21 号染色体的 *APP* 基因、位于 14 号染色体的 *PS-1* 基因及位于 1 号染色体的 *PS-2* 基因。*APP*、*PS-1*、*PS-2* 基因中任一种基因突变均可引起 Aβ 42 水平增高，从而导致早发家族性 AD。但这 3 种基因突变引起的具有常染色体显性遗传特征的早发家族性 AD 在所有 AD 病例中只是很小一部分。

（一）APP 基因突变

APP 可以被 α-分泌酶、β-分泌酶和 γ-分泌酶分解，其中 β-分泌酶和 γ-分泌酶的连续酶解可使 APP 分解产生 Aβ 蛋白。APP 基因定位于 21 号染色体上，由 18 个外显子组成，其中外显子 16、17 编码 Aβ 蛋白结构域，基因转录后通过不同剪接方式可以产生 6 个以上转录产物。APP 基因突变增加了 Aβ 42 的表达水平，可引起早发家族性 AD，这些患者除发病年龄较早以外，在临床和病理变化上与散发性 AD 患者并无区别。虽然小部分家族性 AD 患者中存在点突变，但是相当多的 AD 患者没有发现 APP 基因突变，对家族性、散发性及正常人群进行突变基因筛选的结果表明，APP 基因突变只与 3% 的早发家族性 AD 有关。这说明 APP 基因发生点突变并不普遍，只能解释很小部分早发性 AD 形成的原因。

（二）PS-1 和 PS-2 基因突变

前已述及 PS 是 γ-分泌酶蛋白复合体中唯一具有蛋白酶活性的组分，它发生异常时，会导致 γ-分泌酶在切割 APP 时产生过量的 Aβ 42。在家族性 AD 致病因素中，PS-1 基因突变是最常见的遗传因素。PS-1 基因于 20 世纪 90 年代中期被克隆和鉴定，PS-1 基因位于 14 号染色体长臂（14q24.3）上，基因长约 75 kb，至少含 12 个外显子，但其中只有外显子 3~12 可编码蛋白质。已在家族性 AD 的 PS-1 基因中发现了 100 多种突变，绝大多数均在外显子上。在 PS-1 基因的 10 个编码外显子（3~12）中，已发现有 6 个存在突变，其中 65% 突变发生在第 5 和第 8 外显子上。较多的研究证实，PS-1 基因突变与 AD 密切相关，其机制可能与 PS-1 基因突变增加产生 Aβ 42 从而加速淀粉样沉积、影响 ApoEε4 的基因型多态性、增加 Tau 蛋白异常磷酸化等因素有关。

PS-2 基因的结构与功能与 PS-1 基因非常相似，位于 1 号染色体（1q31-q42）。哺乳动物神经细胞中相同的细胞器 PS-1 和 PS-2 蛋白的表达量相近。PS-2 包含 12 个外显子，其中有 10 个编码外显子。其初级转录产物编码 448 个氨基酸的多肽与 PS-1 具有 67% 的同源性。目前，对 PS-2 基因突变的了解尚不清晰，PS-2 基因突变所致家族性 AD 发病较晚，多在 70 岁以后。有研究发现，在 PS-2 基因发生突变的人群中有的并没有 AD 的发生，推测 PS-2 基因在 AD 的发病机制中并没有 APP 和 PS-1 基因突变的侵袭力强，与年龄相关的 PS-2 基因突变也没有增加 AD 的发病率。PS-2 基因突变可通过一些环境因素促使 AD 的发生和发展。

（三）ApoE 基因

ApoEε4 等位基因目前被认为是晚发家族性 AD 和散发性 AD 最主要的危险因素，位于 19 号染色体长臂（19q13.2）上。载脂蛋白 E（apolipoprotein E, ApoE）是一种分子量为 34 kDa、与胆固醇类物质运输相关的血浆转运分泌性糖蛋白。血浆中的 ApoE 来源于多个器官，以肝脏合成最多，其次是脑。ApoE 能将脂质转运到细胞内，通过低密度脂蛋白受体和受体相关蛋白参与脂质和胆固醇代谢。ApoE 还参与组织损伤修复、免疫调节等。ApoE 主要包括 3 种亚型，即 ApoE2、ApoE3 和 ApoE4，分别由 19 号染色体长臂上的 3 个等位基因 ApoEε2、ApoEε3、ApoEε4 编码。

ApoE 与 AD 发病关系近年受到密切关注。ApoE 参与 Aβ 蛋白形成，影响星形胶质细胞和神经元对 Aβ 蛋白的清除，与老年斑形成有关。ApoE 对 AD 的作用随其等位基因的不同而不同。1993 年 Rose 发现，晚发家族性 AD 患者 ApoEε4 增多，还发现 ApoE 与 Aβ 蛋白的亲和力很高。其后陆续发现 AD 患者中携带 ApoEε4 等位基因者占 40%，而对照组只有 15%。另外，有研究还发现，携带两个 ApoEε4 等位基因的受试者比携带一个 ApoEε4 等位基因的受试者发生 AD 年龄早，比不携带 ApoEε4 等位基因的受试者发生 AD 年龄更早。在 ApoE 的各种亚型中，ApoEε4 对 Aβ 蛋白的亲和力最强，其可导致 Aβ 蛋白单体凝成不溶状态而聚合为淀粉样沉淀物，促进老年斑形成。60%~70% 散发 AD 和晚发家族性 AD 与 ApoEε4 等位基因相关联。

ApoE 等位基因出现的频率在不同种族、地域、环境人群中有少许差别。人群中最常见的 ApoE 等位基因是 ApoEε3，亚洲人 ApoEε4 基因出现的频率低，欧洲人和非洲黑种人 ApoEε4 基因出现的频率较高。亚洲 AD 患者 ApoEε4 基因出现频率较欧洲和北美 AD 患者低。尽管 ApoE 基因出现的频率因种族不同而略有差异，但 ApoE 是 AD 发病的危险因素已是各国科学家的共识。有意思的是，另一个较为不常见的

等位基因 *ApoEε2* 在正常人群中出现的频率为8%，而在 AD 患者群体中出现的频率为4%，这提示 *ApoEε2* 等位基因可能对 AD 发病具有预防或保护作用。

第三节   阿尔茨海默病的动物模型

动物模型可以用来追踪疾病进程、研究致病机制并检验治疗效果，对于人类疾病的研究具有重要价值。科学家们为了探索 AD 的病因、发病机制及开发药物，相继在不同动物品种及采用不同的方法建立了一系列的动物模型，大体上可分为转基因模型和非转基因模型。早期的 AD 研究多采用非转基因模型，如脑内注射 Aβ 蛋白、胆碱能损伤等。非转基因模型稳定性、重复性低而且大多只是模拟 AD 很少一部分特征。而相比之下，转基因动物可更好地模拟 AD 相关病理和症状，因此近年来转基因动物得到更广泛的应用。

理想的 AD 动物模型应该具备以下特征：①具有老年斑和神经纤维缠结这两个 AD 的主要病理特征；②有神经元死亡、突触丢失、反应性胶质细胞增生等病理学变化；③出现记忆和认知功能障碍。目前来说，尚没有一种动物模型可以完全模拟 AD 的各种病理特征和临床表现。因此，尽管 AD 转基因小鼠已得到广泛应用，具有重要价值，由于小鼠和人类的大脑有很多区别，通过小鼠模型得到的 AD 发病机制及治疗效果在人类身上并没有得到完全一致的结果，这也是当前各种以 Aβ 蛋白和 Tau 蛋白为靶标的药物在临床上验证失败的一个重要原因。

下面以转基因小鼠模型为例对 AD 动物模型进行重点介绍。转基因是将外源性基因引入基因组，并使外源性基因稳定遗传的方法，现在已成为生物学实验室的常规技术。上面提到 *APP*、*PS-1*、*PS-2* 三种基因的突变均可使 Aβ 42 水平升高，从而导致家族性 AD。而 *ApoEε4* 等位基因是晚发家族性 AD 和散发性 AD 的重要危险因素。对各种 AD 致病基因的深入了解导致了不同的 AD 转基因动物模型的建立。各种转基因动物模型的制备方法大体上差不多，以 APP 转基因动物模型为例，首先从人类 cDNA 文库获得 *h-APP* 基因可表达片段，经 5′端和 3′端改造成外源 *h-APP* 基因，再经体外扩增、纯化后，注入小鼠受精卵或早期胚胎细胞核稳定整合于染色体内，再将其植入假孕小鼠子宫，得到稳定表达外源 *h-APP* 基因的转基因小鼠。随着胚胎干细胞技术的出现和同源重组打靶策略的发展，将外源基因导入胚胎干细胞优于单细胞受精卵的显微注射。

一、APP 转基因小鼠模型

根据 β 淀粉样蛋白学说，动物过多表达 *APP* 基因或其突变基因产物，会较早引起 Aβ 蛋白沉积和特征病理损害。目前，APP 转基因模型的制备主要是将突变的 *APP* 基因与血小板源性生长因子相结合形成 *PDAPP* 基因，或是应用含有两个人类突变的 *APP* 基因的阮病毒启动子，将其导入小鼠受精卵，使其稳定整合表达并遗传给后代。第一个增加小鼠脑内 Aβ 蛋白的 APP 转基因模型的报道来自转人类 APP695swe 和 APP717V-F 突变的 PDAPP 小鼠，其 APP 水平为鼠内源 APP 的 2~3 倍，小鼠有 Aβ 蛋白沉积、神经炎性斑块、神经元丢失等病理表现，但其记忆和认知水平的变化不明确。Hsiao 等构建的 APP695sw 和 APP670/671 转基因小鼠 APP 表达水平则升高了 3~5 倍，并表现出年龄相关的 Aβ 蛋白沉积，主要分布在杏仁核、海马和皮层，同时其学习记忆能力减退。Lewis 等 2011 年对 APP717I-CT100 小鼠模型的研究发现，该模型加速了小鼠的认知障碍，在海马等区域出现 Aβ 蛋白斑块的沉积，而且主要是 Aβ 42。APP 模型较好地模拟了 Aβ 蛋白沉积和老年斑形成，但不能模拟 Tau 蛋白异常磷酸化和神经原纤维缠结的形成。

二、PS-1 转基因模型

Duff 于 1996 年构建了 PS1M146V 转基因小鼠，发现表达突变型 PS-1 小鼠脑内的 Aβ 42 的水平比对照组 Aβ 42 水平高 30%，这种模型通过选择性增加 Aβ 42 神经毒性和破坏 Ca^{2+} 稳定性，促进神经元变化从而导致 AD。Flood 等将人类 *PS-1* 突变基因导入小鼠受精卵，制备了家族性 AD 模型，在新生小鼠脑内可见 Aβ 蛋白生成增多，但 Aβ 蛋白沉积不见增多，也无斑块形成。因此，这一模型仅适合观察 Aβ 蛋白的产生过程，难以模拟 AD 的病理过程。

三、ApoE 转基因模型

ApoEε4 与 Aβ 有高亲和力，可促进 Aβ 蛋白斑块和神经原纤维缠结形成。研究人员采用人类 ApoEε4 不同等位基因，通过动物自身启动子和 3′增强子，将突变的 *ApoEε4* 基因转到小鼠体内完成构建 ApoEε4 转基因小鼠，可见到子代小鼠神经原纤维缠结形成。

四、Tau 蛋白转基因小鼠模型

人类 Thy-1 作为启动子，将带有表达人类 Tau 蛋白的基因注射到受精卵中，将受精卵植入假孕母鼠体内，转基因小鼠 Tau 蛋白 mRNA 水平增加 5 倍，而且有过度磷酸化 Tau 蛋白的存在。此模型主要模拟 Tau 蛋白异常磷酸化和神经原纤维缠结形成。

五、双重和多重转基因模型

AD 发病过程复杂，与脑内众多基因调控失调密切相关。因此，双重或多重转基因模型比上述单一转基因模型，更能全面模拟 AD 的发病过程。例如，APPswe 和 PS1M146L 双转基因小鼠发育至 12 周，在其皮层和海马区可发现 Aβ 蛋白沉积，第 54 周后 Aβ 蛋白沉积明显增加。另外的 APP/PS-1 双转基因小鼠发育至 8 个月时，其大脑皮层胆碱能神经元突触前终扣减少，弥散样 Aβ 蛋白斑块形成，代表淀粉样斑块形成的早期，而同龄的 APP 单转基因小鼠并无淀粉样蛋白形成。相关研究发现，APP/PS-1 双转基因模型小鼠 NLRP3 炎性小体或 Caspase-1 缺陷可使 Aβ 蛋白斑块减少，而且小胶质细胞清除 Aβ 蛋白的能力提高。因此，抑制 NLRP3 炎性小体和 Caspase-1 可能成为 AD 临床研究的一个新靶点。

多重转基因模型目前已经成功制备出 APP/PS1/Tau 三重转基因小鼠，并且与非转基因小鼠进行行为学对照实验。三重转基因小鼠在多种学习记忆测试模式中均表现出明显的记忆和认知障碍，同时伴随 Aβ 蛋白沉积和神经原纤维缠结形成等 AD 特征性的病理变化。因此，三重转基因小鼠模型在一定程度上能综合 AD 发病的各种因素，更能表现出 AD 发病机制的复杂性。

此外，还有采用果蝇、线虫、斑马鱼等其他动物进行转基因模型制作。例如，转基因果蝇具有成本低、体积小、寿命短和易于大批量饲养等特点，在转基因果蝇模型上以抗 Aβ 蛋白的形成和沉积、加快 Aβ 蛋白清除为靶点进行筛选 AD 药物具有一定的可行性。

综上所述，目前已经有多种 AD 动物模型，对于 AD 的研究有一定的推动作用，遗憾的是，许多在转基因小鼠模型中有优良表现的新药在三期、四期临床试验时失败率高达 95%以上。一方面提示我们治疗 AD 的艰巨和复杂性，另一方面提示我们对于 AD 这种神经退行性疾病采用更接近人类的动物可能具有更大意义。非人灵长类动物是所有模式动物中与人类同源性最高的，具有高级的脑功能和神经活动，主要包括猴、猿等，相关研究近年来已逐渐得到科学家的广泛重视。总之，动物模型对 AD 的研究提供了重要帮助，但其并不完美，继续寻找和建立更合适的动物模型或者综合使用多种动物模型对我们早日阐明 AD 发病机制和获得有效药物将提供有益的帮助。

第四节　阿尔茨海默病的治疗策略和面临的挑战

随着人口老龄化时代的到来，AD 的防治成为世界关注的热点。科学家研究疾病的目的是寻找有效的治疗和预防手段。对于 AD 来说，患者确诊时，神经系统的退行性病变往往已经非常严重，尽管有一些治疗手段可以缓解 AD 症状，但是没有办法治愈 AD。目前，临床治疗 AD 的策略包括两个方面：药物治疗和非药物治疗。目的是改善患者症状、延缓疾病进展、提高生活质量、减轻家庭和社会照料负担。

目前，药物治疗中只有胆碱酯酶抑制剂的几种药物及 NMDA 受体拮抗剂的美金刚被西方医疗界推荐为治疗 AD 的一线药物，其对改善认知功能缺陷症状有一定的疗效。此外，抗炎、抗氧化、降脂、雌激素、脑代谢增强剂等各种药物的疗效不确切。

近年来，国际医学界和医药公司研究和开发的重心放在降低 Aβ 蛋白沉积和减少 Tau 蛋白异常磷酸化两个方面。因为相当多的基础研究和动物实验均证实了 Aβ 蛋白沉积和 Tau 蛋白异常磷酸化在 AD 发病中的重要作用，开发针对这两个靶点的药物，从理论上应该会有非常积极和正面的疗效。因此，近 20 年来，全世界无数的药厂投入了巨额的经费尝试以 β 淀粉样蛋白学说为理论基础研制新药，到 2020 年为止，结果令人费解和沮丧。在各种专业期刊和新闻媒体上，常常看到宣布某种 AD 新药三期、四期临床试验失败，以至于很多药厂宣布不再进行 AD 的药物研制开发，目前也没有一种靶向 Aβ 蛋白和 Tau 蛋白的药物成功上市。这些临床前的药物，如有些药物针对 Aβ 蛋白的抗体，其可有效溶解 Aβ 斑块；有些药物是针对 β-分泌酶、γ-分泌酶，其可减少 Aβ 蛋白的生成，应该说也是达到了研制者的初衷，但是临床上患者病情并没有好转，有些甚至还会恶化。因此，对于 AD 的病因和发病机制还需要科学家们继续进行深入和多途径的探索。

即使 AD 药物被成功开发出来，早期诊断对于在早期有效阻止疾病发展十分重要。寻找 AD 的生物标志物就是一种重要方法。PET 技术结合含放射性 Aβ 蛋白纤维的化合物，这种方法能够在记忆和认知缺陷出现前检测到患者脑内的 Aβ 蛋白沉积。此外，对于携带 *ApoEε4* 等位基因的高危人群，早期检测脑脊液和血浆中 Aβ 42 或其他代谢物水平，也有助于早期诊断和预防。

本章小结

自从首次描述 AD 特征以来，这种常见的进行性退行性神经变性疾病一直受到世界的关注。随着老龄化进程的加速，AD 患病率显著上升。虽然在有关神经病理学、分子遗传学和分子神经生物学等领域相继提出了多种学说。目前公认的 AD 组织病理学的典型表现为细胞外的 Aβ 蛋白斑块和细胞内的神经原纤维缠结，此外还有神经元和突触缺失、颗粒空泡变性、胶质细胞增生等变化。研究人员不仅着力于探讨更深入的机制研究，也在寻找着 AD 的有效生物标志物，同时针对 AD 的各种预防策略和药物治疗方法开展了全球大规模的团队合作研究。AD 的动物模型可以用来追踪疾病进程、研究致病机制并检验治疗效果，对于该疾病的研究具有重要价值。

（熊　鹰）

第十七章

帕金森病

主要知识点：帕金森病的病理特征；帕金森病的临床病理表现；帕金森病的分子病理机制；Lewy 小体和 α 突触核蛋白的概念和特点。

专业英语词汇：Parkinson's disease；Lewy body；α-synuclein。

帕金森病（Parkinson's disease，PD）是发病率仅次于 AD 的一种多发于中老年期、进展缓慢的神经系统退行性疾病，在 1817 年首先由 James Parkinson 报道。其临床表现包括静止性震颤、运动迟缓、肌强直和姿势步态障碍，主要影响运动控制，也可伴有抑郁和睡眠障碍等非运动症状。主要病理改变为中脑黑质多巴胺能神经元变性坏死，造成纹状体多巴胺含量下降，从而引起静止性震颤、肌强直、运动迟缓与体位不稳等一系列症状。

除上述以慢性退行性神经变性为特征的原发性 PD 外，还有继发性病变又称帕金森综合征或震颤麻痹综合征，其可由脑血管疾病、药源性作用（如服用酚噻嗪类或丁酰苯类抗精神病药）、一氧化碳或重金属中毒、除草剂和杀虫剂等环境污染因素的作用下引起。脑炎、脑外伤、脑肿瘤和基底神经节钙化等也会选择性地危害黑质多巴胺能神经元，产生类似 PD 的症状。

第一节　帕金森病的病理特征

PD 主要有两大特征性病理改变，其一是黑质致密部多巴胺能神经元选择性死亡，其二是残留神经元胞质内出现嗜酸性的包涵体——Lewy 小体与 α-突触核蛋白。

一、多巴胺能神经元选择性死亡

中脑黑质致密部多巴胺能神经元选择性死亡是 PD 的重要特征性病理改变。这种神经元死亡主要发生在黑质腹侧致密区，在背侧网状部影响很小。此外，PD 的脑内其他一些非多巴胺能神经元也减少，包括蓝斑的去甲肾上腺素能神经元、脑干中缝的 5-HT 能神经元、基底前脑的胆碱能神经元等。

正常脑内 80% 的多巴胺存在于基底神经节，有报道正常成年人 40 岁以后多巴胺能神经元以每年约 5% 的速度丢失。PD 患者出现临床症状时，黑质致密部多巴胺能神经元一般丧失了大部分，与同年龄人群比较，其脑含量仅有 1/10~1/5。由于 PD 在很大程度上是由多巴胺能神经元变性引起的，口服多巴胺的前体左旋多巴可有效地改善 PD 症状，但在服用此药后的 2~5 年将出现严重副作用。

PD 的神经解剖基础是黑质-纹状体传入通路的退变受损，此通路以多巴胺为神经递质。随着多巴胺的减少，纹状体活动降低且对苍白球内侧部抑制减弱。苍白球内侧部活动的提高将降低丘脑神经元的发放，后者转而减少向运动皮层的兴奋性输入。在本质上，多巴胺的耗竭减少了通过基底神经节和丘脑到运动皮层的神经传入，从而造成一系列机体运动障碍，即 PD 的主要症状，包括运动启动减慢、随意运动的速度变慢（运动徐缓）、肌强直、静止性震颤和姿势反射的障碍等。

二、Lewy 小体与 α-突触核蛋白

路易小体（Lewy body，Lewy 小体）一直被认为是 PD 的特征性病理改变和重要发病基础。它是神经元内主要由神经丝和泛素化的 α-突触核蛋白（α-synuclein）组成的包涵体结构。Lewy 小体通常呈球形，直径为 5~25 μm，光镜下呈玻璃样团块，中央有致密核心，周围有丝状晕圈，电镜下可见其周围有放射状排列的疏松的直径为 7~25 nm 的纤维丝。免疫组化分析 Lewy 小体含有 3 种主要成分：α-突触核蛋白、神经丝蛋白和泛素蛋白。

α-突触核蛋白富含于突触前膜，被认为与突触可塑性相关，但其累积将导致突触连接受损。对于不同 PD 时期死亡患者脑病理检查表明，α-突触核蛋白具有空间和时间顺序。早期 PD 患者的 α-突触核蛋白始于延髓，随病程延长逐渐向上发展，逐渐累及脑桥、中脑直至扩散到全脑，对应的临床症状和体征也就越明显。这提示 α-突触核蛋白可能在神经元之间传播，PD 的发病与异常蛋白在神经元之间扩散有关。

α-突触核蛋白存在于多种神经系统变性疾病的突触末梢或胞质包涵体中，是老化或变性神经元 Lewy 小体的主要成分。随着大脑皮层出现了越来越多的 Lewy 小体，除静止性震颤，也伴随有认知障碍和痴呆症状的出现，这将形成另外一种神经退行性疾病——路易体痴呆。

第二节　帕金森病的发病机制

一、基底神经节回路异常导致 PD

（一）基底神经节的结构

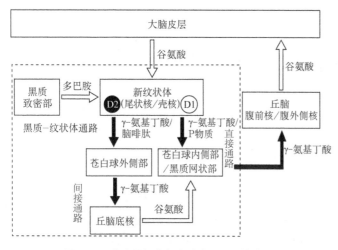

图 17-1　基底神经节与大脑皮层之间的神经回路
虚线框内为基底神经节的结构，新纹状体是主要输入核团，苍白球内侧部与黑质网状部是主要传出核团。与运动调控相关的有 3 条通路：直接通路、间接通路和黑质-纹状体通路。实心线表示抑制性传递，空心线表示兴奋性传递

基底神经节是皮层下一组核团的总称，位于大脑半球的深部，主要包括纹状体、丘脑底核和黑质。纹状体又包括尾状核、壳核和苍白球。尾状核和壳核在种系发生上比苍白球晚，称为新纹状体（图 17-1 虚线框内）。苍白球在发生上较古老，称为旧纹状体，分为苍白球内侧部（内侧苍白球）和苍白球外侧部（外侧苍白球）两部分。黑质可分为致密部和网状部。网状部的细胞结构类似苍白球，致密部由多巴胺能神经元组成。尾状核与壳核（新纹状体）是基底神经节的主要输入核，含有大量的中等大小棘状神经元，这些神经元是 γ-氨基丁酸能抑制性神经元，可投射至苍白球及黑质网状部。苍白球的内侧部和黑质的网状部是基底神经节的主要输出核。

基底神经节一些核团与边缘系统有密切联系，除参与运动控制之外，还具有自主神经功能、感觉功能及行为调控功能等。

（二）基底神经节与大脑皮层之间的神经回路

基底神经节接受大脑皮层纤维的广泛投射，基底神经节的传出纤维经丘脑前腹核和外侧腹核，又回到大脑皮层，从而构成基底神经节与大脑皮层之间的回路。其中，与运动有关的有直接通路、间接通路和黑质-纹状体通路3条途径。

1. 直接通路　即大脑皮层-新纹状体-苍白球内侧部-丘脑-大脑皮层回路，起易化作用。

大脑皮层广泛区域发出皮层-纹状体纤维，按一定的定位投射到同侧新纹状体。从新纹状体发出的纤维也按一定的定位终止于苍白球内侧部，从苍白球内侧部发出的纤维终止于丘脑，从丘脑腹前核和腹外侧核发出的纤维再按一定的定位排列投射到大脑皮层，主要是辅助运动区和运动前区，这两区又和运动皮层有密切的交互联系。

直接通路对运动的调控可通过神经回路中的神经递质作用实现。从大脑皮层到新纹状体的神经递质是谷氨酸，是兴奋性的。从新纹状体到苍白球内侧部及黑质网状部的神经递质是γ-氨基丁酸/P物质，是抑制性的。从苍白球内侧部到丘脑的神经递质是γ-氨基丁酸，同样也是抑制性的，再由丘脑返回到大脑皮层的辅助运动区，其神经递质是谷氨酸，是兴奋性的。当皮层有兴奋冲动下行到新纹状体时，就会使苍白球内侧部的抑制性神经元抑制，从而激活（去抑制）了丘脑的神经元，再通过辅助运动区与运动前区激活对初级运动皮层、脑干及脊髓的投射，从而起易化运动的效果。因此，当直接通路兴奋时，对大脑皮层的运动功能的兴奋性起易化作用（图17-1）。

纤维从大脑皮层投射到新纹状体后，直接通路还包括从新纹状体按一定的定位排列投射到黑质网状部，再从黑质的网状部投射到丘脑的腹前核和腹外侧核，再返回大脑皮层的运动区和运动前区。神经递质关系及回路特性与苍白球内侧部直接通路类似。

2. 间接通路　是皮层-新纹状体-苍白球外侧部-丘脑底核-苍白球内侧部-丘脑-大脑皮层回路，起抑制作用。

纤维从大脑皮层投射到新纹状体后，新纹状体的纤维投射到苍白球外侧部，然后再由外侧部按一定的定位排列投射到丘脑底核，再由丘脑底核投射到苍白球内侧部，经丘脑返回大脑皮层（图17-1）。丘脑底核也接受运动区和运动前区直接下行的纤维。从丘脑底核也有返回纤维投射到苍白球外侧部和黑质的网状部。

间接通路对运动的调控可通过神经回路中的神经递质作用实现。从新纹状体到苍白球外侧部的神经递质是γ-氨基丁酸和脑啡肽，是抑制性的。从苍白球外侧部到丘脑底核的神经递质是γ-氨基丁酸，也是抑制性的。从丘脑底核到苍白球内侧部输出核的递质是谷氨酸，是兴奋性的。从苍白球内侧部到丘脑的神经递质是γ-氨基丁酸，是抑制性的。大脑皮层和新纹状体的兴奋导致苍白球外侧部抑制，从而使丘脑底核产生兴奋（去抑制），导致苍白球内侧部兴奋，抑制丘脑，进而降低了辅助运动区的兴奋性，产生抑制运动的效果。因此，当间接通路兴奋时，对大脑皮层的运动功能的兴奋性起抑制作用。

3. 黑质-纹状体通路　指从黑质致密部发出多巴胺能神经纤维投射至新纹状体，是基底神经节回路中的重要旁路和调节通路。

在该通路中，多巴胺神经元功能与PD密切相关。从黑质致密部的多巴胺能神经元发出神经纤维投射到新纹状体，依据新纹状体神经元的多巴胺受体类型不同，引起两种不同的作用，分别调节直接通路和间接通路。

黑质致密部多巴胺能神经元激活新纹状体的多巴胺D1受体，是兴奋调节作用，对直接通路起正性效应，阻断了苍白球对运动皮层的抑制，从而使运动加强。黑质的致密部多巴胺能神经元激活新纹状体的多巴胺D2受体，是抑制调节作用，对间接通路起负性调节效应，结果也起到加强运动的作用。两条通路的最终结果都是起易化运动的效应（图17-1）。

（三）黑质多巴胺能神经元死亡导致PD

如前述，新纹状体通过γ-氨基丁酸能棘状神经元调控运动，直接通路通过苍白球内侧部易化运动，间接通路通过苍白球外侧部和丘脑底核抑制运动。黑质致密部的多巴胺能神经元投射至新纹状体，通过多巴胺D1受体增强直接通路，通过多巴胺D2受体抑制间接通路。在PD患者，黑质致密部多巴胺能神经元功能退化，从而使直接通路的兴奋性减弱，间接通路的运动抑制增加，两者都会使苍白球内侧部/黑质网状区的神经元过度兴奋，对丘脑的运动传出过度抑制，导致运动功能异常等行为。

理解基底神经节与大脑皮层之间的神经回路，将对于应用局部脑毁损治疗或者脑深部电刺激治疗 PD 选择恰当手术部位有重要作用。

二、代谢因素

（一）氧化应激性损害

氧化应激被认为是引起 PD 患者黑质神经元死亡的主要因素之一。多巴胺在氧和水的存在下，受单胺氧化酶作用生成过氧化氢、醛和氨。过氧化氢可导致毒性自由基增加，进而诱发氧化应激反应。

（二）兴奋性氨基酸的神经毒性

谷氨酸对神经细胞的生长和发育都有着重要影响。但在一些病理条件下对神经元可产生兴奋性毒性作用。谷氨酸主要通过其离子型的 NMDA 受体和 AMPA 受体对多巴胺能神经元产生影响。兴奋性神经毒性的发生是由于 NMDA 受体被活化后，引起了广泛的 Ca^{2+} 内流及 Ca^{2+} 在线粒体内快速的堆积，导致线粒体功能丧失。

（三）线粒体的损伤

毒性物质可以通过抑制线粒体复合物 I 来影响线粒体呼吸链，使 ATP 产生减少，最终导致细胞因能量耗竭而死亡。有研究表明，PD 患者黑质区域细胞中线粒体复合物 I 活性降低 30%~38%。

（四）多巴胺转运体和囊泡转运体

对于多巴胺转运体和囊泡转运体在 PD 发病中作用的认识始于近 10 年。有研究发现，多巴胺在代谢过程中可以产生自由基等系列毒性物质，其由多巴胺转运体介导来造成对多巴胺能神经元的损伤。多巴胺转运体主要位于神经元的胞膜上，可以将胞外毒性物质转运到胞质中，而囊泡转运体可以将胞质内的这些毒性物质转运入囊泡，进而降低这些物质的毒性作用。

三、环境因素

长期以来，有关 PD 的病因存在 3 种说法，即遗传因素的基因突变、外界环境因素的毒素暴露及遗传易感性与环境危险因素相互作用。

对绝大多数中老年以后发病的典型散发性 PD，环境因素可能起主要作用。通过流行病学发现，多种环境风险因素参与了 PD 的发生与发展，包括经常暴露于杀虫剂、除草剂、化工产品、造纸制浆等，还有神经毒素、锰尘和一氧化碳等。

20 世纪 80 年代，化学合成类阿片药物中的一种污染物——MPTP 造成使用该类阿片药物者产生 PD 症状。生化实验证实，MPTP 易通过血脑屏障，在脑内受单胺氧化酶催化转换成有活性的 1-甲基-4-苯基吡啶（MPP^+），而多巴胺能神经元胞膜上的多巴胺转运体能将 MPP^+ 当作多巴胺摄取积累，MPP^+ 在细胞内的累积将破坏线粒体的能量代谢，进而导致多巴胺能神经元的选择性损害。这既表明线粒体损伤是 PD 的重要发病机制，也表明环境因素是 PD 发病的重要因素。而且散发性 PD 也可能由于自然界中存在类似于 MPTP 的物质，或者体内代谢过程中产生了结构类似于 MPTP 的内源性毒性物质。目前，研究中普遍用 MPTP 建立 PD 实验动物模型。

四、遗传因素

随着分子遗传学研究的深入，已经确定了多个与 PD 有关的致病基因，它们的突变常直接导致了一些稀有的早发家族性 PD。这些基因包括常染色体显性遗传的 α-突触核蛋白基因及常染色体隐性遗传的 *parkin* 基因和 *pink1* 基因。

α-突触核蛋白基因定位于 4 号染色体 q21~q23，常染色体显性遗传的家族性 PD 患者的 α-突触核蛋白基因的第 4 号外显子由于一个错义突变导致第 53 位的丙氨酸被苏氨酸取代。该类患者临床表现符合典型的 PD，病理检查发现 Lewy 小体，发病年龄相对较早（46 岁±13 岁），基因外显率达 85%，属于单基因缺陷产生的 PD 临床表型。目前认为，α-突触核蛋白基因突变可能只与那些以发病年龄早、外显率高、常染色体显性遗传为特征的家族性 PD 有关，而与大多数散发性 PD 无关。

另一种常染色体隐性遗传的青少年型帕金森综合征，发病年龄通常小于 40 岁，起病隐匿，进展缓慢，最终具有典型特发性 PD 的临床表现。其致病基因为 *parkin*，*parkin* 基因定位于人 6 号染色体 q25.2~q27。编码的 PARKIN 蛋白高度保守，分子量为 52 kDa，由 465 个氨基酸组成。其氨基端有 76 个氨基酸与泛素同源，称为泛素样结构域，羧基端包括 212 个氨基酸的环指结构域，泛素样结构域和环指结构域之间的区域称为连接区。因此，PARKIN 蛋白是一种 E3 泛素-蛋白连接酶，在泛素蛋白酶体通路中发挥重要作用，是细胞内 ATP 依赖的蛋白质非溶酶体降解机制，能高效、高选择性地降解细胞内蛋白质，也能调控蛋白生成，可以去除突变和错误折叠的蛋白。黑质多巴胺能神经元内具有较多 PARKIN 蛋白的底物，正常情况下，多种底物经泛素蛋白酶体途径降解，*parkin* 基因突变导致 PARKIN 蛋白功能障碍，其底物不能被泛素化降解而在细胞内聚集，最终导致神经元变性死亡。

五、免疫功能异常

PD 患者常有细胞免疫和体液免疫功能异常，而免疫异常又在 PD 的发病和发展过程中起重要作用。其中，小胶质细胞和细胞因子参与了中枢神经损伤后的炎症反应。在 PD 患者的黑质致密部多巴胺神经元退变最为严重的区域，存在大量主要组织相容性抗原阳性小胶质细胞，以及出现了 IL-1β、IL-2、IL-6、肿瘤坏死因子-α、TGF-α、TGF-β1、TGF-β 和 Bcl-2 等多种细胞因子的表达上调。过量的细胞因子可能参与了多巴胺能神经元的变性坏死过程。在 PD 患者的脑脊液中发现了针对多巴胺能神经元的抗体，来自 PD 患者的血清对大鼠中脑多巴胺能神经元具有补体依赖的细胞毒作用。

目前，关于免疫功能异常与 PD 发病之间的因果关系尚有争议，相关变化机制也尚不明了。其可能与神经胶质细胞异常活化、自由基生成过多、免疫炎症反应等导致神经-免疫-内分泌调节异常有关，具体见第十三章第五节"应激和帕金森病中的神经-免疫-内分泌网络"。

六、蛋白异常修饰和错误折叠

近年来，蛋白异常修饰和错误折叠被认为可能是神经元变性死亡的关键环节。某些关键蛋白的异常修饰可能是 PD 神经元损伤的关键病理机制之一，包括酪氨酸羟化酶的异常磷酸化导致酶活性丧失。α-突触核蛋白异常硝基化、磷酸化等引起在 Lewy 小体中易形成聚合体，增加神经元死亡。

除了异常修饰，蛋白错误折叠在神经退行性疾病中的作用也受到关注。PD 患者脑内出现 Lewy 小体可能与蛋白质错误折叠形成的产物密切相关，α-突触核蛋白是常见的错误折叠和积聚的重要分子。

第三节　帕金森病的治疗策略

一、针对多巴胺治疗策略

（一）左旋多巴

多巴胺是由左旋酪氨酸经过两步酶反应合成（图 17-2）。第一步由酪氨酸羟化酶催化，将左旋酪氨酸转化为左旋多巴。第二步左旋多巴在芳香族左旋氨基酸脱羧酶（也称多巴脱羧酶）催化作用下，产生多巴胺。其中，酪氨酸羟化酶是多巴胺合成的限速酶。多巴胺不能有效地通过血脑屏障，但是其前体左旋多巴可以越过血脑屏障。

如前所述，PD 的最常见特征是黑质多巴胺能神经元选择性死亡，因此通过依据多巴胺合成前的步骤，升高多巴胺水平是治疗 PD 的一个重要方案。使用复方左旋多巴是 PD 最基本、最主要的治疗方式，通过优化治疗剂量降低副作用，能够显著改善早期 PD 患者的行动控制能力。左旋多巴在初期改善 PD 症状方

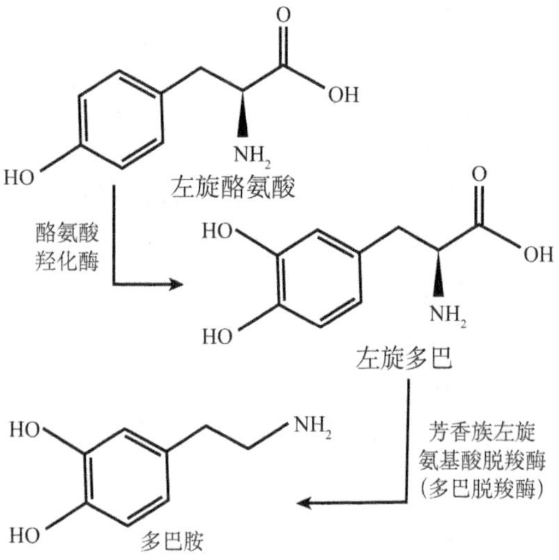

图 17-2　多巴胺的生物合成步骤

面具有显著效果，但是随着病程发展左旋多巴的效能逐渐降低，可能是因为需要依靠存活的多巴胺神经元将左旋多巴转化为多巴胺，而多巴胺神经元不断死亡则使得这种治疗方式的效果逐渐下降。

（二）利用细胞替代策略

另外一种 PD 的治疗方案是细胞替代疗法，即替代死去的多巴胺能神经元。这种方法的实现需要两个条件，其一是可靠的多巴胺能神经元来源，其二是移植的多巴胺能神经元必须在宿主存活，接触到靶细胞并释放合适剂量的多巴胺。动物实验中，从胚胎脑中提取包含多巴胺能神经元的脑组织，将其移植到宿主纹状体后继续存活，而且能够释放多巴胺并有效改善宿主的运动控制。

人类的小规模临床试验也证明，细胞替代疗法能够释放多巴胺并改善临床症状。但是，其仍存在局限性。为了达到满意的治疗效果，需要大量、高纯化的多巴胺神经元，其他细胞的污染严重阻碍这一方法的临床应用。另外，其他来源的移植组织为了在患者体内维持存活，患者需要服用免疫抑制药物防止免疫排斥，这可能增加了宿主感染的风险。

多能诱导干细胞技术的研究为细胞替代治疗提供了新的、很有前景的应用途径。使用来源于患者自身的体细胞，通过体外诱导使其产生多巴胺神经元，这样可以有效避免免疫排异反应。当然，相关研究还要进行更多实验来评估细胞治疗的安全性、可靠性和稳定性。

二、针对基底神经节回路的治疗策略

（一）脑局部毁损术

脑局部毁损术适用于原发性 PD，经左旋多巴治疗数年后疗效下降或出现并发症者，也适用于应用脑局部毁损的手术治疗方法。基于图 17-1 基底神经节与大脑皮层之间的神经回路，苍白球和丘脑底核是基底神经节运动调控的两个重要环节，苍白球内侧部是直接通路和间接通路的共同传出，阻断丘脑底核苍白球通路或纹状体苍白球通路，可阻断与 PD 发病相关的异常神经冲动。应用外科手术局部毁损苍白球内侧部，确实可以改善 PD 患者静止性震颤、肌强直、运动迟缓等症状。后来发现，毁损丘脑腹外侧核对静止性震颤等症状能产生更好的疗效。

但这种手术不适用于症状轻微、生活及工作无明显影响的患者，也不适用于 PD 伴有精神障碍、智能障碍、心脑血管疾病、糖尿病或全身情况很差者。手术后患者可能有偏瘫、平衡障碍、多动症等运动障碍，或言语障碍、精神障碍和脑内出血等并发症。脑局部损毁术因其损伤大且不可逆性等缺点，已逐渐被淘汰。

（二）脑深部电刺激

脑深部电刺激是临床神经科学的革命性突破，该技术是利用脑立体定向手术在特定脑区植入电极，通过高频电刺激特定核团的神经元和轴突，可抑制异常电活动的神经元，从而改善 PD 患者由于多巴胺调控不足及苍白球/黑质网状部的过度激活而导致的回路状态的改变，深层脑部刺激也称脑起搏器。临床上通过刺激位于底丘脑核的轴突纤维或者苍白球外侧部的神经元，能够在左旋多巴的效果逐渐降低后缓解晚期 PD 患者行为活动方面的症状。这种方法疗效确切、安全、可逆，具有微创、风险小、并发症小、可调节性和可逆性等优点，是目前最流行的手术治疗方法，有取代脑局部毁损术的趋势。

脑深部电刺激方法需要将电极植入大脑，是仅限于对 PD 等严重疾病的侵入性治疗。其他类似刺激方式利用神经元的生物物理特性，包括经颅磁刺激和时间干涉刺激等非侵入性技术。

利用现代电生理学技术可以精确定向手术部位，通过识别 PD 患者脑内核团细胞的特异性放电特征，在细胞水平确定靶点。例如，苍白球外侧部具有相对不规律的放电，而苍白球内侧部具有相对持续的高频放电，丘脑腹外侧核及其周围结构也有明显不同的电生理特征。通过对这些不同结构的辨认，来指导定位的精确性明显优于 CT 和 MRI，克服了个体在解剖和功能上的变异，保证外科手术更加安全有效地实施。

三、光遗传学技术在治疗 PD 的应用

光遗传学技术是一种全新的用光控制神经元活动的方法，解决了长久以来科学家们对于精准控制大脑的需求。在有关 PD 的实验研究中，苍白球外侧部的两大类神经元分别表达 PV 标记的抑制性神经元和表达 Lhx6 标记的兴奋性神经元，其生理特征和支配的下游神经核均不同。这两类神经元在核团内混杂在一起，很难单独研究某一类神经元对 PD 症状的影响。光遗传学技术很好地解决了这个问题。分别在苍白球外侧部的 PV 或 Lhx6 神经元中表达光敏离子通道，这些通道接受特定波长的激光照射时会抑制或增强神经元的活动。通过植入小鼠脑内的光纤，就可以精确控制这两种神经元的活性。通过激活抑制性的 PV 神经元或者抑制兴奋性的 Lhx6 神经元，使 PD 模型小鼠的运动障碍显著减轻，而同时激活这两种神经元对减轻 PD 症状没有效果。因此，在苍白球外侧部，这两种神经元的兴奋性差异是改善 PD 症状的关键。

应用光遗传学技术能够缓解 PD 的运动失调症状，而且具有一定的可逆性。当光刺激结束后，减轻 PD 症状的疗效还能够继续维持，这显著优于脑深部电刺激等方法。光遗传学技术治疗 PD 手段目前主要在小鼠或猴的实验模型中使用。

本章小结

PD 是一种神经系统退行性疾病，其主要病理改变为中脑黑质多巴胺能神经元变性坏死，造成纹状体多巴胺含量下降，从而引起静止性震颤、肌强直、运动迟缓与体位不稳等一系列运动功能症状。PD 特征性的病理改变包括形成 Lewy 小体和多巴胺能神经元选择性死亡。Lewy 小体是存在于神经元内主要由神经丝和泛素化 α−突触核蛋白组成的嗜酸性包涵体结构，目前被认为是 PD 的特征性病理改变和重要发病基础。中脑黑质致密部多巴胺能神经元的选择性死亡是 PD 的另一特征性病理改变。在最终导致多巴胺神经元死亡的过程中，代谢因素包括氧化应激性损害、兴奋性氨基酸的神经毒性、线粒体的损伤等。随着分子遗传学研究的深入，已经确定了 10 余个与 PD 有关的致病基因，它们的突变常直接导致了一些稀有的早发家族性 PD。PD 的治疗主要包括药物治疗和手术治疗等。

（陈鹏慧　熊　鹰）

第十八章

癫　痫

主要知识点和专业英语词汇

主要知识点：癫痫的病因及分类；癫痫样放电的基本波形和意义；癫痫发病的形态与功能基础；癫痫发病机制的神经生物学基础；突触传递、离子通道、神经递质、胶质细胞与特发性癫痫的关系。

专业英语词汇：epilepsy；spike wave；sharp wave；spike-slow wave；sharp-slow wave。

第一节　癫痫概述

癫痫（epilepsy）是一种脑部疾病，以具有能产生癫痫发作的持久易感性和出现相应的神经生物学、认知、心理及社会学等方面的后果为特征。癫痫是一种常见的神经系统疾病，但却不是一个单纯的疾病，而是由多种症状及不同病因构成的多个综合征和疾病。癫痫发病的原因有多种，主要涉及遗传因素、脑内致痫性病理改变、诱发因素和年龄因素等几个方面。

一、癫痫发作和癫痫的定义

国际抗癫痫联盟（International League Against Epilepsy，ILAE）对于癫痫发作和癫痫给出了以下定义：

1. 癫痫发作　由大脑中异常过度或同步化的神经元活动而引起的一种短暂的体征和（或）症状称为癫痫发作。其特点为突发突止、具有短暂一过性、自限性，脑电图显示异常过度同步化放电。

2. 癫痫　是一种表现为反复癫痫发作的慢性脑部疾病，其特征包括反复发作的易感性；其发作可引起的神经生物学、认知、心理和社会后果；至少有一次以上的癫痫发作。

二、癫痫的流行病学

癫痫是神经系统常见病，其流行病学调查结果因调查的范围、对象和诊断存在一定差异。全球有5 000~7 000万人患有癫痫，其中每年大约有460万人被诊断为癫痫。在中低收入国家，癫痫的中位数患病率约为1.11%；在高收入国家，癫痫的中位数患病率约为0.7%。同时，有研究结果也提示，癫痫多发病于儿童及少年，病例积累以中年组患病率最高，老年组下降。癫痫发病的原因比较复杂，主要涉及遗传因素、脑内致痫性病理改变、诱发因素和年龄因素等几个方面，这些因素中若有一种非常突出，则其他因素不必起很大作用就可以引起发作。

第二节　癫痫的分类及发作时的脑电变化

一、癫痫的病因分类

按病因可将癫痫分为原发性癫痫和继发性癫痫。

1. 原发性癫痫　包括特发性癫痫和隐源性癫痫，是指无脑部器质性或代谢性疾病表现，查不出任何原因的一类癫痫，其病因迄今尚不清楚，可能与遗传因素有较密切的关系。

2. 继发性癫痫　又称症状性癫痫，是指由多种脑部器质性病变或代谢障碍所致的一类癫痫，主要的病因包括几个。

（1）先天性疾病：包括染色体异常、遗传性代谢障碍、脑畸形、先天性脑积水、胼胝体发育不全、先天性脑瘫等。

（2）颅脑损伤：包括颅脑产伤、挫伤、出血和缺血所致脑部损伤等。其中，颅脑产伤是婴儿期症状性癫痫的常见原因。

（3）颅内感染所致各种炎症：严重的细菌感染或病毒感染，如脑膜炎、脑囊虫、脑脓肿、病毒性脑炎、结核性脑膜炎等。

（4）脑血管疾病：多见于中老年人，如脑栓塞、高血压脑病及蛛网膜下腔出血等。

（5）中毒：一氧化碳中毒、酒精中毒、铅中毒、汞中毒及全身性疾病如尿毒症、妊娠中毒等。

（6）营养代谢性疾病：如儿童佝偻病、成人低血糖、糖尿病、甲状腺功能亢进、维生素 B_6 缺乏症及妇女内分泌改变等。

二、癫痫的临床表现分类

癫痫的临床表现可呈现出不同的形式，最常见的是局限性或全身肌肉的强直性或阵挛性抽搐，伴有意识障碍，也可发生感觉异常、精神活动或内脏功能的异常。

根据流行病学调查结果，中低收入国家癫痫的年发生率（139/10 万）远高于高收入国家（49/10 万）。癫痫的发病率具有年龄相关性，1 岁以内的儿童发病率最高，幼童期开始下降，青少年和成年处于较低的平台期，65 岁以上的老年人的发病率再次上升。癫痫的患病率则随年龄的增长而增加。

癫痫发作的临床表现形式多样，依种类的不同其发作特点也有所差别。

（一）全面性发作

发作最初的临床症状表明在发作开始时即有双侧半球受累，往往伴有意识障碍。运动性症状是双侧性的。发作期脑电图最初为双侧半球广泛性放电。

1. 强直-阵挛性发作　意识丧失、双侧强直后紧跟阵挛的序列活动是全身强直-阵挛性发作的主要临床特征。

2. 失神发作　分为典型失神发作和不典型失神发作。典型失神发作表现为动作中止，凝视，叫之不应，不伴有或伴有轻微的运动症状，发作开始和结束均突然。其主要见于儿童失神癫痫和青少年失神癫痫。不典型失神发作表现为意识障碍发生与结束均较缓慢，可伴有轻度的运动症状，主要见于年龄依赖性癫痫性脑病 Lennox-Gastaut 综合征，也可见于其他多种儿童癫痫综合征。

3. 强直发作　表现为发作性全身或者双侧肌肉的强烈持续的收缩，肌强直，躯体伸展背屈或者前屈，常持续数秒至数十秒，但是一般不超过 1 min。

4. 阵挛发作　主动肌间歇性收缩为阵挛，可导致肢体有节律性地抽动。阵挛发作时脑电图为快波活动或者棘慢/多棘慢波综合节律。

5. 肌阵挛发作　表现为快速、短暂、触电样肌肉收缩，可遍及全身，也可限于某个肌群，常成簇发生，只有同时伴癫痫样放电的肌阵挛才为癫痫发作。

6. 痉挛 表现为突然、短暂的躯干肌和双侧肢体的强直性屈性或者伸展性收缩，多表现为发作性点头，偶有发作性后仰。其肌肉收缩的整个过程用时1~3 s，常成簇发作。痉挛常见于婴儿痉挛症，其他婴儿综合征有时也可见到。

7. 失张力发作 双侧部分或者全身肌肉张力突然丧失导致机体不能维持原有的姿势，从而出现跌倒、肢体下坠等表现，发作时间相对短。

（二）局灶性发作

局灶性发作的临床和脑电图改变提示异常电活动起源于一侧大脑半球的局部区域。根据局灶性发作时有无意识的改变而分为简单局灶性发作（无意识障碍）和复杂局灶性发作（有意识障碍），二者都可以继发全面性发作。

1. 简单局灶性发作 又称为单纯局灶性发作，发作时无意识障碍。根据放电起源和累及的部位不同，简单局灶性发作可表现为运动性发作、感觉性发作、自主神经性发作和精神性发作4类。

（1）运动性发作：一般累及身体的某一部位，相对局限或伴有不同程度的扩展。其性质可为阳性症状，如强直性或阵挛性；也可为阴性症状，如最常见的是语言中断。

（2）感觉性发作：其异常放电的部位为相应的感觉皮层，可为躯体感觉性发作，也可为特殊感觉性发作。

（3）自主神经性发作：症状复杂多样，常表现为口角流涎、上腹部不适感或压迫感、肠鸣、呕吐、尿失禁、面色或口唇苍白或潮红、出汗、竖毛等。临床上自主神经性发作常是继发或作为复杂局灶性发作的一部分。

（4）精神性发作：主要表现为大脑高级功能障碍。极少单独出现，常是继发或作为复杂局灶性发作一部分。其包括情感性发作、记忆障碍性发作、认知障碍性发作、发作性错觉、结构幻觉性发作等。

2. 复杂局灶性发作 发作时伴有不同程度的意识障碍（但不是意识丧失），同时有多种简单局灶性发作的内容，往往有自主神经性发作和精神性发作。

（1）仅表现为意识障碍：表现为突然动作停止，两眼发直，叫之不应，不跌倒，面色无改变，发作后可继续原来的活动。

（2）表现为意识障碍和自动症：是指在仅表现为意识障碍的基础上合并自动症。自动症是指在癫痫发作过程中或发作后，在意识模糊的状态下，出现的一些不自主、无意识的动作，发作后常有遗忘。

（3）继发全面性发作：简单或复杂局灶性发作均可继发全面性发作，最常见继发全面性强直-阵挛性发作。

（4）反射性发作：指癫痫发作具有特殊的触发因素，每次发作均为某种特定感觉刺激所诱发。诱发因素包括视觉、思考、音乐、进食、操作等非病理性因素，可以是单纯的感觉刺激，也可以是复杂的智能活动刺激。

（三）暂时难以分类的发作

暂时难以分类的发作包括因资料不全而不能分类的发作及所描述的类型迄今尚无法归类者。另外，还有新提出的癫痫发作类型，如肌阵挛失神、负性肌阵挛、眼睑肌阵挛、痴笑发作等。

三、癫痫发作时的脑电变化

脑电图是癫痫临床诊断和治疗中重要的检查工具。在癫痫发作期间或发作时，多数病例可有特征性的脑电变化，对患者脑电图的分析有助于癫痫的诊断、分类及定位、定性。

（一）正常脑电图波形

正常脑电图包括4种基本波形：δ波、θ波、α波及β波。

正常成年人在闭目、安静而清醒状态下主要出现α波。α波具有振幅由小变大，而后又由大逐渐变小的周期性变化，从而形成α节律；当睁眼或接受其他刺激或做意识性活动时，α节律很快被高频低幅的β波（快波）取代，此过程称α波阻断；由闭目安静转入睡眠状态时，α节律逐渐消失，频率变慢，出现低频高幅的θ波甚至δ波；深睡眠时仅有δ波及θ波。因此，β波是皮层处于紧张活动状态下的主要电活动表现，α 波是皮层处于安静状态时的主要电活动表现，慢波（δ 波和 θ 波）是睡眠状态下的主要电活动表现（图 18-1）。

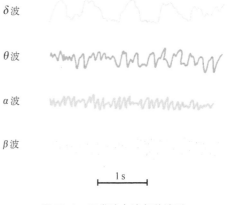

图 18-1　正常脑电波各种波形

（二）癫痫样放电的常见波形

癫痫发作时或发作间期，脑电图上出现突发性的高波幅放电，称为癫痫样放电（epileptiform discharge），其常见波形有以下几种。

1. 棘波（spike wave）　是明显区别于背景活动的短暂尖峰波形，时程在 70 ms 左右，幅度为 50～150 μV，多在 100 μV 以上。波的升支及降支极为陡峭，可有单相、双相或三相，但以负相为主的双相多见，并呈单个或节律性出现。一般认为，出现高幅度、短周期的负向棘波的部位常提示来自原发癫痫灶或其附近区域。棘波是癫痫样放电最具特征性的表现之一，它的出现表明脑部有刺激性病灶，在临床上有定位意义。

2. 尖波（sharp wave）　也是癫痫样放电的特征波形之一。典型尖波是由急速上升支和缓慢下降支组成，呈锯齿状，时程为 80～200 ms，波幅较高，常在 100～200 μV。其与棘波均系大脑皮层神经元高度同步化高频率放电的结果，但尖波可能是发生在癫痫病灶较深部位和同步化时间延长的场合。

3. 棘-慢波（spike-slow wave）　是在棘波之后紧随一个 200～500 ms 的慢波组成的波形，均为负相波，波幅为 150～300 μV。典型的 3 Hz 棘-慢波节律为失神小发作的特殊波形，棘-慢波多见于肌阵挛性发作和婴儿痉挛症。

4. 尖-慢波（sharp-slow wave）　是在一个尖波之后跟着一个慢波的波形。出现形式多样，多呈不规则局灶性爆发，也可见弥漫性或连续性出现。局灶性出现多见于颞叶癫痫，弥漫性出现则表示脑组织深部有较广泛的癫痫病灶。

癫痫样放电的形式除上述几种外，还有多棘波、多棘-慢综合波、高峰节律紊乱、正相棘波、发作性节律波等，但基本上是尖波、棘波和慢波的不同节律的组合，脑电图中癫痫样放电的记录对癫痫的诊断及可能的癫痫灶的定位有重要价值（图 18-2）。

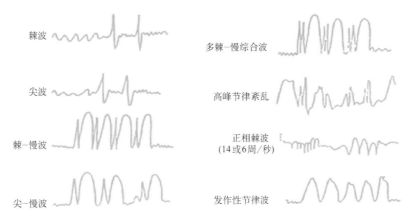

图 18-2　癫痫样放电常见波形

拓展阅读 18-1

慢性癫痫模型能够反映癫痫的发生、发展及其反复发作的脑部病理生理改变。根据给予刺激的强度和引起的病情严重程度的不同，慢性癫痫模型可以分为癫痫点燃模型、持续性癫痫模型、自发性癫痫模型。癫痫点燃模型模拟人类癫痫复杂局灶性发作及其继发的全身性发作，通过重复不变的亚抽搐剂量的电或化学刺激，使癫痫活性强度逐渐增加最终出现全身性癫痫，较好地体现了癫痫进行性发展和长期反复的自限性发作的特点。慢性癫痫模型又可分为电点燃模型和化学点燃模型，用于化学点燃模型的药物和化学制剂通常有戊四氮、青霉素、印防己毒、马桑内酯和贝美格等。

第三节　癫痫的病理生理改变

癫痫发作是一个复杂的过程，病理学研究显示，癫痫动物和癫痫患者的大脑表现出显著的形态结构的改变，包括在大脑皮层和海马的神经细胞数量减少，部分神经元坏死（包括染色质崩解、核固缩、胞质空泡化、尼氏体减少等）或凋亡，癫痫灶内胶质细胞（星形胶质细胞和小胶质细胞）大量增生、体积变大，呈活化状态。对难治性颞叶癫痫的研究显示，其海马内颗粒细胞苔藓纤维异常出芽，回返入内分子层与颗粒细胞树突建立异位突触，被认为是颞叶癫痫时海马可塑性改变的最主要特征。此外，还有脑神经元过度放电等生理功能的改变。

一、形态结构的改变

1. 脑内存在易兴奋神经元　脑内与癫痫发生可能直接有关的部位及结构主要有边缘系统的杏仁核、海马、前梨状皮层和脑干网状结构等脑区，是各类癫痫发作共同的解剖结构基础。癫痫发作一般起始于某些脑内结构，由于极易再发兴奋性连接（活动依赖性突触重建，包括轴突与树突出芽）、存在固有的易兴奋神经元（如大脑皮层第4、5层或海马CA3区锥体细胞）及显著的可塑性，这些脑区容易产生超同步化放电并且这一特性呈现出进行性增强。

2. 脑内与癫痫发生可能直接有关的部位及结构　癫痫发作的临床表现与脑内结构存在密切关联。①大脑皮层异常常可引起运动、感觉和(或)意识性发作；②边缘系统异常则引起复杂部分性发作；③前深梨状皮层T区与海马、杏仁核等边缘系统结构间的联系回路和癫痫的阵挛发作，特别是与头面部及前肢的阵挛直接有关；④脑干网状结构则可能与癫痫的强直发作及阵挛的发作和扩布有关；⑤海马具有独特的神经回路（齿状回颗粒细胞与CA3区、CA1区锥体细胞）及纤维联系（进、出投射），约有40%的人类癫痫起源于颞叶，表现为颞叶癫痫，这是癫痫局灶性发作最主要类型。

3. 脑内回路与癫痫发作的关系　癫痫发作的产生、传播和复发与相关脑区内易兴奋性神经元及其兴奋性回路密切相关。癫痫发作起始于某些脑区，并可向中枢神经系统内其他结构传播，其传播途径主要有联络纤维、连合纤维、胼胝体、丘脑-皮层双向联系回路、弥散性丘脑皮层投射系统及脑干网状结构等。部分性发作经传播后可发展为杰克逊发作（Jackson epilepsy seizure），由大脑皮层某脑区扩及同侧其他脑区，甚至扩及同侧及对侧半球（一侧半球或泛化性发作）。

4. 癫痫发作与脑血流量和氧化代谢率的关系　癫痫病灶发作放电时，脑血流量和氧化代谢率会成倍增加，从而对氧和葡萄糖的需求大幅提高，多模态的神经影像学技术可通过观察局部脑组织的血液灌注，了解其血流动力学及功能变化，为临床诊断及治疗提供重要参考。对于最常见的难治性癫痫类型——内侧颞叶癫痫（medial temporal lobe epilepsy, mTLE），脑灌注改变的神经影像学研究显示，内侧颞叶癫痫患者发作期患侧颞叶灌注增加，而发作间期患侧颞叶灌注降低，同时还伴有致痫灶同侧丘脑的低灌注；通过SPECT减影MRI融合技术发现，内侧颞叶癫痫患者发作初期高灌注区域位于患侧颞叶，而后则主要集中于中缝丘脑核团；基于BOLD的静息态功能MRI研究发现，内侧颞叶癫痫患者双侧颞叶、海马等区域低频振荡振幅（amplitude of low-frequency fluctuation, ALFF，可直接提示神经元的自发活动）增加，从而证实了内侧颞叶癫痫网络（包括双侧颞叶、海马、双侧丘脑等结构区域）的异常灌注及该区域内神经元代谢的异常活动。

5. 癫痫发作与默认模式网络　默认模式网络（default mode network, DMN）是静息态脑功能网络研究中一大热点。在神经科学中，默认模式网络又称默认网络或默认状态网络，是已知具有高度相关活动并且与大脑中的其他网络不同的活动大脑区域的大规模脑网络。默认模式网络在被动休息和精神徘徊期间处于活动状态。该网络主要包括的脑区有后扣带回皮层、楔前叶、内侧前额叶皮层、顶下小叶及双侧颞叶皮层。该网络在静息状态时，存在较强的自发性活动，但在执行具有一定难度的认知任务情况下，默认模式网络的活动会受到一定的抑制，抑制程度会随着认知任务难度的提高而增大。后续的研究表明，自传式回忆、设想未来及考虑他人观点和想法时也会激活默认模式网络。

多项研究显示，内侧颞叶癫痫条件下脑的默认模式网络呈现低激活状态，双侧前额叶、前后扣带回及双侧角回等低频振荡振幅降低，默认模式网络区功能连接与纤维连接均下降，从而反映出内侧颞叶癫痫条件下默认模式网络功能及结构受损。默认模式网络的主要作用是维持静息状态下的人脑活动，与认知、情景记忆、环境监测等功能有较强相关性，因此推测其结构与功能的受损是内侧颞叶癫痫患者自省程度及认知功能下降的病理生理基础。

二、生理功能的改变

癫痫样发作源于脑神经元的过度放电，受累神经元的超兴奋性使其容易或过度去极化，足够数量的神经元同步去极化并形成可传播的动作电位时便产生癫痫发作。

正常情况下，脑内的神经元都会有节律性地自发放电，但其幅度与频率均较低（一般为10~20 Hz）。各种癫痫的发作可能都是由某些影响神经元活动的因素引起，癫痫发作时受累神经元异常放电（频率可高达500 Hz），表现为发作性去极化偏移（paroxysmal depolarization shift, PDS）。发作性去极化偏移是癫痫发作的电生理学基础，其形成是由于受累神经元离子通道异常开放导致兴奋性突触后电位增强和（或）抑制性突触后电位减弱，从而形成巨大而持续的去极化电位。在成熟神经元，首先是 AMPA 型谷氨酸受体门控性通道开放，Na^+ 内流从而导致神经元膜去极化；随即 NMDA 型谷氨酸受体通道及电压门控性 Ca^{2+}、Na^+ 通道开放，Ca^{2+}、Na^+ 内流使去极化进一步加强，形成的巨大（10~15 mV）而持续（100~200 ms，比兴奋性突触后电位大 5~10 倍）的去极化可引起发作性去极化偏移。

在癫痫发作神经元癫痫样放电的同时，脑内抑制过程的减弱也与之密切相关。脑内局部微环境中的兴奋性神经递质谷氨酸与抑制性神经递质 γ-氨基丁酸的相对比例是影响癫痫发作放电及其传播、终止、复发和神经元损伤的最重要因素。γ-氨基丁酸的抑制效应由 $GABA_A$ 受体和 $GABA_B$ 受体介导，二者在局灶性癫痫及全身性强直-阵挛性癫痫中功能减弱，从而产生中枢去抑制效果。γ-氨基丁酸的去抑制不仅会引起癫痫发作，还可导致癫痫放电的持续发生。神经元过度兴奋时，膜去极化后电压门控性及 Ca^{2+} 依赖性的 K^+ 外流增强。同时，γ-氨基丁酸受体也随后开放引起 Cl^- 内流及进一步的 K^+ 外流。Na^+ 持续内流及 K^+ 持续外流可导致神经元细胞内外离子分布异常。细胞外低 Ca^{2+} 与高 K^+ 对癫痫样放电及其扩散可能又有进一步的促进作用，细胞内 Ca^{2+} 的异常堆积还可促使细胞损伤和死亡。

第四节 癫痫发病机制的神经生物学基础

癫痫具有病因复杂、发作反复及症状多样等特征，其发病机制目前仍不完全清楚，神经元异常放电所致的理论已得到广泛认同。离子通道功能异常、神经递质功能障碍等都能诱导神经元异常放电从而触发癫痫。

一、离子通道与癫痫

离子通道是体内可兴奋组织兴奋性调节的基础，其编码基因突变可影响离子通道功能，从而导致某些遗传疾病的发生。少数特发性癫痫由离子通道基因突变所致，提示癫痫与基因异常之间存在重要关联。由于基因突变引起的离子通道功能改变不仅影响神经元兴奋性及神经递质的释放，还影响细胞分化、细胞死亡、轴突生长及突触可塑性等多个方面，还可进一步影响一系列下游分子的级联反应从而导致癫痫的发生和发展。因此，目前认为，一些人类特发性癫痫是离子通道病。

（一）Na^+ 通道基因突变导致全身性癫痫伴热性惊厥附加症

电压门控性 Na^+ 通道在细胞动作电位的产生和传播过程中起着十分重要的作用，通常由 α、$β_1$ 和 $β_2$ 3 个亚基组成。该通道与全身性癫痫伴热性惊厥附加症（generalized epilepsy with febrile seizures plus, GEFS$^+$）

的发生有关，GEFS⁺是一种常染色体显性遗传的特发性全身性癫痫。

染色体 19q13.1 位点上编码电压门控性 Na⁺通道 β₁ 调节亚基的基因 *scn1b* 发生点突变，导致 Na⁺通道 β₁ 亚基细胞外类免疫球蛋白折叠结构域中的半胱氨酸残基被色氨酸残基取代，使 β 亚基对 α 亚基动力学的调节功能受到影响，从而导致 Na⁺通道反复开放，引起神经元持久、过度兴奋，进而导致 1 型 GEFS⁺。

染色体 2q21~33 位点上的 *scn1a* 基因编码电压门控性 Na⁺通道 α 亚基，该基因的突变也可引起该特发性全身性癫痫，并将此命名为 2 型 GEFS⁺。

此外，还有一种 3 型 GEFS⁺，其是由于 GABA_A 型受体（是一种配体门控的 Cl⁻通道）γ2 亚基上赖氨酸变为蛋氨酸的错义突变（Lys-289-Met）。

（二）K⁺通道突变导致良性家族性新生儿惊厥

K⁺通道分布广泛，主要参与细胞膜静息电位和动作电位复极化过程的调节，决定着动作电位的发放频率和幅度。电压门控 KCNQ（Kv7）K⁺通道家族由 5 个成员组成，分别以同源或异源四聚体形式组装成慢激活和非失活型 K⁺通道，其因可被毒蕈碱强烈抑制而被称为 M 通路。神经细胞的 M 通路主要是由 *kcnq2* 和 *kcnq3* 基因编码的 K⁺通道构成。

M 通路激活后产生的 M 电流是一种电压依赖性、时间依赖性、低阈值、非失活的 K⁺电流。当神经细胞去极化引发动作电位时，在整个动作电位的去极化时相，由于 M 通路持续开放且呈非失活特征，会促使膜电位回到静息态从而降低神经元的兴奋性。因此，增强 M 通路功能在一定程度上降低神经元兴奋性；抑制 M 通路功能会引起神经元膜电位去极化，兴奋性增强可诱发更多的神经冲动。

M 通路对于调节神经兴奋性和神经冲动发放频率起重要作用。*kcnq* 基因突变与许多遗传性疾病有关，*kcnq2* 和 *kcnq3* 基因突变导致 M 电流减小 20%~30%，即 M 通路功能被部分抑制，引起神经元去极化、兴奋性异常增强从而发出更多的神经冲动。*kcnq2* 或 *kcnq3* 基因突变与良性家族性新生儿惊厥（benign familial neonatal convulsion，BFNC）有关，该病是一种常染色体显性遗传、少见的特发性全身性癫痫。主要表现为新生儿出生后 2~3 天出现阵挛或窒息发作，出生后 6 周左右症状消失，患儿通常没有任何神经系统的缺陷，大多数病例无须任何治疗且预后良好，患儿可同正常人一样生长发育，但 10%~15% 的患儿以后可能发展成癫痫。

（三）乙酰胆碱受体通道突变导致常染色体显性遗传夜间额叶癫痫

乙酰胆碱受体包括 M 型受体和 N 型受体。其中，N 型受体是一种离子通道，对 Na⁺、K⁺、Ca²⁺ 等多种离子均具有通透性。位于突触前膜的 N 型受体可通过 Ca²⁺ 内流调节多种神经递质的释放，Ca²⁺ 内流还与发作性去极化偏移、神经元同步化放电和抑制性突触后电位的形成有关。遗传学研究表明，常染色体显性遗传夜间额叶癫痫（autosomal dominant nocturnal frontal lobe epilepsy，ADNFLE）与神经元 N 型受体密切相关。

ADNFLE 是一种常染色体显性遗传的特发性局灶性癫痫综合征，最显著的临床特征是夜间成串、刻板且短暂的运动性发作，这也是第一个被发现由基因变异引起的特发性癫痫综合征。大部分患者神经系统检查正常，影像学检查多无特殊表现，发作期脑电图多表现为额区或以额区为主的局灶性或继发全面性癫痫样放电。

编码 N 型受体 α4 亚单位的 *chrha4* 基因是第一个被证实的 ADNFLE 致病基因，致病区域定位于染色体 20q13.2-q13.3。ADNFLE 患者 *chrha4* 基因的第 248 位的丝氨酸被苯丙氨酸取代，导致离子通道核心构象改变，从而引起通道的减弱效应。另外，*chrha4* 基因 776 bp 处 3 个核苷酸插入突变（776ins3），能引起受体对 Ca²⁺ 通透性下降，Ca²⁺ 内流减少，从而使突触前膜末梢释放的 γ-氨基丁酸减少，突触前抑制功能降低进而导致癫痫发作。

二、神经递质与癫痫

脑内与癫痫发生发展相关的神经递质与调节因子种类较多，包括氨基酸类递质、单胺类递质和乙酰胆碱、多种神经肽及一氧化氮等。脑内的递质系统不是各自孤立的，它们在正常脑功能的调节和癫痫等病理过程中，均相互密切影响。

（一）经典神经递质的作用

1. 氨基酸递质　脑内氨基酸递质根据其作用的不同可分为两大类：兴奋性氨基酸（主要为谷氨酸与天冬氨酸）和抑制性氨基酸（如 γ-氨基丁酸、甘氨酸、牛磺酸等）。兴奋性和抑制性氨基酸递质的效应失衡是导致脑内局部神经元过度兴奋的重要机制之一。

（1）谷氨酸：是中枢神经系统内最重要的兴奋性神经递质，可通过 AMPA 受体、NMDA 受体与 KA 受体 3 种离子型谷氨酸受体及 I、II、III 3 组代谢型谷氨酸受体发挥多种效应。离子型谷氨酸受体激活可介导 Na^+ 及 Ca^{2+} 内流，引起突触前兴奋性氨基酸释放增加及突触后神经元膜的去极化，NMDA 受体随之激活，引发更大幅度与更长时程的兴奋性突触后电位。谷氨酸、天冬氨酸及其受体激动剂 NMDA、KA 等对多种神经元均有强烈的兴奋作用，将其注入动物脑内可引起动物惊厥。动物模型中 NMDA 受体阻断剂（如 MK-801）和非 NMDA 受体拮抗剂（如 DNQX）被证明有显著的抗惊厥作用。

（2）γ-氨基丁酸：是脑内最重要的抑制性神经递质，广泛分布于脑内海马、黑质、苍白球、尾状核等与癫痫发生有较密切关系的脑部结构内。$GABA_A$ 型受体与癫痫关系最为密切，它是一种位于突触后膜的配体门控的 Cl^- 通道，其激活后可产生抑制性突触后电位。海马中 γ-氨基丁酸主要存在于抑制性中间神经元及隔区向海马的投射纤维轴突内，其作用机制为通过 $GABA_A$ 受体打开 Cl^- 通道，从而引起突触后膜超极化而产生突触后抑制。γ-氨基丁酸也可通过突触前 $GABA_B$ 受体（主要位于突触前神经末梢）产生突触前抑制，从而减少兴奋性氨基酸的释放。γ-氨基丁酸受体拮抗剂荷包牡丹碱能促进癫痫发作，而其协同激动剂蝇蕈醇能抑制癫痫发作。

（3）甘氨酸和牛磺酸：甘氨酸在脊髓和脑干内也是一种抑制性神经递质，通过激活脑干和脊髓内士的宁敏感的甘氨酸受体而快速抑制突触传递。但甘氨酸对 NMDA 受体具有正性变构调节作用，属 NMDA 受体的协同激动剂。牛磺酸系由亚磺酸半胱氨酸经脱氢酶等催化合成，在中枢神经系统具有与 γ-氨基丁酸类似的抑制作用，可引起神经元超极化，同时减少谷氨酸的生成，但不如 γ-氨基丁酸作用广泛和显著。

2. 单胺类递质及乙酰胆碱　单胺类神经递质可对神经元膜上的离子通道产生直接或间接影响，可在癫痫发作中发挥促进或抑制作用。5-HT 可提高癫痫放电的阈值，去甲肾上腺素则通过 α1 和（或）β2 受体介导来增强 γ-氨基丁酸能神经传递，因而对癫痫发作有抑制作用。多巴胺对癫痫发作表现出促进（由多巴胺 D1 受体介导）和抑制（由多巴胺 D2 受体介导）的不同作用。乙酰胆碱对癫痫的影响与其受体类型有关。激活烟碱型受体（N 受体，离子通道型受体）具有致痫作用，激活毒蕈碱型受体（M 受体，G 蛋白偶联型受体）则根据局部神经回路及神经递质浓度的不同表现为促进或抑制癫痫。

（二）神经肽的作用

神经肽是脑内重要的化学信使物质，其中神经肽 Y、脑肠肽（如胆囊收缩素）、脑垂体肽（如生长抑素）、内阿片肽（如脑啡肽、强啡肽及 β-内啡肽）与癫痫关系的研究已有大量报道。

1. 神经肽 Y　是由 36 个氨基酸组成的多肽，是一种抑制性神经递质，主要存在于海马 γ-氨基丁酸能抑制性中间神经元内。神经肽 Y 对癫痫发作有抑制作用，主要通过 Y_2 和 Y_5 受体亚型发挥作用。神经肽 Y 由苔藓纤维释放后，通过与 Y_2 受体结合抑制 Ca^{2+} 通道以降低细胞内 Ca^{2+} 水平，维持细胞内 Ca^{2+} 自稳态，抑制同一神经末梢谷氨酸的释放。海马齿状回及海马门区神经肽 Y 阳性的 γ-氨基丁酸能神经元的轴突与颗粒细胞的树突形成突触，可通过激动突触前 Y_2 受体作为内源性保护机制来抑制癫痫发作。

2. 胆囊收缩素　广泛存在于哺乳动物的中枢神经系统中，在脑内的主要存在形式是 CCK8，脑室或腹腔注射 CCK8 能减轻或延迟癫痫的发作。CCK8 能显著促使神经细胞释放 γ-氨基丁酸，具有很强的非特异性抗阿片作用。内阿片肽中的脑啡肽、β-内啡肽均有明显的致痫作用。应用 Northern 杂交及原位杂交技术发现，在动物模型致痫时 CCK8 的 mRNA 表达水平明显升高，癫痫发作时，由于下游胆囊收缩素的大量释放，作为一种补偿，其前体基因胆囊收缩素 DNA 转录成胆囊收缩素 mRNA，再翻译成蛋白质的过程亦相应增强。

3. 生长抑素　是一种环状多肽类激素，是下丘脑产生的抑制垂体生长激素分泌的因子。生长抑素作为一种神经递质，参与癫痫的发病，在致痫中起激动作用，并促进癫痫发生、发展。生长抑素对神经元的作用可以是去极化或超极化，在大脑皮层神经元上具有关闭 Ca^{2+} 通道，从而降低膜对 Ca^{2+} 通透性的作用，而在海马神经元则表现为 K$^+$ 电流增强。生长抑素与癫痫之间的关系复杂，尚未完全明确。

4. 内啡肽　癫痫发作时脑内亮啡肽的合成、释放和含量增多，其受体活动增强，而强啡肽则基本相反。强啡肽是一种内源性阿片肽样抗抽搐剂，可对抗休克及六氟二乙酯引起的癫痫发作。在癫痫发生发展的过程中，脑啡肽、β-内啡肽与强啡肽、CCK8 是矛盾的双方，它们作用的平衡可能对癫痫起着直接或间接的调节作用。

拓展阅读 18-2　　　　　　　　　　雌激素对癫痫的影响

　　女性癫痫患者在青春期、月经周期、妊娠期及绝经期癫痫发作的频率及强度都相应发生改变。由于生殖周期的存在，女性癫痫患者癫痫发作的概率更高，生殖功能障碍及妊娠期并发症更容易发生。卵巢激素能改变中枢神经系统神经元的兴奋性；雌激素能减少 γ-氨基丁酸相关受体的抑制作用，提高谷氨酸受体的兴奋性，增加兴奋性神经元突触的数量；孕激素能增强 γ-氨基丁酸受体的抑制作用，提高 γ-氨基丁酸的合成水平，并增加 γ-氨基丁酸受体的数量。癫痫动物模型表明雌激素可以提高癫痫发作的频率，而孕激素则相反。

（三）一氧化氮

一氧化氮（nitric oxide，NO）是非经典神经递质及细胞调节因子或信使，癫痫活动中可伴随大量一氧化氮的产生。一氧化氮在癫痫的发病机制中具有双重作用：既有神经毒性的致癫痫作用，又有神经保护的抗癫痫作用。一氧化氮产生双重作用的原因与其氧化还原状态有关，当其失去电子形成氧化型亚硝酸离子（NO$^+$）时，可与 NMDA 受体氧化还原调节部位的巯基反应，下调 NMDA 受体调控的离子通道，避免细胞内 Ca^{2+} 超载所致的毒性。一氧化氮的抗癫痫作用可能与其竞争性阻断 NMDA 受体上氧化还原位点所起负反馈作用有关。

一氧化氮在中枢神经系统中介导谷氨酸从突触前膜释放。谷氨酸与突触后膜上 NMDA 受体结合，Ca^{2+} 通道开放引发 Ca^{2+} 内流，当其在胞内达到一定水平时与钙调蛋白结合激活 NOS I，使一氧化氮合成增加。一氧化氮扩散至邻近突触前神经末梢，通过升高 cGMP 进一步促进 Ca^{2+} 内流，胞内 Ca^{2+} 超载导致癫痫发生，同时也可增加谷氨酸的释放而加剧发作。当一氧化氮生成过多时，一氧化氮得到电子形成还原型一氧化氮（NO$^-$），后者会与超氧阴离子形成过氧化亚硝基阴离子（OONO$^-$），再降解成 OH 和 NO$^-$ 两种自由基，它们具有很强的毒性作用，可破坏细胞蛋白质、核酸及脂质膜，从而导致癫痫发作后期的神经细胞损伤和死亡。

三、突触传递的可塑性

1. 异常的突触联系与癫痫　有研究表明，癫痫状态下神经元间突触的传导也会相应发生改变，在马桑内酯癫痫模型中可以观察到海马内尤其是 CA3 区苔藓纤维层和齿状回内分子层突触素免疫反应产物显著增加，因突触素可与其他囊泡蛋白相互配合调节突触囊泡的储存量及其与质膜的融合囊泡量以实现神经递质的释放，故推测其表达增高易化了兴奋性递质的装载和释放，这可能与癫痫样放电的维持和加重相关。有研究提示，癫痫患者和癫痫动物模型一样，在癫痫发生发展过程中，脑内神经元之间形成了异常的突触联系，建立起了病理性神经回路，从而导致大脑兴奋性增强。

2. 颞叶癫痫与突触可塑性　对于癫痫中神经元突触联系可塑性的研究多是在动物模型及人类颞叶癫痫手术切除的癫痫灶脑组织进行，苔藓纤维出芽即是研究热点之一，苔藓纤维出芽（mossy fiber sprouting，MFS）是指齿状回颗粒细胞苔藓纤维轴突的重构。许多研究报告在一些癫痫患者及大鼠癫痫点燃模型中发现，海马 CA3 区始层及齿状回颗粒细胞层出现苔藓纤维出芽，其芽生侧支进入颗粒细胞层、齿状回分子层及 CA3 区始层，重建海马神经网络。苔藓纤维出芽被认为是颞叶癫痫时海马可塑性改变的最主要特征。海马神经回路主要包括 3 个突触前馈性兴奋途径，即从内嗅区皮层来的信息，经穿通通路投射到齿状回颗粒细胞；继而由齿状回颗粒细胞经苔藓纤维系统投射至 CA3 区锥体细胞；再经 Schaffer 侧支系统投射至 CA1 区锥体细胞。正常时齿状回颗粒细胞轴突即苔藓纤维的投射具有方向及片层特异性，即只向同一片层的门

区及 CA3 区投射，苔藓纤维出芽时芽生的轴突侧支延伸回返至齿状回内分子层/上颗粒细胞层，并与此层密集的颗粒细胞及中间神经元形成新的突触联系。

芽生苔藓纤维和突触重构改变了海马门区及内分子层局部回路，在颗粒细胞之间形成异常的兴奋性联系，增加了兴奋敏感性从而促进癫痫形成。同时，从苔藓纤维芽生来的突触也可连接到 γ-氨基丁酸能神经元，恢复了对抑制性中间神经元的兴奋性传入，增加了对颗粒细胞的侧旁抑制，掩盖或阻碍了兴奋性回路的作用，重新达到一种稳定状态，因此苔藓纤维出芽和重构突触在海马内同时形成了兴奋性和抑制性回路。但有学者认为，兴奋性回路效应占优势，同时齿状回对兴奋的过滤作用降低，使冲动在再生神经回路中迅速传播，最终导致癫痫反复发作。近年来，还有学者认为苔藓纤维出芽并非癫痫发生所必需，是癫痫发作所伴随的一种现象，但毫无疑问苔藓纤维出芽的发生会影响到癫痫发展的进程和转归。

3. 即早期基因　尽管此前认为神经元死亡丢失和癫痫发作是促使苔藓纤维出芽发生的两大因素，但多数学者认为即早期基因的表达起关键作用。在癫痫灶形成过程中即早期基因（如 c-fos、c-jun，krox 基因）及其编码的基因启动蛋白（AP）充当第三信使。基因启动蛋白诱导的靶基因称为迟反应基因，其表达产物有神经递质、神经营养因子、神经调节因子、受体和突触结合蛋白等。迟反应基因的表达产物可使神经网络的兴奋性和神经细胞固有成分改变，如 γ-氨基丁酸释放减少和(或)γ-氨基丁酸受体敏感性降低、谷氨酸释放增加和(或)谷氨酸受体敏感性增强、突触囊泡蛋白形成并改变神经递质释放过程及神经出芽和新突触形成。

四、神经胶质细胞与癫痫

神经胶质细胞是神经系统的重要组成部分，不但与脑的正常生理活动、发育及神经病理过程有明显关系，而且与神经元的功能活动及损伤与修复过程有密切联系。有研究表明，胶质细胞在癫痫的发病机制中扮演重要角色，其参与癫痫发病机制的基础是与神经元之间存在信息交流。

（一）星形胶质细胞与癫痫

星形胶质细胞是中枢神经系统数量最多的胶质细胞。星形胶质细胞之间及胶质细胞与神经元之间的主要连接方式是缝隙连接，缝隙连接使胶质细胞形成功能复合体，在神经系统的信号传递及各种反应中通过细胞外离子、神经递质、神经调质及神经元-神经胶质的相互作用，维持细胞内外环境稳定及神经元功能。星形胶质细胞主要生理功能之一是调控中枢神经递质的稳态，从而在维持中枢神经兴奋性和抑制性平衡中扮演着关键性的角色。星形胶质细胞这种功能对调控胞外兴奋性神经递质谷氨酸和抑制性神经递质 γ-氨基丁酸尤为突出，即星形胶质细胞可通过谷氨酸-谷氨酰胺-γ-氨基丁酸循环对正常状态下抑制性和兴奋性神经递质的循环利用具有重要意义。

星形胶质细胞膜可表达多种电压与配体门控通道、ATP 酶及神经递质、神经肽、激素与神经营养因子受体，可与神经元一样对局部微环境化学改变产生敏感反应。神经元和星形胶质细胞膜上存在的谷氨酸转运体能迅速转运突触间隙内的谷氨酸和天冬氨酸，保持兴奋性递质与抑制性递质的动态平衡。慢性癫痫患者脑组织内星形胶质细胞大量增生并呈谷氨酸样免疫组化反应阳性，说明星形胶质细胞对谷氨酸的摄取和代谢发生变化。在癫痫发病早期，星形胶质细胞上谷氨酸转运体明显增加，其对谷氨酸的摄取增多，有缓解癫痫发作的作用；但长期反复发作使星形胶质细胞内谷氨酸趋于饱和及对其摄取率降低，使细胞外谷氨酸浓度升高；同时星形胶质细胞可释放谷氨酸，释放的谷氨酸堆积于细胞间隙，持续作用于神经元上 NMDA 受体，诱发神经元过度放电，成为癫痫复发的重要原因。有研究显示，星形胶质细胞摄取 γ-氨基丁酸的能力异常与癫痫发作有关，若对 γ-氨基丁酸摄取过多，可导致癫痫发作。癫痫发生时离子通道的激活使细胞内外离子浓度波动，打破离子动态平衡，如增生变性的星形胶质细胞转运 K^+ 能力减弱，细胞内向整流 K^+ 电流减少，同时 Ca^{2+} 通道被激活使细胞外 Ca^{2+} 内流，导致胞内 Ca^{2+} 超载，持续恶化的细胞外高钾低钙微环境使神经元兴奋性进一步增高，导致癫痫的复发。

有研究发现，无论是致痫剂模型（戊四氮、毛果芸香碱、马桑内酯、海仁酸、KA 等），还是物理致痫模型及颞叶癫痫患者等，均出现了星形胶质细胞的活化和增殖。活化的星形胶质细胞胞体肥大，突起粗长、密集，分支增多并交错重叠，GFAP 免疫反应性增强。对难治性癫痫的研究中发现，其抗药性机制与反应性星形胶质细胞增生和胶质细胞的多药耐药相关蛋白（multidrug resistance-associated protein，MRP）表达相关。研究同时发现，顽固性癫痫患者致痫灶脑组织中星形胶质细胞的缝隙连接数目增加，癫痫发作后脑组织中星形胶质细胞与神经元之间的突触囊泡增多。星形胶质细胞形态改变、与神经元之间连接模式的异常和突触囊泡释放增多等变化，具备了癫痫发作的结构基础，从而将导致细胞间相互传递信息的异常。

（二）小胶质细胞与癫痫

小胶质细胞是胶质细胞中最小的一种，被视为中枢神经系统的吞噬细胞，也是中枢神经系统的抗原呈递细胞和免疫效应细胞。小胶质细胞正常情况下处于静息状态，中枢神经损伤后可被激活，激活后的小胶质细胞的形态和功能均可发生可塑性变化。对癫痫患者的病灶切除标本研究显示，小胶质细胞明显增生，并呈谷氨酸样免疫反应阳性。活化的小胶质细胞早期表现为突起变长变粗、染色深，呈高度分支状，晚期则突起变短，呈圆形、阿米巴状或杆状。癫痫发作后小胶质细胞特异性标志物 OX-42 免疫反应性增强，其细胞膜具备特有的内向整流 K^+ 通道，已证实癫痫脑组织的小胶质细胞内向整流 K^+ 电流减少，导致胞内外 K^+ 动态平衡打破，对癫痫样放电的产生和扩散有重要作用。

（三）神经胶质细胞的分泌物与癫痫

神经胶质细胞在癫痫发生发展过程中具有不可忽视的作用，活化的胶质细胞产生和释放神经递质、细胞因子、神经营养因子、毒性代谢产物，通过突触、缝隙连接和细胞间信号转导在受体、离子通道、信使、基因转录、翻译等各级水平全面影响神经元生存环境和调节其兴奋性，从而产生神经元异常放电，导致癫痫的发作。

1. 神经胶质细胞分泌细胞因子　神经胶质细胞是脑内许多细胞因子的重要来源，细胞因子是神经-免疫-内分泌网络信息交流的关键载体。正常情况下，由胶质细胞分泌的多种神经营养因子和生长因子对神经元的存活和分化起促进作用，大量研究提示，病理条件下胶质细胞反复增生、活化，能释放某些活性物质从而影响神经元兴奋性。已证实，癫痫发作后 IL-1β、IL-2、肿瘤坏死因子-α、IL-6 及 IL-1Ra 等表达增加，IL-1、肿瘤坏死因子-α 可以通过直接激活 NMDA 受体或提高 NMDA 受体 mRNA 表达水平，使神经元内 Ca^{2+} 升高；IL-2 则通过升高细胞内游离 Ca^{2+} 浓度，提高 NMDA 受体亚单位 mRNA 的表达，以促进 NMDA 受体的合成从而发挥兴奋性神经递质的作用。有研究还发现，IL-1β 和 IL-2 可使谷氨酸免疫反应神经元增加，γ-氨基丁酸免疫反应神经元明显减少。

2. 胶质细胞释放神经毒性物质　激活的胶质细胞还可释放一些神经毒性物质，如谷氨酸盐、反应性氧中间物（ROI，如超氧化物、过氧化氢、羟基或过氧亚硝酸盐）、诱导型 NOS 等。谷氨酸盐可激活 NMDA 受体，导致神经元同步去极化放电及癫痫发作；而释放的反应性氧中间物可能造成神经细胞损伤，氧化损伤作用使星形胶质细胞丧失对谷氨酸的摄取，从而导致兴奋性与抑制性氨基酸之间的不平衡。

第五节　癫痫的临床治疗与研究进展

一、常用抗癫痫药及其靶点

根据癫痫的神经生物学机制，临床上传统的抗癫痫药作用靶点主要以阻断 Na^+ 通道、Ca^{2+} 通道和增强抑制性递质 γ-氨基丁酸及其受体为主。随着分子生物学和遗传学的研究进展，开始从神经递质调控及其受体亚基、离子通道亚基、神经肽、基因表达和调控异常、突触结构异常等方面寻找潜在的药物靶点。

1. Na^+ 通道　基因突变或其他致痫因素引起的 Na^+ 通道反复开放从而导致神经元持久过度的兴奋并引起癫痫发作。新型抗癫痫药托吡酯、拉莫三嗪、奥卡西平都能阻断电压依赖性 Na^+ 通道，其中拉莫三嗪可选择性结合于突触前膜失活的 Ca^{2+} 通道，减少 Na^+ 电流，从而阻止兴奋性氨基酸的释放而发挥抗癫痫作用。

2. K^+ 通道　瑞替加滨是一种非常有效的抗癫痫药，主要作用于 KCNQ 通道，增大 M 电流以降低中枢兴奋性。瑞替加滨可阻断 Na^+ 和 Ca^{2+} 电流，增强神经元细胞中 γ-氨基丁酸所诱导的电流，能作为神经元

K^+ 通道开放剂和 γ-氨基丁酸增强剂，可降低神经元兴奋性。

3. Ca^{2+} 通道　神经细胞胞内钙超载是癫痫发病机制之一。Ca^{2+} 内流增加可导致细胞内钙超载从而引起癫痫发作。新型广谱抗癫痫药托吡酯的作用机制之一就是阻滞 L 型电压依赖性 Ca^{2+} 通道。拉莫三嗪对皮质神经元上的电压依赖性 Ca^{2+} 通道表现为剂量依赖性的抑制作用。L 型 Ca^{2+} 通道阻断剂尼莫地平也可使癫痫发作时的 Ca^{2+} 内流减少，从而起到缓解癫痫发作的作用。

4. Cl^- 通道　具有调节突触传递和细胞兴奋性的作用。巴比妥类药物可直接影响 Cl^- 通道，可延长每个通道开启时间，从而引起超极化，从而降低神经元的兴奋性。

5. γ-氨基丁酸受体　$GABA_A$ 受体是中枢神经系统的主要抑制性受体，也是与癫痫关系最密切、研究最深入的 γ-氨基丁酸受体。该受体为配体-门控性 Cl^- 通道，在 Cl^- 通道周围有 5 个结合位点（γ-氨基丁酸、苯二氮䓬类、巴比妥类、印防己毒素和神经甾体化合物）。$GABA_A$ 受体的激活可增加神经元细胞膜的 Cl^- 通透性，产生抑制性突触后电位，发挥抑制效应。氟美噻唑既可以增强内源性 $GABA_A$ 受体的作用，又能直接激活 $GABA_A$ 受体上的 Cl^- 通道。

6. AMPA 受体　AMPA 受体介导大多数快速兴奋性神经递质传递。AMPA 受体作为一种配体门控型离子通道，其拮抗剂是潜在的有效抗癫痫药。他仑帕奈是一种高选择性、非竞争性的 AMPA 受体拮抗剂，可通过靶向抑制突触后膜 AMPA 受体的谷氨酸结合活性，减少与癫痫发作相关的神经元的过度兴奋，从而达到预防和治疗癫痫疾病的目的。

7. 突触传递　新型抗癫痫药左乙拉西坦结合脑内特殊受体，即突触小泡蛋白 SV2A，具有中枢选择性，通过参与囊泡的聚合与胞吐作用调节神经递质释放而发挥作用，它与 SV2A 的结合可抑制癫痫回路中的异常放电，从而阻断癫痫的发生。这一机制完全不同于其他各种抗癫痫药。

二、外科手术治疗癫痫

癫痫的药物治疗虽有很大进展，但仍有 10%～15% 患者难以控制发作，此时可以采用外科手术治疗。药物难治性癫痫患者可以通过手术的办法达到控制症状的目的，手术方法包括癫痫灶切除术、切断癫痫样放电传播途径的功能性手术、毁损及刺激手术。

三、神经刺激在癫痫治疗中的应用

神经刺激已经成为一种治疗药物难控制性癫痫发作的方式。其通过刺激迷走神经、三叉神经、脑深部的丘脑前核及敏感性神经等方式，治疗药物难治性癫痫。有研究表明，针灸对患者脑电活动、神经递质稳态、相关基因表达均有着积极的影响，同时对脑神经元有明显的保护作用。针灸治疗后患者胆碱能神经通路受到一定的抑制，阻止突触前兴奋性神经递质的释放。另外，针灸可以减弱癫痫样放电，抑制癫痫发作，有效地抑制 c-jun 的表达，促进 Bcl-2 蛋白表达，防止神经细胞凋亡，从而达到保护脑的目的。

本章小结

癫痫是严重危害人类健康的一种神经系统疾病，是一种以脑神经元反复发作的异常放电而导致中枢神经系统短暂性功能丧失为特征的慢性脑部疾病。导致癫痫的基本原因是在多种因素的作用下造成神经元内在性质、突触传递及神经元生存环境的改变，使脑内兴奋与抑制机制失衡，从而产生神经元的异常放电。但由于其发病的复杂性，其确切发病机制仍处于探索之中。从多层次多角度研究各种因素在癫痫发生发展中所起的作用，对最终阐明癫痫的病理机制、研发新的作用靶点和干预手段及其在治疗领域取得突破均具有重要意义，最后简要介绍了临床常用的药物和神经刺激的治疗效果。理解癫痫的神经生物学基础，探寻治疗方法，通过不同治疗方式的最优搭配达到最优疗效。

（邓其跃）

第十九章

成 瘾

主要知识点和专业英语词汇

主要知识点：成瘾的分类；海马在成瘾中的作用及机制；物质相关障碍的概念；非物质相关障碍的概念；常见的精神活性物质；多巴胺在成瘾形成中的作用及机制；谷氨酸及突触可塑性在成瘾形成中的作用；成瘾的影响因素；成瘾的治疗策略。

专业英语词汇：addiction；psychoactive substance；physical dependence；psychological dependence；withdrawal state；tolerance；substance related disorder；non-substance related disorder；craving；sensitization；reward；disgust。

成瘾（addiction）是一种重复性的强迫行为，是指在即使已知这些行为可能会造成不良后果的情形下，仍然持续重复这些行为。成瘾可用于描述生理依赖或者过度的心理依赖。例如，物质依赖，药物滥用，酒精成瘾，烟瘾，或是持续出现特定行为，如网瘾、赌瘾、暴食症、购物狂等，是生理或者心理上甚至是同时具备的一种依赖症。一般认为，成瘾行为由中枢神经系统功能失调造成，主要涉及中脑奖赏系统，该系统在基因转录及表观遗传机制上均出现失调，重复成瘾相关行为也可以反过来造成神经功能的受损。如今，成瘾已经被确认为是一种具有强烈的遗传、神经发育和社会文化成分的慢性复发性脑疾病。同时，其还会引起严重的公共健康和社会问题。

第一节 成瘾的相关概念与分类

一、成瘾的相关概念

成瘾相关概念较多，物质成瘾是成瘾的主要形式，可以理解为反复使用精神活性物质的行为，使用者长期沉醉其中，表现出强迫性使用精神活性物质，难以摆脱。通常情况下使用精神活性物质过程中会出现耐受性，停止使用会出现戒断综合征，以下对相关概念进行阐述。

精神活性物质（psychoactive substance）又称成瘾物质，简称物质（substance）或药物（drug），是指来源于体外，摄入或服用后可以诱发成瘾或者成瘾相关精神行为的特定物。精神活性物质根据主要药理特性，按表19-1对其进行划分。

1. 依赖性（dependence） 依赖是一组认知、行为和生理症状群，个体尽管明白使用成瘾物质会带来明显的问题，但还在继续使用，对物质产生依赖性的后果是耐受性增强、出现戒断症状或强迫性觅药行为。将依赖分为躯体依赖（physical dependence）和心理依赖（psychological dependence），躯体依赖也称为

表 19-1 精神活性物质

类别	典型物质
中枢神经抑制剂	能抑制中枢神经系统，如巴比妥类、苯二氮䓬类、乙醇等
中枢神经兴奋剂	能兴奋中枢神经系统，如咖啡因、苯丙胺、可卡因等
致幻剂	能改变意识状态或感知觉，如大麻类、麦角酸二乙酰胺、仙人掌毒素等
阿片类	包括天然、人工合成或半合成的阿片类物质，如吗啡、阿片、美沙酮、可待因、芬太尼、二氢埃托啡、哌替啶、丁丙诺啡等
尼古丁	香烟或者其他烟草制品
吸入剂	挥发性亚硝酸烷基酯，NO_2（常见于生胶充电器，麻醉剂，汽油、柴油等燃料，乳脂日用品，奶油发泡剂等），挥发性溶剂（甲苯、二甲苯、三氯乙烷、异丙烷、丙酮、苯环己哌啶、氯胺酮等）
其他	合成的类固醇、γ-羟基丁酸等

生理依赖，它是反复用药所造成的一种病理适应状态，主要表现为耐受性增加和戒断症状。心理依赖也称为精神依赖，是指个体对药物（或物质）在精神意识上的渴求，这种渴求会使该个体产生一种满足或欣快的感觉，个体为寻求这种感觉会反复使用该物质。

2. 耐受性（tolerance） 指反复使用精神活性物质后，使用者必须增加使用剂量才能获得既往效果，或使用原来剂量达不到既往效果。机体不但对不同精神活性物质的耐受程度不同，而且对于同一精神活性物质不同药理作用的耐受程度也不同。精神活性物质种类不同，其躯体依赖性、心理依赖性及耐受性均不相同。

3. 戒断状态（withdrawal state） 指停止使用药物、减少使用剂量或使用拮抗剂占据受体后所出现的特殊的、令人痛苦的心理和生理症候群。其机制是由于长期用药后突然停药引起的适应性反跳。不同药物的戒断状态表现不同，一般表现为与所使用药物药理作用相反的症状，且其严重程度与所用物质的品类、剂量、使用时间、使用途径及停药速度有关，再次使用该物质或同类物质可迅速缓解戒断状态。

4. 渴求（craving） 是强烈期望再次获得精神活性物质的效应，即使在长期戒断后仍继续存在，与强迫性、持续性用药密切相关。

5. 敏化（sensitization） 指在反复使用精神活性物质中，药物的某些作用效果增强。用药者被成瘾物质敏化后可导致行为反应增加或者产生激励性动机，敏化是一种非联系性学习的过程。

6. 奖赏（reward） 又称正性强化因子，是指能够引起欣快或者精神愉悦的感受，这种感受又能够使该行为的出现频率增加，造成人或动物主动产生觅药（或者寻求刺激）行为的强化效应。

7. 厌恶（disgust） 又称负性强化因子，是指能够引起精神不快和身体不适（如戒断状态），这种感觉促使人或动物为避免这种不适而产生被动觅药（或者寻求刺激）行为的强化效应。

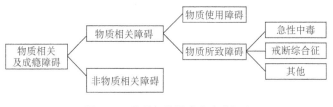

图 19-1 物质相关及成瘾障碍视图

二、成瘾的分类

2013 年，《精神障碍诊断与统计手册（第五版）》（DSM-5）将成瘾导致的精神障碍定义为物质相关及成瘾障碍，并划分为物质相关障碍和非物质相关障碍（图 19-1）。

（一）物质相关障碍

物质相关障碍（substance related disorder）可分为物质使用障碍和物质所致障碍两大类。不同类型的物质产生的精神障碍都不相同，物质使用障碍与使用的精神性物质的药物动力学相关，但不同的物质均能激活大脑的奖赏系统，此系统能强化这些行为，产生记忆。物质所致障碍包括急性中毒、有害使用、成瘾综合征、戒断综合征、伴有谵妄的戒断状态、精神病性障碍、迟发的精神病性障碍及遗忘综合征等。

（二）非物质相关障碍

非物质相关障碍（non-substance related disorder）为新增加的一种疾病类型，又称为行为成瘾（behavioral addiction），是指不依赖物质的一种成瘾形式，临床特点与物质所致成瘾类似，表现为反复出现、具有强迫性质的某种行为，产生躯体、心理、社会严重不良后果，尽管成瘾者明白行为所致的不良后果，但执意坚持。

到目前为止，仅有病理性赌博被 DSM-5 归为非物质相关障碍，而网络成瘾则归为"需要进一步研究的状况"。除病理性赌博和网络成瘾外，不可控制的暴食、性滥交、观看色情作品、玩电子游戏、购物，甚至工作、运动、慈善活动等也会产生成瘾的行为，因为上述行为均能够引起失控、渴求、耐受性和戒断状态，且行为成瘾与物质成瘾有共同的神经生物学机制，均涉及人类动机中的多巴胺奖赏系统。

第二节　成瘾的神经生物学基础

动物实验和临床功能脑成像研究发现，无论是不同药物所致的成瘾行为，还是某些非物质相关的行为引起的成瘾行为，均具有共同的生物学特征，即直接或间接地激活中脑多巴胺奖赏回路，并进一步通过改变脑功能与结构，将成瘾信号翻译成生物奖赏信号或使脑形成类似食物和性刺激引起的改变而导致成瘾，产生正性强化作用，缓解负性强化作用。进一步研究发现，大脑皮层和边缘系统的多巴胺系统、谷氨酸系统及其他神经递质系统也参与了成瘾相关回路的调控。

一、成瘾相关的神经解剖基础

中脑边缘多巴胺奖赏系统是依赖和成瘾的神经生物学基础，由 James Olds 和 Peter Milner 在 1954 年发现，这个系统介导了奖赏相关的行为和情绪反应，当这个系统受到奖励刺激时，大脑会通过增加多巴胺的释放来做出反应。奖赏系统主要由中脑腹侧被盖区（VTA）、伏隔核（NAc）、前额叶皮层（PFC）、海马、纹状体、苍白球及杏仁核等不同脑区的核团构成（图 19-2）。

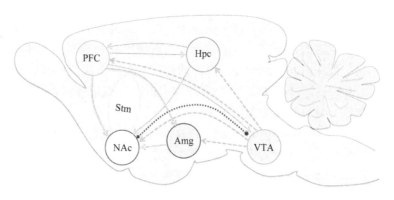

图 19-2　奖赏系统回路（或者重新作图 VTA-NAc 回路）
（引自 Stephanie D，2017）

PFC，前额叶皮层；Stm，纹状体；NAc，伏隔核；Amg，杏仁核；VTA，中脑腹侧被盖区；Hpc，海马

（一）VTA-NAc 投射回路

VTA 是自然奖赏、学习记忆及情绪调节的核心区域，该脑区中多巴胺能神经元约占在 70% 以上，此外还包含少量的 γ-氨基丁酸能神经元及谷氨酸能神经元。VTA 中的多巴胺神经元主要投射至 NAc、PFC、海马、终纹床核、隔核、嗅结节核及杏仁核等区域。其中，VTA 投射至 NAc 的多巴胺能神经元主要参与动机、正性强化及情绪等行为；VTA 投射到基底外侧杏仁核，主要是提高奖赏条件的联系学习；而编码执行控制的神经元则主要投射至内侧前额叶皮层（mPFC）。同时，VTA 还接受来自 PFC 的谷氨酸能投射和 NAc 的 γ-氨基丁酸能投射的调节。

NAc 是基底核区域的一个信息整合核团，参与调解天然奖赏效应及药物滥用行为，NAc 是产生欣快感或愉悦行为的作用中心。以 γ-氨基丁酸能神经元为主，其主要接受来自 VTA 的多巴胺能神经投射，还受到来自 PFC、杏仁核、海马的谷氨酸能神经投射及去甲肾上腺素和 5-HT 的弥散性神经投射。NAc 分为壳区和核区，壳区主要介导刺激性物质的奖赏效应，而核区则主要介导条件性强化。

VTA-NAc 投射路被认为是编码成瘾的主要神经回路，构成了物质奖赏和非物质奖赏的重要解剖学基础，几乎所有的成瘾物质都会直接或间接作用于该区域的多巴胺神经元，诱导 NAc 多巴胺浓度升高，从而产生欣快感或奖赏效应，这种欣快感强化了成瘾物质使用行为，将药物使用与正性奖赏形成连接；在此基础上，进一步产生与药物奖赏作用相关的关联性学习记忆，进而诱导强迫性用药行为的出现，最终导致成瘾的形成。

(二) 成瘾记忆的相关核团

成瘾是由异常学习所建立的一种顽固的刺激反应习惯，学习记忆相关的神经回路已被证明在成瘾行为的形成和保持中发挥重要作用。成瘾记忆与正常记忆有着类似的神经生物学基础，其中短期记忆依赖于PFC 和海马，而长期记忆涉及纹状体、杏仁核等核团。

海马是成瘾记忆中外显记忆的主要节点。海马及其递质受体及 VTA-海马投射回路参与了成瘾记忆的形成，海马可以直接接受 VTA 多巴胺能纤维的投射，并投射谷氨酸能至 VTA 和 NAc，其由此参与了成瘾记忆相关的奖赏回路。来自海马的谷氨酸能神经纤维将成瘾相关信息传递给 VTA，就会影响 VTA-NAc 投射回路活动，进而诱发复吸行为。

皮质-基底神经节回路也是参与成瘾学习和记忆相关的一个重要回路，在该回路中背侧纹状体接受其他皮层的谷氨酸能纤维投射，而来自新皮质和其他核团的纤维则主要投射到腹侧纹状体。在纹状体中，含有 D1 受体的纹状体神经元投射到苍白球内侧，含有 D2 受体的纹状体神经元投射到苍白球外侧，成瘾药物通过参与突触可塑性对神经回路的功能进行调节，最后导致成瘾的形成。背侧纹状体又可分为背外侧纹状体和背内侧纹状体两个亚区。背内侧纹状体接受 PFC 投射形成的回路其功能与 NAc 核区类似，主要参与行为结果偶联学习，影响目的性行为，与规律性用药相关；感觉运动皮层与背外侧纹状体相联系，主要参与刺激反应偶联学习，影响习惯性行为，可能与强迫性用药相关。

作为情绪记忆关键核团，杏仁核也在成瘾行为中发挥重要作用，中央杏仁核主要参与强迫性觅药行为，基底外侧杏仁核在药物相关的条件性线索关联性学习记忆及诱发的复吸中起关键作用。此外，杏仁核在调节厌恶性（负性情绪）刺激条件中的作用也同样重要。

(三) PFC 对成瘾行为的广泛调控

前额叶作为情绪调节的高级中枢，可接受起源于 VTA 的多巴胺能投射和起源于海马、基底外侧杏仁核等的谷氨酸能投射，又可发出谷氨酸能纤维支配 VTA、NAc、海马、基底外侧核、杏仁核等核团，与情感行为、学习记忆等诸多脑的高级功能密切相关。PFC 通过与其他脑区的广泛联系参与渴求、动机和决策等成瘾相关行为。

PFC 通过其与皮质下区域（如丘脑、纹状体、杏仁核和海马）的紧密互连，在厌恶和奖赏性刺激的处理中发挥重要作用。在成瘾的研究中，PFC 主要接受来自 VTA 的多巴胺能神经纤维支配，并通过 PFC 到NAc 的谷氨酸能投射在介导成瘾行为中起着至关重要的作用，如调控 mPFC-NAc 回路可使酒精成瘾行为发生改变，mPFC 还可以通过对 NAc 核区神经元可塑性的调节促进情境诱发的海洛因复吸；mPFC-VTA 的多突触回路则介导了阿片肽受体的成瘾过程。另外，PFC 还通过增强刺激的价值而参加药物成瘾行为。

二、成瘾相关的神经递质系统

(一) 多巴胺与奖赏

VTA-NAc-PFC 的多巴胺能神经回路介导的奖赏效应是成瘾启动的第一步，几乎所有的精神活性物质都能直接或间接激活此多巴胺能神经回路，但它们的初始作用机制并不相同。

如表 19-2 所示，阿片类药物（如阿片肽）主要通过激活 VTA 内的 γ-氨基丁酸能中间神经元上的 μ阿片受体而抑制 γ-氨基丁酸能神经元的活动，从而减少多巴胺系统的抑制作用，使 NAc 释放的多巴胺量增加，而实现奖赏效应的编码；可卡因通过抑制 NAc 多巴胺神经元突触前膜上的多巴胺转运体阻断多巴胺递质系统进而抑制多巴胺的重摄取；苯丙胺类兴奋剂主要作用于多巴胺神经元的突触前膜，通过抑制多巴胺转运体阻断多巴胺释放发挥作用。此外，其还可以通过非多巴胺转运体如增加 PFC 的去甲肾上腺素释放，改变多巴胺神经元的放电模式从而影响多巴胺的释放变化；氯胺酮及其相关代谢产物通过抑制 NMDA受体来抑制 γ-氨基丁酸能神经元，导致多巴胺神经元脱抑制，进而促进多巴胺释放增加发挥作用；大麻可通过激活 γ-氨基丁酸能神经元和谷氨酸能神经元上的大麻素 1（CB1）受体而增加 VTA 多巴胺能神经元的放电和 NAc 内的多巴胺浓度；尼古丁通过作用于烟碱型乙酰胆碱受体，使 VTA 多巴胺能神经元末梢在

NAc 内的多巴胺释放增加，产生强化效应；乙醇可通过易化抑制性神经递质系统（如 $GABA_A$ 受体）进而抑制兴奋性神经递质系统（如 NMDA 受体），促进 NAc 的多巴胺释放。

表 19-2　不同精神活性物质的奖赏效应靶点

奖赏因素	作用靶点	作用方式
阿片肽	μ 阿片受体	间接抑制 VTA 内的 γ-氨基丁酸神经元
可卡因	多巴胺转运体	直接阻断多巴胺递质系统及多巴胺在 NAc 的再摄取
苯丙胺	多巴胺转运体	直接影响伏膈核中多巴胺释放
氯胺酮	NMDA 受体	通过抑制 γ-氨基丁酸能神经元引起 VTA 中的多巴胺释放
大麻	CB1 受体	增加 VTA 多巴胺能神经元放电和 NAc 内的多巴胺浓度
尼古丁	烟碱型乙酰胆碱受体	促进 VTA 中的多巴胺释放
乙醇	多靶点	促进 NAc 中的多巴胺释放

多巴胺受体也是奖赏系统中重要的组成部分，属于 G 蛋白偶联受体，D1 受体和 D2 受体介导的功能及其在成瘾不同阶段所起的作用均不同。D1 受体与 G_s 偶联，促进 cAMP 的形成，主要介导成瘾药物的奖赏和动机敏化，在用药初期的中枢神经系统代偿性适应中发挥主导作用；D2 受体与 G_i 偶联，抑制 cAMP 形成，可能更多地参与条件性强化和强迫性觅药行为，在用药后期的中枢神经系统代偿性适应中发挥主导作用。

（二）谷氨酸与神经可塑性

在成瘾的不同阶段，大脑的神经系统一直发生着可塑性的改变。在暴露初期，单次的刺激就可以引起 VTA 多巴胺神经元兴奋性突触的兴奋性增强，产生类似 LTP 的效果，这种兴奋的增强效果还可以通过激活 NAc 进一步进行可塑性调节；在接受多次的成瘾刺激后，NAc 内的半数神经元都会出现可塑性的变化，与 VTA 脑区形成直接的投射关系。在时间更久的成瘾刺激后，PFC 等区域也会出现相应的突触可塑性变化，并且伴随着多种神经递质和神经信号的变化，逐步形成了成瘾记忆。谷氨酸是中枢系统中最主要的兴奋性氨基酸，在脑中大量分布，来自 PFC、杏仁核、海马等谷氨酸能传出纤维投射到 VTA 并释放谷氨酸，作用于多巴胺能神经元上的谷氨酸受体提高了多巴胺能神经元胞体的兴奋性，促进 NAc 内多巴胺的释放；传入 NAc 的谷氨酸能神经纤维可支配多巴胺能神经元的末梢，通过突触前机制促进了 NAc 内多巴胺的释放。而多巴胺也能通过中脑边缘皮层投射而影响谷氨酸的释放从而参与中脑奖赏回路的成瘾形成。与 NAc 类似，背侧纹状体也同时接受多巴胺能投射和谷氨酸能投射而控制其功能，这里的谷氨酸主要参与了强迫性用药行为的调控。

（三）其他神经递质系统

除了多巴胺和谷氨酸外，内源性阿片肽、类阿片类、γ-氨基丁酸、5-HT 等神经递质通过与多巴胺、谷氨酸系统相互作用，参与了药物成瘾过程。

γ-氨基丁酸是脑内最主要的抑制性神经递质，其主要作用是通过 γ-氨基丁酸受体调节神经元的兴奋性及其他神经递质的分泌，与谷氨酸共同作用参与多种神经功能的调控。正常情况下，VTA 的多巴胺能神经元受 γ-氨基丁酸能神经元的紧张性抑制，当 γ-氨基丁酸能神经元功能损伤，或者 γ-氨基丁酸能神经元被抑制后，就解除了 VTA 多巴胺能神经元的抑制作用，从而使多巴胺的神经元活性增强，促进了奖赏过程的形成。例如，大麻可激活 γ-氨基丁酸能神经元和谷氨酸能神经元上的 CB1 受体，而增加 VTA 多巴胺能神经元的放电和 NAc 内的多巴胺浓度；乙醇可作用于 γ-氨基丁酸受体和谷氨酸 NMDA 受体，从而以某种间接的方式增加多巴胺能神经元活性。

由于 NAc 和背侧纹状体的主要输出神经元是 γ-氨基丁酸能神经元，γ-氨基丁酸还可以通过调节中脑-边缘系统-皮质通路和皮质-纹状体通路功能参与药物成瘾作为。γ-氨基丁酸不仅可以调节多巴胺系统，还可以通过影响谷氨酸椎体神经元的功能而参与成瘾相关的情景和关联记忆相关的认知障碍。

5-HT 是单胺类神经递质，其作用也大多通过调节多巴胺系统来实现。例如，增加大脑 5-HT 的水平，可以刺激多巴胺系统，促进多巴胺和 5-HT 转运体的释放，消除吗啡的戒断反应。VTA 的 5-HT 能系统是可卡因的作用靶点，可卡因可以阻断 5-HT 的再摄取，增强可卡因的奖赏效应。

去甲肾上腺素是大脑内一种重要的神经递质，在药物成瘾正性奖赏中发挥着积极作用。许多成瘾性药物急性中毒期、长期使用、成瘾后急性戒断、复吸等都会导致去甲肾上腺素信号的变化。与多巴胺能神经元的正性强化作用相反，蓝斑核内去甲肾上腺素能神经元则主要通过负性强化参与阿片类物质成瘾过程，而可卡因是去甲肾上腺素再摄取抑制剂，抑制去甲肾上腺素的再摄取，增强奖赏效应。

第三节　成瘾的影响及治疗策略

一、成瘾的后果

成瘾是一种涉及脑部奖赏、动机、记忆等相关回路的原发性、慢性脑部疾病，可引起机体的生理及精神出现不同程度的改变，并且引发如下几个症状。

1. 急性中毒　是指使用精神活性物质后，意识水平、认知、知觉、情绪或行为明显紊乱。急性中毒是一种短暂现象，停止使用后中毒效应会消失，但也可能伴随组织损伤或者其他并发症，如外伤、呕吐物吸入、谵妄、昏迷、抽搐等。

2. 有害性使用　是指过去 12 个月或者至少持续 1 个月精神活性物质使用模式造成了临床上躯体或心理健康的明显损害，患者常知道这种使用模式会造成健康损害。损伤常有物质急性中毒效应，对身体器官或系统有直接或间接的损伤，如支气管炎、肺炎、胰腺炎、心律失常或者抑郁、睡眠障碍、行为紊乱等。

3. 依赖综合征　是过去 12 个月或者至少持续 1 个月的慢性、反复或持续的物质使用，典型特征是对物质使用的强烈渴求、失控性物质使用，尽管认识到有伤害仍然使用，有时候是无法控制的。

4. 戒断综合征　是指反复使用特定精神活性物质后，停止或减少该物质，出现一组症状或体征，这些症状和体征与物质的药理学效应相反。

5. 精神活性物质所致的精神病性障碍　是指使用精神活性物质期间或之后不久，出现的精神病综合征，如幻觉、妄想、兴奋、木僵、抑郁、躁狂等。一般在 1 个月内部分缓解，6 个月内痊愈，但是也有可能出现迟发或残留性精神障碍。

6. 遗忘综合征　是指精神活性物质使用导致的慢性近记忆损害为主的综合征，远记忆有时也可能受累，而即刻记忆保持。其他认知功能常常相对保存完好，遗忘的程度与其他功能的障碍不成比例。

7. 其他　不限于以上症状，可能出现未特定的精神或者行为障碍，也可能是以上症状的某种组合。

二、影响成瘾的因素

成瘾的原因包括正性强化因素（欣快感、奖赏效应）、负性强化因素（逃避现实、减轻戒断症状）及条件性强化因素（环境因素）。正性强化因素及条件性强化因素与精神活性物质造成的心理依赖及脱瘾后的复吸密切相关，负性强化因素主要与药物造成的生理依赖性有关。此外，成瘾还涉及遗传因素及心理精神因素的影响。

（一）正性强化因素

奖赏包括 3 种成分：情绪上的喜爱、行为上的动机、通过联想学习和条件化反应的强化而形成的牢固的记忆，其中任何一个环节发生改变都会引起奖赏效应的改变。精神活性物质具有改善情绪的作用，使用这些物质后往往会产生一种无法用语言表述的欣快感，使用者为了不断感受这种美好的感觉而追求再次使用该物质，这种作用被称为精神活性物质的正性强化效应。药物成瘾（强迫性用药和强迫性觅药）是由药物带来欣快感的正性强化作用所致，机体为追求正性强化效应而持续用药，使这种奖赏效应在机体不断强化，从而导致成瘾的发生。

（二）负性强化因素

负性强化因素主要导致了药物成瘾的产生。精神活性物质作用机体后，首先会在很短的时间内激活脑内奖赏回路，使机体产生欣快感；随后会产生一个长时间的抑制作用，使 VTA-NAc 奖赏回路中的多巴胺功能下调，从而产生负性感受。以阿片肽为例，首先会因为服用药物产生愉悦感或陶醉感，多次刺激就会产生耐受作用；但是随后愉悦感消失，逐渐出现焦虑、抑郁、坐立不安、疼痛等负向情绪，最终导致戒断反应。从用药到成瘾的转变呈现了一个螺旋式进行性的负性应激过程，最初的用药对机体内环境稳态造成破坏，机体调整各项生理参数以适应药物的刺激，维持稳态；反复用药使这一抑制作用逐渐增强，机体原来的稳态已不能维持，从而建立了新的稳态，使稳态"调定点"逐渐降低，形成一个反复丧失自我控制的恶性循环，导致成瘾行为。

（三）遗传因素

有研究表明，成瘾物质使用障碍的遗传度在 39%~72%，不同的成瘾物质所致的成瘾具有不同的遗传度，并且具有不同的遗传学危险因素。此外研究还发现，在成瘾的不同阶段（使用初期、间歇性规律性用药、成瘾或强迫性用药）及戒断后的复吸中，遗传因素均起到了重要的作用。不同成瘾物质的遗传因素及其作用的典型基因具体见表 19-3。

表 19-3　不同成瘾物质的遗传因素

物质	遗传因素	典型基因
阿片肽	内源性 μ 阿片受体（OPRM1）	*OPRM1*、*Asp40*
大麻	大麻受体（CB1）	*CNR1*
酒精	乙醇脱氢酶（ADH）；乙醛脱氢酶（ALDH）	*ADH1B*、*Arg48*
尼古丁	尼古丁受体	*CHRNA5*、*CHRNA3*

表观遗传也是成瘾的重要影响因素，首先，成瘾物质反复暴露于机体就会引起相关基因表达发生稳定的表观遗传学改变，进而引起易感个体的成瘾；其次，长期暴露于某些环境导致的基因表观遗传学变化，也会影响影响机体对成瘾物质的易感性。此外，在生殖细胞形成阶段，成瘾物质或环境因素的改变导致的表观遗传学的改变也能传递到子代，使子代的易感性提高。表观遗传学作用途径有组蛋白修饰（甲基化或乙酰化）、DNA 甲基化和非编码 RNA 3 种。

（四）社会因素

不同的时代、不同的文化背景对不同药物的滥用有着不同的看法和标准。例如，信奉伊斯兰教的民族对饮酒持强烈的厌恶态度，这些国家的酒精依赖者就很少。

青少年是成瘾发生的高危时期，该群体鉴别能力较差，价值观念易受家庭和所处环境的影响，一般情形下，稳定的家庭关系和社会关系是青少年心理健康的基础和保障，这种环境下成瘾患者较少。但是家庭环境的恶化、学业的压力、同伴的影响都可能导致青少年成瘾的形成。

此外，经济因素、社会压力及治安环境也与成瘾的发生有密切关系。一般而言，社会压力及经济不景气都会导致相应的物质滥用或者物质依赖人数增加。

（五）心理因素

大量的流行病学研究表明，成瘾行为与人格障碍、情感障碍、焦虑、抑郁及精神分裂症有关。心理学家关于成瘾主要有以下相关分析：

1. 精神分析理论　即成瘾者需要从药物刺激中存在享乐的感觉，以便使自己心里踏实、能适应环境。

2. 行为学习理论　包括条件反射理论、强化理论及社会学习理论，成瘾者正是通过了外部习得性的强化学习，形成了对物质的非可控依赖。

3. 人本主义理论　个人在使用物质过程中构建自我理想世界，以迎合自己的心理渴求。

4. 认知理论　物质滥用者常常将歪曲的认知与客观真实相混淆，从而做出错误的判断。

综上所述，成瘾的因素众多，其中神经生物学因素主要是中脑及边缘系统的奖赏及记忆回路的重要调控作用。此外，成瘾也受到遗传学、心理学及社会学等诸多因素的影响，各因素之间相互联系、相互作用，并不能单独从某一个学科进行研究。

三、成瘾的治疗策略

成瘾治疗是一个复杂的过程，要充分考虑成瘾形成的相关因素，通过医学、心理、社会等手段进行干预，循序渐进地减少对成瘾物质的依赖，最终帮助成瘾者控制或停止使用成瘾物质、改善躯体和精神状态。临床上一般使用药物治疗、物理治疗和心理治疗 3 种策略，但不同治疗策略之间也有交集，单纯的一种治疗尚不能达到彻底的脱毒和治疗作用，严重的成瘾患者还需要手术治疗的介入。

（一）药物治疗

药物治疗是成瘾治疗的基础，成瘾患者常常伴有多种精神疾病或者躯体疾病，只有在使用药物有效控制戒断症状和各种躯体疾病的前提下，才能保障心理干预及物理治疗的实施。药物治疗的第一步就必须促进患者脱毒，在脱毒的基础上再进行社会和心理干预。

脱毒治疗是指通过躯体治疗减轻戒断症状，预防由于突然停药可能引起的躯体健康问题的过程。脱毒治疗分为替代治疗和非替代治疗两大类。此外，中药治疗也具有脱毒的治疗效果。

1. 替代治疗 又称维持治疗，替代治疗的理论基础是利用与毒品有相似作用的药物来替代毒品，以减轻戒断症状的严重程度，使患者能较好耐受。然后，在一定的时间内将替代药物逐渐减少，最后停用，替代性治疗对于阿片肽药物成瘾及酒精成瘾都有显著的效果。其中，美沙酮的替代疗法已广泛应用于阿片肽药物（如海洛因）的成瘾治疗，这是由于美沙酮虽然是一种合成类的镇痛药物，但是它具有吗啡样的药理作用，它是一种长效的阿片肽受体激动剂，海洛因影响的受体部位可以被美沙酮竞争性占据，从而阻断了海洛因带来的成瘾性。此种方式还被应用于吗啡、哌替啶、二氢埃托啡等的成瘾治疗。

2. 非替代治疗 主要用于中枢神经系统兴奋剂引起的成瘾治疗，如苯丙胺类兴奋剂的突然停药不会产生类似阿片肽酒精的躯体戒断症状，需要针对性地改善患者的中枢神经兴奋性及由此导致的相关急性中毒症状。

3. 中药治疗 传统的中草药对于成瘾的治疗主要通过安神除烦、清热解毒、扶正祛邪、止痛通气、利尿排毒等措施，以促进机体加速排毒、增加机体免疫功能进而达到相应的治疗效果，主要有补中益气类、祛风止痛类、温阳安神类等方剂。

（二）物理治疗

成瘾可引起多脑区回路可塑性变化，并伴随相应的脑区功能改变和成瘾记忆形成。而大量的研究表明，靶向性的物理调控可以通过靶向干预脑功能、调节大脑可塑性从而对成瘾行为进行调控和治疗。

侵入式（如脑深部电刺激）、非侵入式（经颅磁刺激、经颅直流电刺激）的神经调控技术在过去的十多年中已被广泛应用于精神性疾病和神经退行性疾病的治疗，一系列的脑成像研究发现，这些治疗手段均能逆转成瘾引起的皮层可塑性变化，有效降低成瘾患者对药物的渴求度及其他负性症状。此外，传统医学的针刺（尤其是电针）也可以起到类似的物理调控效果。

（三）心理治疗

心理治疗主要帮助改善成瘾患者的心理行为，通过调整认知、改善情绪、建立健全人格等方式对成瘾患者起到一定的治疗效果，帮助患者建立并恢复正常的家庭和社会功能。一般的心理治疗分为以下几种：

1. 认知行为治疗 这种治疗方法是根据认知过程影响行为的理论假设，通过认知和行为技术首先改变患者不良行为的认知方式，进而对导致成瘾症状的一系列事件进行干预，帮助患者改变成瘾行为方式、应付急性或慢性渴求，减少或消除不良的情绪和行为，促进患者社会技能、强化患者不吸毒行为。

2. 防复吸预防 基于认知行为治疗方法，主要用于康复期患者增加自控能力以避免复吸。主要是帮助患者寻找诱发渴求、复吸的情绪及环境因素，培养患者接纳目前体验，帮助患者找出应付内外不良刺激的方法、打破重新吸毒的恶性循环。

3. 动机强化治疗 成瘾者的内在动机是行为发生改变的关键因素，因此这种疗法首先需要找到患者的不良动机，然后采用一定的治疗策略强化患者改变这种行为动机，这种疗法适用于那些不愿意改变自己或者对是否改变自己处于犹豫状态的成瘾患者。

4. 群体或家庭治疗 群体治疗是指把有相似问题的患者组成一个团队进行治疗，这种治疗使患者有机会发现他们之间共同的问题，能促进他们相互理解，让他们学会如何正确表达自己的情感、意愿，使他们有机会共同交流成功的经验和失败的教训，也可以在治疗期间相互监督相互支持，促进他们与医师保持接触，有助于预防复吸、促进康复。家庭治疗则是以患者家庭为主要治疗单位，要求加入督促和鼓励患者参加治疗，加强与患者的相互交流，帮助患者重新建立正常的家庭和社会关系。群体或家庭治疗均需要接受心理治疗师或医师的专业指导，从而避免错误的引导。

本章小结

　　成瘾是由多种因素诱发的一种重复性的强迫行为，这种行为受到正性强化因素、负性强化因素、社会因素、遗传因素及心理因素影响，通常情况下使用精神活性物质过程中会出现耐受性，停止使用会出现戒断综合征。长期使用精神活性物质会导致中枢神经系统功能失调，直接或间接激活中脑多巴胺奖赏回路，并进一步通过改变脑功能与结构，将成瘾信号翻译成生物奖赏信号或使脑形成类似食物和性刺激引起的改变而导致成瘾，产生正性强化作用，缓解负性强化作用。进一步研究发现，大脑皮层和边缘系统的多巴胺系统、谷氨酸系统及其他神经递质系统也参与到了成瘾相关的回路调控中。成瘾治疗是一个复杂的过程，要充分考虑成瘾形成的相关因素，通过医学、心理、社会等手段进行干预，循序渐进地减少对成瘾物质的依赖，最终帮助成瘾者控制或停止使用成瘾物质、改善躯体和精神状态。

（温惠中）

主要参考文献

贝尔，柯勒斯，帕罗蒂斯，2011. 神经科学——探索脑. 3 版. 北京：高等教育出版社.

蔡文琴，2007. 发育神经生物学. 北京：科学出版社.

关新民，2003. 医学神经生物学纲要. 北京：科学出版社.

韩济生，2009. 神经科学. 3 版. 北京：北京大学医学出版社.

鞠躬，2004. 神经生物学. 北京：人民卫生出版社.

吕国蔚，2004. 医学神经生物学. 2 版. 北京：高等教育出版社.

齐建国，2011. 神经科学扩展. 北京：人民卫生出版社.

阮怀珍，蔡文琴，2012. 医学神经生物学基础. 2 版. 北京：科学出版社.

寿天德，2006. 神经生物学. 2 版. 北京：高等教育出版社.

尧德中，2003. 脑功能探测的电学理论与方法. 北京：科学出版社.

朱长庚，2009. 神经解剖学. 2 版. 北京：人民卫生出版社.

Nicholls J G, Martin A R, Wallace B G, et al., 2005. 神经生物学——从神经元到脑. 杨雄里，谭德培，叶冰，等译. 4 版. 北京：科学出版社.

Ahuja C S, Wilson J R, Nori S, et al., 2017. Traumatic spinal cord injury. Nat Rev Dis Primers, 3：17018.

Armin S, Muenster S, Abood M, et al., 2021, GPR55 in the brain and chronic neuropathic pain. Behavioural Brain Research, 406：113248.

Ashton R S, Conway A, Pangarkar C, et al., 2012. Astrocytes regulate adult hippocampal neurogenesis through ephrin-B signaling. Nature Neuroscience, 15 (10)：1399-1406.

Azevedo F A C, Carvalho L R B, Grinberg L T, et al., 2009. Equal numbers of neuronal and nonneuronal cells make the human brain an isometrically scaled-up primate brain. Journal Comparative Neurology, 513 (5)：532-541.

Baars B J, Gage N M, 2012. Cognition, Brain, and Consciousness. 2nd edition. New York：Academic Press.

Barnes J W, Tischkau S A, Barnes J A, et al., 2003. Requirement of mammalian timeless for circadian rhythmicity. Science, 302 (5644)：439-442.

Bear M F, 1996. NMDA-receptor-dependent synaptic plasticity in the visual cortex. Progress in Brain Research, 108：205-218.

Bear M F, Connors B W, Paradiso M A, 2007. Neuroscience：Exploring the Brain. 3rd edition. Philadelphia：Lippincott Williams & Wilkins.

Becker C G, Becker T, Hugnot J P, et al., 2018. The spinal ependymal zone as a source of endogenous repair cells across vertebrates. Progress in Neurobiology, 170：67-80.

Baars B J, Gage N M, 2010. Cognition, Brain, and Consciousness：Introduction to Cognitive Neuroscience. 2nd edition. Amsterdam：Elsevier Academic Press.

Bjørn-Yoshimoto W E, Underhill S M, 2016. The importance of the excitatory amino acid transporter 3 (EAAT3). Neurochemistry International, 98：4-18.

Bradbury E J, Burnside E R, 2019. Moving beyond the glial scar for spinal cord repair. Nature Communications, 10：3879.

Casarotto P C, Girych M, Fred S M, et al., 2021. Antidepressant drugs act by directly binding to TRKB neurotrophin receptors. Cell, 184 (5)：1299-1313, e19.

Chen G, Jian S, Ming J, et al., 2008. Semaphorin-3A guides radial migration of cortical neurons during development. Nature Neuroscience, 11 (1)：36-44.

Cheriyan T, Ryan D J, Weinreb J H, et al., 2014. Spinal cord injury models：a review. Spinal Cord, 52 (8)：588-595.

Chirchiglia D, Chirchiglia P, 2020. Epilepsy over the centuries：a disease survived at the time. Neurological Sciences, 41 (5)：1309-1313.

Cross J H, Cock H, 2020. A perspective on cannabinoids for treating epilepsy: do they really change the landscape. Neuropharmacology, 170: 107861.

David G, Mohammadi S, Martin A R, et al., 2019. Traumatic and nontraumatic spinal cord injury: pathological insights from neuroimaging. Nature Reviews Neurology, 15: 718-731.

Dietz V, 2012. Neuronal plasticity after a human spinal cord injury: positive and negative effects. Experimental Neurology, 235 (1): 110-115.

Dunn P J, Maher B H, Albury C L, et al., 2020. Tiered analysis of whole-exomesequencing for epilepsy diagnosis. Molecular Genetics Genomics, 295 (3): 751-763.

Eiden L E, Goosens K A, Jacobson K A, et al., 2020. Peptide-liganded G protein-coupled receptors as neurotherapeutics. ACS Pharmacology & Translational Science, 3 (2): 190-202.

Ersche K D, Jones P S, Williams G B, et al., 2012. Abnormal brain structure implicated in stimulant drug addiction. Science, 335 (6068): 601-604.

Filbin M T, 2003. Myelin-associated inhibitors of axonal regeneration in the adult mammalian CNS. Nature Reviews Neuroscience, 4 (9): 703-713.

Fisher R S, Van E B W, Blume W, et al., 2005. Epileptic seizures and epilepsy: definitions proposed by the International League Against Epilepsy (ILAE) and the International Bureau for Epilepsy (IBE). Epilepsia, 46 (4): 470-472.

Fisher R S, Acevedo C, Arzimanoglou A, et al., 2014. ILAE official report: a practical clinical definition of epilepsy. Epilepsia, 55 (4): 475-482.

Fisher R S, Cross J H, French J A, et al., 2017. Operational classification of seizure types by the International League Against Epilepsy: position paper of the ILAE commission for classification and terminology. Epilepsia, 58 (4): 522-530.

Fournier A E, Grandpré T, Gould G, et al., 2002. Nogo and the Nogo-66 receptor. Progress in Brain Research, 137: 361-369.

Freda D, Kaplan D R, 2001. On trk for retrograde signaling. Neuron, 32 (5): 767-770.

Friedman J M, Halaas J L, 1998. Leptin and the regulation of body weight in mammals. Nature, 395: 763-770.

Hauwel M, Furon E, Canova C, et al., 2005. Innate (inherent) control of brain infection, brain inflammation and brain repair: the role of microglia, astrocytes, "protective" glial stem cells and stromal ependymal cells. Brain Research Reviews, 48 (2): 220-233.

Herculano-Houzel S, Avelino-de-Souza K, Neves K, et al., 2014. The elephant brain in numbers. Front Neuroanat, 8: 46.

Hermans E J, van Marie H J F, Ossewaarde L, et al., 2011. Stress-related noradrenergic activity prompts large-scale neural network reconfiguration. Science, 334 (6059): 1151-1153.

Hill C E, 2017. A view from the ending: axonal dieback and regeneration following SCI. Neuroscience Letters, 652: 11-24.

Hill R L, Singh I N, Wang J A, et al., 2017. Time courses of post-injury mitochondrial oxidative damage and respiratory dysfunction and neuronal cytoskeletal degradation in a rat model of focal traumatic brain injury. Neurochemistry International, 111: 45-56.

Hill R L, Kulbe J R, Singh I N, et al., 2018. Synaptic mitochondria are more susceptible to traumatic brain injury-induced oxidative damage and respiratory dysfunction than non-synaptic mitochondria. Neuroscience, 386: 265-283.

Hilton B J, Blanquie O, Tedeschi A, et al., 2019. High-resolution 3D imaging and analysis of axon regeneration in unsectioned spinal cord with or without tissue clearing. Nature Protocols, 14 (4): 1235-1260.

Hindle J V, 2010. Ageing, neurodegeneration and Parkinson's disease. Age and Ageing, 39 (2): 156-161.

Hobert O, 2009. Development of Neural Circuitry. Amsterdam: Elservier Academic Press.

Hossain M A, 2005. Molecular mediators of hypoxic-ischemic injury and implications for epilepsy in the developing brain. Epilepsy & Behavior, 7 (2): 204-213.

Hu J, Yu Q, Xie L, et al., 2016. Targeting the blood-spinal cord barrier: a therapeutic approach to spinal cord protection against ischemia-reperfusion injury. Life Science, 158: 1-6.

Ide C, Kitada M, Chakrabortty S, et al., 2001. Grafting of choroid plexus ependymal cells promotes the growth of regenerating axons in the dorsal funiculus of rat spinal cord: a preliminary report. Experimental Neurology, 167 (2): 242-251.

Johnson M R, Kaminski R M, 2020. A systems-level framework for anti-epilepsy drug discovery. Neuropharmacology, 170: 107868.

Jurado-Coronel J C, Cabezas R, Ávila-Rodríguez M F, et al., 2018. Sex differences in Parkinson's disease: features on clinical symptoms, treatment outcome, sexual hormones and genetics. Front Neuroendocrinol, 50: 18-30.

Kandel E R, Schwartz J H, Jessel T M, 2000. Principles of Neural Science. 4th edition. New York: McGraw-Hill Medical.

Kaneko A, 1973. Receptive field organization of bipolar and amacrine cells in the goldfish retina. The Journal of Physiology, 235 (1): 133-153.

Kardos J, Héja L, Jemnitz K, et al., 2017. The nature of early astroglial protection-Fast activation and signaling. Progress in Neurobiology, 153: 86-99.

Kim M J, Kang J H, Theotokis P, et al., 2018. Can we design a Nogo receptor-dependent cellular therapy to target MS. Cells, 8 (1): 1.

Kuhlmann L, Lehnertz K, Richardson M P, et al., 2018. Seizure prediction-ready for a new era. Nature Reviews Neurology, 14 (10): 618-630.

Lawlor M, Danish-Meyer H, Levin L A, et al., 2018. Glaucoma and the brain: trans-synaptic degeneration, structural change, and implications for neuroprotection. Survey of Ophthalmology, 63 (3): 296-306.

LeDoux J E, 1996. The Emotional Brain. New York: Simon & Schuster.

Lee W T, 2011. Disorders of amino acid metabolism associated with epilepsy. Brain and Development, 33 (9): 745-752.

Lei X, Yang P, Yao D Z, 2009. An empirical bayesian framework for brain-computer interfaces. IEEE Trans NSRE, 17 (6): 521-529.

Li X F, Floriddia E M, Toskas K, et al., 2016. Regenerative potential of ependymal cells for spinal cord injuries over time. EBioMedicine, 13: 55-65.

Li X, Liu D Y, Xiao Z F, et al., 2019. Scaffold-facilitated locomotor improvement post complete spinal cord injury: motor axon regeneration versus endogenous neuronal relay formation. Biomaterials, 197: 20-31.

Liao X, Yao D Z, Wu D, et al., 2007. Combining spatial filters for the classification of single-trial EEG in a finger movement task. IEEE Transations on Bio-medical Engineering, 54 (5): 821-831.

Liao X, Yao D, Li C, 2007. Transductive SVM for reducing the training effort in BCI. Journal of Neural Engineering, 4 (3): 246-254.

Lin Y Z, Chen Z, Tang J, et al., 2018. Acrolein contributes to the neuropathic pain and neuron damage after ischemic-reperfusion spinal cord injury. Neuroscience, 384: 120-130.

Liu X, Ramirez S, Redondo R L, et al., 2014. Identification and manipulation of memory engram cells. Cold Spring HarbSymp Quant Biol, 79: 59-65.

Louveau A, Smirnov I, Keyes T J, et al., 2015. Structural and functional features of central nervous system lymphatic vessels. Nature, 523 (7560): 337-341.

Louveau A, Plog B A, Antila S, et al., 2017. Understanding the functions and relationships of the glymphatic system and meningeal lymphatics. The Journal of Clinical Investigation, 127 (9): 3210-3219.

Malgosia M P, Ballios B G, Shoichet M S, 2012. Injectable hydrogels for central nervous system therapy. Biomedical Materials, 7 (2): 024101.

Mazzoccoli G, Kvetnoy L, Mironova E, et al., 2021. The melatonergic pathway and its interactions in modulating respiratory system disorders. Biomedicine & Pharmacotherapy, 137: 111397.

McDonald W S, Jones E E, Wojciak J M, et al., 2018. Matrix-assisted laser desorption ionization mapping of lysophosphatidic acid changes after traumatic brain injury and the relationship to cellular pathology. The American Journal of Pathology, 188 (8): 1779-1793.

Melzack R, Wall P D, 1965. Pain mechanism: a new theory. Science, 150 (3699): 971-979.

Merigan W H, Maunsell J H, 1993. How parallel are the primate visual pathways. Annual Review of Neuroscience, 16: 369-402.

Miranda S, Opazo C, Larrondo L F, et al., 2000. The role of oxidative stress in the toxicity induced by amyloid beta-peptide in Alzheimer's disease. Progress in Neurobiology, 62 (6): 633-648.

Mirzadeh Z, Merkle F T, Soriano-Navarro M, et al., 2008. Neural stem cells confer unique pinwheel architecture to the ventricular surface in neurogenic regions of the adult brain. Cell Stem Cell, 3 (3): 265-278.

Moreno-Manzano V, 2020. Ependymal cells in the spinal cord as neuronal progenitors. Current Opinion in Pharmacology, 50: 82-87.

Mosher K I, Andres H R, Fukuhara T, et al., 2012. Neural progenitor cells regulate microglia functions and activity. Nature Neuroscience, 15 (11): 1485-1487.

Mravec B, Gidron Y, Kukanova B, et al., 2006. Neural-endocrine-immune complex in the central modulation of tumorigenesis: facts, assumptions, and hypotheses. Journal of Neuroimmunology, 180 (1-2): 104-116.

Mu Y, Bennett D V, Rubinov M, et al., 2019. Glia accumulate evidence that actions are futile and suppress unsuccessful behavior. Cell, 178 (1): 27-43.

Neukomm L J, Freeman M R, 2014. Diverse cellular and molecular modes of axon degeneration. Trends in Cell Biology, 24 (9): 515-523.

Nicholls J G, Martin A R, Fuchs P A, et al., 2003. From Neuron to Brain. 5th edition. Sunderland：Sinauer Associates, Inc.

Panksepp J, 2006. Emotional endophenotypes in evolutionary psychiatry. Progress in Neuro-Psychopharmacology and Biological Psychiatry, 30 (5)：774-784.

Paolicelli R C, Bolasco G, Pagani F, et al., 2011. Synaptic pruning by microglia is necessary for normal brain development. Science, 333 (6048)：1456-1458.

Park S W, Jang H J, Kim M, et al., 2019. Spatiotemporally random and diverse grid cell spike patterns contribute to the transformation of grid cell to place cell in a neural network model. PLoS One, 14 (11)：e0225100.

Parpura V, Basarsky T A, Liu F, et al., 1994. Glutamate-mediated astrocyte-neuron signalling. Nature, 369 (6483)：744-747.

Perez E L, Lauritzen F, Wang Y, et al., 2012. Evidence for astrocytes as a potential source of the glutamate excess in temporal lobe epilepsy. Neurobiology of Disease, 47 (3)：331-337.

Perlmutter J S, Mink J W, 2006. Deep brain stimulation. Annual Review of Neuroscience, 29：229-257.

Pernet V, Schwab M E, 2012. The role of Nogo-A in axonal plasticity, regrowth and repair. Cell and Tissue Research, 349 (1)：97-104.

Horner P J, Gage F H H, 2000. Regenerating the damaged central nervous system. Nature, 407 (6807)：963-970.

Puts D A, Jordan C L, Breedlove S M, 2006. Defending the brain from estrogen. Nature Neuroscience, 9 (2)：155-156.

Rangel A, Camerer C, Montague P R, 2008. A framework for studying the neurobiology of value-based decision making. Nature Reviews Neuroscience, 9 (7)：545-556.

Rapalino O, Lazarov-Spiegier O, Agranov E, et al., 1998. Implantation of stimulated homologous macrophages results in partial recovery of paraplegic rats. Nature Medicine, 4 (7)：814-821.

Rashno M, Sarkaki A, Farbood Y, et al., 2019. Therapeutic effects of chrysin in a rat model of traumatic brain injury：a behavioral, biochemical, and histological study. Life Sciences, 228：285-294.

Redmond S A, Figueres-Oñate M, Obernier K, et al., 2019. Development of ependymal and postnatal neural stem cells and their origin from a common embryonic progenitor. Cell Reports, 27 (2)：429-441.

Rennó-Costa C, Tort A B L, 2017. Place and grid cells in a loop：implications for memory function and spatial coding. J Neurosci, 37 (34)：8062-8076.

Requejo-Aguilar R, Alasture-Agudo A, Cases-Villar M, et al., 2017. Combined polymer-curcumin conjugate and ependymal progenitor/stem cell treatment enhances spinal cord injury functional recovery. Biomaterials, 113：18-30.

Rolls A, Shechter R, Schwartz M, 2009. The bright side of the glial scar in CNS repair. Nature Reviews Neuroscience, 10 (3)：235-241.

Rotshenker S, 2011. Wallerian degeneration：the innate-immune response to traumatic nerve injury. Journal of Neuroinflammation, 8：109.

Rotterman T M, Alvarez F J, 2020. Microglia dynamics and interactions with motoneurons axotomized after nerve injuries revealed by two-photon imaging. Scientific Reports, 10 (1)：8648.

Russell G, Lightman S, 2019. The human stress response. Nature Reviews Endocrinology, 15 (9)：525-534.

Rutherford H J V, Lindell A K, 2011. Thriving and surviving：approach and avoidance motivation and lateralization. Emotion Review, 3 (3)：333-343.

Sakmann B, Neher B, 1995. Single-Channel Recording. 2nd edition. Amsterdam：Kluwer Academic Pub.

Sánchez E, Vargas M A, Singru P S, et al., 2009. Tanycyte pyroglutamyl peptidase Ⅱ contributes to regulation of the hypothalamic-pituitary-thyroid axis through glial-axonal associations in the median eminence. Endocrinology, 150 (5)：2283-2291.

Schwab M E, Strittmatter S M, 2014. Nogo limits neural plasticity and recovery from injury. Current Opinion in Neurobiology, 27：53-60.

Schwab M E, 2004. Nogo and axon regeneration. Current Opinion in Neurobiology, 14 (1)：118-124.

Schwab M E, 2010. Functions of Nogo proteins and their receptors in the nervous system. Nature Reviews Neuroscience, 11 (12)：799-811.

Sekine Y, Lindborg J A, Strittmatter S M, et al., 2020. A proteolytic c-terminal fragment of Nogo-A (reticulon-4A) is released in exosomes and potently inhibits axon regeneration. Journal of Biological Chemistry, 295 (8)：2175-2183.

Shen Y, Guo X F, Han C, et al., 2017. The implication of neuronimmunoendocrine (NIE) modulatory network in the pathophysiologic process of Parkinson's disease. Cellular and Molecular Life Sciences, 74：3741-3768.

Sidoryk-Wegrzynowicz M, Aschner M, 2013. Role of astrocytes in manganese mediated neurotoxicity. BMC Pharmacology and Toxicology, 14：23.

Soundarapandian M M, Zhongshan X, Penguin L, et al., 2007. Role of KATP channels in protection against neuronal excitatory insults. Journal of Neurochemistry, 103 (5): 1721-1729.

Spalding K L, Bhardwaj R D, Buchholz B A, et al., 2005. Retrospective birth dating of cells in humans. Cell, 122 (1): 133-143.

Spanagel R, Weiss F, 1999. The dopamine hypothesis of reward: past and current status. Trends in Neurosciences, 22 (11): 521-527.

Steadman P E, Xia F, Ahmed M, et al., 2020. Disruption of oligodendrogenesis impairs memory consolidation in adult mice. Neuron, 105 (1): 150-164, e6.

Suh H, Consiglio A, Ray J, et al., 2007. In vivo fate analysis reveals the multipotent and self-renewal capacities of Sox^{2+} neural stem cells in the adult hippocampus. Cell Stem Cell, 1 (5): 515-528.

Tang H, Xu Y, Liu L, et al., 2020. Nogo-A/S1PR2 signaling pathway inactivation decreases microvascular damage and enhances microvascular regeneration in PDMCI mice. Neuroscience, 449: 21-34.

Tavazoie M, Veken L V D, Silva-Vargas V, et al., 2008. A specialized vascular niche for adult neural stem cells. Cell Stem Cell, 3 (3): 279-288.

Thurman D J, Begley C E, Carpio A, et al., 2018. The primary prevention of epilepsy: a report of the prevention task force of the International League Against Epilepsy. Epilepsia, 59 (5): 905-914.

Thurman D J, Faught E, Helmers S, et al., 2019. New-onset lesional and nonlesional epilepsy in the US population: patient characteristics and patterns of antiepileptic drug use. Epilepsy Research, 157: 106210.

Tonegawa S, Lou X, Ramirez S, et al., 2015. Memory engram cells have come of age. Neuron, 87 (5): 918-931.

Tonegawa S, Pignatelli M, Roy D S, et al., 2015. Memory engram storage and retrieval. Current Opinion in Neurobiology, 35: 101-109.

Trakhtenberg E F, Goldberg J L, 2011. Immunology. Neuroimmune communication. Science, 334 (6052): 47-48.

Wang J, Sareddy G R, Lu Y J, et al., 2020. Astrocyte-derived estrogen regulates reactive astrogliosis and is neuroprotective following ischemic brain injury. The Journal of Neuroscience, 40 (50): 9751-9771.

Wang J F, Li Y, Song J N, et al., 2014. Role of hydrogen sulfide in secondary neuronal injury. Neurochemistry International, 64: 37-47.

Whalen P J, Kagan J, Cook R G, et al., 2004. Human amygdala responsivity to masked fearful eye whites. Science, 306 (5704): 2061.

Wise R A, 1996. Neurobiology of addiction. Current Opinion in Neurobiology, 6 (2): 243-251.

Woolf C J, 2003. No Nogo: now where to go. Neuron, 38 (2): 153-156.

Wu Z H, Yao D Z, 2007. The influence of cognitive tasks on different frequencies steady-state visual evoked potentials. Brain Topography, 20 (2): 97-104.

Yu S K, Yao S L, Wen Y J, et al., 2016. Angiogenic microspheres promote neural regeneration and motor function recovery after spinal cord injury in rats. Scientific Reports, 6: 33428.

索　引